读经典、拜名师、做临床

编著 马堃

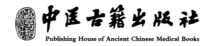

图书在版编目（CIP）数据

读经典、拜名师、做临床/马堃编著．—北京：中医古籍出版社有限公司，2021.4
ISBN 978-7-5152-1827-4

Ⅰ.①读… Ⅱ.①马… Ⅲ.①中医临床-文集 Ⅳ.①R24-53

中国版本图书馆 CIP 数据核字（2019）第 241686 号

读经典、拜名师、做临床

编　著　马　堃

责任编辑	郑　蓉　张　楚
封面设计	韩博玥
出版发行	中医古籍出版社
社　　址	北京东直门内南小街 16 号（100700）
电　　话	010-64089446（总编室）　010-64002949（发行部）
网　　址	www.zhongyiguji.com.cn
印　　刷	北京市泰锐印刷有限责任公司
开　　本	787mm×1092mm　1/16
印　　张	35
字　　数	725 千字
版　　次	2021 年 4 月第 1 版　2021 年 4 月第 1 次印刷
书　　号	ISBN 978-7-5152-1827-4
定　　价	138.00 元

王 序

华夏文明有过汉唐的辉煌，也经历了闭关锁国200年的黯淡，但从未断裂。在当今全球化的浪潮中，我们要迎接挑战，认真梳理经历史检验过的真理，坚守"天人合一"的宇宙观，建设"和而不同"的和谐理想的社会及团结开放的学术团队，保持自强不息的民族特质和厚德载物的精神，敞开胸怀吸纳融合外来文明的精华，才能创造出属于新时代新征程的中华文明。中医药学是中国古代科学的瑰宝，是打开中华文明宝库的钥匙，几千年来为民族繁衍昌盛做出了卓越贡献，对世界文明进步产生了积极影响。

中医药学是世界上唯一全面系统传承下来的医药学，中医人必须要有文化自觉，有文化自觉才有文化自信，有文化自信才有学术的创新，才能继承学科的原创思维与原创优势。国家中医药管理局设立的全国优秀中医临床人才研修项目已经完成了第三批的培养计划，培养了一批未来中医药学术与学科带头人，其中多位近期被遴选为"岐黄学者"国家高层次人才培育工程的成员。马堃主任医师是现任中国中医科学院教育处处长，她认真履职，勤勉敬业，以身作则，刻苦学习，顺利完成了第三批全国优秀中医临床人才研修的课业，撰成《读经典、拜名师、做临床》一书。书中根据整体观提出形神兼养与健康的密切关系、气的变化顺逆流转与更年期睡眠障碍的关系，还有湿病与带下的关系等学术观点，以及天癸与优生关系的策论都具有一定创新性和临床价值。

中医药的优势在临床，临床疗效是学科的生命力。中医妇科学对子宫肌瘤、不孕症、盆腔炎、子宫内膜异位症的诊治有一定优势，医护人员应重视疾病发生发展的背景和叙事医学实践，根据形神兼养的理念，以同理心、归属感，多做有效验的心理抚慰。中医学的临床研究，一者是"道"，即形而上学的国学哲理，另一是"术"，即形而下学临床经验的积淀，道与术两者相辅相成、殊途同归。当今临床各学科的研究关键在于学术团队的培养提高，对于研究教学型的大学重点抓科学研究，更新教材内容，提高教学质量；对于科研院所则重点抓教育，提高学术团队的水准，稳定研究方向。以人才领军者的仁爱胸怀，打开门窗吸纳古今中外的文明精髓，建设和而不同、团结开放、继承创新的团队，是推进中医药事业面向民生、面向世界、面向未来的必由之路。

冀望马堃在任期内为学科学术进步多做建设性工作。书成付梓邀我写序，乐观厥成。

王永炎
2019年1月

肖　序

习近平总书记指出"中医药学是中国古代科学的瑰宝，也是打开中华文明宝库的钥匙"，他殷切希望中医药工作者深入发掘中医药宝库中的精华，充分发挥中医药的独特优势，勇攀医学高峰，推进中医药现代化，推动中医药走向世界。国家中医药管理局按照中医药学术思想形成规律和临床经验积累规律，以突出中医临床疗效为宗旨，通过"读经典、拜名师、做临床"，培养和造就了一批承上启下的优秀中医临床人才，使其成为热爱中医药事业、全心全意为人民服务、医德高尚、理论深厚、医术精湛的新一代名医。

本书作者马堃自2009年11月8日正式拜师成为我的学生至今，是我精心培育的徒弟，她已经是博士、研究员，又是处长，百忙之中坚持每周出三次门诊，废寝忘食地为患者服务，竭诚做好中医药医疗、科研、教育及管理工作。关于是否报考第三批全国优秀中医临床人才研修项目，她亲自来征求我的意见，我认为她现在年富力强、风华正茂，应该肩负起将中医妇科事业传承好、发展好、利用好的责任，造福女性，因此坚决支持她报考，并且鼓励她合理安排时间，多学习，储备知识，做到厚积薄发。她在老一辈的悉心关怀下，已成为博导、博士后合作导师、二级研究员，并享受政府特殊津贴，近期又成为"岐黄学者"，我倍感欣慰！

本书分为"读经典""拜名师""做临床""学科研"几部分，在研读经典、勤求古训、领悟启迪、跟师熏陶、临证心得、临床科研等方面，有真切的感受和独到的体会，突出体现了中医临证思辨能力的升华过程。既有读经典的心得体会，又有临床病例诊疗实例、按语，如跟师病例心得按语、自己临床典型病案分析和启示，还有临床科学研究和指南的示例等，便于读者领悟名师临证思路，提高临床思辨能力，升华中医药理论，运用现代科研方法和中医思维分析解决本专业问题，是一部颇具参考价值的好书。

肖承悰

2019年1月9日

前　言

全国优秀中医临床人才研修项目是国家中医药管理局培养高起点、高水平临床名中医的重要举措，对国家级高级临床中医人才培养具有战略性意义，对中医药事业发展具有历史性影响。

本人有幸通过选拔考试，参加为期三年的第三批全国优秀中医临床人才研修项目，严格按照培训大纲要求，主要从"读经典、拜名师、做临床"三个方面学习。一是**认真研读经典，夯实理论基础**：精读四部经典，泛读六部与中医妇科学相关的古代医籍及其他医籍，积极参加国家中医药管理局统一组织的六期培训，认真聆听国医大师、中医药专家的授课，做好学习笔记；参与编写了人民卫生出版社"中医古籍临床名著评注系列"之《傅青主女科》，并作为副主编出版了《当代名老中医典型医案集（第二辑）·妇科分册》，对中医药治疗妇科经、带、胎、产、杂病的临证思路有了深刻体悟。二是**注重临床实践，及时总结整理相关医案**：研修期间，临床实践时间675.5个工作日，完成医案整理72份，发表论文12篇，参与编写专著4部。三是**诚拜名师，研修多家学术思想**：三年研修期间，有幸拜中国中医科学院王永炎院士、北京中医药大学东直门医院肖承悰教授、中国中医科学院西苑医院蔡连香教授为师，平时积极跟随老师门诊，聆听专题讲座，阅读文章著作，学习老师们丰富的临证经验、独特的学术思想和高尚的医德修养。

三年的研修学习，收获颇丰，感悟颇深，今将学习期间撰写的经典医籍学习感悟及相关医案、读书笔记、跟师体会心得、关于"天癸与优生"的策论、中医临床科研设计及案例、参加学术交流讲座和发表论文等材料汇总整理，通过这些鲜活的素材、翔实的内容、独到的体会，为本人三年的研修生活画上圆满的句号，也向认真教导我的老师们献上一份满意的答卷。

本书虽经过多次认真修改，但定有不尽如人意的地方，恳请大家提出宝贵意见和建议，以便不断修正，不断完善。

马　堃

2017年2月20日

目 录

第一部分 读经典 ··· 1

一、读《内经》 ··· 1
(一) 《内经》中养生观的启示 ··· 1
(二) 《内经》中形神兼养的健康观 ······································· 2
(三) 《内经》中色诊理论的体会 ·· 4
(四) 《内经》中气的顺逆变化问题的思考 ····························· 5
(五) 《内经》有关血液生成理论的认识 ································ 6
(六) 《内经》有关湿病理论的启示 ······································· 7
(七) 研究《内经》的意义及管理智慧 ··································· 8

二、读《伤寒论》 ·· 10
(一) 对太阳病的理解 ··· 10
(二) 对"太阳之为病,脉浮,头项强痛而恶寒"的理解 ········· 11
(三) 对"小柴胡汤证"的理解 ··· 12
(四) 小柴胡汤证对后世类方演变的贡献 ······························ 13
(五) 对"调胃承气汤"的理解 ··· 15
(六) 对栝楼桂枝汤的理解 ·· 15
(七) 《伤寒论》乌梅丸文献与临床应用 ······························ 16

三、读《金匮要略》 ·· 18
(一) 《金匮要略》与《伤寒论》在疾病诊治中的比较 ·········· 18
(二) 《金匮要略》与妇人病 ··· 19
(三) 《金匮要略》妊娠腹痛的诊治特点 ······························ 21
(四) 《金匮要略》产后腹痛诊治特点 ································· 22
(五) 《金匮要略》半夏厚朴汤与梅核气 ······························ 23
(六) 《金匮要略》甘麦大枣汤与脏躁病 ······························ 23
(七) 温经汤的文献记载、临床应用与启示 ··························· 24
(八) 金匮肾气丸内用肉桂还是桂枝 ···································· 25

四、读温病学名著 ··· 26
(一) 重读《叶香岩外感温热篇》 ······································· 26
(二) 温病中卫气营血与三焦辨证理论的思考 ······················· 28
(三) 对《温病条辨》中湿邪治法的认识 ······························ 28

（四）《温病条辨》重阴精的思想理论浅析 ……………………………… 29
（五）对于《温病条辨》中"辛凉（寒）透泄"治法的思考 …………… 30
（六）《温病条辨》青蒿鳖甲汤的文献及临床应用 ……………………… 30
（七）对温病"热"与"汗"的体会 ……………………………………… 31
（八）《湿热论》中"辛"法的思考 ……………………………………… 32
（九）《温热经纬》对温热病的认识 ……………………………………… 34

五、读妇科学名著 ………………………………………………………………… 34
（一）读《傅青主女科》 …………………………………………………… 34
（二）读《证治准绳·女科》 ……………………………………………… 79
（三）读《景岳全书·妇人规》 …………………………………………… 80
（四）读《妇人大全良方》 ………………………………………………… 81
（五）读《济阴纲目》 ……………………………………………………… 82
（六）异病同治（补肾活血法）治愈妇科疾病体会 ……………………… 83

第二部分 拜名师

一、进入妇科领域 ………………………………………………………………… 88
（一）孙立华研究员 ………………………………………………………… 88
（二）傅方珍主任医师 ……………………………………………………… 93
（三）肖承悰主任医师 ……………………………………………………… 97
（四）蔡连香主任医师 ……………………………………………………… 98

二、多学科交融贯通 ……………………………………………………………… 99
（一）中药药效标准规范与李连达的中药安全性研究 ………………… 100
（二）中医药发展战略与王永炎的医案学 ……………………………… 101

第三部分 做临床

一、跟师临证医案 ………………………………………………………………… 104
（一）跟师肖承悰导师 …………………………………………………… 104
（二）跟师蔡连香导师 …………………………………………………… 112

二、本人典型医案 ………………………………………………………………… 121

第四部分 学科研

一、中医妇科疾病诊疗指南研究设计及案例 …………………………………… 384
（一）经行乳房胀痛中医诊疗指南 ……………………………………… 384
（二）经行风疹块中医诊疗指南 ………………………………………… 388

二、中医临床科研方案设计及案例 ……………………………………………… 391
（一）益母草注射液在流产（药物、人工）中应用的多中心随机对照临床
研究方案 …………………………………………………………… 391

（二）功能失调性子宫出血中医证候量化诊断标准的研究 …………………… 399
　附件1　功能失调性子宫出血证候调查问卷 …………………………………… 428
　附件2　病例报告表 ……………………………………………………………… 475
　附件3　临床研究发表案例 ……………………………………………………… 498

第五部分　做总结 …………………………………………………………………… 506
　第三批全国优秀中医临床人才研修项目结业论文 …………………………… 506
　第三批全国优秀中医临床人才研修项目结业策论 …………………………… 521

附录 …………………………………………………………………………………… 529
　附录1　关于公布第三批全国优秀中医临床人才研修项目培养对象名单的通知
　　　　　…………………………………………………………………………… 529
　附录2　第三批全国优秀中医临床人才研修项目结业考核实施办法 ………… 534
　附录3　国家中医药管理局关于公布第三批全国优秀中医临床人才名单的通知
　　　　　…………………………………………………………………………… 538
　附录4　第三批全国优秀中医临床人才研修项目讲座安排 …………………… 543

第一部分 读经典

中医经典历经几千年而不衰，是博大精深的中医学理论结晶，学习中医经典是培养中医思维的源泉，是中医学发展的基石，是提高中医药高层次人才临床能力的必要途径。本节选取中医经典《内经》《伤寒论》《金匮要略》和温病学名著、妇科学名著（如《傅青主女科》《证治准绳·女科》《景岳全书·妇人规》《妇人大全良方》《济阴纲目》），认真学习，总结体会，然后带着问题、带着思考、带着感悟再读经典，对临床工作有着重要的指导作用。

一、读《内经》

（一）《内经》中养生观的启示

《素问·上古天真论》云："上古之人，其知道者，法于阴阳，和于术数，食饮有节，起居有常，不妄作劳，故能形与神俱，而尽终其天年，度百岁乃去。"这里提出了养生的法则，在今天仍有现实的指导意义。养生法则有五：其一是"法于阴阳"。"法"是效法，即养生应效法自然界阴阳变化规律，使自身阳气的运动符合"春生、夏长、秋收、冬藏"的自然规律，以增加人对自然界寒暑变化的适应能力，使人体与自然浑然一体，做到"道法自然"。要按照自然界的变化规律起居生活，如"日出而作，日落而息"，并随四季的变化适当增减衣被等。其二是"和于术数"。"和"是调和，引申为恰当运用，"术数"是养生的方法。"和于术数"指恰当地运用养生的方法，如导引、按蹻、吐纳等，以达到健身防病的目的。其三是"食饮有节"。指饮食有节制和节律并注意饮食卫生，切勿暴饮暴食、挑食和酗酒等，保持良好的饮食习惯和饮食结构，做到食养结合，使饮食的摄入为养生服务。其四是"起居有常"。即生活起居、工作要有规律，建立一套科学、合理、规律的日常生活作息制度，如卧起时间、工作节奏、运动锻炼规律等，以保持自身气血运行的节律而强身健体、延年益寿。其五是"不妄作劳"，即不要违背常规地劳作。"妄"，乱也；"作劳"，包括劳作和房事。无论是劳心、劳力、劳房，要适度，不做虚妄之劳，过犹不及，应做到"形劳而不倦"，以免伤精耗气。以此养生，则形神和谐，能"而尽终其天年，度百岁乃去"。《内经》如抽丝剥茧般地把人体身心健康与自然界阴阳变化规律解析得透彻明了，从更高层面通过剖析人与自然和谐统一、人体自身形神和谐，阐明了中医学的"整体观"。

世界卫生组织提出的健康十六字诀，即"合理饮食、适量运动、戒烟限酒、心理平衡"，与《内经》养生法则中的思想具有异曲同工之妙。《素问·四气调神大论》中"从阴阳则生，逆之则死"提出了调摄形神、适应环境、预防为主的养生原则。《内经》总结了秦以前的养生理论与实践，形成了系统的养生学体系，提出了养生的原则和方法，为传统养生学和养生思想的建立以及后世养生学的发展奠定了坚实的理论基础。

女性在解剖上有子宫，在生理上有月经、带下、胎孕、产育、哺乳等，其健康与胞宫、天癸、脏腑、冲任督带的相互协调密不可分。按照养生法则生活，避免外感六淫、内伤七情、饮食劳倦、瘀血痰饮、虫邪外伤等，有助于防止妇科疾病的发生。

（二）《内经》中形神兼养的健康观

《内经》中的形神兼养理论是建立在中国古代形神一体观的哲学基础之上，在长期的医疗实践中经过历代医家的反复总结和不断阐述、发展，日趋成熟。研究形神兼养理论不仅具有深远的历史意义，也具有重大的现实价值。

1. "形"和"神"的含义

《灵枢·决气》曰："两神相搏，合而成形。"《素问·阴阳应象大论》曰："形不足者，温之以气；精不足者，补之以味。""形"是指人体的一切有形之体，包括脏腑、经络、气血等，由先天父母之精相合而成，又依赖于后天水谷精微的充养。"神"的含义广泛，《素问·阴阳应象大论》曰："阴阳者，天地之道也，万物之纲纪，变化之父母，生杀之本始，神明之府也。"这是"神"的总纲，阴阳消长转化的规律与法则即是"神"。形神兼养理论是在整体思维模式和形神一体观指导下，把人的身心健康放在自然—社会—心理情志中进行综合考察，追求的是一种生理、心理及社会适应均完美的健康观。

2. 形神兼养与健康的关系

《灵枢·本神》曰："故生之来谓之精，两精相搏谓之神。"《灵枢·天年》曰："血气已和，营卫已通，五脏已成，神气舍心，魂魄毕具，乃成为人""失神者死，得神者生也。"《素问·五常政大论》曰："根于中者，命曰神机，神去则机息。"以上这些内容均阐述了"神"是与生俱来的生命力，是人体生命存在的重要标志。"神"既是人体生命活动的外在表现，如《灵枢·营卫生会》曰："血者，神气也。"《素问·八正神明论》曰："血气者，人之神，不可不谨养。"《灵枢·大惑论》曰："目者，五藏六府之精也，营卫魂魄之常营也，而神气之所生也。""神"又是人体生命活动的内在规律，如《素问·宣明五气》曰："五藏所藏：心藏神、肺藏魄、肝藏魂、脾藏意、肾藏志，是谓五藏所藏。"人体是以五脏为中心的统一整体，人的生理活动受到五脏的调控和支配，而每一脏又有其自身的生理功能，如《素问·阴阳应象大论》载"肝主目……在体为筋，在藏为肝，在色为苍，在音为角，在声为呼，在变动为握，在窍为目，在味为酸，在志为怒""心主舌……在体为脉，在藏为心，在色为赤，在音为徵，在声为笑，在变动为忧，在窍为舌，在味为苦，在志为喜""脾生肉，肉生肺，脾主口……在体为肉，在藏为肺，在色为黄，在音为宫，在声为歌，在变动为哕，在窍为口，在味为甘，在志为思""肺主鼻……在体为皮毛，在藏为肺，在色为白，在音为商，在声为哭，在变动为咳，在窍为鼻，在味为辛，在志为忧""肾主耳……在体为骨，在藏为肾，在色为黑，在音为羽，在声为呻，在变动为栗，在窍为耳，在味为咸，在志为恐"。五脏各有所主，除了支配自身的生理活动，同时各脏之间又在"君主之官"心的支配下相互协调配合，共同调控整体的生命活动规律，故《素问·六节藏象论》曰"神藏五"。同时，"神"体现了人体的思维、精神、情志活动，如《灵枢·本神》曰："所以任物者谓之心，心有所忆谓之意，意之所存谓之志，因志而存变谓之思，因思而远慕谓之虑，因虑而处物谓之智。""神气"是游行出入于经络腧穴的物质，《灵枢·九针十二原》曰："所言节者，神气之所游行出入也，非皮肉筋骨也。"《素问·离合真邪论》曰："其气以至……推阖其门，令神气存，大气留止，故命曰补。"腧穴是神气游行出入的场所，具有沟通传输各种信息，感应传导血气的作用。

《素问·上古天真论》曰："上古之人……故能形与神俱，而尽终其天年，度百岁乃去。"《素问·宝命全形论》载："一曰治神，二曰知养身。"形神二者互根互用，互存互济，协调统一。形与神俱，健康长寿；形神相离，百病始生。

3. 女性生殖健康与"形神兼养"密切相关

女性长期处于紧张状态，机体会发生一系列生理、生化、内分泌、代谢、免疫过程的变化，最终导致疾病。比如职业紧张多易引发原发性痛经、经前期紧张综合征、围绝经期精神障碍、产后抑郁、慢性盆腔疼痛、不孕症等妇产科身心疾病。据不完全统计，2000年世界范围就业的女性达9亿，占总劳动力的34.5%。我国职业女性在全世界占比最高，已占职工总数的52%。而因职业紧张导致缺勤和死亡率各国不同，据报道日本因女性职业紧张引起的缺勤为72.5%，英国为30%~40%，而英国由于职业紧张导致的冠心病死亡者约18万。

《内经》形神兼养理论既重视"全形"，又强调"养神"，二者不可偏废。在形神兼养中尤其重视精神内伤对人的精神和形体的损伤，精神内伤的主要原因是情志过激，如狂喜、暴怒、大悲、大惊等引发的激情冲动，或持续过久的抑郁、失志、久悲、苦思、焦虑等不良的心境状态，精神内伤日久必然导致躯体病变。现代心身医学研究亦表明，导致精神内伤的主要因素是紧张的社会环境给人类带来的心理压力，这种压力主要来源于生活挫折、不良的人际关系、紧张的工作、激烈的竞争、现代化城市生活等，使人表现出骤剧的激情冲动、强烈的心理应激、持久的消极性心境等，这一切都为疾病大开方便之门。医学实验也证实了，精神紧张不安在短时间内可使人的胆固醇明显增高，而长期生活在紧张的环境中更有发生心肌梗死的可能。特别是持续的精神内伤，可使人的肾皮质类固醇分泌增多，抗体形成减慢，使身体免疫力降低，内环境稳定遭到破坏，因此极易患心血管疾病、溃疡病、甲亢及癌症等疾病。总之，现代心身医学非常重视对精神内伤的研究，形神兼养理论中的有关精神内伤的阐述为现代心身医学的建立提供了丰富的理论依据。

（三）《内经》中色诊理论的体会

《素问·阴阳应象大论》曰："善诊者，察色按脉，先别阴阳；审清浊，而知部分；视喘息，听音声，而知所苦；观权衡规矩，而知病所主；按尺寸，观浮沉滑涩，而知病所生。以治无过，以诊则不失矣。"《素问·离合真邪论》曰："因不知合之四时五行，因加相胜，释邪攻正，绝人长命。"色诊理论始终贯穿中医思想的整体恒动观。

有诸于内，必形诸于外。色是人体精神的外在反应，而脉是人体脏腑气血的窗口。临床诊疗中，只有做到既察色又按脉，才能保证诊断的全面性和准确性。正如《素问·五藏生成》中说的"能合脉色，可以万全"。而观察病人的皮肤色泽，还可以推断疾病的预后顺逆吉凶。如《素问·玉机真藏论》中说："色泽以浮，谓之易已……色夭不泽，谓之难已。"对于《内经》中所强调的"治之要极，无失色脉"的意义，在妇科临床实践中还要多加理解与体会。如妊娠恶阻（即西医的"妊娠剧吐"）是中医治疗的优势病症之一。其病机主要为"冲气上逆，胃失和降"，表现为呕吐发作频繁，厌食，甚至恶闻食气，食入即吐，不食也吐，严重者全身乏力，精神萎靡，明显消瘦，更甚者可出现血压降低，体温升高，黄疸，嗜睡或昏迷。主要根据呕吐物的性状、患者口感，结合全身症状、舌脉进行综合辨证分析，以辨其寒、热、虚、实。"口淡，呕吐清涎或食糜"属脾胃虚弱，"口苦，呕吐酸水或苦水"为肝胃不和，"口中黏腻，呕吐痰涎"为脾虚痰饮，"干呕或呕吐血性物"为气阴两虚。

《难经》曰："望而知之谓之神，闻而知之谓之圣，问而知之谓之工，切脉而知之谓之巧。"通过观察面部气色的变化，了解判断病情，将望诊运用如神，实为高人之处。《灵枢·邪气藏府病形》中有"见其色，知其病，命曰明"。而《内经》的色诊，也特别强调色须含气，气色相融。如《素问·脉要精微论》中"赤欲如白裹朱，不欲如赭；白欲如鹅羽，不欲如盐；青欲如苍璧之泽，不欲如蓝；黄欲如罗裹雄黄，不欲如黄土；黑欲如重漆色，不欲如地苍"，这就是说五色必须色中含气，才是健康之色，若五色失去气的含蓄即为病色。临床中如果遇到大出血的患者，如妇科大出血、消化道出血的患者，面色皆黄白如纸，枯槁不荣，无明润光泽可言，故为病重。而一般新病不影响气色，只有久病重病，才会对皮肤色泽产生影响。若妇女婚久不孕，久郁化火，往往面部黯黑，治法上须补其肾，解其肝郁，泻其郁火，其色自然就可以转荣。《内经》还对五生色、五死色进行了具体的描述，《素问·五藏生成》有云："色见青如草兹者死，黄如枳实者死……青如翠羽者生，赤如鸡冠者生……"其描述对判断疾病的预后有一定的参考价值。

（四）《内经》中气的顺逆变化问题的思考

气是客观存在的，而其顺逆变化也是有规律可循的。纵观《内经》中的有关论述，可以总结为以下几个方面。

1. 气的顺逆变化是客观存在的

气是动态的物质，既表现出物质存在，又表现出功能作用。顺与逆，是气运动变化的基本表现形式，升降出入无不如此。"分部逆从，各有条理"，无论是"顺"所表现出的生理，还是"逆"表现出的病理，都是客观存在的，是可以认识的。气顺则健康，气逆则生病。气逆的产生，主要是"气不循经"的结果，所谓"气有余则逆""诸逆冲上，皆属于火"。它的表现，取决于"逆"的部位，在不同的组织器官，气逆有不同的表现，如"清气在下，则生飧泄；浊气在上，则生䐜胀""冲脉为病，逆气里急""营气不从，逆于肉理，乃生痈肿""厥气上逆……则脉不通，其脉盛大以涩""气逆者，足寒也""咳嗽烦冤者，是肾气之逆也""阳明逆，不得从其道，故不得卧也""厥逆上出，故痛而呕也""病胁下满，气逆""喘息，气逆"等。

2. 气的顺逆变化是不停运动着的

同自然界其他事物一样，气的顺逆变化始终处于彼进此退、你增我减、汝强吾弱的动态运动中，构成既对立又统一的矛盾体。"四时之序，逆从之变异也"是气顺逆运动变化的结果，"百病生于气也，怒则气上，喜则气缓，悲则气消，恐则气下，寒则气收，炅则气泄，惊则气乱，劳则气耗，思则气结"也是气顺逆运动变化的结果。无论其表现出怎样的结果，都是气的顺逆变化在运动过程中的产物。正气顺，则邪气退，邪气逆，则阳气乱，顺进则逆退，上逆则下虚。

3. 气的顺逆变化是可以调控的

"万物悉备，莫贵于人。"人之贵，在于可以通过顺应自然规律，因时因地因人制宜，以变害为利或减少灾难的危害程度。《内经》提出了调控阴阳的理论大纲，强调"调气之方，必别阴阳，定其中外，各守其乡"的指导思想，接着提出了"调其虚实，和其逆顺"的主要方法。这里"调"和"和"都是重要的手段，所谓"病在气，调之卫""有逆取而得者，有从取而得者"。应指出的是，《内经》中有《逆调论》和《四时刺逆从论》两篇专论，从理论到实践详述了对气顺逆变化规律的认识和运用体会，体现了古人对人类能动地改造世界、战胜疾病的决心、信心及聪明智慧。

4. 更年期睡眠障碍与逆气

更年期又称围绝经期，是女性从青春青进入老年期的过渡阶段，中国每年会有1000万女性进入更年期，到2030年，中国的更年期女性将超过2.1亿。其中，更年期失眠的发生率可以占到70.6%，我国农村更年期女性睡眠质量较差或很差的占21.13%。这是由于卵巢功能逐渐退化，合成和分泌雌激素减少，下丘脑-垂体-卵巢轴功能失调，进一步影响了去甲肾上腺素、5羟色胺等神经递质分泌的平衡。围绝经期失眠症主要表现为入睡困难，夜间频繁觉醒，晨间早醒，醒后无法再入睡等，甚至彻夜难眠，导致次日精神疲惫，严重影响患者生活、工作、学习。更年期失眠根据气的顺延变化可分为两种。

（1）肾气不足导致失眠：更年期女性正值七七前后，肾气渐少，冲任渐虚，天癸由于得不到肾气的滋养而渐竭绝，肾阴渐虚，逐渐累及肾阳，肾阳不足不能激发和推动机体的正常活动而引起包括失眠在内的各种更年期症状。《素问·阴阳应象大论》载："年四十，而阴气自半也，起居衰矣。"《景岳全书》云："其阴精血之不足，阴阳不交，而神有不安其室耳。"肾阴精虚损，不能制约心火，心火独亢，神不内守，故而失眠。

（2）胃不和则卧不安：《素问·上古天真论》曰："女子……五七，阳明脉衰，面始焦，发始堕；六七，三阳脉衰于上，面皆焦，发始白；七七，任脉虚，太冲脉衰少，天癸竭，地道不通，故形坏而无子也。"可见妇女的衰退始于阳明脾胃脏腑机能减退，脾胃虚弱导致食滞、痰饮内扰，影响了睡眠。《素问·逆调论》曰："人有逆气不得卧……胃者，六府之海，其气亦下行。阳明逆，不得从其道，故不得卧也。"古今各位医家对此原理存有不同的见解。《灵枢·本输》记载："大肠属上，小肠属下，足阳明胃脉也。大肠小肠，皆属于胃，是足阳明也。"由此可见阳明胃经的气逆，脾胃功能失和，导致卫气不循常道，阳不入阴，阴阳失和故不得卧。

（五）《内经》有关血液生成理论的认识

1. 血液的生成

《灵枢·决气》这样描述血液生成："何谓血？岐伯曰：中焦受气，取汁，变化而赤，是谓血。"明确提示食入的水谷，需要经过"受气""取汁""变""化"的过程，才能够生成赤色的血液，这个复杂过程也是由中焦、经脉、脏腑等共同完成的。中焦具有消化、吸收并转输水谷精微和化生气血的功能。《灵枢·营卫生会》说"中焦……此所受气者，泌糟粕，蒸津液，化其精微，上注于肺脉，乃化而为血，以奉生身"，并概括了中焦的功能为"中焦如沤"。"受气"指在气的作用下，五脏六腑行使正常的生理功能，在营卫之气推动下，精微物质运行全身。"取汁"是中焦变水谷为精微物质的过程，经过此过程生成的物质称之为血液。"变"说明精微物质在营卫之气的推动下，在肾精的作用下转化为"精血"，并藏于肝。因此，精微物质化生成为精血的过程称之为"变"。而"化"则是指水谷经过一系列变化而成红色的物质。

诸多医家在论治血证时常存有不同的见解，有的医家从肾论治，有的医家从脾胃论治，有的医家从肝论治，有的医家从心论治，有的医家则从肺论治，还有的医家从络论治。在治疗思路上之所以出现各种分歧，根源是诸医家对于血液生成的理解和认识有所不同。但无论从哪个方面来论治血证，辨证正确都会有疗效。因为血液生成的过程与五脏六腑、经脉关系十分的密切，但是每个血证患者又有着不同的病因病机，其证或阴或阳或虚或实。因此，充分理解血液的生成转化，辨证施治，才是治疗血证的关键。

2. 血与妇女的生理与病理

《灵枢·五音五味》曰"妇人之生，有余于气，不足于血，以其数脱血也"，"妇人之生"是指妇女的生理特性，妇女一生之中经、带、胎、产、乳等方面，均以血为用，在脏腑功能失常情况下，气血不和，冲任功能失调，就会导致月经病、妊娠病、临产病、产后病和杂病，其病理上与血密切相关。"女子以血为本"是妇女的生理与病理必不可少的一部分，具有重要的临床指导作用。所以，在妇科疾病的治疗中，更要注重对于血的调养，"养血活血"也成为妇科疾病的治疗大法之一。

（六）《内经》有关湿病理论的启示

1.《内经》与湿病理论

《素问·五运行大论》曰："在天为湿，在地为土，在体为肉，在气为充，在藏为脾……其令云雨，其变动注。"说明了土运湿气的变化与人体及万物生化的关系。关于湿邪，《素问·五常政大论》中"敦阜之纪……大雨时行，湿气乃用"和《素问·气交变大论》中"岁土太过，雨湿流行"的记载，是指土运太过，气候异常。

外湿致病，即工作或居处环境过于潮湿等可导致疾病。《素问·痿论》曰："有渐于湿，以水为事，若有所留，居处相湿，肌肉濡渍，痹而不仁，发为肉痿。"内湿致病，如饮食失调等也会导致疾病。《素问·奇病论》论述脾瘅病机认为："夫五味入口，藏于胃，脾为之行其精气，津液在脾，故令人口干也，此肥美之所发也。"说明过食肥甘可以使人肥胖而聚湿。内生湿邪主要是津液代谢、输布障碍引起的。《素问·经脉别论》曰："饮入于胃，游溢精气，上输于脾，脾气散精，上归于肺，通调水道，下输膀胱，水精四布，五经并行。"《素问·生气通天论》曰："因于湿，首如裹。"《素问·气交变大论》曰："岁土太过，雨湿流行，肾水受邪。"《素问·六元正纪大论》曰："湿胜则濡泄，甚则水闭胕肿。"

《内经》提出比较完整的湿病治疗方法，成为治疗湿病的典范。《素问·至真要大论》曰："湿淫于内，治以苦热，佐以酸淡，以苦燥之，以淡泄之。""湿淫所胜，平以苦热，佐以酸辛，以苦燥之，以淡泄之，湿上甚而热，治以苦温，佐以甘辛，以汗为故而止。"可归纳为苦温燥湿、淡渗利湿、辛温发汗等治疗湿病的方法。临床认为湿病的发生有外感和内生两种，外感则大多或风或寒或暑夹湿邪伤人，内生湿邪则是脏腑功能失调、津液代谢输布障碍而产生的病理产物。外感和内生虽感邪途径不同，但二者关系密切。临床上常见外感和内生湿邪可以交替发生。因此，在治疗中，若病程较短，有外感表现，则应以祛邪为主，兼顾调理脏腑功能；病程长，虚实夹杂，或因虚致实者，要灵活掌握《内经》理论，应该注意调理脏腑与祛邪并举之法。

2. 湿病理论与妇科带下病

中医诊治带下病源于《内经》，《素问·骨空论》曰："任脉为病，男子内结七疝，女子带下瘕聚。"始以"带下"为病名出现在医籍中。《金匮要略·妇人杂病脉证并治第二十二》沿用"带下"病名，并开创了阴道纳药外治妇科疾病的先河。古今医家认为带下病俱是湿证，治带即治湿，湿有内湿与外湿之分，内湿是由脏腑功能失调而产生，外湿又多由湿邪入侵，流注下焦，任带失约而致。带下病的病机主要责之于脾、肾、肝，以及外湿、湿毒秽浊等。或因脾气受损，脾运失常，水谷精微及津液失于输布反聚为湿，湿浊下注任、带，任、带失约而成；或肾阳不足，下元亏损，带脉失约，任脉不固，精液滑脱不能固摄而成；或肝气郁滞，肝气失于条达，阻碍脾运，湿浊下注而成；或久居阴湿之地，或湿毒秽浊内侵，损伤冲任之脉而成。然病因之关键乃水湿之邪，最后必致冲任损伤，带脉失约。

带下病辨证分型与论治，强调"湿邪致病"的理论，临证用药从白带的质、量、色、状，以及气味来分析，调治注重以脾、肾、肝，兼顾冲、任、带脉。药物以内服药物为主，外用熏洗药、外涂药剂，内服与外用相结合，缩短疗程，提高疗效；也可辨病、辨证结合；药针兼行；若久治不愈，则应进一步检查，以排除器质性的病因。

（七）研究《内经》的意义及管理智慧

1.《内经》与现代系统论

《内经》是中医理论的奠基之作，不仅包含着丰富而系统的医学学说，而且为建构理论的需要，还涉及哲学与人文、天文与历法、地理与气象等多个学科，其思想与方法体现出类似于现代系统论的朴素思想萌芽，它是中医学术之源，具有非常重要的现实意义和深远的历史意义。

《内经》在理论建构过程中将人与自然联系起来，形成了天人合一的天人系统观；将人的形、气与阴阳五行联系起来，形成了阴阳五行系统观；将人体组织与各种人体之象联系起来，形成了人体藏象经络系统观。这样一个多层次、多结构的人体综合系统，各系统按照纵向结构和横向结构有机地联系在一起，共同对健康与疾病起着发现、调节、管理、控制的功能和作用。系统论思想对于把握《内经》的逻辑脉络、提升其理论价值，保证中华民族健康、繁衍做出了重要贡献。

1968年，美籍奥地利理论生物学家贝塔朗菲创立现代系统论，它是"研究系统的一般模式、结构、性质和规律的理论，也指研究系统思想和系统方法的哲学理论"。系统论的创立使人类思维方式发生了深刻变化。随着现代科学技术的发展，在系统理论和方法的基础上衍生出众多的交叉科学的分支，系统方法也作为科学方法在自然科学和社会科学的诸多领域中得以应用。

《内经》认识天地自然系统、人体生理系统所运用的辩证联系思维方法，本质上就是现代系统论方法，包括天人系统、阴阳五行系统、藏象经络系统，各个系统既有层次上的区别，又相互包含与联结。

2. 天人合一整体论与系统观

（1）人与自然相互通应。如《素问·阴阳应象大论》曰："天有精，地有形，天有八纪，地有五里，故能为万物之父母。"《素问·宝命全形论》曰："天覆地载，万物悉备，莫贵于人。人以天地之气生，四时之法成。""人生于地，悬命于天，天地合气，命之曰人。"

（2）人体物质代谢与天地云雨阴阳升降具有共同的规律。如《素问·阴阳应象大论》曰："故清阳为天，浊阴为地；地气上为云，天气下为雨；雨出地气，云出天气。故清阳出上窍，浊阴出下窍；清阳发腠理，浊阴走五藏；清阳实四肢，浊阴归六府。"

（3）人体脏腑功能与天地阴阳、四时、方位等的统一。《素问·藏气法时论》曰："金、木、水、火、土也，更贵更贱，以知死生，以决成败，而定五藏之气。"说明了五行衰旺生克关系与人体五脏生理关系的内在联系。《素问·玉机真藏论》曰："春脉者肝也，东方木也，万物之所以始生也。"《素问·天元纪大论》曰："天有五行御五位，以生寒、暑、燥、湿、风。人有五藏化五气，以生喜、怒、思、忧、恐。"《素问·六节藏象论》曰："心者……为阳中之太阳，通于夏气。肺者……为阳中之太阴，通于秋气。肾者……为阴中之少阴，通于冬气。肝者……为阳中之少阳，通于春气。脾、胃、大肠、小肠、三焦、膀胱者……此至阴之类，通于土气。"将天地的大系统和人体的小系统联系起来，并达到统一。把人体五脏肝、心、脾、肺、肾与具有生、长、化、收、藏功能的春、夏、长夏、秋、冬五时，东、西、南、北、中五个方位及五行阴阳属性统一起来，体现了系统论方法的要素与整体功能的关系。同时，说明自然界的各种变化必然带来人的相应变化。

3.《内经》的管理智慧

生物医学模式从16世纪维萨里的《人体的结构》和哈维的血液循环学说开始到现在，历经五百余年，在许多领域日臻成熟。但在它的框架没有涉及疾病产生的社会、心理和行为等因素，这种模式试图对精神病、心因性和功能性疾病进行分析，在科学架构下进行还原，却总是束手无策。随着现代科学对人类疾病认识的深入，医学模式由生物医学正向生物-心理-社会医学转变。中医基于整体观所建构的系统医学思想与方法，强调阴阳平衡，强调人体的自我调节，强调人与自然、社会的统一，正是解决心理与社会因素所致疾病的重要的补充方法。中医的系统方法、整体思想以及其防病养生的理念正被越来越多的西方医学界学者所接受和肯定。

《内经》构建的医学模式与现代医学总体趋势又相一致。整体医学与个体化诊疗模式很好地体现了《素问·玉真要大论》"有者求之，无者求之"的发展思想。《内经》中未病先防、既病防变的思想尤为重要，《素问·上古天真论》中"不治已病治未病，不治已乱治未乱"是《内经》中很重要的"治未病"思想。对于管理人员而言，当部门发生问题的时候，不要盲目地只顾解决当前的混乱，而要从造成混乱的原因和混乱将会导致的后果着手。简言之，就是把前后两端的问题解决，中间的麻烦也就不复存在。《素问·移精变气论》有言："古之治病，惟其移精变气，可祝由而已。"此处所提到的"祝由"其实就是一种心理暗示的治疗方法，当医药难以奏效的时候，考虑七情致病的因素，从心理方面着手，往往会收到意想不到的效果。所谓上医医国，中医医心，下医医人。《内经》中的许多地方都谈到了心理管理，对于今天的管理工作者而言，有着很实际的参考价值，值得思考。

参考文献：孙可兴，张晓芒.《黄帝内经》的系统思维方法探析[J]. 工程研究——跨学科视野中的工程，2015：7（1）：76-86.

二、读《伤寒论》

（一）对太阳病的理解

1. 太阳病的概述

"太阳"是指阳气旺盛之意，太阳病多为外感病初起阶段，太阳病与手太阴肺经病变有密切关系。其主症为"头痛（项强）、恶寒"，主脉为"脉浮"，脏腑症状为"小便不利"，经络症状为"项背强直挛急"。太阳病的治则：本证中风表虚证，治宜解肌祛风，调和营卫；伤寒表实证，治宜辛温发汗，宣肺平喘；太阳温病，治宜辛凉解表；兼证为主方加减，变证要随证治之，疑似证要注意鉴别。其转归有三：病愈（治疗得当正复邪退）；传经（正退邪盛病情发展、伤阳寒化传三阴、伤阴热化传阳明和少阳）；变证（治不如法，失治误治）。

2. 太阳病中风证和伤寒证

邪从外袭，太阳受之，则为太阳病。然而因为人的体质有差异，感受的外邪也有性质和轻重之不同，所以同是太阳病而可出现不同的证型。太阳病而见有"发热、汗出、恶风、脉缓"者，即为太阳中风证。虽然中风和伤寒都有恶寒发热，但是病机却不同。前者是风寒之邪外袭，卫阳浮盛抗邪，则发热；汗出肌疏，卫阳不能卫外，则恶风，甚则恶寒。后者因风寒外束，卫阳被遏，失于温煦，故"必恶寒"；正邪交争，阳气郁闭于体表，初病时可能不发热，当卫阳郁闭而盛时就会出现发热，所以说是"或已发热，或未发热"。笔者认为，这句话只是说发热有迟早，并非不发热。中风时肌表疏松，卫外不固，营不内守，故自汗出；风行疏泄，不会导致经脉收引束紧，故称脉浮而缓。伤寒时营阴郁滞，太阳经气运行不畅，是以身体疼痛；寒性凝敛，经脉收引，故脉紧；由于风寒之邪外束，若胃气受到影响，或可出现呕逆（与胃肠型感冒相似）。由于患者平素体质较弱，卫气不能固外，营弱不能内守，故而汗出，脉又无紧实，为太阳表虚证。与太阳中风证相比较，同是风寒表证，但有虚实之异，无汗、脉紧，故为太阳表实证，这也是两者的鉴别要点。掌握太阳病，一定要分清中风证和伤寒证的异同。

3. 太阳病的要素

其一，病位在表，即太阳病的病位在表。表与里是相对的概念，含义很广，不只限感冒，《素问·至真要大论》云"夫百病之生也，皆生于风寒暑湿燥火，以之化之变也"，百病的发生都与风寒暑湿燥火相关，都为外因，在此基础上产生内在的变化。所以，太阳病的定位非常重要，可以从条文中"脉浮"来得到反映。

其二，病性多寒。太阳病位在表，表邪致病可涉及风寒暑湿燥火，仲景阐述重"伤寒"，即"其伤于四时之气，皆能为病。以伤寒为毒者，以其最成杀厉之气也"。寒为最成杀厉之气，因秋冬伤之，则阳气无以收藏；春夏伤之，则阳气无以释散。无以收藏则体损，无以释散则用害。寒邪体皆损，故其最具"杀厉"也。

其三，太阳主阳，主气，主表。太阳统一身阳气行身之表，为之外卫，故外邪所侵，首犯太阳，袭表多为寒邪，先伤太阳之气，此为伤寒之外因。如身体阳气素虚，卫表不固，为伤寒之内因。邪气袭体，表阳被伤，正与邪争则发热，恶寒，头身疼痛，统称为表证，邪有轻重，体有强弱，证有恶风与恶寒，脉缓与脉紧，有汗与无汗之辨。

（二）对"太阳之为病，脉浮，头项强痛而恶寒"的理解

本条指出太阳病的提纲，即基本脉证。太阳是六经之首，当外邪袭表伤人，正气抗邪于表，气血浮盛于外，脉浮反映了气血的活动状态。太阳主人体之表，为诸经藩篱，外邪侵袭，多由表而入，正气奋起抗邪，表现为"脉浮，头项强痛而恶寒"，因此太阳病证候多属于外感热病的初期阶段。

1. 关于浮脉

浮脉，脉象名，指轻取即得，重按稍减而不空，举之泛泛而有余，如水上漂木的脉象。浮脉的部位表浅、浮在皮肤上，手指轻按即可摸到搏动，重按稍减，但不空泛无力。《脉经》云："举之有余，按之不足。"浮脉多主表证，按之感觉有力为表实证，按之感觉无力属表虚证。多见于外感风寒或风热，或某些急性热病初期，也可见于虚阳浮越证，则为浮大无力的脉象。

2. 浮脉主病

浮脉为表证，表实证或表虚证，亦见于虚阳浮越证。

浮脉主表，反映病邪在经络肌表部位，邪袭肌腠，卫阳奋起抵抗，其病轻浅，外邪刚进入人体，人体的正气尚强，脉气鼓动于外，脉应指而浮，故浮而有力。如果表证脉见浮而无力，说明患者平时体虚、卫气弱，为表虚证的表现。若内伤久病体虚，阳气不能潜藏而浮越于外，亦有见浮脉者，必浮大而无力，是阳气浮越，甚至病情危重的表现。《诊宗三昧》云"浮为经络肌表之应，良由邪袭三阳经中，鼓搏脉气于外，所以应指浮满""病久而脉反浮者，此中气亏乏，不能内守"。

3. 关于"头项强痛而恶寒"与"发热"

足太阳经脉从头走足，行于人身背部，风寒外束则太阳之气运行受阻，邪正交争

于太阳经头项部分，遂出现头项强痛之症。恶寒则因风寒外束，卫阳被郁，不能温分肉之故。卫阳因为外邪袭扰不能正常卫外则恶寒。足太阳之脉上交巅，还出别下项，外邪袭入太阳经络，经气不利，故头项强痛。

太阳病多为发热恶寒，本条为太阳病的提纲却未提及"发热"，是否有发热症状？《伤寒论》第7条写道："病有发热恶寒者，发于阳也；无热恶寒者，发于阴也。"为什么本条不写发热呢？有三种观点，一是因为太阳伤寒证初起，可能因为卫阳被遏，尚未伸展，可以暂时不见发热，但随卫表之阳抗邪，必见发热；二是恶寒与发热两个症状相比较，恶寒在先尤为重要，恶寒更能突出风寒侵袭的太阳表证特点，太阳伤寒证中"或已发热，或未发热，必恶寒"就提示了这一点，故有"有一分恶寒便有一分表证"之说，所以强调恶寒而未提及发热；三是太阳病本当发热，故而省略不说，可能是省文之法。因此应结合前后文互参理解，这也启示我们读经典要纵观前后内容，全面理解。

（三）对"小柴胡汤证"的理解

《伤寒论》第96条："伤寒五六日中风，往来寒热，胸胁苦满，默默不欲饮食，心烦喜呕，或胸中烦而不呕，或渴，或腹中痛，或胁下痞硬，或心下悸、小便不利，或不渴、身有微热，或咳者，小柴胡汤主之。"

1. 小柴胡汤证与少阳病

张仲景根据临床症状将外感病分为太阳病、阳明病、少阳病、太阴病、少阴病、厥阴病6种，每类病在动态变化中可出现不同的证，不同的病在动态变化中又可出现相同的证。而《伤寒论》中"病"包含"证"，所以不能把小柴胡汤证与少阳病等同起来。张仲景在《伤寒论》少阳病篇第263条指出，"口苦，咽干，目眩"为少阳病三大主症，将少阳病分为少阳中风、少阳伤寒和少阳小柴胡汤证3种证型，分别是第264条"两耳无所闻，目赤，胸中满而烦"，第265条"脉弦细，头痛发热"和第266条"胁下硬满，干呕不能食，往来寒热，脉沉紧"，其中少阳小柴胡汤证只是少阳病三类证型之一。在《伤寒论》和《金匮要略》两书中，所有小柴胡汤证条文中没有少阳病"口苦，咽干，目眩"的提纲证及"两耳无所闻、目赤、脉弦细"等主要症状。因此，少阳胆经或胆腑发生病变可见"口苦、咽干、目眩"主症及小柴胡汤证的"往来寒热，胸胁苦满，默默不欲饮食，心烦喜呕"等症状，二者统称少阳病。

2. 小柴胡汤与少阳病主方

《伤寒论》是"因证立方"，其"证"是指一组症状，根据症状群反映的病机立方遣药，即"方证相应"。方证关系的核心是病机，是张仲景辨证论治精髓，不同的病在动态变化中只要出现相同的证，"有是证即用是方"，只要见到小柴胡汤证即可用小柴胡汤。所以小柴胡汤在《伤寒论》太阳病、少阳病、阳明病、太阴病、霍乱病、阴阳易瘥后劳复病及《金匮要略》黄疸病、呕吐哕下利病、妇人产后病和妇人杂病等篇中均有灵活运用。小柴胡汤既是治疗少阳病的主方，又可用于太阳病、阳明病、太阴病、少阴病、厥阴病见其证者。

3. 小柴胡汤证发病特点

小柴胡汤证为伤寒或中风后，转入少阳以后，往来寒热、呕而发热等反映了少阳经腑受邪，枢机不利的病机特点，此时不可用汗吐下法，若误用则变生他病。

比较少阳病与太阳、阳明病，虽三阳均有发热，但各具特点，太阳病是发热恶寒，阳明病是但热不寒，而少阳病则是往来寒热。往来寒热源于少阳位于半表半里，主持枢机。伤寒或中风，经过五六日左右，外邪可由太阳转为少阳，枢机不利。邪气方盛，少阳被郁，阳气出入受阻，郁遏不能外达，则不发热而恶寒；郁极求伸，阳气亢奋，则发热而不恶寒。正邪相争于枢机之位，互有进退，恶寒发热交替出现，次数不定，也无规律，形成往来寒热，因此往来寒热是少阳病的特有热型。少阳经脉布胸胁，邪结两胁，经气不利，故胸胁苦满。胆失疏泄，胆火内郁，影响情志，故时有心烦，默默不语。胆气犯胃，胃失和降，故不欲饮食，常有作呕。以上是小柴胡汤证的四组主症，分别从少阳的气化特征、经络为病、脏腑功能三个方面，反映了少阳的发病特点。邪入少阳，枢机不利，非表非里，汗下不宜，只可和之，故用小柴胡汤和解少阳。

4. 小柴胡汤的随证治之

少阳为枢，邻表近里，其气游走于上中下三焦，可以波及其他脏腑，从而发生诸多或然证。若邪郁胸胁，未犯胃腑，则胸中烦而不呕；若及阳明，化燥伤津，则渴；若及太阴，脾运失司，则腹中痛；若邪结胁下，经气郁甚，则胁下痞硬；若影响三焦水道通调功能，导致水饮内停，在上为心下悸，在下为小便不利；若病邪留表，则口渴而有微热；若外邪犯肺，肺寒气逆则作咳等。根据其性质及转归，只要有枢机不利的病机存在，均可在小柴胡汤的基础上加减随证治之。

（四）小柴胡汤证对后世类方演变的贡献

后世医家在以小柴胡汤证为和法代表方的基础上，发展了针对胆胃不和、肝脾不和和肠胃不和等病证的调和胆胃、调和肝脾、调和肠胃等治法，从而丰富了和法的内容。调和胆胃的代表方有蒿芩清胆汤，调和肝脾的代表方有逍遥散、痛泻要方，调和肠胃的代表方有平胃散、藿香正气散等。

在研读《伤寒论》中，笔者觉得小柴胡汤就像一张透明的玻璃，由外面透过玻璃看到人体里面的脏腑经络气血的布局，在里面反而看到外界的六淫变化。或者说，小柴胡汤是一张兵家作战地图，敌我双方的力量对比，天险地势布局，将兵粮草安排，全部跃然纸上，一清二楚。小柴胡汤究竟有何奥妙之处呢？笔者主要根据《伤寒论》，并查阅相关的文献资料加上个人的思考，分析和综合，尝试性地表述自己理解的小柴胡汤证模型及后世方剂的演变。

1. 小柴胡汤证与"和法"

小柴胡汤证的核心法是"和法"。和法是通过和解与调和作用，以疏解邪气，调整脏腑功能的一种治疗方法，其作用缓和，照顾全面，应用较广泛，适应的病情复杂。对于正邪交争、表里同见、枢机不利等既不可专攻邪，又不可只扶正的情况，通过和解枢机达到治病的目的。

2. 小柴胡汤证与临床常见病

胃肠型感冒症见往来寒热，胸胁苦满，默默不欲饮食，心烦喜呕，口苦，咽干，目眩，舌苔薄白，脉弦等。临床可用于小柴胡汤和解少阳。

外（表）——柴胡、生姜合用，一凉一温，疏解外邪。有表证，不像麻黄汤那样辛温发汗解表，汗出而邪去。正邪相争，往来寒热，需要柴胡、生姜合用，一凉一温，方可达邪解表。

半表半里——黄芩清肺之热，半夏和阳明之呕。肌肤皮毛有热，外邪尚未入阳明，不用石膏辛凉清胃热，而用黄芩清泄肺热即可。外邪欲入阳明，胃气不和而见心烦喜呕，半夏和胃降逆止呕。

内（里）——人参、甘草、大枣益气健脾，扶正以祛邪，并防邪气内陷。

临床根据患者症状变化，灵活加减用药，可以提高疗效。风邪的咳嗽、流涕、鼻痒，选用防风、荆芥、紫苏叶祛风；寒邪所致恶寒、头痛、体痛，选用细辛、白芷、羌活、淡豆豉散寒止痛；热邪所致发热、口干、口渴，选用生石膏、葛根、薄荷清热；湿邪头重、身重疼痛，选用羌活、独活、茯苓、藿香祛湿；肺失宣降的咳嗽，选用桔梗、苦杏仁、前胡、紫菀、款冬花宣肺止咳；脾失运化的咳痰，选用白术、苍术、茯苓、厚朴健脾化痰。小柴胡汤的加减用药，体现了灵活应用的原则。抓住病机，同理可以治疗其他类型的胃肠型感冒，辨证运用香苏散、加味香苏散、香薷饮、新加香薷饮、葛根芩连汤、平胃散、藿香正气散等方剂，重点在于调理胃肠。

3. 小柴胡汤之变法

（1）柴葛解肌汤：陶华《伤寒六书》中柴葛解肌汤主治风寒感冒，邪郁化热证。恶寒渐轻，身热增重，无汗头痛，目痛鼻干，心烦不眠，眼眶痛，舌苔薄黄，脉浮微洪。辨证当为太阳风寒表证未解，邪入少阳、阳明形成的三阳合病。君药柴胡，尤擅长解肌透少阳之邪热，葛根阳明之药，升发脾胃清阳，散邪解肌。臣药羌活善散太阳风寒，白芷善散阳明风邪，共助柴胡、葛根解肌散邪，兼除头目眼眶诸痛。佐药黄芩清少阳之热，石膏清阳明之热，桔梗宣利肺气以助疏散外邪；芍药、甘草酸甘化阴，养阴液而兼制疏散太过；生姜、大枣调和营卫而助解肌。使药甘草，甘平和中，调和诸药。原书各药均未标注用量，唯《杀车槌法》中特别注明石膏只加一钱（3g），可知侧重解肌散邪，虽属三阳同病，但以太阳阳明表证为主。

程钟龄《医学心悟》中柴葛解肌汤较陶氏柴葛解肌汤少羌活、白芷、桔梗，是避免辛温香燥，恐其助热伤津；而用知母、贝母、牡丹皮、生地黄，是加强其清气凉血滋阴之力。由此可知，程氏方重在清里，而陶氏方则重在解肌，二方同中有异。

（2）藿香正气散：主治外感风寒，内伤湿滞证。对于四时寒湿感冒，尤以暑季感寒伤湿，脾胃失和者最宜，也可用于山岚瘴疟及水土不服者。临床症状可见恶寒发热，胸膈满闷，脘腹胀痛，呕恶泄泻，舌苔白腻等。藿香辛温芳香，外散在表之风寒，内化脾胃之湿滞，辟秽和中，升清降浊；紫苏叶、白芷辛香发散，外解风寒，兼化湿浊；半夏曲、厚朴燥湿和胃，降逆止呕；桔梗宣利肺气，陈皮理气和中，大腹皮行气消胀，调畅三焦气机，以助解化湿；白术、茯苓健脾运湿，和中止泻；生姜、大枣、炙甘草健脾和胃，调和诸药。其特点为首先解表与疏里同施，升清与降浊互用；其次标本兼顾，扶正祛邪，解表、祛湿与补脾合法；第三藿香为君，一药三用，即解表、化湿、和中。虽表里同治，但以治里为主；升降兼施，以降为主；标本兼顾，以治标为主；扶正祛邪，以祛邪为主。

（五）对"调胃承气汤"的理解

《伤寒论》第207条："阳明病，不吐不下，心烦者，可与调胃承气汤。"此条为阳明实热内郁而心烦的证治，阳明病未经吐下治疗，而且患者既不呕吐，也不大便，症见心烦，当为阳明肠腑燥热壅结后循经上扰心神所致。调胃承气汤泄热和胃，润燥软坚，为正治之法。第249条："伤寒吐后，腹胀满者，与调胃承气汤。"此乃因吐后，胃气伤而虚，热邪虽已内聚，但不宜峻下，仅与调胃承气汤去其实热兼和胃气。阳明病"胃家实"之腹满，为邪传阳明热将成实，故腹满是其常见症状之一，邪热内结阳明，胃肠腑实不通故见腹满。阳明病腹满痛之治，重在"通下热结"，方宜承气汤。阳明病热结腹满者虽有大承气汤、小承气汤、调胃承气汤证之分，但其热结尚未成实者仍不宜攻下。此正体现出仲景时时不忘"保胃气"之学术思想，实开后世医家"伤寒下不厌迟"之先河。阳明病热结腹满证症见腹中胀满，大便不通，口渴心烦，蒸蒸发热，舌红苔黄，脉滑数。治宜缓下热结，消痞除满，方用调胃承气汤，腹胀甚者加厚朴，心烦者加黄连。还可以采用大黄、芒硝细粉贴敷神阙穴。

总而言之，《伤寒论》有关痞满的辨证论治理论，可以简要分为太阳病的痞满（寒热）、阳明病的痞满（热结腹满）和太阴病的痞满（脏寒腹满）等，分别运用泻心汤类（大黄黄连泻心汤、附子泻心汤、半夏泻心汤、生姜泻心汤和甘草泻心汤）、承气汤类（大承气汤、小承气汤和调胃承气汤）及理中汤类。在《伤寒论》中可见其六经病皆有论及痞满之证，分虚实，实证、热证腹者多属阳明热结证，虚证、寒证者以太阴腹满证居多，即"实则阳明，虚则太阴"。

参考文献：章浩军，刘启华.《伤寒论》痞满证治规律研究与应用[J].国医论坛，2017，32（3）：1-5.

（六）对栝楼桂枝汤的理解

《金匮要略》栝楼桂枝汤主治太阳柔痉体强证，症见项背强直，肢体拘急，发热，恶风寒，头痛汗出，苔薄白，脉沉细而迟或兼弦。本方即《伤寒论》桂枝汤加天花粉而成，所治之证为痉病中之柔痉，即外有表邪，经络受阻，经脉拘急不舒，复因表虚汗出，津液不得濡润而成。方中用桂枝汤外解风寒，加入天花粉甘寒润燥而通津液，并且善通经络，表证解，津液通，经脉濡，痉可愈，收解表生津并重之效。

特别注意栝楼桂枝汤的用法用量：以水9升，煮取3升，分温3服，取微汗。汗不出，食顷，啜热粥发之。"太阳病，其证备，身体强，几几然"，指头项强痛、发热、汗出、恶风等表证俱备。由于筋脉强急所致，太阳病汗出而恶风，脉象当见浮缓，今反见沉迟，可知本证由于津液不足，不能濡养筋脉，营卫之行亦复不利，故脉象如此。本证的脉沉迟，应与阴寒证相鉴别，是沉迟中带有弦紧，不同于沉迟无力，为痉病中常见的脉象。所以，用天花粉清热生津，滋养筋脉，和桂枝汤调和荣卫，解太阳卫分之邪。本条证与《伤寒论》太阳病桂枝加葛根汤证，颇为类似，但有轻重之别，彼为"项背强几几"，此则"身体强，几几然"。彼为"邪盛于表"，故加葛根，重在解肌，此则津伤于里，故加天花粉为君药，清热生津，滋养筋脉。

（七）《伤寒论》乌梅丸文献与临床应用

【来源】《伤寒论·辨厥阴病脉证并治》载："厥阴之为病，消渴，气上撞心，心中疼热，饥而不欲食，食则吐蛔，下之利不止。""伤寒脉微而厥，至七八日，肤冷，其人躁无暂安时者，此为藏厥①，非蛔厥②也。蛔厥者，其人当吐蛔。令病者静，而复时烦者，此为藏寒③，蛔上入其膈，故烦，须臾复止，得食而呕，又烦者，蛔闻食臭出，其人常自吐蛔。蛔厥者，乌梅丸主之，又主久利。"

【注释】
①藏厥：内脏真阳极虚而引起的四肢厥冷。
②蛔厥：因蛔虫窜扰而引起的四肢厥冷。
③藏寒：这里指肠中虚寒。

【释义】外感病，脉象微而四肢厥冷，时至七八天，还出现周身肌肤都冰冷，这是内脏阳气极虚所致的脏厥。如果患者再出现躁扰不安，没有片刻安静，则为真阳衰微，正不胜邪之象，病情险恶，预后不良，并非蛔厥证。脏厥是六经病发展的终末期，阴寒盛至极，真阳衰至极。在五脏六腑真阳衰竭的情况下，并不存在着物极必反、阳气复来，因此脏厥证的结果常会发展为厥阴死证。

蛔厥证是因蛔虫内扰而发病，故有吐蛔史。时烦时止，得食而烦，须臾复止是蛔厥的特点。这是由于蛔虫喜温而避寒，当脾虚肠寒时，蛔虫不安其处，上窜入膈（胆道），蛔虫扰动则见心烦。过一会儿蛔虫内伏，其烦就会缓解，即所谓"须臾复止"。当病人进食后，蛔虫闻到食物气味骚动上扰，致使胃失和降，又见心烦，并可伴有呕吐，病人常有呕吐蛔虫的表现，这就是蛔厥的特点。

当用乌梅丸清上温下，安蛔止痛。乌梅丸是寒热并用，攻补兼施的方剂，因此还可主治寒热错杂、虚实兼见、反复发作的久泻下利。

【评注】本条讲脏厥与蛔厥的辨证以及蛔厥的治法。

脏厥与蛔厥都可见到脉微肢厥，但预后迥然不同，脏厥的病情危重，预后不良，蛔厥则预后较好，必须明确区分。脏厥的厥冷程度严重，不但肢冷，而且周身肌肤俱冷，久之真阳极虚，脏气垂绝，病人躁扰而无一刻安宁；蛔厥的厥冷程度较轻，虽然脉微肢厥，却无肤冷，由于肠寒而胃热，蛔虫不安而向上窜扰，病人时静时烦，得食而呕又烦，并且有吐蛔的病史，足资鉴别。这种蛔厥属于上热下寒，所以，治宜苦酸辛、寒热并用的乌梅丸，此方功能清泻上热、温脏安蛔，所以能主治蛔厥。

【乌梅丸方】乌梅二百枚，细辛六两，干姜十两，黄连一斤，当归四两，附子六两（炮，去皮），蜀椒四两（出汗），桂枝六两（去皮），人参六两，黄柏六两。

上十味，异捣筛，合治之，以苦酒渍乌梅一宿，去核，蒸之五升米下，饭熟捣成泥，和药令相得，内臼中，与蜜杵两千下，丸如梧桐子大。先食饮服十丸，日三服，稍加至二十丸，禁生冷、滑物、臭食等。

【方解】本方主治寒热错杂、蛔虫窜扰所致的蛔厥、久痢、厥阴头痛。由10味药组成，方中乌梅味酸，苦酒醋渍而重用，既可安蛔，又能止痛，故为主药。蛔动因于脏寒，故以干姜、附子、细辛、蜀椒、桂枝温肾暖脾，以除脏寒，且五药皆辛，亦可制蛔，其中细辛、蜀椒更具杀虫之用，故又可助乌梅安蛔止痛；素病蛔疾，必损气血，故又以人参益气，当归养血，合而扶正补虚，俱为辅药。佐以黄连、黄柏苦寒清热，兼制辛热诸药，以绝伤阴动火之弊，且味苦兼能下蛔。诸药合用，共奏温脏安蛔之功。

【用法】以苦酒（即醋）渍乌梅一宿，去核，蒸熟，捣成泥；余药研为细末，与乌梅泥和匀，加蜜为丸，如梧桐子大。每服7~9g，日三服。禁生冷、滑物、臭食等。

【功效】温脏驱蛔。

【临床体会】乌梅丸在妇科临床用于治疗寒热错杂的疑难病症，对久病反复、病证虚实兼见、病机难以解释的月经病、不孕和更年期综合征等病或可收到意想不到的疗效。止痛重用乌梅至30g，醋浸一宿，去核蒸熟，轻者每日一剂，分二次服，重者可一日两剂，待痛止后改服每日一剂，分二次服。例如不孕素有癥瘕，即西医的子宫内膜异位症（包括子宫肌腺症）、子宫肌瘤、附件囊肿等引起的痛经，病在厥阴，大部分属于寒热错杂，上热下寒，虚实夹杂，阴阳失调，瘀血内阻，气血逆乱。临床常表现为每次经行或经前1~2天腹痛，多疼痛剧烈，影响正常生活和工作。一般疼痛2~3天可自行缓解，严重者整个月经期均有疼痛。一部分患者需卧床休息，或用西药止痛。常伴有肛门坠胀、呕吐、腹泻，或喜温熨，或口干不喜饮。舌红，脉弦软，或沉紧，或涩紧。治法宜清上温下，辛开苦降，活血止痛。方药用乌梅丸加减：醋制乌梅30g，黄连6g，黄柏10g，肉桂3g，附子3g，干姜3g，细辛3g，川椒3g，党参20g，当归10g，葛根15~30g，赤芍15g，白芍15g，川芎10g。瘀血甚加蒲黄10g，五灵脂15g，莪术10g，三棱10g，甘草6g。在经前2~3天开始服，每月5~7剂，其临床辨证要点为经行下腹痛（可不必脐周痛）、呕恶、大便溏或腹泻或仅为肛门坠胀。不孕患者在治疗过程中注意排卵和妊娠的监测，妊娠后换用养胎安胎方药。

三、读《金匮要略》

（一）《金匮要略》与《伤寒论》在疾病诊治中的比较

1. 两者用药的差别

首先《伤寒论》与《金匮要略》是论述外感与杂病的区别。在诊断治疗方面是六经辨证为主与脏腑辨证为主的区别。在用药的方面，《伤寒》重视"因势利导"灵活运用类方，如桂枝汤类方，皆由桂枝汤化裁，以桂枝为主药，依据太阳经外感证脉变化加减，通过增加桂枝剂量或增加芍药剂量，治疗各类杂病（桂枝加桂汤治疗因误治引发的奔豚，用桂枝五两以助阳祛寒）。太阳伤寒是温散的麻黄类，太阳中风是和营卫的桂枝类，太阳热是凉泄的越婢类，太阴寒是温中的理中类，少阳是调升降的柴胡类，阳明热是寒泄的泻心类，少阴寒是回阳的四逆类，厥阴选顾寒热的乌梅类，少阴热是救阴的连胶类，还有葛根汤类方、白虎汤类方、承气汤类方、四逆汤类方等。根据致病邪气和所在病位，善用汗、吐、下、和、消、补、清、温八法。六经病中合病和并病时，论治有章可循，如太阳阳明合病，观其主症，自下利或不下利而呕者，用葛根汤或葛根加半夏汤；阳明少阳合病阳明腑实为主，热结旁流，用大承气汤；三阳合病，三经热盛者，偏于阳明用白虎汤；阳明少阳并病，用大柴胡汤；三阴经合并病，当温之，宜服四逆辈。另外寒热并用也是其特点，如上热下寒的黄连汤，上热中寒的栀子干姜汤，热寒错杂的诸泻心汤，外寒内热的大青龙汤，寒热格拒如白通加猪胆汁汤等。而《金匮要略》则重视单味用药、药物配伍及煎煮、用药方法等方面，如矾石丸和蛇床子散外治法开创了妇人阴道纳药的先河。

2. 两者分篇的不同

《伤寒论》按其传变即太阳伤寒—太阳中风—太阳热，太阴寒—少阳—阳明热，少阴寒—厥阴—少阴热分篇。而《金匮要略》则按照部位相近、症状相似、病机相仿放在同篇，另有妇人篇按照女性生理病理特点成篇，分为妊娠病、产后病和杂病篇。

3.《金匮要略》在理法方药的独到之处

（1）"理"的方面：首先创新了脏腑经络（病机）辨证方法。其次是重视脉理，在脉法诊断上有180处之多，全书有21篇标题均有脉证并治。还有诊断方面，是通过四诊结合八纲，把疾病的各种临床症状落实在脏腑经络的病变上，如治疗呕吐（干呕不吐、止吐不呕、恶心呕吐并见、朝食暮吐、暮食朝吐、呕吐痰涎）。

（2）"法"的方面：①未病先防，既病防变，病愈防止复发。②邪正兼顾，调和阴阳。邪去正自安的麻黄汤、大承气汤，扶正祛邪的薯蓣丸，祛邪以扶正的鳖甲煎丸，扶正为主的参附汤、独参汤。③调和气血津液。通调气血如治疗风寒血痹的黄芪桂枝五物汤，通调津液如治疗呕吐痰涎的苓桂术甘汤。④急则治标，缓则治本。⑤正治反治。通因通用如治疗湿热痢里急后重的大承气汤和香连丸，塞因塞用如治疗老年癃闭的补中益气汤，热因热用如通脉四逆汤，寒因寒用如人参白虎汤。⑥整体灵活施治。上病取下的泽泻汤，下病取上的甘草干姜汤，内病外治和外病内治，同病异治和异病同治。

（3）"方"的方面：①处方严谨，用药精炼。②八法之中，各有不同，麻黄汤汗法，瓜蒂散吐法，承气类下法，通脉四逆温法，白虎、白头翁汤清法，当归生姜羊肉汤、肾气丸补法，小柴胡汤和法，鳖甲煎丸、枳术丸消法。③紧随病机，方随法变。④复方中药量加减变化引起全方质的变化，如桂枝加桂汤。

（4）"药"的方面：①重视单味药的独特效应。如治疟疾用蜀漆、常山，治黄疸用茵陈。②重视药物配伍产生的协同作用。③重视药物炮制、煎服法。附子生用回阳救逆，炮用温阳止痛；在煎煮顺序上麻黄、苇茎、厚朴、枳实应先煎，饴糖、蜂蜜宜后煮；茵陈汤先入茵陈（缓出热中之湿），后入大黄、栀子（峻攻其热）。

（二）《金匮要略》与妇人病

习近平主席指出，传承中华文化，绝不是简单复古，也不是盲目排外，而是古为今用，洋为中用，辩证取舍、推陈出新，摒弃消极因素，继承积极思想，"以古人之规矩，开自己之生面"，实现中华文化的创造性转化和创新性发展。

因此，要在认真学习《金匮要略》的基础上，活用《金匮要略》。《金匮要略》的妇人三篇是现存医籍中妇人病最完整的记录，所论病证基本有36种，涉及方剂36方，药物77味。秦伯未《金匮要略简释》中云："妇人三十六病即在《金匮要略》妇人三篇之内。"指出："妊娠篇11条，除去末1条《玉函》为针治外，实为10条；产后篇11条，除去末2条为后人附方外，实为9条；杂病篇23条，除去前4条见《伤寒论》末，1条属小儿科和其中总论1条外，实为17条；3篇恰为36条，都有症有方。"对于妇科医生而言，有着重要的学习意义。

1.《金匮要略》的特点

"虽未能尽愈诸病，庶可以见病源，若能寻余所集，思过半矣。"其特点：重视脉诊，脉证（症）合参；辨病辨证，病证（症）结合；鉴别诊断，病证（症）鉴别；药物煎煮法，医嘱和服药后观察。其注释归纳为：以经解经，遵守传统；以精解经，追求最佳；以心解经，善于思考；以新解经，与时俱进。

2. 活用《金匮要略》

活用《金匮要略》，体现在辨病与辨证相结合，以及异病同治的应用。

（1）辨病与辨证：中医有许多经典病名，也有辨病与辨证结合治病的很好病例，以百合病与脏躁为例简述之。"百合病"是中医病名，出自《百合狐惑阴阳毒病脉证治第三》，"脏躁"出自《妇人杂病脉证治第二十二》，均是辨病与辨证的典范之一。首先，二者同是心神异常疾病，都为邪少虚多，阴阳俱不足，不但不可攻，而且很难补。

《灵枢·终始》曰："阴阳俱不足，补阳则阴竭，泻阴则阳脱，如是者可将以甘药，不可引以至剂。"可以看出百合、地黄、甘草、小麦、大枣，皆为甘平之药，非至剂也。其次，二者不同之处在于百合病见于阳，故当以阴法救之，脏躁见于阴，故当以阳法救之。故同为甘平之剂，百合地黄汤略偏于凉，甘麦大枣汤略偏于温，体现出辨病与辨证相结合的特点。百合病是一个全身疾病，其病位在心肺，病性以阴虚为主，多见于热病之后，也可由情志不遂引起。临床症状变化多端，但以口苦、小便赤、脉微数为常见之症，也是辨证的主要依据，病机是阴虚内热。以其为例分析其辨证的特色，本病治疗以百合地黄汤为主方。如误汗后，津液受伤，虚热加重，可见心烦口渴等症，可用百合知母汤，百合润肺清心、益气安神，知母养阴清热、除烦止渴。如误下后，津液耗损，阴伤内热加重，可见小便短赤而涩，胃气受损，引起哕逆等症，可用百合滑石代赭汤，百合清润心肺，滑石利小便兼以清热，代赭石降逆和胃。如误吐后，即伤肺胃之阴，又扰乱肺胃宣降功能，出现虚烦不安等症，可用百合鸡子汤，百合清润心肺，鸡子黄滋润胃阴，已安脏气。如随不经误治，但日久不愈，变渴，配用百合洗方或栝蒌牡蛎散，变发热，用百合滑石散。综上所述，辨病与辨证都从具体病情出发，随证施治。对于情志疾病，精神调摄尤为重要。

（2）异病同治：以肾气丸为例。其一：《妇人杂病脉证并治第二十二》的第19条原文："问曰：妇人病，饮食如故，烦热不得卧，而反倚息者，何也？师曰：此名转胞，不得溺也，以胞系了戾，故致此病，但利小便则愈，宜肾气丸主之。"转胞的主症为脐下急痛，小便不通，本条论述了妇人肾阳不振，膀胱气化不利所致的转胞用肾气丸的证治。其二：《中风历节病脉证并治第五》治疗肾虚寒湿之"脚气上入，少腹不仁"，可用温阳化湿的肾气丸。其三：《血痹虚劳病脉证并治第六》的第15条，治疗虚劳病肾气虚损所致"虚劳腰痛，少腹拘急，小便不利"，可用肾气丸补益肾气，滋阴助阳。其四：《痰饮咳嗽病脉证并治第十二》的第17条，治疗肾阳虚所致"短气有微饮，当从小便去之"，可用肾气丸温肾化水。其五：《消渴小便利淋病脉证并治第十三》的第3条，治疗肾阳偏虚，不能蒸津化气所致"男子消渴，小便反多，以饮一斗，小便一斗"，可用肾气丸补益肾气，以振奋肾阳，化津摄水。

3.《金匮要略》妇人三篇的学术思想

正确认识《金匮要略》的妇人三篇，能够起到"虽未能尽愈诸病，庶可以见病源，若能寻余所集，思过半矣"的作用。如在论述妇人杂病病因、病机、证候和论治的总纲的第8条中，载有"妇人之病，因虚积冷结气，为诸经水断绝，至有历年血寒，积结胞门。寒伤经络，凝坚在上，呕吐涎唾，久成肺痈，形体损分。在中盘结，绕脐寒疝；或两胁疼痛，与脏相连。或结热中，痛在关元，脉数无疮，肌若鱼鳞。时着男子，非止女身。在下未多，经候不匀，令阴掣痛，少腹恶寒。或引腰脊，下根气街。气冲急痛，膝胫疼烦。奄忽眩冒，状如厥癫。或有忧惨，悲伤多嗔，此皆带下，非有鬼神。久则羸瘦，脉虚多寒。三十六病，千变万端；审脉阴阳，虚实紧弦。行其针药，治危得安。其虽同病，脉各异源。子当辨纪，勿谓不然。"何时希先生将本条分为六段，第一段为总论虚、冷、气三因，第二段上焦病，第三段中焦病，第四段上中二焦之病男女皆有之，第五段下焦病，第六段言病脉不同，嘱人辨记也。本条中"行其针药，治危得安。其虽同病，脉各异源。子当辨纪，勿谓不然"的记载凝练了妇人病的诊治思想，对后世有重要的现实意义。

《金匮要略》妇人三篇，其中《妇人妊娠病脉证并治第二十》中有九病，妊娠恶阻、妊娠素有癥病、妊娠腹痛、半产下血、胞阻、妊娠小便难、妊娠水肿、胎动不安、妊娠伤胎；有十方，桂枝汤、桂枝茯苓汤、附子汤、当归芍药散、胶艾汤、干姜人参半夏丸、当归贝母苦参丸、葵子茯苓散、当归散、白术散。《妇人产后病脉证并治第二十一》中，产后九种常见病，新产三病特征不同，总原则是以照顾阴液，养血复阴为关键，辨证施治，照顾产后特点，不拘泥于产后；有九方，当归生姜羊肉汤、枳实芍药散、下瘀血汤、大承气汤、阳旦汤、竹叶汤、竹皮大丸、白头翁加甘草阿胶汤、附方。《妇人杂病脉证并治第二十二》中，妇人杂病的三大主因为"虚、积冷、结气"，热入血室辨证要点在于血结与否，治疗可选小柴胡汤或针刺期门；在月经不调、闭经及崩漏的治疗中，瘀血经行不畅用土瓜根散，瘀血经闭不行用抵当汤，水血俱结血室并小便难用大黄甘遂汤，虚寒挟瘀、月水过多、月水至期不来和不孕症用温经汤，虚寒陷经冲任不固用胶姜汤，肝瘀血滞漏下用旋覆花汤；经期腹痛时，风血相搏用红蓝酒方，肝脾失调用当归芍药散，脾胃虚寒用小建中汤；治疗带下病时，湿热或寒湿用矾石丸或蛇床子散，阴中生疮用狼牙汤；梅核气、脏躁皆与情志刺激有关，治疗时，若痰气郁结用半夏厚朴汤，若气郁化火，脏阴不足用甘麦大枣汤，转胞用肾气丸，阴吹用猪膏发煎，寒饮小青龙汤误治成痞用泻心汤。

综上，妊娠病早期要注意诊断，鉴别诊断和养胎安胎，产后病要"不拘于产后，勿忘于产后"。另外，其子脏学说、孕育学说、病因学说、"血室"概念、辨证论治思想、治法特点、养胎与优生等学术思想至今仍有重要的指导意义。

（三）《金匮要略》妊娠腹痛的诊治特点

1. "胞阻"与妊娠腹痛

妊娠腹痛是在妊娠期间出现以小腹疼痛为主要病症的疾病，命名为"胞阻"，首见于《妇人妊娠病脉证并治第二十》第4条，"师曰：妇人有漏下者，有半产后因续下血都不绝者，有妊娠下血者，假令妊娠腹中痛，为胞阻，胶艾汤主之。"

关于妊娠腹痛在《妇人妊娠病脉证并治第二十》中还有两条，第3条"妇人怀娠六七月，脉弦发热，其胎愈胀，腹痛恶寒者，少腹如扇。所以然者，子藏开故也。当以附子汤温其脏"和第5条"妇人怀娠，腹中㽲痛，当归芍药散主之"。虽然三条均论述妊娠腹痛（胞阻）的证治，但证治各不相同。附子汤温阳止痛，主治阳虚寒盛的腹痛；当归芍药散调和肝脾，主治肝脾不和的腹痛；胶艾汤温经暖宫、止血安胎，主治冲任虚寒的漏下、半产下血，为妊娠漏下要方。

2. 妊娠腹痛的辨证要点

妊娠腹痛应注意审明腹痛的性质和程度。一般腹痛绵绵按之痛减者属虚；小腹疼痛不喜揉按属实；孕后小腹冷痛，绵绵不止，喜温喜揉，平素形寒肢冷，伴面色㿠白，舌淡，苔薄白，脉沉细而弱，为虚寒腹痛；而妊娠期间，小腹胀痛，兼见胁肋胀痛不适，平素抑郁或烦躁易怒，乃气滞为患。

3. 妊娠腹痛的鉴别诊断

（1）与胎漏、胎动不安的鉴别：妊娠后出现少量阴道流血，时下时止，或淋漓不断，但无腰酸腹痛，可诊断为胎漏。妊娠期间出现腰酸腹痛，胎动下坠，或有阴道流血，可诊断为胎动不安。

（2）与堕胎、小产的鉴别：堕胎、小产的病因病机与胎漏、胎动不安基本相同，常从其发展而来。堕胎是妊娠12周内，胚胎自然殒堕者；小产是妊娠12~28周胎儿已经形成而自然殒堕者，也称为"半产"，西医称为"早期流产"和"晚期流产"。

①胎殒难留（难免流产）、胎堕不全（不全流产）和胎堕完全（完全流产）的不同：难免流产为不可避免流产，一般多由先兆流产发展而来，子宫大小与停经周数相符或略小，但阴道流血较先兆流产更多，阵发性腹痛更加剧烈，或阴道出血越来越多，或阴道流水（胎膜破裂），或宫颈口有组织物堵塞或流出，或见羊膜囊膨出等，即为"难免流产"。不全流产为部分妊娠物排出，而部分残留在宫腔者。"完全流产"为妊娠物完全排出者。

②稽留流产：又称为过期流产或胎死不下。指胚胎停止发育后2个月尚未自然排出者。

③习惯性流产：是指连续自然流产三次及三次以上者。习惯性流产的临床表现与一般流产相同，也是经历先兆流产、难免流产、不全或完全流产几个阶段，复发性流产为2次及2次以上的自然流产。

④生化妊娠：指发生在妊娠5周内的早期流产，血中可以检测到HCG升高，大于25mIU/mL或者尿妊娠试验阳性，但超声检查看不到孕囊，提示受精卵着床失败，又被称为"亚临床流产"。

（3）其他：妊娠腹痛还要与异位妊娠、胎盘早剥、妊娠合并附件炎、妊娠合并卵巢囊肿蒂扭转、妊娠合并阑尾炎及妊娠患食滞腹泻、痢疾、虫疾、淋证等鉴别，就不在此一一列举了。

（四）《金匮要略》产后腹痛诊治特点

产后腹痛在《妇人产后病脉证治第二十一》中共有4条：其一是血虚内寒，腹中绞痛或隐痛，用温中散寒，养血补虚的当归生姜羊肉汤；其二是气血郁滞的烦满不得卧的腹痛，调气和血，调畅气机的枳实芍药散；其三是瘀血内停，以少腹坚痛有块拒按为主，治以活血逐瘀的下瘀血汤；其四是产后胃实大便难，日晡时烦躁，不食，食则谵语，至夜即愈为特征，用苦寒攻下的大承气汤。

产后腹痛的诊治同样体现了仲景的辨证施治，照顾产后体虚哺乳的特点，"不拘泥于产后，勿忘于产后"，以温调血脉扶正为主，有瘀血内阻的也要佐以化瘀。

（五）《金匮要略》半夏厚朴汤与梅核气

梅核气是由于情志不畅，致肝气郁结，气郁痰生，交阻于咽喉之证。梅核气主要表现为黏着感，部分患者颈部有紧压感，感觉在做吞咽动作时明显，而进食时则减轻或消失，一般无疼痛或仅有轻度咽痛，常随病人情绪起伏波动而改变，女性患者常伴经前期乳房胀痛或月经失调等，以育龄期妇女多见。

"半夏厚朴汤"见于《妇人杂病脉证并治第二十二》第5条，方药组成为半夏一升，厚朴三两，茯苓四两，生姜五两，干紫苏叶二两，以方论治为郁结痰气交阻之"咽中如有炙脔"，即梅核气。清代尤怡在《金匮要略心典》中云："此凝痰结气，阻滞咽嗌之间；《千金》所谓咽中帖帖，如有炙肉，吞不下，吐不出者是也。"半夏辛温，厚朴苦温，辛以开结，苦以降逆；温以散结祛痰，配以淡渗之茯苓，利气化痰；生姜散饮和胃降逆；紫苏叶辛香而轻浮，以宣开肺气之郁结，使肝气调达，达肺气通，郁结解，凝痰自散耳。紫苏叶用量宜小不宜大，与厚朴配伍，一开一降，目的在理气宣肺，不在解表，正所谓"治痰不治气，非其治也；治痰不开肺，亦非其治也"。

此外针灸治疗本病亦有效果，如针刺合谷、内关、太冲、丰隆等穴，中等强度刺激，留针15~30分钟，每日一次；也可针刺廉泉穴，针尖向上刺至舌根部，同时患者做吞咽动作，至异物感消失为止。

（六）《金匮要略》甘麦大枣汤与脏躁病

脏躁病见于《金匮要略·妇人杂病脉证并治第二十二》第6条："妇人藏躁，喜悲伤欲哭，象如神灵所作，数欠伸，甘麦大枣汤主之"，历代医家对其病机有不同注释。第一种认为"子宫血虚"，以沈氏、尤氏为代表。尤怡指出："藏躁，沈氏所谓子宫血虚，受风化热者是也，血虚藏躁，则内火扰而神不宁，悲伤欲哭，如有神灵，而实为虚病。前五藏风寒积聚篇所谓'邪哭使魂魄不安者，血气少而属心'也。数欠伸者，经云'肾为欠为嚏'，又'肾病者善伸数欠，颜黑'。盖五志生火，动闭关心，藏阴既伤，穷必及肾也。小麦为肝之谷，而善养心气；甘草、大枣甘润生阴，所以滋藏气而止其燥也。"第二种认为"心神不宁"，以《医宗金鉴》为代表，指出："藏，心藏也，心静则神藏，若为七情所伤，则心不得静，而神躁扰不宁也。故喜悲伤欲哭，是神不能主情也。象如神灵所作，是心不能主神明也。"第三种认为"五藏之津液不足"，以黄树曾为代表，指出："藏是指五藏而言，藏躁，谓五藏之全部或一部，津液阴血不足。"故而产生以上病变。第四种认为"病在心肝",以《金匮要略译释》为代表,指出:"藏躁的病变所在,到目前为止,尚无定论,但对病属神志疾病诸家无异词,假如从甘麦大枣汤药物组成来看,其中甘草、大枣者,缓肝之急,小麦养心肝以止躁,因此认为病变在心肝,是比较合理的。"

在治疗精神神志疾病出现的证候方面,"藏"指心,"躁"是症状和体征的概括,心静则神藏,若为七情所伤,心神不守,则神躁扰不宁。"喜悲伤欲哭"是神不能主情也;"象如神灵所作"是心不能神明也,似现代医学中的癔症;"数欠伸",为哈欠顿闷,肝之病也,为母病及子。程氏言:《内经》曰"悲则心系急",甘草、大枣者,甘以缓诸急也,小麦者,谷之苦者也,《灵枢经》"心病者宜食麦",是谷先入心矣。

脏躁病不拘于女子,男子也可患此病,关键点为病在心神,不在形体,所以对神志不宁、失眠心悸、多汗欠伸、呃逆嗳气、阵咳拘挛,发不定时者均可用。

(七) 温经汤的文献记载、临床应用与启示

1.《金匮要略》中的"温经汤"

【出处】《金匮要略·妇人杂病病脉证并治第二十二》:"问曰:妇人年五十所,病下利数十日不止,暮即发热,少腹里急,腹满,手掌烦热,唇口干燥,何也?师曰:此病属带下,何以故?曾经半产,瘀血在少腹不去。何以知之?其证唇口干燥,故知之。当以温经汤主之。"

【组成】吴茱萸三两,当归、川芎、芍药、人参、桂枝、阿胶、生姜、牡丹皮(去心)、甘草各二两,半夏半升,麦门冬一升(去心)。

【用法】上十二味,以水一斗,煮取三升,分温三服。亦主妇人少腹寒,久不受胎,兼取崩中去血,或月水来过多,及至期不来。

【功效】温经散寒,养血祛瘀,扶正祛邪。

【方解】吴茱萸、生姜、桂枝温经散寒暖宫,兼通血脉;当归、川芎养血活血调经;阿胶、麦门冬和当归养血益阴,以生新血;牡丹皮化瘀行血;芍药、甘草缓急止痛;人参、甘草补益中气;半夏温中和胃降逆。

【主治】妇人少腹寒,久不受孕或月经不调。为妇科调经之"祖方"。

2.《妇人大全良方》中的"温经汤"

【出处】《妇人大全良方·月水行或不行心腹刺痛方论第十二》:"若经道不通,绕脐寒疝痛彻,其脉沉紧。此由寒气客于血室,血凝不行,结积血为气所冲,新血与故血相搏,所以发痛。譬如天寒地冻,水凝成冰,宜温经汤……"

【组成】当归、川芎、芍药、桂心、牡丹皮、莪术各半两,人参、牛膝、甘草各一两。

【用法】上㕮咀。每服五钱,水一盏,煎至八分,去滓温服。

【功效】温经散寒，活血调经。

【方解】方中桂心温经散寒，通脉调经；人参甘温补气，助桂心通阳散寒；当归、川芎活血养血调经；莪术、牡丹皮、牛膝活血祛瘀，助当归、川芎通行血滞；芍药、甘草缓急止痛。

【主治】月经后期、过少，闭经，痛经。

3. 《金匮要略》与《妇人大全良方》中"温经汤"的区别

两个"温经汤"均有温经散寒，活血调经之功效。其中《金匮要略》中"温经汤"扶正祛邪、养血生血之力较强，兼有益气健胃、滋阴润燥的作用；《妇人大全良方》中"温经汤"行滞祛瘀之力较强。二者均为治疗月经不调，证属冲任虚寒、瘀血阻滞的常用方剂。出现阴血不足、内热症状者，宜用《金匮要略》温经汤，瘀血阻滞较重者，以《妇人大全良方》温经汤较好。

运用"温经汤"时，须遵循中医辨证施治原则，万不可以病名、药名为据，贸然对号入座，以免酿成大错，最好在医生的指导下使用，医生会根据具体临床症状的轻重，在原方的基础上酌情加减，或调整药物的用量。一般情况下，《金匮要略》中的"温经汤"主要用于冲任虚寒而有瘀滞的月经不调、痛经、崩漏等，以月经不调、小腹冷痛、经有瘀块、时发烦热为证治要点，常用于现代医学的功能性子宫出血、慢性盆腔炎、不孕症等属冲任虚寒、瘀血阻滞证候者。《妇人大全良方》中的"温经汤"主要用于寒凝血瘀的血海虚寒，月经不调，闭经，血气凝滞，脐腹作痛，得热痛减，其脉沉紧者。常用于现代医学的月经稀发、量少、闭经、痛经等。

（八）金匮肾气丸内用肉桂还是桂枝

金匮肾气丸从字面意思上看就是补肾气的，在《金匮要略》中，共出现五次，分别是《中风历节病脉证并治第五》中的"崔氏八味丸：治脚气上入，少腹不仁"；《血痹虚劳病脉证并治第六》中的"虚劳腰痛，少腹拘急，小便不利者，八味肾气丸主之"；《痰饮咳嗽病脉证并治第十二》中的"夫短气有微饮，当从小便去之，苓桂术甘汤主之，肾气丸亦主之"；《消渴小便不利淋病脉证并治第十三》中的"男子消渴，小便反多，以饮一斗，小便一斗，肾气丸主之"；《妇人杂病脉证并治第二十二》中的"妇人病，饮食如故，烦热不得卧，而反倚息者，何也？师曰：此名转胞不得溺也，以胞系了戾，故致此病，但利小便则愈，宜肾气丸主之"。

金匮肾气丸的药物组成一直是众多学者讨论的话题，笔者就自己的学习心得和相关资料的分析，认为张仲景在创肾气丸时的本意是使用肉桂而非桂枝。

张仲景的《伤寒杂病论》成书约在东汉末年，《神农本草经》是张仲景组方用药的依据，但在《神农本草经》中却无桂枝、肉桂之名，而是有"牡桂""菌桂"这两种类似药物。然而，桂枝在《神农本草经》及唐以前的本草著作中并无记载，仲景在没有本草著作指导的情况下，是否能够准确的区分出肉桂和桂枝值得探讨。

可见，从桂枝、肉桂的起源来看，仲景时代存在着桂枝、肉桂同名以及可能传错的现象。

从桂枝与肉桂在《中药学》的药物性质方面看，桂枝为嫩枝，味辛甘性温，归心、肺、膀胱经，偏于上，发表走四肢，具有发汗解肌、温通经脉、助阳化气、平冲降逆的功效。肉桂为树皮，味辛甘性大热，归肾、脾、心、肝经，偏于下，入里走四肢，具有补火助阳、散寒止痛、温经通脉、引火归元的功效。《中药学》更是在主治中明确指出肉桂配附子、熟地黄、山茱萸等用治肾阳不足，命门火衰的阳痿宫寒，腰膝冷痛，夜尿频多，滑精遗精等（肾气丸）。同时在体虚气血不足者，在补气益血方中少量加入肉桂，有鼓舞气血生成之效。故对于虚劳腰痛者，运用肉桂能更好地鼓舞气血生成，增加疗效。

四、读温病学名著

（一）重读《叶香岩外感温热篇》

《叶香岩外感温热篇》分为36条，体现了叶天士的学术思想，温病就其病变性质，可分为温热病和湿热病。在第1条中，"温邪上受，首先犯肺，逆传心包。肺主气属卫；心主血属营。辨卫气营血虽与伤寒同，若论治法，则与伤寒大异也。"高度概括了温病的发生发展规律及其与伤寒辨治的异同，提出了卫气营血辨证作为温病的辨证总纲，为温病学说的形成奠定了基础。

1. 正气不足是温病发生的先决条件

人体感受温邪后是否发病，取决于正气与邪气双方力量的对比。首先从正邪角度谈谈温病的发病和治疗。

温病的发病首先是由于各种温邪对人体的致病作用，而温邪能否侵入人体并发病，则取决于人体的抗病能力，就是正气。在温病的发病学中，可以将正气划分为个人正气和社会群体正气，这是温病的致病特点决定的，温病的发病既可以局限在一个人身上，也可以引起广泛的流行，"互相染疫"。

如果个人身体健康，脏腑功能正常，则正气内固，抗御温邪的能力强，温邪难以入侵。《金匮真言论》："夫精者，身之本也，故藏于精者，春不病温。"张景岳《景岳全书·杂证谟》："瘟疫乃天地之邪气，若人身正气内固，则邪不可干，自不相染。"《瘟疫论》："本气充满，邪不易入，本气适逢亏欠，呼吸之间，外邪因而乘之。"另外素体正气尚安，而脏腑功能阶段性失调，在现代各种节假日后，由于过食不节、劳逸失衡所致的各种温病，就是脏腑功能一时性失调而致。如小儿纯阳之体，阳常有余，阴常不足，如果儿童处于营养过剩的状态，脾胃多有积热，若遇温邪，也极易发病。

社会整体的正气水平，对个体的影响因素更多，如经济水平、营养状况、体育活动、风俗习惯、卫生设施、防疫制度，还有社会压力（如职业负担、低社会经济地位等）、不良的生活方式（如吸烟、酗酒等）、不良的生物环境（如病毒、细菌感染等）、不良的身体健康状况（如肥胖或营养不良等）、不良的物理因素（如电磁场和放射线等）、不良的化学因素（如抗癌药、重金属、内分泌干扰物等）等，都会影响人们的健康水平和防御温病的能力。特别是烈性温病（瘟疫），例如"天花"一度是一种极其可怕的烈性温病，夺取了世界上成千上万人的生命，疫苗的接种使"天花"已经基本绝迹了。随着科学进步，社会医疗水平的提高，卫生条件的改善和疫苗等有效手段的出现，对烈性温病（瘟疫）防治具有重要作用。

2. 温病的发生发展规律

"温邪上受，首先犯肺，逆传心包"十二个字，精辟论述了温病的病因、邪气侵入的途径、初起的病变部位、发展规律四个方面。

"温邪"是对温病的定性，"上受"指出了温热邪气侵入人体的途径，即温为阳邪，其性上行，升散开泄，所以温邪侵袭人体始从上受，由口、鼻、皮毛而入，先侵袭肺系。因此，在风温初起时，邪侵袭人体多先犯肺卫，分两个阶段，首先温热病邪导致卫外失司，临床可以见到发热、微恶风寒为主症；邪气侵袭，导致手太阴肺经经脉不利，肺失宣降，则以咳嗽为主症。如表证不解，循手太阴肺经深入肺脏，导致邪热壅肺，以高热、咳喘为主。根据浅深轻重不同，有太阴肺卫分和太阴肺气分之分，二者均为"温邪上受"阶段，统称"首先犯肺"。

风温病邪，最容易耗伤人体津液，其中又以肺胃津液最明显。若伤肺阴，出现鼻咽干燥，若伤胃阴，则舌燥便秘。"风者善行数变"，因此感邪后病情传变迅速。"逆传心包"指出了温病的发展规律。"逆传"与"顺传"是相对而言的，"顺传"是温热邪气从上焦太阴卫分传入太阴气分，进而传入中焦阳明气分，则足阳明胃无形热盛，出现阳明热炽的表现，即壮热、大汗、大渴、脉浮洪大等主症。若温热邪气不解，津液耗伤可见手阳明大肠经的腑实证；若燥热不解，灼伤真阴，则导致水不涵木，虚风内动。"逆传"为肺系温热邪气不外解，又不顺传中下焦，直接内陷心包。有两种传变途径：一是太阴卫分的温热邪气不经太阴气分而直接内传心包，由卫分证直接转为营分；二是上焦太阴气分的温热邪气不顺传中焦阳明气分，而逆传心包营分。"逆"既是传变途径不顺，也指病情危重，预后不良。

3. 温病的治疗原则

温病的治疗，一般按卫气营血或三焦辨证理论，选用解表、清气、和解、化湿、通下、清营凉血、开窍、息风、滋阴、回阳固脱等法。外感温热邪气，首先侵犯肺卫，首先出现肺卫表证，例如：温病表证初起，可用辛凉轻剂，轻宣肺气，泄卫透热，代表方为"银翘散"；温热病夹风、夹湿，以透风热、透湿热、透滞热等治法；温热病胃津亡、胃津大伤兼肾水亏虚，甘寒之中入咸寒。

（二）温病中卫气营血与三焦辨证理论的思考

温病学派的卫气营血辨证理论和三焦辨证理论，历经诸医家的发展完善，逐步形成温病学两大理论体系——卫气营血辨证体系和三焦辨证体系。

叶氏引《内经》卫气营血理论，以阐明急性热病过程中的病理变化，并根据其病变反映概括证候类型，作为辨证论治的依据。《内经》卫气营血阴阳属性："卫""气"是无形之气机，"营""血"是有形物质。从个体属性看，"卫"主表，而"气"主里，营卫虽同源而生成有先后，遂"营"为血中之"气"，合而论之，气以统卫，血以统营，叶氏云"肺主气属卫，心主血属营"。可见，卫气营血辨证的核心，实质是气血层次辨证。

三焦将人体分为上、中、下三部分，并阐述其三焦的功能，吴氏从病因、病机、感邪途径、传变规律、治疗原则等方面指出了温病与伤寒之有别，将温病分为温热和湿热两类，以四时之气为因，以三焦为经，以卫气营血为纬，作为辨证施治纲领，"治上焦如羽，非轻不举；治中焦如衡，非平不安；治下焦如权，非重不沉"，认为上焦病多为温病的发展初期，以手太阴肺经病变为主，治上焦应采用轻清益气之法；中焦病多属温病极期，以阳明胃与太阴脾的病变为主。治疗重点在于调整脾胃升降平衡。下焦病为温病重笃阶段，非厚味滋填，重镇潜匿则难疗。从而创立了三焦辨证的大纲和治疗法则。《内经》云："实其阴以补其不足。"吴氏本着"热病未有不伤阴"的原则，确立温病"清热养阴"的基本治则。经实践检验，至今仍为指导临床治疗温病之有效法则。

吴氏三焦辨证理论，基于五行学说，再论卫气营血、阴阳的偏盛偏衰。吴氏云"水、火两大法门之辨，医者不可不知。烛其水之为病也，治法当温之热之，烛其火之为病也，治法当凉之寒之，各救其偏"，使其趋于平和，从其病因来说，"寒病之源于水，温病之源于火。""水、火"两字，是吴氏辨别伤寒与温病的根本纲领，关于三焦病机的论述和清热养阴之法的提出，都是在此"根本纲领"上确立的。叶氏卫气营血辨证，从营卫气血的阴阳属性，辨析病变部位层次之浅深，阴阳偏衰之轻重，卫气营血辨证须横向看，三焦辨证须纵向看。因此，对于卫气营血辨证，三焦辨证弥补了其缺憾，补充了温病辨证方法，使温病辨证理论更完善、更丰富，在临床辨治中应做到二者互参。

（三）对《温病条辨》中湿邪治法的认识

《温病条辨》是一部理、法、方、药完备的温病专著。本书以三焦辨证为纲，各类温病为目，对温热和湿热两大类温病进行了较为系统而全面的论述，具有非常高的理论价值和临床应用价值，是公认学习温病必读之书，"治温病之津梁也"。其中对于湿邪治法颇多，尤其注重对于药物性味的配伍，具有非常鲜明的特色。

吴鞠通从病因分析，湿邪有外感而得，也有饮食不节、情志劳逸内伤而作，故发病时往往内外合邪，纠缠难解。湿为阴邪，阻遏气机，不仅损伤阳气，还耗伤人的阴血，如"其伤人之阳也，得理之正，故多而常见；其伤人之阴也，乃势之变，故罕而少见"，病久则多虚实夹杂，阴阳气血并损。

吴鞠通治疗湿邪抓住其致病特点，认为"湿之为物，在天之阳时为雨露，阴时为霜雾；在地为泉，在川为水，包含于五中者为湿，其在人也，上焦与肺合，中焦与脾合，其流于下焦也，与少阴癸水合"。治疗中，吴氏首辨湿病，其次把湿按照寒热属性的不同分成寒湿与湿温两大类。

吴氏临证中，灵活采用多种治法综合运用，"治湿者必须审在何经何藏，兼寒兼热，气分血分。而出辛凉、辛温、甘温、苦温、淡渗、苦渗之治，庶所投必效。若脾病治胃，胃病治脾；兼下焦者，单治中焦；或笼统混治，脾胃不分，阴阳寒热不辨，将见肿胀、黄疸、洞泄、衄血、便血，诸证蜂起矣。惟在临证者细心推求，下手有准的耳"。按照三焦辨证及卫气营血辨证规律，参考历代前贤用药经验，层次分明。对湿邪并阳虚之虚实夹杂证，吴鞠通常采用标本同治法，温阳与祛湿同时使用，或各有所偏重，终令阳气得申而湿邪得除。《温病条辨》在深入研究历代各家湿邪理论和用药经验基础上，融会贯通，大胆创新，所用湿邪的治法灵活多变，独具特色，且深合经旨，很值得深入学习与研究。

（四）《温病条辨》重阴精的思想理论浅析

《温病条辨》指出，温为阳邪，最善发泄，阳盛必伤阴。温病"立法以救阴为主"，认为"留得一分正气，便有一分生机"。"重阴精"学术思想贯穿于《温病条辨》的始终，是吴鞠通温病学较为突出的特色。

《温病条辨·原病篇》有"盖谓冬伤寒则春病温，惟藏精者足以避之……盖能藏精者，一切病患皆可却，岂独温病为然哉"的记载，指出当人体阴精充足时，机体抗病能力强，外邪无机可乘，则温病无所由生。反之，温邪易耗伤阴津，在温病的发展过程中始终存在化燥伤阴的病理趋势，阴精的盛衰关系着疾病的转归，故曰"热必伤阴，立法以救阴为主"。因温病在不同时期的病理机制各异，所以救阴之法有坚阴和育阴之不同。对阳明燥热之证，吴氏主张急下存阴，但其下法的运用极为慎重，强调急下肠胃津液受损，不可强责其便，否则阴伤更重。对于大承气汤釜底抽薪、急下存阴之功，吴氏谓"其承气者，承胃气也。盖胃之为腑，体阳而用阴，若在无病时，本系自然下降，今为邪气蟠踞于中，阻其下降之气，胃虽自欲下降而不能，非药力助之不可，故承气汤通胃结，救胃阴，乃系承胃腑本来下降之气，非有一毫私智穿凿于其间也，故汤名承气"。白虎汤方中石膏、知母既清肺热，又清胃热，两解太阴、阳明气分无形热邪，是泄热保津之良剂。若邪热不解，阴津已亏，则加甘寒之品育阴生津以救阴。

吴氏认为阴精的盛衰是温病发病、传变的关键，治温病以"立法以救阴为主"。

《温病条辨》强调救阴应审时度势，据证而施，养阴之法不可肆意妄投。吴氏还指出"温病燥热，欲解燥者，先滋其干，不可纯用苦寒也，服之反燥甚……""温病小便不利者，淡渗不可与也"。强调温病祛邪之时，当慎用苦寒、淡渗之法，以防苦寒化燥、淡渗伤阴，这均充分体现了其"重阴精"的学术思想。

（五）对于《温病条辨》中"辛凉（寒）透泄"治法的思考

辛凉（寒）透泄法是温病的重要治法之一，辛凉（寒）透泄法的主要药物是性味辛凉、质地轻清的药物。辛能散能行，可散风开郁，疏通透邪；凉可清泄热邪，祛邪外出。辛开凉清，相辅相成，邪出病愈。而透泄法，又称宣泄法、透法，指选用味薄辛香升浮的药物，且用量轻，煎煮时间短，即所谓"轻清上浮之品"，透邪热从上外而走的治法。适宜温病初期邪在卫气分证或上中焦证。最早在《内经》即有"其在皮者，汗而发之"的记述，寓有"透泄"之意。

吴鞠通在《温病条辨》倡导辛凉之说，力辟"以温治温"，他疾呼"世人悉以羌、防、柴、葛治四时外感，竟谓天地有冬无夏，不亦冤哉"，并在书中阐述其"透泄"思想。一是在立法处方上，他创制了辛凉平剂银翘散、辛凉轻剂桑菊饮，并将白虎汤作为辛凉重剂使用，这些处方是辛凉（寒）透泄法的典型代表方。二是其选药多用轻品，银翘散中的荆芥、豆豉是透散治法的典型应用，金银花、连翘、竹叶等轻清之品是透泄法的基本药物，白虎汤中的石膏是辛寒清气的代表药物。银翘散用于治疗风热侵袭肺，郁于肺卫的肺经郁热证，其主要功效是辛凉清解，开郁透热。全书对温病的"泄法"进行了更加深入的探讨，既有一定的理论研究价值，也使温病"泄法"具有的实用性和操作性，在临证中要加以灵活掌握。

（六）《温病条辨》青蒿鳖甲汤的文献及临床应用

青蒿鳖甲汤出自吴鞠通《温病条辨》卷3："邪气深伏阴分，混处于气血之中，不能纯用养阴，又非壮火，更不得任用苦燥。故以鳖甲蠕动之物，入肝经至阴之分，既能养阴，又能入络搜邪；以青蒿芳香透络，从少阳领邪外出；细生地清阴络之热；丹皮泻血中之伏火；知母者，知病之母也，佐鳖甲、青蒿而成搜剔之功焉。"

【组成】青蒿二钱（6g），鳖甲五钱（15g），细生地四钱（12g），知母二钱（6g），牡丹皮三钱（9g）。

【用法】水五杯，煮取二杯，日再服（现代用法：水煎服）。

【功用】养阴透热。

【主治】温病后期，邪伏阴分证。夜热早凉，热退无汗，舌红苔少，脉细数。

【方解】本方所治证候为温病后期，阴液已伤，而余邪深伏阴分。人体卫阳之气，日行于表，而夜入于里。阴分本有伏热，阳气入阴则助长邪热，两阳相加，阴不制阳，故入夜身热。早晨卫气行于表，阳出于阴，则热退身凉；温病后期，阴液已伤，加之邪热深伏阴分，则阴津益耗，无以作汗，故见热退无汗；舌红少苔，脉象细数皆为阴虚有热之候。此阴虚邪伏之证，若纯用滋阴，则滋腻恋邪，若单用苦寒，则又有化燥伤阴之弊，必须养阴与透邪并进。方中鳖甲咸寒，直入阴分，滋阴退热，入络搜邪；青蒿苦辛而寒，其气芳香，清中有透散之力，清热透络，引邪外出。两药相配，滋阴清热，内清外透，使阴分伏热有外达之机，共为君药。如吴鞠通自释"此方有先入后出之妙，青蒿不能直入阴分，有鳖甲领之入也；鳖甲不能独出阳分，有青蒿领之出也"，生地黄甘寒，滋阴凉血，知母苦寒质润，滋阴降火，共助鳖甲以养阴退虚热，为臣药。牡丹皮辛苦性凉，泄血中伏火，以助青蒿清透阴分伏热，为佐药。诸药合用，共奏养阴透热之功。

本方的配伍特点是滋清兼备、标本兼顾、清中有透，使养阴而不恋邪，祛邪而不伤正，阴复邪祛而热退。

【临床应用】（1）本方适用于阴液不足之虚热证。临床应用以夜热早凉，热退无汗，舌红少苔，脉细数为辨证要点。加减变化：潮热盗汗加生龙骨、生牡蛎各 30g；干咳无痰或少痰肺阴亏虚，加南沙参 15g，北沙参 15g，玄参 10g，阿胶 10g，紫菀 6g；心神不安失眠加酸枣仁 10~15g，柏子仁 10~15g，百合 15g；更年期情绪低落，腰膝酸软，五心烦热加甘麦大枣汤，怀牛膝 15g，续断 15g，炙龟板 15g。（2）本方还可用于原因不明的发热、各种传染病恢复期低热、慢性肾盂肾炎、肾结核等属阴虚内热，低热不退者。

（七）对温病"热"与"汗"的体会

温病之"热"即发热，发热是人体对抗病邪的一种全身性反应，它具有两重性：一方面，发热是正邪相搏，正气抵抗温邪入侵的一种防御；另一方面，发热会消耗正气，损害机体。温病初起发热，以阳性发热为主，大多温病呈急性或亚急性，热势较高，并伴有阳热亢盛的一系列表现。而温病之"汗"在治疗温病的过程中，应随时注意汗之有无、泄汗多少、有无气味，以及汗出时身体反应等，这对辨别证候、判断病情、预测转归具有很重要的实践意义。

例如，体温时高时低，时起时伏，伏时不降等伏热，需结合发病季节以及发病过程进行辨证。如春季，舌红苔黄汗少，为邪伏气营，属气血两燔，治用玉女煎为宜。如有大热烦渴，脉大，汗出及唇舌绛，治宜清气热、凉营血，也可用玉女煎加减。此法为辛凉合甘寒，用治气血两燔甚佳。伏热体温时高时低，时起时伏，正是反映人体邪盛正衰的过程，玉女煎具有祛邪扶正两方面的作用，故效果好。如汗出淋漓不止，暑热内蒸，迫津外泄，大汗出且过多，属温病中期，正气未虚，邪气尚实，正邪相搏，汗出淋漓不止，汗出愈多，正气愈伤，症见壮热，烦渴，气喘，舌质红，苔黄干燥，脉虚大无力，重症有神昏不语，暑温多见此候，治宜清暑益气，生津养阴，白虎汤加味主之。如周身淬淬有汗，是邪郁肺卫，其病在表，病邪有外越之势，症见发热，微寒风寒或不恶风寒，咳嗽，口渴，头痛，苔薄白而干或微黄，舌边尖红，脉数，如风温初起常有此候，治宜辛凉解表，以驱邪外出，咳重热轻者以宣肺为主，用桑菊饮，热重咳轻者，以清热为主，用银翘散。对于温病"汗"与"热"的治法，在实践中要因时因人制宜，灵活运用。

（八）《湿热论》中"辛"法的思考

《湿热论》是清代著名温病学家薛生白的一部温病专著，是一部经典性的中医书籍。全文仅六千余字，从湿热病方面对温病理论有了创新性的补充，乃其毕生实践之结晶，其理法方药、传变规律，处处体现"治病必求于本"的基本原则。

薛氏认为，湿热病不独与伤寒不同，且与温病大异，三者性质不同，传变各异，因而辨证体系亦不同，故创立了湿热病辨证论治体系，以正局与变局为纲，概括全篇。另外，阐明了湿热病既包括湿温，又包括暑温。对暑温的论述，薛氏根据表里轻重、正局变局规律逐条阐释。是一部经典性的中医书籍，蕴含了丰富的临床实践，具有十分宝贵的研究价值。

薛生白认为湿热证的病因是"太阴内伤，湿饮停聚，客邪再至，内外相引，故病湿热。此皆先有内伤，再感客邪，非由腑及脏之谓。若湿热之证，不夹内伤，中气实者，其病必微"。强调了内伤太阴之脾在湿热病当中的决定性作用。

《湿热论》十分重视固护脾胃的阳气，认为用药时应注意通阳化湿，而不是一味清热除湿，"辛"法为卫气营血和三焦辨证用药的点睛之作，寓意实深。文中明确提出"辛"法的条文有第12条："湿热证，舌遍体白，口渴，湿滞阳明。宜用辛开，如厚朴、草果、半夏、干菖蒲等味。"该条文所述是湿郁中上二焦，气机不宣之象，因湿滞阳明，尚未化热，故用辛开，使上焦得以通畅，津液得以运行、输布。原文第13条曰："湿热证，舌根白，舌尖红，湿渐化热，余湿犹滞。宜用辛泄，佐以清热，宜蔻仁、半夏、干菖蒲、豆卷、六一散、连翘、绿豆壳等味。"该条文重点提示湿邪已化热，湿热各半，治疗以辛泄佐以清热。两条所述有关"辛"法皆为化湿、宣通气机之意。

《素问·五藏生成》曰"诸气者，皆属于肺"，指出气是人体赖以维持生命活动的重要物质，人身之气皆为肺所主。若肺的功能正常，则气机通畅，而肺与辛的关系如《素问·阴阳应象大论》所言"西方生燥，燥生金，金生辛，辛生肺，肺生皮毛，皮毛生肾，肺主鼻。其在天为燥，在地为金，在体为皮毛，在脏为肺"，也就是说辛与肺密切相关。《素问·六节藏象论》言"肺者，气之本，魄之处也，其华在毛，其充在皮"，指出肺主气，关系到人体内外的气体交换、人体腠理开合以及津液的输布代谢等。

辛开之法，可宣发肺气，使风湿之邪能随腠理的开合、汗液的排泄而外解。辛开之法可使邪有出路，不致闭门留寇，余害无穷。

肺为水之上源，通过肺气的肃降作用，保证水液的运行，下达膀胱，使小便通利。湿热的产生即人体水液代谢失常的表现之一，治疗湿热病，根据肺为水之上源的理论，"辛法"通过肺气宣发肃降的作用，使水液正常运行，湿热才得以化解。

肺气肃降功能正常，大肠行使传导功能，肠道可将浊物糟粕从魄门排出体外，也有利于五脏的正常气化活动，故有"肺上窍开于鼻，下施于魄门"的说法。肺通过促进水液代谢和维持水液平衡之作用，有保证大肠的功能。反之，肺与大肠疾病可相互转化，即脏病及腑，腑病亦可及脏。在湿热病中，湿易化热，出现大便黏滞不畅，进一步加重湿热，最终导致津液耗伤，湿热闭结肠腑，见大便不通。肺中之热无处宣泄，热势加剧，这时需通腑泄热，兼宣发肺热，恢复肺与大肠的功能。

"辛"法在治疗上的作用如下：

1. 辛凉轻扬，宣发肺气

适用于温病表证初期，选用味辛、性凉、质地轻的药物组成方剂，以辛温发散，凉性清热，以轻扬宣透之功，清透在表之温热邪气，举邪外出。温病表证初期，邪尚在肺，肺主气，故云在表，在表，病变在手太阴肺经，肺失宣降，卫外失司，治疗当用。吴鞠通制的辛凉轻剂"银翘散"。

若夹风，则加入辛凉散风之品，"透风于热外"，多用薄荷、牛蒡子之属；夹湿，则加入甘淡祛湿之品，多用芦根、滑石之流。所谓"或透风于热外，或渗湿于热下，不与热相搏结，势必孤矣"。

2. 辛温宣透，芳香化湿

适用于上焦湿热证，吴鞠通言"治上焦如羽（非轻不举）"。以辛温芳香，轻清宣透之品，疏通肌腠，腠理开合正常，湿邪从汗而解，常用的药物为藿香、白芷、苏叶、香薷等。

3. 辛温开郁，苦温燥湿

适用于中焦湿重于热的证候，即以辛温药物和苦温药物相配，辛开苦降，燥湿化热，脾胃功能恢复正常。常用药物如：半夏、草果、厚朴、苍术、蔻仁、大腹皮等。

4. 辛开苦泄，化湿泄热

适用于中焦湿热并重或是热重于湿的证候，吴鞠通言"治中焦如衡（非平不安）"。选用辛味和苦寒药物，以达清热燥湿目的。常用药物如黄芩、黄连、栀子、连翘、银花等药的运用。辛味和苦寒药物为伍，意在祛湿能，不致蕴伏，使病势缠绵难解。

5. 滋阴增液，补虚清热

适用于中焦阳明气分传入下焦血分，导致真阴耗损的证候，吴鞠通言"治下焦如权（非重不沉）"在湿热传入下焦血分后，慎用"辛"法，以防真阴耗损。加减复脉汤是救阴复脉，清虚热的"祖方"。

总之，辛味药用于温病临床仍要辨证施治，切忌误用或滥用辛温药，使温辛太过，湿未及化却助热动湿，使湿热上蒙清窍，内闭心包，导致神昏，或助热进一步消耗人体津液。

（九）《温热经纬》对温热病的认识

《温热经纬》为晚清著名温病大家王孟英编著，是王氏的代表作，集中记载了他对温热病的认识以及治疗温热病的经验。全书"以轩岐仲景之文为经，叶薛诸家之辨为纬"（以《内经》理论和仲景的理论为经，以叶天士、陈平伯、薛生白、余师愚等清代诸之说为纬），依据自己的临证经验，将温病条文分卷、分条辑录，并采用后世诸家的见解，参以王氏按语逐条注释析义，补充发扬了温病学说，说明了温病顺、逆传变理论；明确提出"新感""伏邪"两大辨证纲领，继承了叶天士的卫气营血辨证并进行发挥，提出伏气温病由血及气的传变，强调温病新感、伏气并存，在认识上不可偏废；对前人"暑必挟湿"提出了异议，指出"暑多挟湿"，而非"暑必挟湿"；十分重视伤寒学派对温病思想形成的影响，体现了寒温融合治温病的学术思想；对温病治疗方面进行了补充，提出可用常用食品代替药物养阴生津，创立了甘露消毒丹、清暑益气汤等名方。

五、读妇科学名著

（一）读《傅青主女科》

笔者自2009年11月8日拜师京城四大名医之首肖龙友其嫡孙女、传承人北京中医药大学肖承悰教授后，在第三批全国优秀中医临床人才研修过程中，肖承悰导师以其高尚的医道和精湛的医术引领着我，有幸在系统学习《傅青主女科》的基础上，参加了人民卫生出版社策划的"中医古籍临床名著评注系列"《傅青主女科》中《调经》和《种子》的编写，现整理相关内容供学习经典和深入领悟经典的读者参阅。

1.《调经·经水先期十五》

【原文】妇人有先期[1]经来者，其经甚多，人以为血热之极也，谁知是肾中水火太旺乎。夫火太旺则血热，水太旺则血多，此有余之病，非不足之症也。似宜不药，有喜。但过于有余则子宫太热，亦难受孕，更恐有烁干男精之虑。过者损之，谓非既济之道乎！然而火不可任其有余，而水断不可使之不足。治之法但少清其热，不必泄其水也。方用清经散。

牡丹皮三钱　地骨皮五钱　白芍三钱，酒炒　大熟地三钱，九蒸　青蒿二钱　白茯苓一钱　黄柏五分，盐水浸炒

水煎服。二剂而火自平。此方虽是清火之品，然仍是滋水之味，火泄而水不与俱泄，损而益也。

妇科调经尤难，盖经调则无病，不调则百病丛生。治法宜详察其病原，细审其所

以不调之故，然后用药，始能见效。此书虽有先期、后期、无定期之分，然须与种子、带下门参看，临证时自有进境。

又有先期经来只一二点者[2]，人以为血热之极也，谁知肾中火旺而阴水亏乎。夫同是先期之来，何以分虚实之异？盖妇人之经最难调，苟不分别细微，用药鲜克有效。先期者火气之冲[3]，多寡者水气之验[4]。故先期而来多者，火热而水有余也；先期而来少者，火热而水不足也。倘一见先期之来，俱以为有余之热，但泄火而不补水，或水火两泄之，有不更增其病者乎！治之法不必泄火，只专补水，水既足而火自消矣，亦既济之道也。方用两地汤。

大生地一两，酒炒　元参一两　白芍药五钱，酒炒　麦冬肉五钱　地骨皮三钱　阿胶三钱

水煎服。四剂而经调矣。此方之用地骨、生地，能清骨中之热。骨中之热，由于肾经之热，清其骨髓，则肾气自清，而又不损伤胃气，此治之巧也。况所用诸药，又纯是补水之味，水盛而火自平理也。此条与上条参观，断无误治先期之病矣。

【注解】

[1] 月经先期：指月经周期提前7天以上，甚至10余日一行，经期经量正常，连续两个周期以上者，亦称"经期超前""经行先期""经早"等。宋代陈自明《妇人大全良方·调经门》指出其病机是由于"过于阳则前期而来"，明代张介宾《景岳全书·妇人规》提出气虚不摄是导致先期的重要发病机理，指出"若脉证无火而经早不及期者，乃其心脾气虚，不能固摄而然"。

[2] 一二点者：形容月经量少。

[3] 火气之冲：火气为阳盛之邪，素体阳盛，或过食辛辣，或郁怒伤肝，木火妄动，此为火气之邪冲扰血海，迫血妄行，一般先来而多。

[4] 水气之验：素体阴虚，或久病阴亏，或失血伤阴，此为水亏火旺，邪扰血海，迫血妄行，一般先来而少。

【评议】

（1）本节论述月经先期以肾中火旺血热和肾中水亏血热辨证论治。肾中火旺，热扰冲任、胞宫，迫血下行，以致月经提前。肾中水亏，虚热内生，热伏冲任，血海不宁，则月经先期而下。

（2）提出根据经血量的多少以辨证。火热而水有余者，经量增多。火热而水不足者，经血量少。

（3）治疗方面，针对病机不同，分别采用清经散或两地汤治疗。黄绳武先生在《傅青主女科评注》中对清经散、两地汤的方义评论道："清经散法在清热而不伤水，两地汤妙在壮水以制阳光。清经散……全方重在少少清火而水不伤，略略滋肾而水不亢。诚为清火良方、调经妙法。两地汤……全方不犯苦寒清热。重在甘寒养阴，育阴以潜阳，补阴以配阳，从而达到'水盛而火自平，阴生而经自调'之目的。"

（4）清经散中地骨皮、熟地黄清血热而滋肾水，牡丹皮、青蒿、黄柏清热泻火凉血，白芍养血敛阴，茯苓行水泄热。全方滋肾清热，凉血养阴，使热去而阴不伤，血安则经自调。两地汤中生地黄、玄参（即元参）滋肾阴，以壮水以制火；白芍、麦冬养血敛阴；地骨皮辅助生地黄清骨中之热，泻肾火；阿胶滋阴补血。全方重在滋阴壮水，水足则火自平，又不损胃气，阴平则阳秘，则经行如期。

【医案选录】

岳某，女。12岁，学生。

初诊：1973年3月9日。患者11岁月经初潮。近数月经期均提前旬日，经量多，色鲜红，偶伴小血块，历程5天，行经第2天小腹阵痛。平时面赤口干，白带较多，无臭味。脉细弦，舌质红，苔薄黄。证属阴虚血热，带脉受损。目下，未届经期，投以养阴清热，佐以固带。处方：女贞子15g，墨旱莲15g，生地黄24g，黄芩9g，白芍9g，白冠花15g，金樱子30g，芡实15g，炒白术9g，煅牡蛎30g（先煎）。服5剂。

次诊：3月15日。据述药后带下减少。仍防月经先期，照前方续进5剂。

三诊：3月20日。药后月经未见提前，并无其他症状出现，带下亦减。脉细弦，舌质淡红、苔薄白。又服前方5剂。

四诊：4月5日。月经于今晨来潮，相隔32天，色红、量中等。脉弦细，舌如常。治以滋肾养阴。处方：女贞子15g，墨旱莲15g，干藕片24g，白芍9g，炒白术9g，炙甘草3g，狗脊15g，黑穞豆12g。服5剂。

【按语】《素问·上古天真论》云："女子七岁，肾气盛，齿更发长；二七而天癸至，任脉通，太冲脉盛，月事以时下，故有子"。此例初潮年仅11岁，肾气未盛，冲任未充而见月经先期，面赤口干，参合舌脉，乃阴虚血热所致。拟方用二至丸（女贞子、墨旱莲）、水陆二仙丹（芡实、金樱子），滋肾养阴，佐以黄芩、白芍、生地黄凉血泄热，取白术、牡蛎、白冠花以助固带。经用上法调治后月经应期而至，带下已愈，说明血热渐清，带脉已固，故用药酌减清热固摄之品，继用滋肾育阴，以善其后。

2.《调经·经水后期十六》

【原文】妇人有经水后期[1]而来多者，人以为血虚之病也，谁知非血虚乎。盖后期之多少，实有不同，不可执一而论。盖后期而来少，血寒而不足；后期而来多，血寒而有余。夫经本于肾，而其流五脏六腑之血皆归之。故经来而诸经之血尽来附益，以经水行而门启不遑迅阖[2]，诸经之血[3]乘其隙而皆出也。但血既出矣，则成不足。治法宜于补中温散之，不得曰后期者俱不足也。方用温经摄血汤。

大熟地一两，九蒸　白芍一两，酒炒　川芎五钱，酒洗　白术五钱，土炒　柴胡五分　五味子三分　肉桂五分，去粗，研　续断一钱

水煎服。三剂而经调矣。此方大补肝、肾、脾之精与血。加肉桂以祛其寒，柴胡以解其郁，是补中有散，而散不耗气；补中有泄，而泄不损阴，所以补之有益，而温之收功。此调经之妙药也，而摄血之仙丹也。凡经来后期者，俱可用。倘元气不足，

加人参一二钱亦可。

【注解】

[1] 月经后期：月经周期错后 7 天以上，甚或四五十日一行者，连续出现两个周期以上，称为"月经后期"，亦称"月经错后""经迟"。本病首见于《金匮要略·妇人杂病脉证并治》温经汤条下，谓"至期不来"。薛己、万全、张景岳等提出"脾经血虚""肝经血少""气血虚弱""气血虚少""气逆血少""脾胃虚损""痰湿壅滞"以及"水亏血少，燥涩而然""阳虚内寒，生化失期"等月经后期的发病机理，并提出补脾养血、滋水涵木、气血双补、疏肝理气、导痰行气、清热滋阴、温经活血、温养气血等治法和相应的方药。

[2] 门启不遑迅阖：遑有"闲暇"或"匆忙"之意；阖有"全，总共"或"关闭"之意。比喻经水行子宫关闭不及时，可以感受寒邪。

[3] 诸经之血：指为五脏六腑经脉之血。

【评议】

（1）月经后期西医可分为排卵性月经后期和无排卵性月经后期。排卵性月经后期主要因为卵泡期卵泡刺激素（FSH）分泌相对不足而卵泡发育迟缓，不能届时成熟致排卵延后，致月经后期。无排卵性月经失调则是在月经周期中不能形成黄体生成素/卵泡刺激素（LH/FSH）高峰，卵巢不能排卵而致月经紊乱，可表现为月经周期延后。

（2）本节论述月经后期为血寒所致。后期量少为血寒不足，由于阳气不足，阴寒内盛，不能温养脏腑，气血生化不足，气虚血少，冲任不充，血海满溢延迟，故月经推迟而至。后期量多为寒盛脏腑失于温养，气血虚，血海不能按时满盈，故月经后期；气虚火衰，冲任不固，经血失于制约，故月经量多，多伴有经色淡、质清稀等。

（3）治疗重用熟地黄、白芍各一两，白术五钱，大补肾、肝、脾三脏之精血；肉桂祛寒；柴胡疏肝解郁，使补中有散；川芎活血行气；续断补肝肾，行经血；五味子滋肾宁心；全方可温经摄血以调经，且可加人参补益元气。

【医案选录】

李某，女，16 岁，学生。

初诊：1973 年 3 月 14 日。月经推后，量少，白带增多 3 个月余。

患者去年 9 月份因功课较忙，放学回家常吃冷饭冷菜，后出现胃痛、呕吐、不思食。服用西药治疗，胃痛与呕吐消失，但仍不思食，且饭后时有恶心。自觉精神疲倦，思睡，大便时溏。继服维生素 B1、维生素 C 等药，食欲未见好转（每餐不到 100g），仍感疲乏。月经 40 天始来，色黯红，量少而清，用纸半包，小腹隐痛喜按。经净后白带量多，色白如米汤样。连续 3 月如此，故来诊治。诊其面略显苍白，精神尚可，舌质淡，苔白滑，脉缓无力。

患者 13 岁月经初潮，开始周期不定，量较多，约 8~9 个月后即正常，（4~5）/（28~31）天，量正常，色黯红，不清不稠，无血块，以往白带极少、无臭气。最近 3

次月经分别于 11 月 24 日、1 月 3 日、2 月 14 日来潮。治以温中散寒，和胃降逆。选用理中汤加味：党参 15g，干姜 9g，白术 9g，法半夏 9g，陈皮 9g，炙甘草 6g。连服 6 剂。

次诊：3 月 10 日。上方服 2 剂后，恶心止，食欲好转。再服 4 剂后食欲正常，便溏已愈。舌质仍淡，苔薄白，脉仍无力。换用参苓白术散加味：党参 15g，黄芪 24g，白术 9g，茯苓 12g，扁豆 12g，山药 12g，当归 6g，薏苡仁 15g，莲子 9g，砂仁 5g^(研末冲服)，炒陈皮 9g，炙甘草 3g。8 剂。

三诊：3 月 22 日。上方连服 8 剂，昨日月经来潮，颜色正常，量仍少。形、气、色、脉正常。嘱其注意饮食起居，不再服药，后即痊愈。

【按语】本例患者系功课繁重，思虑伤脾，过食冷餐，寒凉伤中，中阳不振，纳运失常，脾虚气血生化不足，故血海至时不得满溢，月经推后，经量减少；脾虚水谷之精微不能上输以化营血，反而下注聚为湿浊，损伤任带，故白带绵绵不绝。初诊之时，先予温中补虚，扶其阳土，壮其生机；复诊时中阳已复，三诊时病已应药，形气色脉正常，故以饮食调理善后。

3.《调经·经水先后无定期十七》

【原文】妇人有经来断续，或前或后无定期[1]。人以为气血之虚也，谁知是肝气之郁结乎。夫经水出诸肾，而肝为肾之子，肝郁则肾亦郁矣。肾郁[2]而气必不宣，前后之或断或续，正肾之或通或闭耳。或曰：肝气郁而肾气不应，未必至于如此。殊不知子母关切，子病而母必有顾复[3]之情，肝郁而肾不无缱绻[4]之谊，肝气之或开或闭，即肾气之或去或留，相因而致，又何疑焉。治法宜舒肝之郁，即开肾之郁也。肝肾之郁既开，而经水自有一定之期矣。方用定经汤。

菟丝子一两，酒炒　白芍一两，酒炒　当归一两，酒洗　大熟地黄五钱，九蒸　山药（炒）五钱　白茯苓三钱，芥穗（炒黑）二钱　柴胡五分

水煎服。二剂而经水净，四剂而经期定矣。此方舒肝肾之气，非通经之药也；补肝肾之精，非利水之品也。肝肾之气舒而精通，肝肾之精旺而水利。不治之治，正妙于治也。

以上调经三条，辨论明晰，立方微妙，但恐临时或有外感、内伤不能见效。有外感者宜加苏叶一钱，有内伤者宜加神曲二钱（炒），有因肉食积滞者再加东山楂肉二钱（炒），临症须酌用之。若肝气抑郁又当以逍遥散为主，有热加栀炭、牡丹皮，即加味逍遥散。

【注解】

[1] 或前或后无定期：指月经周期时或提前时或延后 7 天以上，连续 3 个周期以上者，又称"经水先后无定期""月经愆期""经乱"等。本条首见于唐代孙思邈《备急千金要方·月经不调》"妇人月经一月再来或隔月不来"。明代万全《万氏妇人科·调经章》始提出"经行或前或后"的病名，并指出"悉从虚治，加减八物汤主之"。

[2] 肾郁：本节"肾郁"从病机而论。从五行中，肝木与肾水的关系，肝木为子，

肾水为母，子病及母，肝气郁结致使肾气摄纳失职。

［3］顾复：父母养育之恩。肾水与肝木在五行中为母子关系，肾为木，肝为子，母病可以及子，滋水可以涵木；子病也可以及母，肝木为病是必然影响到肾水，疏肝也可以开肾郁。

［4］缱绻：此指肝肾关系密切，如同子母关系。

【评议】

（1）本节论述了"经水出诸肾"及肝肾"子母相关"等理论，认为经水先后无定期为肝肾之郁所致。郁怒伤肝，疏泄失常，冲任失调，血海蓄溢无常，故月经周期先后不定。肝郁肾虚者，经量或多或少，色黯红或黯淡，或有块，经前或经行乳房胀痛，腰膝酸软，或精神疲惫。舌淡苔白，脉弦细。

（2）治疗疏肝解郁，益肾调经的定经汤。方中以酒洗当归、白芍柔肝养血，解郁调经；酒炒菟丝子、熟地黄补肾气、益精血、养冲任；柴胡、荆芥以疏肝解郁；山药、茯苓健脾和中而益肾。全方疏肝肾之郁气，补肝肾之精血，肝气舒而肾精旺，气血调和，冲任相资，血海蓄溢正常，则经水自能定期而潮。

【医案选录】

刘某，女，34岁。

初诊：多产体虚，已结扎输卵管。经期先后无定，本次迟10日而行，行则量少即止，隔10日又复行。胸闷腹胀，纳谷不香，周身骨节酸楚。按脉虚细而弦，舌苔薄白，证属肝郁脾虚，气血不调。治疗采用理气解郁，扶土益血法。方药：当归9g，川芎4.5g，白芍6g，制香附9g，郁金6g，枳壳4.5g，合欢皮9g，丹参9g，巴戟天9g，炒白术6g，防己6g，秦艽9g。

复诊：用上方加减法治后，脉象虚细而数，舌质绛而苔薄黄。诊后认为多产伤肾，肾水不足以涵木，肝郁化火，阴虚内热，乃采用固肾疏肝，养血清热法。方药：当归9g，白芍9g，山茱萸9g，女贞子9g，玄参9g，合欢皮9g，制香附9g，白术6g，陈皮6g，柴胡4.5g，青蒿6g。服药后，阴虚火旺的症状日减，而经水已调。

【按语】月经不定期，病因不一，但以肝郁的因素占多数。忽早忽迟，参差不一，盖肝郁能影响气血，气为血帅，气行则血行，气郁则血滞。治疗用香附、郁金、合欢皮以疏肝理气，当归、川芎、赤芍、丹参养血调经，使郁滞的经水得以通畅，以消除量少而腹痛的征象，更用白术健脾，防己、秦艽疏通经络、活血镇痛，解除因气血不调而引起的骨节酸痛。服药后经水稍调，骨节疼痛已好，而阴虚火旺的脉象显著，因患者肝血虚亏，肾水不足，因而不能涵木，肝木郁而偏亢，发生咽干口燥现象，治疗以当归调经养血，白芍、山茱萸、女贞子以补肾阴，香附、合欢皮以理气解郁，白术、陈皮健脾胃以充气血之源，玄参养阴津以清热，柴胡疏肝郁以清热，青蒿清肝经郁热，标本并治。

4.《调经·经水数月一行十八》

【原文】妇人有数月一行经者，每以为常，亦无或先或后之异，亦无或多或少之殊。人莫不以为异，而不知非异也。盖无病之人，气血两不亏损耳。夫气血既不亏损，何以数月而一行经也？妇人之中，亦有天生仙骨[1]者，经水必一季一行。盖以季为数[2]，而不以月为盈虚也。真气内藏，则坎中之真阳不损，倘加以炼形之法，一年之内，便易飞腾。无如世人不知，见经水不应月来，误认为病，妄用药饵，本无病而治之成病，是治反不如其不治也。山闻异人之教，特为阐扬，使世人见此等行经，不必妄行治疗，万勿疑为气血之不足，而轻一试也。虽然天生仙骨之妇人，世固不少。而嗜欲损夭之人，亦复甚多，又不可不立一疗救之方以辅之，方名助仙丹。

白茯苓五钱　陈皮五钱　白术（土炒）三钱　白芍（酒炒）三钱　山药（炒）三钱　菟丝子（酒炒）二钱　杜仲（炒黑）一钱　甘草一钱。

河水煎服。四剂而仍如其旧，不可再服也。此方平补之中，实有妙理。健脾益肾而不滞，解郁清痰而不泄，不损天然之气血，便是调经之大法，何得用他药以冀通经哉！

曾见妇人一年一行经，身健无恙。妊娠后反月月俱行经，或至五月至七月经止，不等。育男皆成，人或以为异，或亦仙骨之所致乎？亦造化令人不测耶！

【注解】

［1］天生仙骨：指生来即有特殊能力的妇人。

［2］以季为数：月经三月一潮者，称为"季经"，又称"居经"。

【评议】

（1）本节论述了月经的特殊生理现象。女子月经本应"一月一次，经常不变"，但也有特殊情况，本节提出了月经的特殊生理现象"季经"的辨别之法。

（2）特殊生理现象"季经"以助仙丹平补之中，试以有病无病。白茯苓、陈皮健脾化痰，炒白术、炒山药健脾益肾；酒炒白芍疏肝养肝解郁；酒炒菟丝子、炒黑杜仲补益肾气，甘草和中，水煎服。补而不滞，清而不泄，不损气血，便是调经之大法。也有特殊的妇人一年一行经，身体无病，称为"避年"。

（3）傅青主认为季经者不为病，是天生仙骨之人。助仙丹健脾益肾补而不滞，解郁清痰，清而不泄，不损天然气血，是调经之本质大法。而营血亏虚，冲任不充；或脏腑生化不及，冲任不盛；或真阴亏损，水亏血少；或劳欲受损而至血海不能及时满溢而经期延后者，则要或养肝，或健脾，或补肾，以调理冲任。

5.《调经·年老经水复行[1]十九》

【原文】妇人有年五十外，或六七十岁忽然行经者，或下紫血块，或如红血淋。人或谓老妇行经，是还少之象，谁知是血崩之渐乎。夫妇人至七七[2]之外，天癸已竭，又不服济阴补阳之药，如何能精满化经，一如少妇。然经不宜行而行者，乃肝不藏、脾不统之故也。非精过泄而动命门之火，即气郁甚而发龙雷之炎[3]，二火交发，而血乃奔矣，有似行经而实非经也。此等之症，非大补肝脾之气血，而血安能骤止。方用安老汤。

人参一两　黄芪（生用）一两　大熟地黄（九蒸）一两　白术（土炒）五钱　当归（酒洗）五钱　山茱萸（蒸）五钱　阿胶（蛤粉炒）一钱　黑芥穗一钱　甘草一钱　香附（酒炒）五分　木耳炭一钱

水煎服。一剂减，二剂尤减，四剂全减，十剂愈。此方补益肝脾之气，气足自能生血而摄血。尤妙大补肾水，水足而肝气自舒，肝舒而脾自得养，肝藏之而脾统之，又安有泄漏者，又何虑其血崩哉！

加贯众炭一钱，研细末，以药冲服尤妙。

【注解】

[1] 经水复行：绝经期妇女月经停止一年或以上者，被称为绝经，绝经后再出现阴道出血者，则称为经水复行，亦称"年老经水复行""经断复来"。历代古医籍对本病的记载不多。宋代齐仲甫《女科百问·第十一问》："妇人卦数已尽，经水当止，而复行者，何也？"此乃"七七则卦数已终……或劳伤过度，喜怒不时，经脉虚衰之余，又为邪气攻冲，所以当止而不止也"，认为是过劳和情志所致。诸多医家根据其复潮的月经及全身的情况，区别为由"血气有余"所致者，即不需治疗；若属不良病证则以随证医治。若因生殖器官恶性病变所致者，预后不良，应及时发现，采取相应的措施。

[2] 七七：指七七四十九岁。《素问·上古天真论》曰："七七，任脉虚，太冲脉衰少，天癸竭，地道不通，故形坏而无子也。"

[3] 龙雷之炎：肾中所藏真阳；又指心肾之火。

【评议】

（1）本节论述的是气血大虚的经水复行。经水复行目前临床应首辨良恶，排出恶性病症，如宫颈癌、宫颈结核、子宫肉瘤、子宫内膜癌等疾病。良性者当以固摄冲任为大法，或补虚或攻邪，或扶正祛邪，辨证治疗；恶性病变者应采用多种方法，包括手术、放疗、化疗等综合治疗方法。

（2）本病主要表现为经断后出血，但因其出血是发生在"冲脉虚，太冲脉衰少，天癸竭"后，故出血量一般不多。辨出血的色质及伴随症状是辨本病属虚、属实的关键，一般多虚实相兼。

（3）本节论述了肝脾亏虚，气血大亏之辨治。治疗重补肝脾之气，气足自能生血摄血；血足犹可补肾水，肾阴（水）足，肝气舒，气机畅，脾健运，肝可藏血、脾可生血统血，可达安冲止血之效。

（4）安老汤方中人参、黄芪、白术补气生血统血，熟地黄、当归补血养血，山茱萸补肝肾、固冲任以止血，人参、生黄芪、九蒸大熟地黄，大补气血，土炒白术、酒洗当归、山茱萸、中益气，升清阳；蛤粉炒黑阿胶滋阴固冲止血，黑荆芥穗疏风止血，木耳炭固涩止血，体现止血为要；制香附疏肝理气；甘草调和诸药。患者素体虚弱，或思虑劳倦过度，或饮食失调，致脾气不足，统摄无权，冲任不固而经断复来，此方有效。

【医案选录】（陈大年医案）

裘某，年逾五十，应断未断而反见一月数行，每每如崩。适逢经转，头晕目蒙，腰尻酸楚，肝肾两亏，防来而过多，仿魏玉璜"不补补之"之法。大熟地黄30g（15g炒炭），杭白芍、炒远志各4.5g，枸杞子、炒酸枣仁、续断肉、杜仲各9g，西川黄连1g，炒藕节4g。

【按语】本方对老年经断复来者应断未断，如无癌变者，用之甚验。方内重用熟地黄配以酸枣仁、白芍等补血滋阴，养肝益肾。更妙者加用少量黄连，以达到苦寒益阴两调肝脾的目的。

参考文献：肖承悰，吴熙．中医妇科名家经验心悟［M］．北京：人民卫生出版社，2009．

【注】《医宗金鉴·妇科心法要诀》曰："妇人七七四十九岁，天癸已竭，地道不通，当月水不下。如月水不断，不见他证，乃血有余，不可用药止之。若已断，或一年或三五年复来者，当审其有故无故，是何邪所干，随证医治也。"本案脾肾两虚所致年老复来者，在排出器质性病变的前提下，采用滋补肝肾治法，母子同治，疗效尤甚。

6.《调经·经水忽来忽断时疼时止二十》

【原文】妇人有经水忽来忽断[1]，时疼时止，寒热往来[2]者。人以为血之凝也，谁知是肝气不舒乎。夫肝属木而藏血，最恶风寒。妇人当行经之际，腠理大开，适逢风之吹，寒之袭，则肝气为之闭塞，而经水之道路亦随之而俱闭。由是腠理经络，各皆不宣，而寒热之作，由是而起。其气行于阳分[3]则生热，其气行于阴分[4]则生寒，然此犹感之轻者也。倘外感之风寒更甚，则内应之热气益深，往往有热入血室[5]，而变为如狂之症，一似遇鬼之状者。若但往来寒热，是风寒未甚而热未深耳。治法宜补肝中之血，通其郁而散其风，则病随手而效。所谓治风先治血，血和风自灭。此其一也。方用加味四物汤。

大熟地黄一两，九蒸　白芍五钱，酒炒　当归五钱，酒洗　川芎三钱，酒洗　白术五钱，土炒　粉牡丹皮三钱　延胡索一钱，酒炒　甘草一钱　柴胡一钱

水煎服。此方用四物以滋脾胃之阴血；用柴胡、白芍、牡丹皮以宣肝经之风郁；用甘草、白术、延胡索以利腰脐而和腹疼，入于表里之间，通乎经络之内。用之得宜，自奏功如响也。

加荆芥穗（炒黑）一钱，尤妙。

【注释】

［1］忽来忽断："忽"为忽然，突然之意，在此比喻月经突然来突然停。

［2］寒热往来：寒热往来是发热与恶寒交替出现的一种热型，其热时自热而不觉寒，其寒时自寒而不觉热。与恶寒发热的寒热同时并作不同。朱肱注《类证活人书》：

"往来寒热者，阴阳相胜也。阳不足则先寒后热，阴不足则先热后寒。"其病机是邪入半表半里，枢机不利而致。

［3］行于阳分：《灵枢·邪客第七十一》云"卫气者，出其悍气之慓疾，而先行于四末、分肉、皮肤之间，而不休者也。昼日行于阳，夜行于阴"，此指行于阳分阳气盛，则生热。

［4］行于阴分：此指卫气夜行于阴分，阴气盛则生寒。

［5］热入血室：病名。出自《伤寒论》，指妇女在经期或产后感受外邪，邪热乘虚侵入血室，与血相搏所出现的病证。症见下腹部或胸胁下硬满，寒热往来，白天神志清醒，夜晚则胡言乱语，神志异常等。《金匮要略》有如下记载："妇人中风，七八日，续来寒热，发作有时，经水适断，此为热入血室，其血必结，故使如疟状，发作有时，小柴胡汤主之。"

【评议】

（1）本节论述了月经来潮之际，阴血下注胞宫，肝血不足，腠理失司，经络闭塞所致月经忽来忽断，时疼时止，寒热往来之病机和治法。认为病在半表半里之间，肝气郁结为要。经期或产后感受外邪，邪热乘虚侵入血室，与血相搏，出现寒热往来。卫气者温分肉、腠理，昼日行于阳，夜行于阴而不休者也，行阳分阳气盛，则生热，行于阴分阴气盛，则生寒。

（2）根据李中梓"治风先治血，血行风自灭"的理论，以加味四物汤养血和血，疏肝行气，解郁治疗本病。方中九蒸大熟地黄、酒炒白芍、酒洗当归、酒洗川芎四药为四物汤的组成，养血和血调经；炒白术健脾运滋阴血；柴胡、白芍、牡丹皮宣肝经之风郁；延胡索（即元胡）、甘草行气止痛。此方出入表里之间，疏通经络，出血加入荆芥穗效果尤佳。

患功能失调性子宫出血、子宫内膜异位症、子宫腺肌症、宫内置节育环等情况所致的月经忽来忽断，时疼时止，冲任损伤者，也可根据本方加减化裁。

【医案选录】（傅方珍医案）

卢某，女，39 岁，已婚，军人。

初诊：1994 年 5 月 12 日。婚后顺产 1 胎，人流 1 次。流产后于 1989 年放环，而后或经水淋漓不止或带下异常。1993 年 9 月取环并诊刮后，病情并未因此见有好转，2 次正常月经后，又因阴道出血不止，时多时少，干净不足 3 天又有阴道下血，诊刮后可以保持正常 2 个周期，至今已经刮宫 3 次，病理提示"子宫内膜增殖期改变"。末次月经 3 月 25 日淋漓至今未止，量或多或少，色红，或寒或热，伴腰酸，腹痛时有时无，纳可，便稠。舌质黯红，苔薄腻，脉细弦带数。证属肝郁化热，冲任失调，迫血妄行。治宜疏肝养血以熄风，补肾滋脾调冲任。熟地黄 15g，白芍 15g，当归 10g，川芎 3g，党参 15g，白术 15g，牡丹皮 6g，银柴胡 5g，炒蒲黄(包)10g，仙鹤草 15g，棕榈炭 10g，大小蓟各 10g，三七粉 3g(冲服)。7 剂水煎服，嘱阴道出血止，再服 7 剂后复诊。

二诊：7月1日。药后3天阴道出血止，烦躁，神疲肢软乏力。舌质红，苔薄腻，脉细弦。仍属肝旺气虚。防绵延，治宜清肝益气，固冲任。上方加女贞子12g，墨旱莲15g，桑螵蛸12g，海螵蛸12g，山药15g，太子参15g，生牡蛎(先煎)30g，14剂。

三诊：8月2日。经水7月25日转，6天净止。经净后右腹作胀不适，足底心热，大便调。舌质黯红，苔薄腻，脉沉细软。症情好转，治宗原法。原方稍出入，7剂。以后基本以原法调治，8月27日经水仍如期，6天净止。经后再重复调治，经水已两年正常。

【按语】患者上环多年，子宫内膜受损，加之近年多次诊刮损伤胞宫胞脉，冲任固摄失司，以致经事淋漓难止，数度漏下，营血已亏，冲任二脉隶于肝肾，肝血不足，血海无余，经水遂闭阻不行。肾气虚弱不复，难任封藏之职，经水即淋漓不止，病情缠绵3载，血脉久损。初诊时经淋已近2月未止，伴急躁、腰酸等症，故四物养血和血，益肝肾，调冲任，以治本；牡丹皮、银柴胡疏肝化郁清热，党参、白术益气健脾；炒蒲黄、仙鹤草、棕榈炭、大小蓟凉血止血；三七粉化瘀止血不留瘀。久漏须养血平肝清热中寓行瘀之道，祛瘀生新为其治。二诊塞流已效，澄源复旧为至要，于是加女贞子、墨旱莲、桑螵蛸、海螵蛸滋养肾水使能尽封藏之职，山药、太子参补脾益肾，以后天养先天，调治后经水如常。

7.《调经·经水未来腹先疼二十一》

【原文】妇人有经前腹疼数日，而后经水行者，其经来多是紫黑块。人以为寒极[1]而然也，谁知是热极[2]而火不化乎。夫肝属木，其中有火，舒则通畅，郁则不扬。经欲行而肝不应，则抑拂其气而疼生。然经满则不能内藏，而肝中之郁火焚烧，内逼经出，则其火亦因之而怒泄。其紫黑者，水火两战之象也；其成块者，火煎成形之状也。经失其为经者，正郁火内夺其权耳。治法似宜大泄肝中之火。然泄肝之火，而不解肝之郁，则热之标可去，而热之本未除也，其何能益！方用宣郁通经汤。

白芍五钱，酒炒　当归五钱，酒洗　牡丹皮五钱　山栀子三钱，炒　白芥子二钱，炒，研　柴胡一钱　香附一钱，酒炒　川郁金一钱，醋炒　黄芩一钱，酒炒　生甘草一钱

水煎。连服四剂，下月断不先腹疼而后行经矣。此方补肝之血而解肝之郁，利肝之气而降肝之火，所以奏功之速。

【注释】

[1]寒极：指寒性病在一定条件下会转化为阳热的病证，是由寒转热的病情逆转。《素问·阴阳应象大论》有"寒极生热"的论述。

[2]热极：指热性病，热极伤阴，阴竭而致阳脱，出现四肢厥冷、大汗淋漓、脉微欲绝的亡阳证，亦有因热邪深伏出现热深厥深的假寒现象。《素问·阴阳应象大论》有"热极生寒"的记载。

【评议】

（1）本节论述了月经未来腹先痛，经量多，有紫黑血块的病机和治法。肝郁火

旺，阴血下注胞宫后，郁火焚烧，逼迫经血外出，故量多，水（血）火相战，故经血成块。

（2）治疗以清肝火泻热，补肝血解郁治其本，选用宣郁通经汤。方中酒炒白芍、酒洗当归补肝血，牡丹皮、炒山栀子泻肝火；炒白芥子利气散结，通络止痛；柴胡、酒炒香附、醋炒川郁金、酒炒黄芩疏肝清热，行气解郁；生甘草即可缓急止痛，又能调和诸药。

（3）经前腹痛严重者，属肝郁火旺，经血多，血块紫黯，治疗时在清肝火、补肝血解郁基础上，加活血化瘀药效果更佳。

【医案选录】（傅方珍医案）

王某，女，32岁。

初诊日期：1994年3月16日。

主诉：痛经10余年，明显加重2年，伴腰酸带下量多2月。

现病史：患者近2年痛经，每次经行前1周开始急躁易怒，乳胀不能触衣，同房疼痛，伴腰痛如折，带下量多，小腹胀坠，经来腹泻加剧，恶心、呕吐，晕厥2次，每次均用止痛药才可缓解。妇科检查：在子宫后壁和直肠宫颈凹陷处有结节，B超：双侧卵巢巧克力囊肿。既往月经周期准，末次月经3月12日，舌黯，苔白腻，脉弦细。

中医诊断：痛经；癥瘕；带下病。

西医诊断：继发性痛经；子宫内膜异位症；盆腔炎。

证型：肝郁气滞，脾虚湿盛，瘀阻胞络。

治法：疏肝理气，健脾利湿，活血化瘀，散结止痛。

处方：柴胡10g，郁金6g，制香附10g，当归10g，白芍15g，川芎6g，小茴香3g，没药10g，延胡索12g，肉桂6g，生蒲黄$^{(包煎)}$6g，五灵脂$^{(包煎)}$10g，半夏10g，炒栀子10g，牡丹皮6g，黄芩6g。7~14剂，水煎服。

嘱其服中药仍痛甚难忍可用消炎痛栓1枚，肛门纳药，最多使用2次。

二诊：4月12日。月经4月11日晚来潮，服用中药及肛门纳消炎痛栓1枚，乳房胀痛消失，经色暗，血块大，小腹胀痛明显减轻，伴腰酸，恶心、未吐，怕冷。带下量明显减少，继用理气活血，散结止痛。

处方：柴胡10g，当归10g，赤芍10g，川芎6g，小茴香6g，肉桂6g，制香附10g，竹茹10g，续断10g，桃仁10g，红花10g，三棱6g，莪术6g，生甘草6g。7剂，水煎温服。

三诊：5月18日。月经5月12日来潮，月经6天净，腹痛明显减轻，经前可以正常性生活，带下量色正常。现便干，舌黯红，苔薄黄。脉弦细。继用疏肝健脾，活血消瘀。

处方：制香附10g，郁金10g，北沙参15g，茯苓10g，陈皮10g，当归10g，白芍10g，生地黄10g，川芎6g，生蒲黄$^{(包煎)}$6g，五灵脂$^{(包煎)}$10g，山药10g，鸡内金10g，葛根 15g, 延胡索 10g, 生白术 6g。14 剂, 水煎温服。

带下病愈后, 嘱其每于经前一周服用中药调理, 痛经得到控制, 可以不用西药, 因其双侧卵巢巧克力囊肿虽然变小仍存在, 中医保守治疗。

【按语】本例患者患病日久, 检查后穹窿处结节、双侧卵巢巧克力囊肿、痛经严重均为子宫内膜异位症所致。月经前乳房胀痛, 小腹胀坠, 经来腹痛加剧, 伴腰痛如折, 带下量多, 恶心、呕吐, 昏厥等症状, 为肝郁气滞, 脾虚湿盛, 瘀阻胞宫胞络所致。治以疏肝理气, 健脾利湿, 活血化瘀, 散结止痛, 配合西药消炎痛栓 1 枚, 肛门纳药, 意在消除患者痛经及恐惧感。二诊腹痛明显减轻, 带下已愈, 仍有经暗血块多, 继用疏肝理气, 加强化瘀散结止痛之药, 桃仁、红花、三棱、莪术。治疗半年后, 痛经得到控制, 结节及卵巢巧克力囊肿也得到明显改善。

8.《调经·行经后少腹疼痛二十二》

【原文】妇人有少腹[1]疼于行经之后[2]者, 人以为气血之虚也, 谁知是肾气之涸乎。夫经水者, 乃天一之真水也, 满则溢而虚则闭, 亦其常耳。何以虚能作疼哉？盖肾水一虚, 则水不能生木, 而肝木必克脾土, 木土相争, 则气必逆, 故尔作疼。治法必须以舒肝气为主, 而益之以补肾之味, 则水足而肝气益安, 肝气安而逆气自顺, 又何疼痛之有哉！方用调肝汤。

山药五钱, 炒　阿胶三钱, 白面炒　当归三钱, 酒洗　白芍三钱, 酒炒　山茱萸三钱, 蒸熟　巴戟天一钱, 盐水浸　甘草一钱

水煎服。此方平调肝气, 既能转逆气, 又善止郁疼。经后之症, 以此方调理最佳。不特治经后腹疼之症也。

经前、经后腹痛二方极妙, 不可加减。若有别症, 亦宜此方为主, 另加药味治之。原方不可减去一味。

【注解】

[1] 少腹: 人体部位名。一为腹的下部, 位于脐与骨盆之间, 又称小腹。《灵枢·经脉》: "是动则病腰痛不可以俯仰, 丈夫㿉疝, 妇人少腹肿。"二为脐下腹部两旁, 见《伤寒直格》。

[2] 疼于行经之后: 指在妇女行经后出现小腹疼痛。如周期性发作, 或痛引腰骶, 甚至剧痛晕厥者, 则称为痛经。最早见于《金匮要略·妇人杂病脉证并治》, 曰: "带下, 经水不利, 少腹满痛, 经一月再见。"《诸病源候论》首立"月水来腹痛候"。

【评议】

（1）本节论述肝肾不足, 肝克脾土引起的经后腹痛的病机证治。或由禀赋素弱, 或多产房劳损伤, 肝肾精血不足, 水不涵木, 肝木克脾土, 气血不和, 经后血海空虚, 冲任、子宫失于濡养, "不荣则痛"发为小腹疼痛。

（2）调肝汤补肾益精, 养血柔肝, 调气止痛。方中炒山药、蒸熟山茱萸, 配以盐水浸巴戟天, 补肾精益肾气; 酒洗当归、酒炒白芍、白面炒阿胶养血柔肝, 调经止痛;

甘草既可缓急止痛，又能调和诸药。肾气实，肝气舒，则疼痛自止。

（3）《傅青主女科》提出了"经水出诸肾""经本于肾"，为后世研究月经病奠定了理论基础。明代张介宾《景岳全书·妇人规》较为详细地归纳了月经与疼痛的关系，且提出了据疼痛时间、性质、程度，辨虚实的见解，对后世临证多有启迪。

【医案选录】

张某，女，19岁，未婚，学生。

初诊日期：1997年3月17日。

主诉：痛经5年。

现病史：13岁初潮，一年前由于经期淋雨而发痛经，每于经前2天开始下腹痛，畏寒喜暖，痛时腹部拒按，经色黯红，量少，有血块，块出痛减，伴恶心，甚者呕吐，腹泻，常需休息1~2天，肛检及B超均未发现异常，曾服中西药不效。但无渐进性加重。现经前10天，畏寒，无发热，无腹痛，纳食尚可，二便调，舌质淡，苔白，脉沉细。患者平素月经周期为5天/35天，体质较弱。肛查子宫后位，正常大小，质中，活动，无压痛，双附件未触及包块及压痛。

中医诊断：痛经。

西医诊断：原发性痛经。

证型：寒湿凝滞，冲任瘀阻。

治法：养血活血，散寒除湿，祛瘀止痛。

处方：痛经散（经验方）加减。当归10g，川芎15g，赤芍15g，白芍15g，桂枝6g，吴茱萸3g，小茴香6g，丹参15g，茯苓15g，制香附10g，延胡索12g，细辛3g，熟地黄6g，砂仁6g（后下），甘草10g。嘱其水煎服3剂，如无不适继服至12~15剂，经来照常服，忌生冷。

二诊：述上方服至12剂月经来潮，经前、经期腹痛均减轻，经量略增，仍有恶心，未吐未泻，但畏寒不除，舌质黯苔略白，脉沉细。蔡师认为上方温肾散寒之力不够，故加巴戟天10g，加乌药10g，熟地黄改为10g，一为补肾滋阴，二为缓诸药之辛燥，再进15剂。嘱其经期过后服八珍益母丸，少食生冷，注意锻炼和保暖。

此后连续治疗5个月经周期后痊愈。随访1年未发。

【按语】患者年仅19岁，痛经已5年，辨证本为肾气不足，冲任虚损，标为寒湿凝滞之证，治疗中蔡师充分应用了养血和血、温通、活血化瘀的方法，祛邪而不伤正，扶正更利于祛邪。一诊疗效已显，但温肾散寒之力不够，畏寒未减，故二诊加用巴戟天、乌药，同时将熟地黄的用量加大，更进一步说明了蔡师诊治疾病时时顾护精血。经后服用八珍益母丸是为了益气养血调补冲任，以利于经前、经期通经止痛。

9.《调经·经前腹疼吐血[1]二十三》

【原文】妇人有经未行之前一二日忽然腹疼而吐血。人以为火热之极也，谁知是肝气之逆乎。夫肝之性最急，宜顺而不宜逆。顺则气安，逆则气动。血随气为行止，气安则血安，气动则血动，亦勿怪其然也。或谓经逆在肾不在肝，何以随血妄行，竟至从口上出也，是肝不藏血之故乎？抑肾不纳气而然乎？殊不知少阴之火急如奔马，得肝火直冲而上，其势最捷，反经而为血，亦至便也，正不必肝不藏血，始成吐血之症。但此等吐血与各经之吐血有不同者，盖各经之吐血，由内伤而成；经逆而吐血，乃内溢而激之使然也。其症有绝异，而其气逆则一也。治法似宜平肝以顺气，而不必益精以补肾矣。虽然经逆而吐血，虽不大损夫血，而反复颠倒，未免太伤肾气，必须于补肾之中，用顺气之法，始为得当。方用顺经汤。

当归五钱，酒洗　大熟地黄五钱，九蒸　白芍二钱，酒炒　牡丹皮五钱　白茯苓三钱　沙参三钱　黑芥穗三钱

水煎服。一剂而吐血止，二剂而经顺，十剂不再发。此方于补肾调经之中，而用引血归经之品，是和血之法，实寓顺气之法也。肝不逆而肾气自顺，肾气既顺，又何经逆之有哉！

妇人年壮吐血，往往有之，不可作劳症治。若认为劳症，必至肝气愈逆，非劳反成劳矣。方加茜草一钱，怀牛膝八分尤妙。

【注解】

[1] 经前腹疼吐血：指月经将行前1~2日出现腹疼和吐血的症状，为肝气逆上而致。

【评议】

（1）本节论述了肝气上逆所致经前腹疼吐血的病理机制和证治。

（2）经前腹疼吐血者，是由于肝气逆而上行，血随气动，上逆而出；腹疼乃肝气不舒，拘急而疼所致。

（3）治疗以顺经汤，滋少阴益厥阴，直折上冲肝火；疏肝顺气，达其缓急止痛之功。方用酒洗当归，九蒸大熟地黄滋肾养肝，养血调经；牡丹皮清热凉血，配以酒炒白芍柔肝平肝；白茯苓，沙参和血宁心；黑芥穗引血归经以止血。

（4）本病多由素体肺肾阴虚，虚火上炎，经行后阴虚更甚，虚火内炽，子病及母，肝火旺盛，肝气逆上，血随气逆，发为吐血。经前腹疼吐血者与其他内伤吐血的区别在于经前吐血是由于肝火内生，气机逆乱而致，亦有"倒经""逆经"之称，最初载自清代《医宗金鉴·妇科心法要诀》。明代龚廷贤在《万病回春·调经》中明确地揭示了"经行吐衄"的病因乃因火、因热为病，引起肝气上逆，气逆血乱所致。《沈氏女科辑要笺正·月事异常》认为倒经"多由阴虚于下，阳反上冲"所致，故治疗宜"重剂抑降""甚者且须攻破，方能顺降"。

（5）有说本病相类于西医学的"代偿性月经"，是与月经周期相似的周期性子宫外出血，临床以鼻黏膜出血多见，可伴有月经量少或闭经。如患者属肝郁肾虚，血热妄行所致痛经口鼻出血，治疗以清泄肝郁热为主，兼以滋补肺肾之阴。根据行经的时间，选用不同的治疗原则，疗效更为显著。

【医案选录】

董某，29 岁，1999 年 6 月 5 日初诊。每至经前腹痛且坠，块下则舒，痛甚时辗转反侧，成跳痛状，曾发生疼痛性休克两次。口干烦躁，烘热阵作，胸乳胀满，经前鼻出血鲜红，量约 100mL，月经量极少，色紫暗有瘀块。刻下适值经前，上述症状又作，妇检：子宫后位，宫颈轻度糜烂，附件增厚有压痛。舌红，苔黄，脉小弦。此为肝经瘀火，瘀热交阻，冲任失调。治以泻肝凉营安宫。处方：川郁金、栀子、牡丹皮、熟大黄各 10g，丹参、川牛膝、三棱、川楝子、生地黄、熟地黄各 15g，失笑散（包煎）、马鞭草各 20g。3 剂。药后腹痛渐平，口干消失，苔黄转淡，再予清肝凉营，牡丹皮、郁金各 10g，当归、茺蔚子各 12g，怀牛膝 18g，琥珀屑（冲服）3g。药进 3 剂，经净脉平。经后血脉空虚，需育阴畅气以防瘀热复燃。继进生地黄、熟地黄、川楝子各 12g，白芍、川芎、牡丹皮、制香附、当归各 10g，北沙参、二至丸（包煎）各 15g。如此调治 2 个月，诸证均愈，随访 3 个月，痛经鼻出血未再发。

【按语】从疾病的性质与程度上分析，瘀热痛经的辨证要点为灼痛、跳痛、抽掣性痛和阵发性剧痛，有时在经前有下坠痛；从疾病发生的时间上来分析，正如《女科经纶》引朱丹溪所说："经将来，乍作止者，血热气实也。"一般瘀热痛经多在经前和经行初中期，经间期（排卵期）腹痛有时也与瘀热有关；从疼痛发生的部位上分析，偏于下腹痛，有时阴部连及乳房部抽掣痛。经色紫红有血块，经质稠黏，量偏多淋漓不净，或伴倒经、黄赤带。治疗经前重在散瘀佐以泄热，经期重在凉营佐以理气，经后重在养血参以和络。经前方选熟大黄配栀子荡瘀泄肝，直捣病所，川牛膝与马鞭草同用，凉血散瘀，活血通经，为治瘀热痛经之良药。经期方选广郁金配茺蔚子凉血泄肝，行气解郁，琥珀性味甘平，活血通经，因势利导。经后方选四物汤养血育阴，牡丹皮活血通络以竟全功。

10. 《调经·经水将来脐下先疼痛二十四》

【原文】妇人有经水将来三五日前而脐下作疼，状如刀刺者，或寒热交作，所下如黑豆汁，人莫不以为血热之极，谁知是下焦寒湿相争之故乎。夫寒湿乃邪气也。妇人有冲任之脉，居于下焦。冲为血海，任主胞胎，为血室，均喜正气相通，最恶邪气相犯。经水由二经而外出，而寒湿满二经而内乱，两相争而作疼痛。邪愈盛而正气日衰，寒气生浊，而下如豆汁之黑者，见北方寒水之象也。治法利其湿而温其寒，使冲任无邪气之乱，脐下自无疼痛之疚矣。方用温脐化湿汤。

白术一两，土炒　白茯苓三钱　山药五钱，炒　巴戟肉五钱，盐水浸　扁豆炒，捣，三钱　白果十枚，捣碎　建莲子三十枚，不去心

水煎服。然必须经未来前十日服之。四剂而邪气去，经水调，兼可种子。此方君白术以利腰脐之气，用巴戟天、白果以通任脉，扁豆、山药、莲子以卫冲脉，所以寒湿扫除而经水自调，可受妊矣。倘疑腹疼为热疾，妄用寒凉，则冲任虚冷，血海变为冰海，血室反成冰室，无论难于生育，而疼痛之止，又安有日哉！

冲任之气宜通不宜降，故化湿不用苍术、薏苡仁。余宜类参。

【评议】

（1）本条文论述行经前期脐下疼痛之证治。痛如针刺，寒热往来，经血如黑豆汁，由于冲任二脉寒湿内阻，气机不畅，邪浊内乱所生。

（2）治疗以温散寒邪，化湿利浊，调理冲任为主，方用温脐化湿汤。方中重用炒白术补气健脾，燥湿利水；盐水浸巴戟肉，捣碎白果十枚温补肾阳，通任脉；炒扁豆捣碎、炒山药，不去心建莲子健脾渗湿，卫冲脉；茯苓健脾渗湿，故寒湿祛，冲任调，气机畅，经痛止。

（3）值得注意的是此方在月经来潮前10日服用效果更佳。若寒湿内阻，脾肾阳虚，气滞血瘀，温经散寒则用肉桂、炮姜等温散之品，香附、小茴香、延胡索、柴胡可疏肝行气，活血化瘀。

【医案选录】

王某，女，21岁，未婚。

主诉：经行腹痛7天。

现病史：月经14岁初潮，周期6/30天，色黯质清稀，初潮后经前及经期腹痛持续10天，小腹呈绞痛、胀痛，痛时不能坚持学习，喜暖喜按，痛甚于胀，伴有少腹发凉，喜按，得热痛减，畏寒腹泻，手足不温，舌质淡，边有齿痕，脉沉小。

中医诊断：痛经。

西医诊断：原发性痛经。

辨证分型：阳虚内寒。

治法：温经散寒，暖宫止痛。

处方：当归10g，桂枝10g，川芎6g，白芍10g，炙甘草10g，炮姜3g，肉桂6g，艾叶3g，柴胡10g，延胡索10g，川楝子10g，小茴香6g，香附10g。经前1周开始服药，经后停药。此方加减治疗数月，已痊愈。

【按】本例为原发性痛经，患病日久，从经质清稀，腹痛喜按，少腹发凉，恶寒腹泻，手足不温，舌质淡，脉沉小等来看，属阳虚内寒，用经验方归麻辛芍散寒汤加减治疗。因患病已久，以虚寒为主，风寒湿实邪不明显，故去麻黄、细辛等发表散寒之品，而用肉桂、艾叶、小茴香加强温经散寒作用。寒则血凝，气亦不畅行，故加川芎、延胡索活血止痛，柴胡、香附疏肝行气，以助温经散寒之效。

11.《调经·经水过多二十五》

【原文】妇人有经水过多[1]，行后复行[2]，面色萎黄，身体倦怠，而困乏愈甚者。人以为血热有余之故，谁知是血虚而不归经乎。夫血旺始经多，血虚当经缩，今曰血虚而反经多，是何言与？殊不知血归于经，虽旺而经亦不多；血不归经[3]，虽衰而经亦不少。世之人见经水过多，谓是血之旺也，此治之所以多错耳。倘经多果是血旺，自是健壮之体，须当一行即止，精力如常，何至一行后而再行，而困乏无力耶？惟经多是血之虚，故再行而不胜其困乏，血损精散，骨中髓空，所以不能色华于面也。治法宜大补血而引之归经，又安有行后复行之病哉！方用加减四物汤。

大熟地黄一两，九蒸　白芍三钱，酒炒　当归五钱，酒洗　川芎二钱，酒洗　白术五钱，土炒　黑芥穗三钱　山茱萸三钱，蒸　续断一钱　甘草一钱

水煎服。四剂而血归经矣。十剂之后，加人参三钱，再服十剂，下月行经，适可而止矣。夫四物汤乃补血之神品。加白术、荆芥，补中有利；加山茱萸、续断，止中有行；加甘草以调和诸品，使之各得其宜。所以血足而归经，归经而血自静矣。

荆芥穗炭能引血归经。方妙极，不可轻易加减。

【注解】

[1] 经水过多：月经量明显增多，多出平时正常经量1倍以上，或超过80mL，周期及行经时间正常，可引起继发性贫血。金代刘河间在《素问病机气宜保命集·妇人胎产论》中首先提出"经水过多"的病名，以阳盛实热立论，治法重在清热凉血，并辅以养血调经。《妇科玉尺·月经》提出"热血凝结"及"离经蓄血"可致经量过多，其特征是经血有块而腹痛。

[2] 行后复行：指月经干净后不在正常周期又复出血。

[3] 归经：归经本意是指某一药物根据它的性味、颜色归入某一经而发生疗效。推而广之，临床上任何药物都可进人体内某一部位引达病所，借以更好发挥其功能。此处指血不循经，血液溢出脉外，不循经脉运行。

【评议】

（1）本条论述经水过多的主要病机和治则。

（2）血虚所致月水过多，行后复行是血虚损其精，髓海空虚，冲任不固，经血失于制约无以归经，治以加减四物汤。

（3）加减四物汤方中，四物汤（九蒸大熟地黄、酒炒白芍、酒洗当归、酒洗川芎）补血，养血，调经；炒白术益气健脾，黑芥穗入血分，引血归经，二药理血止血，补中有利；山茱萸补益肝肾，收敛固涩，续断补益肝肾，行血脉，补中有行，补而不滞；甘草调和诸药。

（4）本病是血虚而不归经所致。治疗目的在于减少血量，防止失血伤阴。采用大补阴血，补中有利，补中有行，补而不滞，补血调经以治本。治疗时慎用温燥动血之品，以免增加出血量。若月经量多，且痛经严重，还要考虑为瘀血内阻所致，在养血和血的基础上，加入活血化瘀之品，如蒲黄、五灵脂等，标本兼治。

【医案选录】

魏某，女，40岁，已婚。

初诊日期：1980年7月15日。

主诉：月经过多1年。

现病史：患者月经不调1年，经期提前，每次持续半月余方净，经潮量多，色紫

暗，质一般，夹有大小血块，每值经期则伴有剧烈腹痛，腰痛，血块下后腹痛减轻，末次月经于 1980 年 6 月中旬来潮，持续半月于 7 月 1 日止，间隔 9 天，于 7 月 10 日又来潮，量多，色紫，夹有大小血块，腹痛难忍，脉象沉弦，舌红少苔。

妇检：外阴发育正常，已婚经产型，阴道通畅，子宫颈光滑，子宫正常大小，前倾前屈位，活动，附件（-）。

治法：活血养血，止痛调经。

方拟：四物汤合失笑散。全当归 9g，杭白芍 15g，生地黄炭 12g，五灵脂(包煎) 9g，蒲黄炭(包煎) 15g，香附米 9g，生地榆 12g，荷叶 5g，生甘草 5g。

服药 7 剂则经止，后仍以原方调治，经两个月的治疗，患者经期恢复正常，周期规律，每次持续 5 天即净，经量亦减，腹痛消失。

【按语】此经水过多为瘀血阻滞，经络不通，瘀血不去，新血难生，故血不归经，表现为经量过多，经期不调。应活血养血，止痛调经，治以养血止血寓于活血祛瘀之中，则相得益彰。

12.《调经·经前泄水[1]二十六》

【原文】妇人有经未来之前，泄水三日，而后行经者。人以为血旺之故，谁知是脾气之虚乎。夫脾统血，脾虚则不能摄血矣。且脾属湿土，脾虚则土不实，土不实而湿更甚，所以经水将动，而脾先不固。脾经所统之血，欲流注于血海，而湿气乘之，所以先泄水而后行经[2]也。调经之法，不在先治其水，而在先治其血。抑不在先治其血，而在先补其气。盖气旺而血自能生，抑气旺而湿自能除，且气旺而经自能调矣。方用健固汤。

人参五钱　白茯苓三钱　白术一两，土炒　巴戟天五钱，盐水浸　薏苡仁三钱，炒

水煎。连服十剂，经前不泄水矣。此方补脾气以固脾血，则血摄于气之中，脾气日盛，自能运化其湿，湿既化为乌有，自然经水调和，又何至经前泄水哉。

与胖人不孕参看，自得立方之妙。

【注解】

[1] 经前泄水：即经行泄泻，指每值行经前几日，大便溏薄，甚或水泻，日解数次，经净自止。其主要特点是以泄泻伴随月经周期而出现。最早见于宋代陈沂《陈素庵妇科补解·调经门》，认为本病由脾虚所致。

[2] 先泄水而后行经：行经前几日，大便溏薄，甚或水泻，然后来月经。为脾虚水湿不化，经将来时，脾虚失固，血在欲流入血海之时，湿气乘之，故先泄水而后行经，治以补脾气固脾血。

【评议】

（1）本节论述了经前泄水主要发病机理与证治。

（2）经前先泄水而后行经与脾气虚密切相关。素体脾虚，湿盛，当行经之际气血

下注血海，水湿更失运化，故先泄水再行经，治疗用健固汤。方中炒白术、人参健脾益气，盐水浸巴戟天补肾助阳，祛风除湿，使肾气得固，脾气健运，水湿乃化；茯苓、炒薏苡仁，健脾温肾，以摄血固泄，经水调和，水泄自愈。

【医案选录】

金某，女，33岁，已婚。

初诊：1976年2月18日。每值经行，大便泄泻，日有四至五次，腹部作胀，肠鸣，嗳气多，上次月经先期十天，量多有块，此次月经于2月15日来潮，今未净，腹痛腰酸，舌苔薄白腻，根微剥，脉象沉细。病属脾肾阳虚，肝气横逆，治以补脾肾为主，疏肝调气为辅。

处方：党参15g，白术12g，茯苓12g，炙甘草6g，菟丝子12g，补骨脂9g，山药12g，木香6g，砂仁^(后下)3g，艾叶3g。6剂。

二诊：2月25日。服上药后，腹胀减，嗳气多，大便仍稀，日一至二次，舌苔薄白腻，根剥，脉象沉软，治以温补脾肾，佐以疏肝。

处方：党参15g，白术12g，炮姜6g，炙甘草6g，菟丝子12g，补骨脂9g，吴茱萸3g，木香6g，狗脊12g，橘皮6g。9剂。

三诊：3月8日。服上方六剂，腹部仍胀，肠鸣，大便仍稀，日一至二次，口渴，舌苔中根光剥，边淡黄腻，脉细软，现在经前，仍从前法。

处方：党参15g，白术12g，姜炭6g，炙甘草6g，山药12g，菟丝子12g，木香6g，橘皮6g，狗脊12g，桑寄生15g。6剂。

四诊：3月18日。此次月经周期复常，于3月13日来潮，五天净，量色正常，下腹仍痛，经期泄泻减少，仅一次，平时大便亦较正常，日一至二次，有时成形，右胁有时作痛，寐则盗汗，舌苔中根光剥质红，脉象沉弱，病有好转，仍服前方6剂。

五诊：4月9日。此次月经先期七天，4月6日来潮，量较多，色黑，下腹仍痛，腰酸腹泻，日二次，肠鸣，舌苔中根光剥，边腻，脉沉细软，治以温补脾肾。

处方：党参15g，白术12g，炮姜6g，炙甘草6g，补骨脂6g，菟丝子12g，木香6g，狗脊12g，桑寄生15g，山药12g。9剂。

六诊：4月22日。末次月经4月6日来潮，五天净，量较多，色先黑后暗红，经后下腹疼痛减轻，大便泄泻未止，日二至三次，肠鸣，白带较多，舌苔中根光剥，边腻，脉沉细软，治以补中益气，温补肾阳。

处方：党参15g，白术12g，黄芪12g，炙甘草6g，升麻炭3g，巴戟天6g，补骨脂6g，菟丝子12g，木香6g，大枣6g。9剂。

七诊：5月6日。前用补中益气，温补肾阳之法，诸恙均见转机，此次月经于5月2日来潮，五天净，量较前减少，色红，下腹疼痛亦减，大便次数明显减少，一至二日一行，但不成形，关节酸楚，舌苔中根光剥，边淡黄腻，脉沉细软，仍从前法。

处方：党参15g，黄芪12g，白术12g，桂枝6g，白芍9g，炙甘草6g，防风炭6g，菟丝子12g，续断12g，山药12g，大枣6g。9剂。

【按语】此例属于经行泄泻，主要由于命门火衰，未能蒸发脾阳，脾弱不能运化，血虚肝失所养，失其疏泄之常而致。通过辨证，病在肝脾肾三经，主要在脾肾，故治法以温补脾肾为主，疏肝调气为辅，病情始初并不见效，后再采用补中益气，以升清阳，温补肾阳，以壮命火立法，诸恙逐渐得以痊愈。

13. 《调经·经前大便下血[1]二十七》

【原文】妇人有行经之前一日大便先出血者。人以为血崩之症，谁知是经流于大肠乎。夫大肠与行经之路，各有分别，何以能入乎其中？不知胞胎之系，上通心而下通肾，心肾不交[2]，则胞胎之血两无所归，而心肾二经之气不来照摄，听其自便，所以血不走小肠而走大肠也。治法若单止大肠之血，则愈止而愈多。若击动三焦之气，则更拂乱而不可止。盖经水之妄行，原因心肾之不交，今不使水火之既济，而徒治其胞胎，则胞胎之气无所归，而血安有归经之日？故必大补其心与肾，使心肾之气交，而胞胎之气自不散，则大肠之血自不妄行，而经自顺矣。方用顺经两安汤。

当归五钱，酒洗　白芍五钱，酒炒　大熟地黄五钱，九蒸　山茱萸二钱，蒸　人参三钱　白术五钱，土炒　麦冬五钱，去心　黑芥穗二钱　巴戟肉一钱，盐水浸　升麻四分

水煎服。二剂大肠血止，而经从前阴出矣；三剂经止，而兼可受妊矣。此方乃大补心、肝、肾三经之药，全不去顾胞胎，而胞胎有所归者，以心肾之气交也。盖心肾虚则其气两分，心肾足则其气两合。心与肾不离，而胞胎之气听命于二经之摄，又安有妄动之形哉。然则心肾不交，补心肾可也，又何兼补夫肝木耶？不知肝乃肾之子、心之母也，补肝则肝气往来于心肾之间，自然上引心而下入于肾，下引肾而上入于心，不啻介绍之助也。此使心肾相交之一大法门，不特调经而然也，学者其深思诸。

若大便下血过多，精神短少，人愈消瘦，必系肝气不舒，久郁伤脾，脾伤不能统血，又当分别治之。方用补血汤。

嫩黄芪二两（生熟各半），归身四钱（酒洗，炒黑），杭芍炭二钱，焦白术五钱（土炒），杜仲二钱（炒断丝），荆芥炭二钱，姜炭二钱。

引用贯众炭一钱冲入服之，四剂必获愈，愈后减半再服二剂。经入大肠，必当行经之际而大便下血也，初病血虽错行，精神必照常，若脾不统血，精神即不能照常矣。用者辨之。

【注释】

[1] 经行大便下血：指经期大便呈黑色或血样，伴随月经周期出现，亦称"错经"。

[2] 心肾不交：心肾不交是因心肾失调所致的病证，是心与肾生理协调失常的病理现象。多由肾阴亏损，阴精不能上承，因而心火偏亢，失于下降所致。心在上焦，

属火；肾在下焦，属水。心中之阳下降至肾，能温养肾阳；肾中之阴上升至心，则能涵养心阴。在正常情况下，心火和肾水就是互相升降，协调，彼此交通，保持动态平衡。心肾不交是指心阳与肾阴的生理关系失常的病态。如肾阴不足或心火扰动，则两者失去协调关系。

【评议】

（1）本节为经前大便下血的病机和证治，临证要排除外痔、肛裂出血。

（2）经前大便下血，是由于心肾不交，心火不能下养肾水，肾阴不能上滋心阳；胞胎之血无所归，血不走小肠而妄走大肠所致。治疗当以顺经两安汤，滋肾养心，交通心肾为主，使血安归经，方用顺经两安汤。

（3）顺经两安汤方中，酒洗当归、九蒸酒炒白芍、大熟地黄养血活血；炒白术、人参健脾运化生血；麦冬养阴生津，蒸山茱萸、盐水浸巴戟肉益肾助阳，共同作用，使心肾水火既济；升麻升举阳气，黑芥穗引血归经。气机升降顺畅，达其理血止血之功。

（4）方后注中阐述若血量较多者，宜健脾止血，因为脾主统血之义。方用补血汤。方中当归、白术、白芍养血敛阴，益气健脾。失血较多势必气机受损，故以黄芪补气健脾，且补气能生血，标本兼治。杜仲补肾助阳。荆芥穗、贯众可凉血止血。

【医案选录】

卢某，女，35岁。

初诊日期：1981年12月28日。

患者近3月起每月行经前2~3日，大便出鲜血，每日2~3次。经量减少，色暗，夹有小血块，3~4天净。伴有经期乳房胀痛，精神萎靡，人愈消瘦，自觉心慌头晕，气短自汗，性急易怒，腰疼。舌边尖红，脉沉数。末次月经（LMP）1981年11月29日，运用治疗崩漏中药十余剂未效，故来就诊。傅方珍老师诊为经行便血，证属心脾两虚，水不涵木，治以交通心肾，健脾柔肝，止血调经。药用人参15g，麦冬10g，五味子10g，山茱萸10g，当归10g，香附10g，女贞子10g，枸杞子10g，山药20g，熟地黄30g，砂仁（后下）3g，灶心土30g。服上方七剂，大便血止，腹胀减轻，月经血量稍增，仍有头晕。治以前方去熟地黄30g，女贞子10g，加陈皮6g，炒白术15g，炙甘草10g，升麻10g。14剂。

十余剂后复查，基础高温相持续10天，改用补肾养心，活血柔肝的方药。药用人参15g，麦冬10g，五味子10g。山茱萸10g，当归10g，香附10g，川芎10g，白芍10g，山药20g，熟地黄30g，砂仁（后下）3g，川牛膝15g，槐花15g。1982年2月1日月经来潮，量色正常，行经5天，未再现大便出血。7剂后诸症亦除。经后，上述两方交替服用，即经前补肾养心，活血柔肝以治本；经期以交通心肾，健脾止血调经。以巩固疗效2月。随访3月，未发生经前便血。

【按语】患者心肾失交，肾阴亏损，不能涵养心阴，心火偏亢，扰乱血海，冲任失司，血迫走大肠，故月经来前大便出血。治疗以交通心肾为主，补脾柔肝，引血归经，故切中病机，病患痊愈。

14.《调经·年未老经水断[1]二十八》

【原文】经云：女子七七而天癸绝。有年未至七七而经水先断者。人以为血枯经闭[2]也，谁知是心肝脾之气郁乎。使其血枯，安能久延于人世。医见其经水不行，妄谓之血枯耳。其实非血之枯，乃经之闭也。且经原非血也，乃天一之水，出自肾中，是至阴之精而有至阳之气，故其色赤红似血，而实非血，所以谓之天癸。世人以经为血，此千古之误，牢不可破。倘果是血，何不名之曰血水，而曰经水乎？古昔贤圣创乎经水之名者，原以水出于肾，乃癸干之化，故以名之。无如世人沿袭而不深思其旨，皆以血视之。然则经水早断[3]，似乎肾水衰涸，吾以为心肝脾气之郁者。盖以肾水之生，原不由于心肝脾；而肾水之化，实有关于心肝脾。使水位之下无土气以承之，则水滥灭火，肾气不能化；火位之下无水气以承之，则火炎铄金，肾气无所生；木位之下无金气以承之，则木妄破土[4]，肾气无以成。倘心肝脾有一经之郁，则其气不能入于肾中，肾之气即郁而不宣矣。况心肝脾俱郁，即肾气真足而无亏，尚有茹而难吐之势。矧肾气本虚，又何能盈满而化经水外泄耶！经曰：亢则害。此之谓也。此经之所以闭塞，有似乎血枯，而实非血枯耳。治法必须散心肝脾之郁，而大补其肾水，仍大补其心肝脾之气，则精溢而经水自通矣。方用益经汤。

大熟地黄一两，九蒸　白术一两，土炒　山药五钱，炒　当归五钱，酒洗　白芍三钱，酒炒　生枣仁三钱，捣碎　牡丹皮二钱　沙参三钱　柴胡一钱　杜仲一钱，炒黑　人参二钱

水煎。连服八剂而经通矣，服三十剂而经不再闭，兼可受孕。此方心肝脾肾四经同治药也，妙在补以通之，散以开之。倘徒补则郁不开而生火，徒散则气益衰而耗精。设或用攻坚之剂，辛热之品，则非徒无益而又害之矣。

善医者，只用眼前纯和之品，而大病尽除。不善医者，立异矜奇，不惟无效，反致百病丛生。凡用药杂乱，假金石为上品者，戒之戒之！

【注释】

[1]年未老经水断：年龄未至更年，而经水已断，即经水早断，相当于卵巢早衰，同本节中的"经水早断"。

[2]血枯经闭：阴虚血燥，血海干涸而闭经。《兰室秘藏》曰："夫经者，血脉津液所化，津液既绝，为热所燥，肌肉消瘦，时见渴燥，血海枯竭，病名曰血枯经绝。"

[3]经水早断：指早绝经，现代认为40岁以前月经闭止者为早绝经，多诊断为卵巢早衰或卵巢功能低下。

[4]木妄破土：指肝火旺克伐脾土，破坏了脾的健运功能。

【评议】

（1）本节论述了年未老经水断证治。

（2）本病属心肝脾气机郁滞，气滞则血行不畅，瘀血内阻，经水出于肾，乃癸干

之化,心肝脾功能失调,肾气无所生,肾水无以化所致。

(3)治以心肝脾肾四脏同治,疏散心肝脾三脏之郁,大补其肾水,方用益经汤。方中九蒸大熟地黄、炒白术、炒山药补脾肾,先天后天同补;酒洗当归、酒炒白芍养血活血,柔肝养肝;沙参养阴生津,人参大补元气,双补阴阳;捣碎生枣仁养心安神,牡丹皮清热凉血,炒黑杜仲甘温补肝肾;柴胡疏肝解郁,升举阳气。全方以补通之,以散开之。心肝脾之气充盛,肾水得补,则精溢而经水自通。

(4)根据患者的症状体征与现代医学内分泌检查结果,患者卵巢功能早衰会出现年未老经水断,在采用中西医结合诊治中,除补肾填精,养血调经外,还可心肝脾肾四脏同治,疏散心肝脾三脏之郁,以大补其肾水,则精溢而经水自通。益精汤是启迪后世标本兼治的典范。

【医案选录】

王某,女,35岁。

初诊:1981年12月28日。

患者1978年下半年起月经紊乱,每月两行或2~3月一行,经量减少,色暗,夹有小血块,3~4天净。1979年1月后,月经2~4月一行,量更少,色褐,2天即净,伴经期乳房胀痛,性急易怒。1979年12月起闭经,服中药十余剂未效。1980年9月起用西药做人工周期,行经3次,量少,停药后,月经仍不来潮。患者初潮14岁,周期正常。孕3次,正产1次,人工流产1次,自然流产1次,末次怀孕于4年前。未服过避孕药。

查体:体温36.4℃,血压正常。外阴、阴道(-),宫体后位,较小,质及活动度正常。1981年10月外院做蝶鞍摄片,未发现异常。

患者末次人工月经为1980年11月2日。症见形体瘦弱,怕冷,面色白,头晕失眠,心悸气短,纳差便溏,晨起面浮,入夜足肿,无白带,偶有齿衄,苔薄白,质略淡,脉滑无力。基础体温为单相。诊断为肝肾不足闭经(继发性闭经)。治宜补益肝肾,佐以活血通经。药用紫河车、山茱萸、当归、香附各10g,菟丝子、女贞子、枸杞子、何首乌、山药各20g,砂仁(后下)3g,益母草15g。服上方两月余,见少腹胀、有少量白带,但基础体温未见上升。治以前法加补肾之品,原方去女贞子,加淫羊藿、仙茅各10g。十余剂后,基础体温上升至36.6℃,白带增多,改以活血通经剂助之。药用当归20g,川芎、淫羊藿、益母草各15g,肉桂心6g,桃仁、红花、土鳖虫、生牛膝各10g。10剂。

复诊时,基础体温上升至36.9℃,白带反见减少。精血复而未充,仍应补虚。予补肾养肝、活血通经方。

十余剂后复查,高温相持续10天,改用活血通经法。1982年4月26日月经来潮,量色正常,行经5天,诸证亦除。经后,上述两方交替服用,即经前通,经后补,以补为主,以巩固疗效。启用1981年12月28日方,加川芎6g,茺蔚子15g,制丸常服,至10月经行恢复正常。

【按语】患者肝肾亏损，血海空虚，冲任无资，血海遂枯，故月经未来潮。治疗以补肾为主，在用补肾药物时，可参照基础体温曲线进行药量调整，如基础体温高相上升迟缓，或高温相持续日期较短，需重用或加用补肾阳之品。通过全身调节，使卵巢功能得到回复，表现为BBT出现双相，阴道脱落细胞出现周期性变化，月经如期而至。

15.《种子·身瘦不孕二十九》

【原文】妇人有瘦怯身躯，久不孕育[1]，一交男子，即卧病终朝。人以为气虚之故，谁知是血虚之故乎。或谓血藏于肝，精涵于肾，交感乃泄肾之精，与血虚何与？殊不知肝气不开，则精不能泄，肾精既泄，则肝气亦不能舒。以肾为肝之母，母既泄精，不能分润以养其子，则木燥乏水，而火且暗动以铄精，则肾愈虚矣。况瘦人多火，而又泄其精，则水益少而火益炽，水虽制火，而肾精空乏，无力以济，成火在水上之卦，所以倦怠而卧也。此等之妇，偏易动火。然此火因贪欲而出于肝木之中，又是偏燥之火，绝非真火也。且不交合则已，交合又偏易走泄，此阴虚火旺不能受孕。即偶尔受孕，必致逼干男子之精，随种而随消者有之。治法必须大补肾水而平肝木，水旺则血旺，血旺则火消，便成水在火上之卦。方用养精种玉汤。

大熟地黄一两，酒蒸　当归五钱，酒洗　白芍五钱，酒洗　山萸肉五钱，蒸熟

水煎服。三月便可身健受孕，断可种子。此方之用，不特补血而纯于填精，精满则子宫易于摄精，血足则子宫易于容物，皆有子之道也。惟是贪欲者多，节欲者少，往往不验。服此者果能节欲三月，心静神清，自无不孕之理。否则不过身体健壮而已，勿咎方之不灵也。

服药三月后不受孕，仍照原方加杜仲二钱（炒断丝），续断二钱，白术五钱（土炒焦），云苓三钱，服数剂后必受孕。

【注解】

[1] 不孕育：不孕指育龄妇女，配偶生殖功能正常，有正常性生活，未避孕同居1年而未孕者，为原发性不孕，古人称之为"全不产""无子"。曾经受孕而后1年未避孕未孕者，为继发性不孕，古人称之为"断绪"或"断续"。不育是指可以受孕且有过妊娠史，但因流产（包括习惯性流产）、异位妊娠、葡萄胎、早产、死胎或死产等而未获得活婴者。

【评议】

（1）不孕症的病因病机错综复杂，历代医家从不同角度论述了"肾主生殖"以及不孕与肾、天癸、冲任、子宫、脏腑气血、胞脉胞络功能的关系。对病因病机的认识，或因先天肾气不足，或因后天失调，或因六淫外侵，或因情志内伤，或因气血失调，或因经络不畅，或因肝郁脾虚，或因痰湿，或因湿热，或因瘀血等导致冲任病变以致不孕。西医学的不孕症可由排卵障碍、输卵管因素、子宫因素及免疫因素等所致。

(2）本病病位在下焦，与肾、肝、脾等脏腑功能有关，以虚为本，虚实夹杂。

(3）治疗重点是温养肾气，填精益血，调理冲任、胞宫气血，使经调病除，则胎孕可成。

(4）本条文身瘦不孕，是由于瘦妇多素体阴虚，肾阴亏虚，经血不足，冲任血海匮乏，阴虚血少，不能摄精而婚久不孕；若阴虚生内热，冲任胞宫蕴热，不能摄精成孕所致。治疗以滋肾养血，调补冲任为主。方用养精种玉汤。方中重用熟地黄滋肾水为君，山茱萸滋肝肾为臣，当归、白芍补血养肝调经为佐使。全方共奏滋肾养血、调补冲任之功。傅青主认为："此方之用，不特补血，而纯于填精，精满则子宫易于摄精，血足则子宫易于容物，皆有子之道也。"本方即四物汤去川芎辛温，加山茱萸滋肾益精。

【医案选录】（郑长松医案）

宋某，28岁。1974年9月26日初诊。

婚后四年，未曾有子。自13岁月经初潮起，即先期而下，血量偏多，经前面热潮红。近3年来，月经一月两行，血量益多。诊见形体羸瘦，面颊微红，舌赤乏津，苔白中黄，脉象弦滑稍数。脉证合参，其不孕者，乃阴亏热扰，胞宫被灼之故。处方：生地黄30g，藕节30g，白芍15g，麦冬15g，牡丹皮12g，茜根12g，地骨皮12g，阿胶(烊化)9g，胡黄连9g，黄芩9g。嘱于经前连服6剂。药后月经周期延至21天，经前面热已解，血来依然量多，宗原意略事增损，去胡连、地骨皮，加生龙骨(先煎)30g，生牡蛎(先煎)30g，墨旱莲30g。嘱每于经前连进5剂。又服药两次，月经周期恢复为27天，血量基本正常。再拟下方，清除余邪，以冀冲任相资，举之成孕。处方：生龙骨30g，生牡蛎30g，熟地黄30g，墨旱莲30g，山药15g，莲子15g，白芍15g，女贞子15g，阿胶(烊化)12g，茺蔚子12g，黄芩12g，枸杞子12g。患者服药22剂后，诸恙蠲除，继即有孕。

【按语】形体消瘦者，阴虚内热也。治疗以滋阴清热为主。方中熟地黄、墨旱莲、女贞子、阿胶、枸杞子滋补阴液，黄芩等清解内热。

参考文献：肖承悰，吴熙.中医妇科名家经验心悟［M］.北京：人民卫生出版社，2009.

【注】肾气旺盛，精血充沛，任通冲盛，气血调和，月经如期而至，两精相搏方可受孕。若肾气虚，精血不足，则冲任脉虚，胞脉失养，乃至不孕。肾虚不孕分为肾阴虚不孕，肾阳虚不孕，肾虚夹瘀不孕，肾虚夹痰湿不孕。现代医学所指继发性卵巢功能失调所致不孕症属此型，包括排卵功能障碍、黄体功能不健全等。本病肾阴亏虚，精血不足，阴亏热灼，素体消瘦，虚火灼阴，水不涵木，用熟地黄、山茱萸、白芍，配以当归滋肾养血，调补冲任，傅氏言："服此者果能节欲三月，心静神清，自无不孕之理。"临床常用生地黄、熟地黄、山茱萸、墨旱莲、麦冬、白芍、阿胶、鹿角胶、紫河车、牡丹皮、地骨皮、胡黄连等滋肾益精，清内热，养阴血，使得阴平阳秘，水能

涵木，冲任和资，经脉调畅，则胎孕有期。

16.《种子·胸满不思食不孕三十》

【原文】妇人有饮食少思，胸膈满闷，终日倦怠思睡，一经房事，呻吟不已。人以为脾胃之气虚也，谁知是肾气不足乎。夫气宜升腾，不宜消降。升腾于上焦则脾胃易于分运，降陷于下焦则脾胃难于运化。人乏水谷之养，则精神自尔倦怠，脾胃之气可升而不可降也明甚。然则脾胃之气虽充于脾胃之中，实生于两肾之内[1]。无肾中之水气，则胃之气不能腾；无肾中之火气，则脾之气不能化。惟有肾之水火二气[2]，而脾胃之气始能升腾而不降也。然则补脾胃之气，可不急补肾中水火之气乎？治法必以补肾气为主，但补肾而不兼补脾胃之品，则肾之水火二气不能提于至阳[3]之上也。方用并提汤。

大熟地黄一两，九蒸　巴戟天一两，盐水浸　白术一两，土炒　人参五钱　黄芪五钱，生用　山茱萸三钱，蒸　枸杞二钱　柴胡五分

水煎服。三月而肾气大旺。再服一月，未有不能受孕者。此方补气之药多于补精，似乎以补脾胃为主矣。孰知脾胃健而生精自易，是脾胃之气与血，正所以补肾之精与水也。又益以补精之味，则阴气自足，阳气易升，自尔腾越于上焦矣。阳气不下陷，则无非大地阳春，随遇皆是化生之机，安有不受孕之理与！

胸满不孕，人每误为脾胃虚寒，不能克食。用扶脾消导之药，肾气愈虚，何能受孕。妙在立方不峻补肾火，所以不用桂附等药，但专补肾气，使脾胃之气不复下陷，则带脉气充，胞胎气暖，自然受孕无难矣。

【注解】

[1] 两肾之内：明代赵献可提出"命门在两肾之间"说，认为命门的功能，主要是真火的作用，即主持人体一身之阳气。"命门为肾间动气"说，认为这种动气，乃生生不息之气，是人身先天之太极，造化之枢纽，阴阳之根蒂，脏腑之根本，生命之源。命门一词，实则最早见于《内经》。《内经》曰："命门者，目也。"将命门作为内脏提出，则始于《难经》。晋唐乃至宋代，很少提及命门。从明代起，随着人们对肾脏功能的日趋重视，命门亦为医家重新重视。历代医家对命门的部位、功能及其与肾的关系作了较深入的探讨，各家认识并不一致。《难经》曰："命门者，诸精神之所舍也。男子以藏精，女子以系胞，其气与肾通。"明代虞抟明确提出"两肾总号为命门"说，认为命门"为元气之根本，性命之所关"。明代张介宾进一步阐述命门之功能，云："故命门者，为水火之府，为阴阳之宅，为精气之海，为死生之窦""命门为元气之根，为水火之宅。五藏之阴气，非此不能滋；五藏之阳气，非此不能发"。此一论点，也为肾阴、肾阳理论的形成奠定了基础。另外，张介宾还提出"命门为产门、精关""肾有精室，是曰命门""夫命门者，子宫之门户"等论述。

[2] 肾之水火二气：肾之水火二气与命门的生理功能有密切关系。命门和肾是一而二，二而一，不可分割。有学者认为，命门可诠注为"性命之门户"，主要是突出强

调肾在生命活动中的重要性。"考越人两呼命门为精神之舍，元气之系，男子藏精，女子系胞者，岂漫语哉！是极归重于肾为言，谓肾间原气，人之生命，故不可不重也。"命门之火（阳气），为人身阳气之根本，能温化肾水，蒸蕴脾胃膀胱，使水谷运化，津液输布。命门之火主生殖，火旺则性欲亢进，火衰则性机能减退。对于命门功能看法之分歧，主要在于主火与主水火之争，即主火说认为肾主水，命门主火；而主水火说则认为命门为水火之宅，其实质即是肾阴、肾阳。然就临床应用而言，多提命门之火，很少提到命门之水。另有学者提出两仪命门说，指出两仪命门之元阴、元阳者，男为纯阳命门，内藏元阳，位居于外，名曰睾丸；女为纯阴命门，内藏元阴，位于内，名曰卵巢。两者各藏一息真阴真阳之气，为生命之根源，造化之枢纽，为熏育之主，为藏精系胞之器。

[3] 至阳：指至阳穴，位于背部第七胸椎处。

【评议】

（1）此条文论述了胸满不思食，脾肾气虚之不孕的辨证论治。患者胸满不思食，终日倦怠思睡，一经房事呻吟不已为肾气虚所致。补肾气肾精，使得肾阴自足，肾（阳）气易升，温煦中焦脾胃，脾胃之气不陷，脾胃和，带脉充，胞胎暖，故能自然受孕。若认为脾胃虚寒，用扶脾消导之品，徒治脾胃，犯虚虚实实之过，则效果不佳，因为脾胃气之升降源于肾中水火之气的生发，故脾肾二脏兼治，方用并提汤。

（2）并提汤方中盐水浸巴戟天、炒白术、人参、生黄芪有补肾气与健脾胃气之功，脾胃健肾生精，肾精生则脾胃气血充盛；九蒸熟地黄、枸杞、蒸山茱萸补肾精助肾阳；妙乎五分柴胡，在脾胃之气充盛，助阳气自升功不可没！故胸满不思食之症可缓解，不孕自然痊愈。

【医案选录】（蔡连香医案）

刘某，26岁，农民。初诊于1997年4月17日。

主诉：停经4个月，未避孕亦未妊娠，2年余。

现病史：患者初潮14岁，5/30天，量色正常。3年前结婚，婚后不久人流一次，现未避孕2年一直未妊娠，盼子心切，精神紧张，婆媳为此不和。今大怒之后月经4个月不潮。LMP 1997年1月10日，3天血净，PMP 1996年12月2日。患者平素性情乖僻，语少，常烦躁易怒，两胁胀满，乏力多梦，纳差，大便时干时溏，舌质淡红，苔白，脉弦细。

妇检：外阴阴道正常，子宫正常大小，质中，活动，双附件（-），宫颈黏液结晶（++），阴道脱落细胞检查以表层细胞为主，大小不等，可见中层细胞，CI为30%，B超未见异常，尿HCG（-）。

中医诊断：闭经；不孕症。

证型：肝郁不舒，心脾两虚。

西医诊断：继发闭经；继发不孕。

治则：疏肝健脾，养血行经。

方用逍遥散加减：柴胡10g，当归10g，白芍10g，茯苓15g，白术15g，炒薄荷

6g(后下)，柏子仁15g，茺蔚子10g，鸡血藤12g，郁金10g，川楝子10g，制香附10g，生甘草3g。6剂。

再诊两胁胀痛，烦躁易怒明显减轻，多梦乏力未除，食纳不香，舌质淡。苔白，脉细。上方加党参15g，合欢皮15g，鸡内金10g，远志6g。再进10剂。

三诊诸证均减轻，小腹隐隐作痛，似有来月经之兆，再查尿HCG（-），于原方加益母草15g，川牛膝12g，去薄荷再进3剂月经来潮，量中，色红，4天血净。继用逍遥散加减治疗，并加以心理治疗，患者月经渐渐恢复正常，妊娠且产一健康男婴。

【按语】患者盼子心切，婆媳不和加之秉性乖僻，使其心情抑郁，肝郁伤及脾胃，化源日少，冲任不滋，血海空虚，今大怒伤及气血，冲任失和，故闭经不行。蔡师首先抓住"肝郁""脾虚"的病机，治以疏肝养血，健脾行气之逍遥散，并加以心理疏导，使患者减除焦虑，肝气得疏，脾气得健，心神得安，经血得下。患者本次闭经4月为一过性下丘脑-垂体-卵巢功能失调，为精神因素引起，经过调理恢复正常，说明疏肝解郁，调理心脾可调节性腺轴的功能。

参考文献：肖承悰，吴熙．中医妇科名家经验心悟［M］．北京：人民卫生出版社，2009.

【注】患者胸满不思食，为肝气郁滞，克脾（胃气）之象，导致脏腑失衡，心神难安，冲任不调，因而受孕困难。治疗用逍遥散加减化裁，以疏肝养血，健脾行气为主，以达气血和，冲任调，精气旺，孕子而成。

17.《种子·下部冰冷不孕三十一》

【原文】妇人有下身冰冷，非火不暖，交感之际，阴中绝无温热之气。人以为天分之薄也，谁知是胞胎[1]寒之极乎！夫寒冰之地，不生草木；重阴之渊，不长鱼龙。今胞胎既寒，何能受孕。虽男子鼓勇力战，其精甚热，直射于子宫之内，而寒冰之气相逼，亦不过茹之于暂而不能不吐之于久也。夫犹是人也，此妇之胞胎，何以寒凉至此，岂非天分之薄乎？非也。盖胞胎居于心肾之间，上系于心而下系于肾。胞胎之寒凉，乃心肾二火之衰微也。故治胞胎者，必须补心肾二火[2]而后可。方用温胞饮。

白术一两，土炒　巴戟天一两，盐水浸　人参三钱　杜仲三钱，炒黑　菟丝子三钱，酒浸，炒　山药三钱，炒　芡实三钱，炒肉桂三钱，去粗，研　附子二分，制补骨脂二钱，盐水炒

水煎服。一月而胞胎热。此方之妙，补心而即补肾，温肾而即温心。心肾之气旺，则心肾之火自生。心肾之火生，则胞胎之寒自散。原因胞胎之寒，以至茹而即吐，而今胞胎既热矣，尚有施而不受者乎？若改汤为丸，朝夕吞服，尤能摄精，断不至有伯道无儿之叹也。

今之种子者多喜服热药，不知此方特为胞胎寒者设，若胞胎有热则不宜服。审之。

【注解】

[1]胞胎：此处非指胎，而是指胎所居之处，即子宫是也。

[2] 心肾二火：心肾二脏多从水火即济而论，心肾水火源出于阴阳五行，其理论雏形在《内经》，确立于《千金要方》。朱丹溪《格致余论》以升降理论明确指出："人之有生，心为之火居上，肾为之水居下，水能升而火能降，一升一降，无有穷也。"《吴医汇讲》从心肾二脏各有水中之火、火中之水以升降相济的观点阐明心肾水火之内涵，云："心本火脏而火中有水；肾本水脏而水中有火；火为水之主，故心气曰欲下交；水为火之源，故曰肾气欲上承。"刘河间云："坎中藏真火，升真水而为雨露也；离中藏真水，降真火而为利气也。"后世医家对心肾关系的探讨亦有所发挥，明代周慎斋曰："肾水之中有真阳，心火之中有真阴。"心肾中真气理论用于临床，得出"欲补心必先实肾，欲补肾必先宁心"经验。元代朱丹溪《格致余论》曰："人之有生，心为之火居上，肾为之水居下，水能升而火能降，一升一降，无有穷矣，故生意存也。"

本节"心肾二火"是指君火与命火。心主君火，肾主命火，二者相得益彰。君火在上为阳气之用，命火在下为阳气之根。君火为命火之统率，命火为君火之根基。人体五脏六腑功能正常，一靠君火统率，二靠命火的温煦激发。心肾之气旺，心肾之火生，则子宫之寒自散。

【评议】

（1）患者下焦冰冷，胞宫寒至极，影响受孕，乃是心肾之君火与命火衰微所致。肾阳不足，命门火衰，阳虚气弱，肾失温煦，不能触发氤氲乐育之气；君火不足，人体五脏六腑正常功能失常，胞宫得不到君火命火温煦，难以摄精成孕。

（2）治疗以温补心肾，调补冲任，暖宫促孕，方用温胞饮补君火与命火。

（3）温胞饮中盐水浸巴戟天、盐水炒补骨脂、炒黑杜仲、酒浸后炒菟丝子、炒肉桂温补命门，助肾阳益精；制附子补益君火益命门，温肾助阳以化阴；人参、山药、白术益气健脾益生化之源并除寒湿，芡实补肾涩精。全方共奏温君火与命火而不燥，助阳暖宫、填精助孕之效。

【医案选录】（郑长松医案）

韩某，35岁。1952年11月6日初诊。结婚20年，未曾受孕。月事四旬一行，经行期约1~4天，血量偏少。平素小腹冰凉，腰腿酸楚不堪，气短身疲，白带绵绵。舌淡红、苔薄白，脉象沉弱，尺肤清冷。证属肾虚宫寒，法当温肾暖宫。因肾虚积年，气血无不受累，故立法温肾助阳，暖煦胞宫为主，稍佐益气养血之品。处方：菟丝子30g，桑螵蛸30g，熟地黄30g，党参30g，黄芪30g，杜仲12g，当归12g，补骨脂9g，白芍12g，白术12g，沙苑子12g，茯苓9g，鹿角霜9g，川芎6g，炮附子6g，肉桂1.5g。水煎服，每日一剂。连服四旬后，诸苦已去十七，尺肤转温，舌渐红润。按初诊方加桑寄生18g，山药18g，何首乌12g，巴戟天9g。更方未及两旬，遂已有孕。

【按语】肾为先天之本，禀赋不足或早婚耗伤，致肾气虚惫，命门火衰，胞宫失于温煦，宫寒不能摄精。方中菟丝子、补骨脂、鹿角霜、杜仲补肾助阳，熟地黄、党参、黄芪健脾益气，从而达到温肾助阳，暖煦胞宫之效。

参考文献：肖承悰，吴熙．中医妇科名家经验心悟［M］．北京：人民卫生出版社，2009．

【注】

（1）心肾之间上下交通水火相济，方能维持机体的协调平衡：①经络相连：心肾同为少阴经所属，经络循行路线上心肾互相交通。足少阴肾经循行，一分支从肺出入心注胸中，足少阴肾经夹舌本，舌为心之苗，肾经连心，肾阴可靠元阳温煦气化，通过经脉上升至心。唐容川《医经经易》云："足少阴肾，其支出入心，以见心肾相交坎离互济之易耳。"手少阴心经循行上看不出心肾有直接关系，但手少阴之脉从心系上肺，足少阴之脉入肺中，心肾两脉在肺中呼吸升降清浊交换时，则心肾水火阴阳得以交流。②气化相通：心肾为有形脏器，功能活动表现在气化上。心血为体，心气为用，肾水为体，肾气为用。心气入下焦，肾水上济，在下的水须肾阳蒸动才能上腾，在上的火热须水津滋润制约其偏亢。上下交换的关系即气化表现形式。③三焦场所：唐容川有"三焦根于肾系，上连肺系，下入为心包络"的论述，肾中元阴可依靠元阳的帮助，从下焦上升至心为心阴。三焦下络心包络，心包络为心之臣使，心火沿此路入肾，生肾中精气。

（2）心肾二火的意义：心主血藏神，肾主骨生髓藏精，心肾二脏功能正常维持人体正常生命活动。心肾精血同源互化；心神肾精相互为用；君火命火相得益彰；心火肾水相互制约；元气与心血相互为助。肾中元气是维持人体生命活动的原动力，有赖于心阳（气）的推动激发。心肾水火相济，气血相济，阳气相济，阴精相济，阴阳调节等多方面的内容，是指心与肾整体上的相互交通。

（3）此患者属心肾阳（气）虚宫寒型不孕症，心肾阳虚，君火命门火均衰，胞宫胞脉失于温煦，宫寒不能摄精成孕。治疗常用紫河车、胡芦巴、菟丝子、桑螵蛸、淫羊藿、熟地黄、巴戟天、鹿角霜、补骨脂、制附子、肉桂等温肾助阳，暖煦胞宫，方可成孕。

18.《种子·胸满少食不孕三十二》

【原文】妇人有素性恬淡，饮食少则平和，多则难受，或作呕泄，胸膈胀满，久不受孕。人以为赋禀之薄也，谁知是脾胃虚寒乎。夫脾胃之虚寒，原因心肾之虚寒耳。盖胃土非心火不能生，脾土非肾火不能化。心肾之火衰，则脾胃失生化之权，即不能消水谷以化精微矣。既不能化水谷之精微，自无津液以灌溉于胞胎之中。欲胞胎有温暖之气以养胚胎，必不可得。纵然受胎，而带脉无力，亦必堕落。此脾胃虚寒之咎，故无玉麟之毓也。治法可不急温补其脾胃乎？然脾之母原在肾之命门[1]，胃之母原在心之包络[2]。欲温脾胃，必须补二经之火。盖母旺子必不弱，母热子必不寒，此子病治母[3]之义也。方用温土毓麟[4]汤。

巴戟一两，去心，酒浸　覆盆子一两，酒浸，蒸　白术五钱，土炒　人参三钱

怀山药五钱，炒　　神曲一钱，炒

水煎服。一月可以种子矣。此方之妙，温补脾胃而又兼补命门与心包络之火。药味不多，而四经并治。命门心包之火旺，则脾与胃无寒冷之虞。子母相顾，一家和合，自然饮食多而善化，气血旺而能任。带脉有力，不虞落胎，安有不玉麟之育哉！

少食不孕与胸满不思饮食有间，一补肾中之气，一补命门与心包络之火。药味不多，其君臣佐使之妙，宜细参之。

【注解】

[1] 脾之母原在肾之命门：按照五行相生的次序为火生土，即"心生脾"，心功能正常，能够帮助脾行使正常功能，因此心为脾之母。本节所述"脾之母原在肾之命门"指脾阳虚衰，是肾阳不能温养而致。脾主运化水谷精微，须借助肾阳的温煦，肾脏精气亦有赖于水谷精微的不断补充与化生。脾与肾是相互资生、相互影响的。《医宗必读·虚劳》曰："脾肾者，水为万物之元，土为万物之母，两脏安和，一身皆治，百疾不生。夫脾具土德，脾安则肾愈安也。肾兼水火，肾安则水不挟肝上泛而凌土湿，火能益土运行而化精微，故肾安则脾愈安也。"

[2] 胃之母原在心之包络：脾胃与心为相生关系、母子关系。脾失健运和胃气虚弱，源于心阳虚衰，不能温濡脾胃，使中焦积寒运化不利，称其为"火不生土"。另外，胃络通心，胃失心阳濡养，则出现腹满食少、纳呆、运化滞塞等症。

[3] 子病治母：子病及母是指五行中的某一行异常，影响到其母行，导致子母两行皆异常的变化。子病及母的一般规律是：①子行亢盛，引起母行也亢盛，结果是子母两行皆亢，即所谓"子能令母实"，一般可称为"子病犯母"。如临床上可见心火过亢引起肝火亦旺，结果可导致心肝火旺的病理变化。②子行亢盛，劫夺母行，导致母行虚衰，一般可称为"子盗母气"。如临床上可见肝火太盛，下劫肾阴，导致肝阴肾阴皆虚的病理变化。③子行虚弱，上累母行，引起母行亦不足，也称"子盗母气"。如临床上可见心血亏虚引起肝血亦不足，终致心肝两虚的病理变化。"子病治母"主要适用于母子关系失调的证，基本原则是补母或泻子，即"虚则补其母，实则泻其子"。

[4] 毓麟：毓同育，麟，麒麟。此为育子之意。

【评议】

（1）胸满少食，久不受孕者，乃脾胃虚寒也，究其根本，是由于心肾之火衰，不能消化水谷之精微所致。

（2）傅青主认为脾之母原在肾之命门，胃之母原在心之包络，故治疗以温补脾胃兼顾补命门与心包络之火。

（3）温土毓麟汤中重用去心酒浸巴戟天、酒浸蒸覆盆子以温补命门之火，壮肾阳；炒怀山药、炒白术、人参健脾益气，神曲理气消食。诸药合用，既能温补先天命门，肾气以化生肾精，又能培补后天脾胃以化生气血，使精血旺盛，冲任得养，带脉有力，胎孕可成。

【医案选录】（蔡连香医案）

闫某，女，1982年10月21日出生。

初诊日期：2013年8月31日。

主诉：月经后期1年余。

现病史：患者14岁初潮，周期7/（30～180）天。2011年1月，妊娠因胎停育行清宫术。2011年3月，积水潭医院诊断为多囊卵巢综合征。LMP 2013年8月16日。此周期中药治疗。此周未测BBT，无明显透明白带。尿排卵试纸弱阳性。平素急躁易怒，经前胸胁胀满，现一侧腹痛及腰酸，纳呆食少，呕恶嗳气，大便不畅，2日一行。小便正常。舌体大边有齿痕，苔薄，脉弦。

检查：2013年8月31日，B超示Em 0.75cm，双侧未见优势卵泡。

中医诊断：月经后期。

西医诊断：多囊卵巢综合征。

治则：补肾养血调冲任，疏肝健脾和胃气。

处方：菟丝子20g，覆盆子20g，紫石英15g，蛇床子6g，紫河车12g，淫羊藿10g，女贞子12g，当归10g，白芍12g，熟地黄12g，川芎6g，茯苓15g，竹茹12g，柴胡10g，天麻10g，红花6g，麦冬12g，炙甘草6g。7剂，水煎服，早晚二次温服。

二诊：LMP 8月16日，停经72天。刻下症见：腰酸，矢气频，无小腹疼痛，恶心纳少，食多呕吐，乳房胀痛，纳可，夜眠多梦，小便调，大便不成形。舌嫩红边有齿痕，苔薄，脉沉滑。

检查：2013年10月23日查HCG 512.5 mIU/mL，P 62.2 nmol/L。

诊断：妊娠。辨证为脾肾不足，心血亏虚。

治以补肾健脾，养血宁心，固冲安胎。处方：菟丝子20g，覆盆子15g，续断20g，阿胶10g（烊化），太子参15g，莲子肉12g，炒扁豆12g，紫苏梗10g，当归10g，佛手片10g，白芍12g，百合10g。7剂，水煎服，温热频服。

【按语】多囊卵巢综合征中医并无此病名，文献记载有"窠囊，为痰挟瘀血，遂成窠囊"。"窠囊"如同现代医学的卵巢多囊样改变。本病治以补肾养血调冲任，疏肝健脾和胃气。确诊妊娠时，又以补肾安胎之法为主。并加入调和脾胃，疏肝行气之品。

【注】

（1）多囊卵巢综合征中医辨证多属痰湿瘀阻。治疗多用健脾化湿，活血祛瘀之法。根据患者症状表现，患者肝气郁结，故佐以疏肝行气。方中当归、白芍、熟地黄、川芎为四物汤，养血调经，菟丝子、女贞子、覆盆子、紫河车、淫羊藿脾可补肾助阳益精，红花活血化瘀，天麻平抑肝阳，柴胡疏肝行气解郁，竹茹调和脾胃，紫石英有镇心安神、温养暖宫之效。

（2）患者已诊断妊娠，故治疗以补肾安胎为主，方中菟丝子、覆盆子、续断补肾助阳，阿胶养血补血，太子参益气养阴，莲子肉健脾除湿，扁豆补脾和中，紫苏梗调和营卫，并有安胎之效，当归、白芍养血和血，佛手片疏肝行气，与百合并用可行气养阴安神定志。

19.《种子·少腹急迫不孕三十三》

【原文】妇人有少腹之间自觉有紧迫之状，急而不舒，不能生育。此人人之所不识也，谁知是带脉之拘急[1]乎。夫带脉系于腰脐之间，宜弛而不宜急。今带脉之急者，由于腰脐之气不利也。而腰脐之气不利者，由于脾胃之气不足也。脾胃气虚，则腰脐之气闭[2]，腰脐之气闭，则带脉拘急。遂致牵动胞胎，精即直射于胞胎，胞胎亦暂能茹纳[3]，而力难负载，必不能免小产之虞。况人多不能节欲，安得保其不坠乎？此带脉之急，所以不能生子也。治法宜宽其带脉之急。而带脉之急，不能遽宽[4]也，宜利其腰脐之气。而腰脐之气，不能遽利也，必须大补其脾胃之气与血，而腰脐可利，带脉可宽，自不难于孕育矣。方用宽带汤。

白术一两，土炒　巴戟天五钱，酒浸　补骨脂一钱，盐水炒　人参三钱　麦冬三钱，去心　杜仲三钱，炒黑　大熟地黄五钱，九蒸　肉苁蓉三钱，洗净　白芍三钱，酒炒　当归二钱，酒洗　五味三分，炒　建莲子二十粒，不去心

水煎服，四剂。少腹无紧迫之状，服一月即受胎。此方之妙，脾胃两补，而又利其腰脐之气，自然带脉宽舒，可以载物而胜任矣。或疑方中用五味、白芍之酸收，不增带脉之急，而反得带脉之宽，殊不可解。岂知带脉之急，由于气血之虚，盖血虚则缩而不伸，气虚则挛而不达。用芍药之酸以平肝木，则肝不克脾。用五味之酸以生肾水，则肾能益带。似相仿而实相济也，何疑之有？

凡种子治法，不出带脉、胞胎二经，数言已泄造化之秘矣。

【注释】

[1] 拘急：出自《素问·六元正纪大论》，本指肢体牵引不适有紧缩感，屈伸不利之症。常见于四肢及腹部。四肢拘急，系因外感六淫、伤及筋脉，或血虚不能养筋所致。少腹拘急，多因肾阳不足，膀胱之气不化，常伴见腰痛、小便不利。《伤寒论·辨霍乱病脉证并治》指手足筋脉拘挛收紧，难以屈伸。多因寒邪侵袭经脉，或热灼阴液，血燥筋枯所致。《伤寒绪论》卷下载："四肢为诸阳之本，寒邪客于经络之中，故使拘急不和也。有因发汗亡阳，津血内竭，不能营养筋脉而屈伸不便者；有阳气内衰，不能行于四末而拘急疼痛者。大抵有发热头痛，骨节疼而四肢拘急为表证；无身热头疼而倦卧不伸，四肢拘急者，为阴证。若汗下后，筋惕肉瞤而见拘急不仁者，则为气血虚弱也。"本节指腰脐之气不利，脾胃之气不足的带脉之急。

[2] 气闭：①气闭作为病证名，如癃闭。因气虚或气滞而使小便不通。当分虚实寒热而治之。凡气实者，因气结于小肠膀胱之间而壅闭不通，多属肝强气逆之证，暴怒郁结者多有之，宜以破气行气为主。②便秘由气滞所致者的气闭。③病机病理名词。气机阻滞。《兰台轨范·厥门》曰："尸厥，脉动而无气，气闭不通。"④又名气闭耳聋。系指因气郁气逆而致之听力下降者。《景岳全书》载："有气逆之闭，肝滞强也。"

又云:"气闭者,多因肝胆气逆,其证非虚非火,或因恚怒,或因忧郁,气有所结而然。"治宜解郁顺气,可选用逍遥散、柴胡疏肝散等加减。本节指腰脐之气机闭塞不通。

[3] 暂能茹纳:茹为忍也,纳为受纳。此处应为子宫暂时忍受接纳。

[4] 遽宽:遽(jù),急,仓促;此处应为不能急于缓解拘急之意。

【评议】

(1) 本节为带脉拘急,脾肾气血虚弱所致不孕者。

(2) 治疗以"宽带汤"脾胃双补,兼补肾益带,胜载受胎。

(3) 宽带汤中土炒白术,不去心建莲子,九蒸大熟地黄,人参,去心麦冬,酒洗当归双补脾胃,益气血之虚;酒浸巴戟天,炒黑杜仲,洗净肉苁蓉,盐水炒补骨脂,补肾气,益带脉。方中用药之殊为五味子酸以生肾水,以益肾助带,缓腰脐之闭气;白芍之酸以平肝木,扶脾土,肝不克脾,脾胃健,气血充,带脉宽,胞宫方可胜任载物矣!

【医案选录】

饶某,女,36岁,医生,于1978年4月15日初诊。

患者婚后同居5年余,未有子嗣。丈夫检查正常。本人经全面检查亦大致正常,四处求医,未见疗效。今年初曾在广州某医院取子宫内膜(来经3小时)活检,病例报告为"分泌期子宫内膜,腺体分泌欠佳"。月经15岁初潮,周期尚准。但自1973年婚后出现月经先后不定,以后期为多,有二、三月始一潮,经量少,甚则点滴1天即净,色暗红,经前乳胀。曾用人工周期几个月,用时有效,但停药后依然如故。平素头晕,疲倦不耐劳,腰酸痛,尿清长,四肢不温,胃纳一般,白带较多。面色晦暗,有暗斑,舌淡暗苔白,脉沉细尺弱。

诊断:月经后期;月量量少;不孕。

证型:脾肾两虚兼肝郁。

治法:拟补肾健脾为主,佐以疏肝解郁。

方药:菟丝子25g,覆盆子10g,枸杞子10g,金樱子25g,当归12g,川芎6g,何首乌25g,党参20g,香附10g。每天1剂。

二诊:4月26日。自服上方加减10多剂,腰痛稍减,余症同前。处方:菟丝子25g,淫羊藿10g,党参20g,白术15g,鸡血藤30g,白芷6g,香附10g。每天1剂。

三诊:5月3日。药后经来无乳胀,精神较前好转。仍以补肾健脾养血治之。处方:菟丝子25g,淫羊藿12g,续断20g,狗脊20g,党参20g,白术15g,制何首乌30g,白芷10g。

四诊:6月25日。回单位自行照上方服食后月经较准,本次月经6月3日,1天干净,量比前稍多,头晕腰痛减,四肢较暖,纳可,舌淡红苔白,脉沉细。处方:菟丝子25g,覆盆子10g,党参20g,枸杞子15g,金樱子25g,制何首乌25g,川芎6g,当归12g,香附10g。嘱经净后每周服4剂,复查。连服二三个月后复诊。

五诊：9月23日。遵医嘱服上方，诸证均见好转，月经准时于7月23日经潮，经量增多，4天干净。经后仍依上方上法服药至8月20日。现停经两个月，头晕欲呕，纳差，疲乏，在当地查尿妊娠试验阳性。舌淡红，苔白略腻，脉沉细滑。

妇检：外阴、阴道正常，子宫颈软、着色，子宫体前倾、软、增大，如孕两个月，双侧附件正常，诊为早孕。治宜补肾健脾安胎，拟寿胎丸合四君子汤加减。

追踪至今，已妊娠6个月矣。

【按语】本例之不孕，其根本原因是由于肾虚不能摄精成孕，同时，脾肾两虚之中，兼有肝郁之经前紧张症，故宜以补肾健脾为主，佐以疏肝解郁，使肝气条达，则血气和调，肾、脾、肝相互协调，月经准期，自易成孕。

参考文献：广州中医学院妇科教研室. 罗元恺医著选［M］. 广州：广东科技出版社，1979：218-222.

【注】本案为脾肾两虚兼肝郁不孕，患者脾胃虚，受纳、腐熟、运化不足，不能输布精微物质充养任带和胞胎，气机闭塞拘急，难于摄精成孕；即使受孕也不能茹纳载胎。通过脾胃双补，益肾宽带，疏肝解郁，使气血条畅，带任二脉，经调而孕。

20.《种子·嫉妒不孕三十四》

【原文】妇人有怀抱素恶不能生子者，人以为天心厌之也，谁知是肝气郁结乎。夫妇人之有子也，必然心脉流利而滑，脾脉舒徐而和，肾脉旺大而鼓指，始称喜脉[1]。未有三部脉郁而能生子者也。若三部脉郁，肝气必因之而更郁，肝气郁则心肾之脉必致郁之极而莫解。盖子母相依，郁必不喜，喜必不郁[2]也。其郁而不能成胎者，以肝木不舒，必下克脾土而致塞。脾土之气塞，则腰脐之气必不利。腰脐之气不利，必不能通任脉而达带脉，则带脉之气亦塞矣。带脉之气既塞，则胞胎之门必闭，精即到门[3]，亦不得其门而入矣。其奈之何哉？治法必解四经之郁，以开胞胎之门，则几矣。方用开郁种玉汤。

白芍一两，酒炒　香附三钱，酒炒　当归五钱，酒洗　白术五钱，土炒　牡丹皮三钱，酒洗　茯苓三钱，去皮　花粉二钱

水煎服。一月则郁结之气开，郁开则无非喜气之盈腹，而嫉妒之心亦可以一易，自然两相合好，结胎于顷刻之间矣。此方之妙，解肝气之郁，宣脾气之困，而心肾之气亦因之俱舒，所以腰脐利而任带通达，不必启胞胎之门，而胞胎自启。不特治嫉妒者也。

方似平平无奇，然却能解妒种子，不可忽视。若怀娠而仍然嫉妒，必致血郁堕胎。即幸不堕胎，生子多不能成。方加解妒饮合煎之，可保无虞，必须变其性情始效。解妒饮：黍、谷各九十粒，麦（生用）、小黑豆各四十九粒（豆炒熟），高粱五十五粒。

【注解】

［1］喜脉：本节言之妊娠脉象。《素问·平人气象论》中说："妇人手少阴脉动甚者，妊子也。"《素问·阴阳别论》曰："阴搏阳别，谓之有子。"凡妇人怀孕，其血留气聚，胞宫内实，故尺阴之脉必滑利，故心脉流利而滑，脾脉舒徐而和，肾脉旺大而鼓指，为妊娠脉象。滑脉是脉体与脉势的组合体。脉体光滑流利，脉势短促聚集，脉

来时，脉波动从指下瞬息而过，脉形光滑如珠者，便是滑脉。古人亦云的滑脉主怀孕。

[2] 郁必不喜，喜必不郁：喜乃妊娠之意。"妇人之病，多起于郁，诸郁不离于肝""女子以肝为先天"。妇女孕育以血为用，肝为血藏，冲任相连，肝又为风木之藏，将军之官，喜条达恶抑郁，情志不遂则肝失条达，肝经气血不能畅达则气血不和，冲任不能相资，故"郁必不喜"。《妇科切要》曰："妇人无子皆由经水不调，经水所以不调者，皆由内有七情伤，外有六淫之感，或气血偏盛，阴阳相乘所致。"朱丹溪谓："求子之道，莫如调经。"临床上也有"不孕先调经，调经先理气"之说，因此，肝气调畅，气血和调，冲任得养，胎孕乃成。

[3] 精即到门：门指子宫颈口，一解是精子无法通过子宫颈口，二解是受精卵无法在子宫内种植。

【评议】

（1）本节论述了善嫉妒者，肝气郁结，再克脾土，气血失调，任带失约，冲任不能相资，故致不孕。

（2）开郁种玉汤以疏肝解郁，调畅气血，使心肾相济，任带通达，胞胎自启。

（3）开郁种玉汤中重用酒炒白芍，养肝调肝，解其郁为君；合酒洗当归、酒炒香附养血疏肝，解郁柔肝为臣；土炒白术培土健脾，制约肝克脾土；佐以茯苓健脾宁心，牡丹皮清泻郁火；配天花粉滋阴生津，再助养肝阴为最妙。全方开郁疏肝贯彻始终。

【医案选录】（孙浩铭医案）

陈某，女，31岁，已婚。1973年9月12日初诊。

患者婚后5年未孕，屡经治疗无效，近又经妇产科检查亦无异常发现。据诉月经周期正常，量中等，色黯红。LMP 1973年9月9日。经前心烦不安，经期少腹痛甚。平素情志抑郁，经常恶心呕吐。舌淡红，苔薄白，脉细弦。参合脉证，系肝郁不舒，气血不调，冲任不能相资，以致不孕。法以疏肝解郁，调和气血。方取傅氏开郁种玉汤加减。

处方：白芍6g，牡丹皮6g，川芎6g，当归(后入)9g，制香附9g，茯苓9g，姜半夏6g，吴茱萸6g，陈艾叶3g，桂枝(后入)6g。3剂。

次诊：药后腹痛大减，呕恶亦少，本日月经将净。舌脉如上。仍照上方，续服6剂，隔日进1剂。

三诊：此次月经于10月7日来潮，并无腹痛，四肢乏力，仍有恶心呕吐。舌苔薄白，脉象弦细。治仍以疏肝养血。

处方：白芍6g，牡丹皮6g，川芎9g，当归(后入)9g，制香附9g，茯苓9g，姜半夏6g，桂枝(后入)6g，陈艾叶3g，吴茱萸6g，熟地黄9g，党参9g。15剂。

四诊：末次月经10月7日。现已逾期2个月。觉眩晕腰酸，恶心呕吐，口干憎寒，四肢无力，舌苔薄白，脉象弦滑。经妇检：子宫增大如妊娠2个月大小。治以疏肝和胃，佐以安胎。

处方：紫苏梗4.5g，茯苓9g，姜半夏6g，陈皮3g，白芍6g，炒白术6g，黄芩3g，砂仁$^{(后入)}$3g，生杜仲9g，桑寄生9g。3剂。并嘱其细心调养。

【按语】本例患者系情志不畅，经期腹痛，脉象细弦，纯属肝气郁结，气血不和，经疏肝解郁，调和气血后诸证消失，冲任充盛，不久孕成。方中姜半夏为妊娠禁忌药，孙浩铭应取"有故无殒，亦无殒也"之意。

参考文献：肖承悰，吴熙. 中医妇科名家经验心悟［M］. 北京：人民卫生出版社，2009.

【注】妇人素有志恶者，多有情怀不畅，忧思郁怒，肝失调达，气机郁结，疏泄失常，气血不和；肝体阴用阳，肝血不足，肝阴亏损；均可导致冲任失和，不能摄精成孕。或盼子心切，情绪烦躁焦虑，肝郁不舒，久不受孕。正如《景岳全书·妇人规·子嗣》中所说："产育由于气血，气血由于情怀，情怀不畅则冲任不充，冲任不充则胎孕不受。"本节妇人善嫉妒，致使心脉不流利，脾脉不舒和，肾脉不健旺，郁闭之极，任脉不通，带脉气塞，胎门不开，不能受孕。虽以平平疏肝解郁散结之剂，却能解郁妒，化脾运，舒心肾，调任带，则胞门自开，胎孕乃成。

21.《种子·肥胖不孕三十五》

【原文】妇人有身体肥胖，痰涎甚多，不能受孕者。人以为气虚之故，谁知是湿盛之故乎。夫湿从下受[1]，乃言外邪之湿也。而肥胖之湿，实非外邪，乃脾土之内病也。然脾土既病，不能分化水谷以养四肢，宜其身躯瘦弱，何以能肥胖乎？不知湿盛者多肥胖，肥胖者多气虚，气虚者多痰涎，外似健壮而内实虚损也。内虚则气必衰，气衰则不能行水，而湿停于肠胃之间，不能化精而化涎矣。夫脾本湿土，又因痰多，愈加其湿。脾不能受，必浸润于胞胎，日积月累，则胞胎[2]竟变为汪洋之水窟矣。且肥胖之妇，内肉必满，遮隔子宫，不能受精，此必然之势也。况又加以水湿之盛，即男子甚健，阳精直达子宫，而其水势滔滔，泛滥可畏，亦遂化精成水矣，又何能成妊哉。治法必须以泄水化痰为主。然徒泄水化痰，而不急补脾胃之气，则阳气不旺，湿痰不去，人先病矣。乌望其茹而不吐乎！方用加味补中益气汤。

人参三钱　黄芪三钱，生用　柴胡一钱　当归三钱，酒洗　白术一两，土炒　升麻四分　陈皮五分　茯苓五钱　半夏三钱，制

水煎服。八剂痰涎尽消，再十剂水湿利，子宫涸出[3]，易于受精而成孕矣。其在于昔，则如望洋观海；而至于今，则是马到成功也。快哉！此方之妙，妙在提脾气而升于上，作云作雨，则水湿反利于下行。助胃气而消于下，为津为液，则痰涎转易于上化。不必用消化之品以损其肥，而肥自无碍；不必用浚决之味以开其窍，而窍自能通。阳气充足，自能摄精，湿邪散除，自可受种。何肥胖不孕之足虑乎！

再十剂，后方加杜仲一钱半（炒断丝），续断钱半（炒），必受孕矣。

【注释】

［1］湿从下受：《素问·太阴阳明论》有"阴气从足上行至头，而下行循臂至指端；阳气从手上行至头，而下行至足。故曰：阳病者，上行极而下，阴病者，下行极

而上。故伤于风者，上先受之，伤于湿者，下先受之"的记载。本节"湿从下受"是指外感湿邪的特性。

［2］胞胎：此处指女性内生殖器的子宫。

［3］子宫涸出："涸（hé）出"为枯竭后露出之意，本节指水湿退去后子宫显露。

【评议】

（1）本节论述了素体痰湿肥胖者，为脾气虚不能运化水湿，一则痰涎壅盛，水湿泛滥，二则脾失运化，水谷精微也化成水，子宫为水湿所困，难以受精成孕。

（2）治以加味补中益气汤，补脾运，助胃气，化水湿，使脾健散精，通调水道后，四布水精，调理脏腑阴阳，以为常度，脾阳足，水湿散，摄精成孕。方中土炒白术、茯苓、制半夏健脾利水；人参、生黄芪大补元气，以助脾运；酒洗当归活血养血，为"血为气之母"意；佐以柴胡、陈皮行气助利水湿，升麻有疏通三焦，升提气机之义。再10剂后，加杜仲（炒断丝），续断（炒），补生殖之本，为受孕做好充分准备矣。

【医案选录】（傅方珍医案）

李某，女，25岁。

初诊日期：1972年12月23日。

主诉：结婚5年同居未孕，月经错后，量少色淡，常感腰痛，面色㿠白，形体肥胖，胸脘痞闷，有时泛恶，LMP 1972年12月20日，量少，现未净，舌苔薄白腻，脉沉小滑。

西医诊断：原发性不孕。

中医诊断：不孕症。

证型：脾肾两虚，痰湿内蕴。

治法：健脾化湿益肾。

处方：启宫丸加减。生地黄、熟地黄各12g，苍术、白术各9g，茯苓12g，厚朴9g，党参9g，白芍9g，当归10g，陈皮6g，半夏9g，枳壳6g，炒山楂、炒麦芽、炒神曲各9g。4剂，水煎服。

二诊：1972年12月31日。月经5天干净，胸脘痞闷，恶心已好。舌苔薄白，脉沉小。妇科检查：子宫体稍小，后位，附件（-）。服上方8剂。痰湿渐化，今拟健脾益肾，佐以疏肝。

处方：党参9g，生地黄、熟地黄各12g，茯苓12g，柴胡9g，白芍9g，当归9g，女贞子9g，山药9g，菟丝子9g，首乌9g，淫羊藿9g。4剂，水煎服。

三诊：1973年1月4日。现正值月经中期，自觉手足心发热。舌苔薄白，脉沉小。阴道细胞检查：角化40%~50%，形小角圆，结晶（++），未见卵圆体，再拟健脾益肾活血调经。

处方：党参9g，当归9g，川芎3g，益母草12g，赤芍9g，牛膝9g，鸡血藤12g，菟丝子 12g，女贞子 9g，枸杞子 9g，木香 3g，青皮、陈皮各 3g。

以上方为主加减，服药 20 剂，1973 年 2 月 8 日来诊，月经未行，恶心呕吐，尿妊娠试验阳性，诊断为早孕。

【按语】本患者结婚五年不孕，月经错后，量少，面色㿠白，腰痛，均属脾肾两虚之证，但患者又有形体肥胖，胸脘痞闷，泛恶，舌苔腻，脉滑等痰湿之象，故先以健脾化湿为主，佐以益肾。二诊时除形体肥胖外，其他痰湿之证已除，治疗以健脾益肾为主。三诊正值月经中期，在健脾益肾的基础上，加以活血调经，以促进排卵。

参考文献：肖承悰，吴熙. 中医妇科名家经验心悟 [M]. 北京：人民卫生出版社，2009.

【注】《素问·太阴阳明论》曰："脾者，土也，治中央……生万物而法天地。"《素问·五常政大论》有土平曰"备化"，不及曰"卑监"的记载，又云："其动疡涌分溃痈肿，其发濡滞……其病留满否塞。"素体形体肥胖者，多为痰湿内困，湿困脾土，水湿不运，水湿泛滥，脾阳虚难化水谷精微，以濡养机体。仲景云："人受气于水谷以养神，水谷尽而神去，故云安谷则昌，绝谷则亡。水去则荣散，谷消则卫亡，荣散卫亡，神无所依。"又云："水入于经，其血乃成，谷入于胃，脉道乃行。故血不可不养，卫不可不温，血温卫和，荣卫乃行，得尽天年。"故补脾运，助胃气，化水湿，肾窍通，自能摄精受孕。

22.《种子·骨蒸夜热不孕三十六》

【原文】妇人有骨蒸夜热[1]，遍体火焦，口干舌燥，咳嗽吐沫，难于生子者。人以为阴虚火动也，谁知是骨髓内热[2]乎。夫寒阴之地固不生物，而干旱之田岂能长养？然而骨髓与胞胎何相关切，而骨髓之热，即能使人不嗣，此前贤之所未言者也。山一旦创言之，不几为世俗所骇乎。而要知不必骇也，此中实有其理焉。盖胞胎为五藏外之一脏耳，以其不阴不阳，所以不列于五藏之中。所谓不阴不阳者，以胞胎上系于心包，下系于命门。系心包者通于心，心者阳也；系命门者通于肾，肾者阴也。是阴之中有阳，阳之中有阴，所以通于变化。或生男或生女，俱从此出。然必阴阳协和，不偏不枯，始能变化生人，否则否矣。况胞胎既通于肾，而骨髓亦肾之所化也。骨髓热由于肾之热，肾热而胞胎亦不能不热。且胞胎非骨髓之养，则婴儿无以生骨。骨髓过热，则骨中空虚，惟存火烈之气，又何能成胎？治法必须清骨中之热。然骨热由于水亏，必补肾之阴，则骨热除，珠露有滴濡之喜矣。壮水之主，以制阳光，此之谓也。方用清骨滋肾汤。

地骨皮一两，酒洗　牡丹皮五钱　沙参五钱　麦冬五钱，去心　元参五钱，酒洗　五味子五分，炒，研　白术三钱，土炒　石斛二钱

水煎。连服三十剂而骨热解，再服六十剂自受孕。此方之妙，补肾中之精，凉骨中之热，不清胞胎而胞胎自无太热之患。然阴虚内热之人，原易受妊，今因骨髓过热，所以受精而变燥，以致难于育子，本非胞胎之不能受精。所以稍补其肾，以杀其火之有余，而益其水之不足，便易种子耳。

治骨髓热所以不用熟地黄，方极善。用者万勿加减。凡峻药病去七分即止，不必

拘泥三十剂、六十剂之数。三元生人不一，余类推。

【注解】

[1] 骨蒸夜热：骨蒸，病名也。五蒸之一，因形容其发热自骨髓蒸发而出，故名。《外台秘要》卷十三曰："骨髓中热，称为骨蒸。"《诸病源候论·虚劳骨蒸候》载："蒸病有五，一曰骨蒸，气根在肾，旦起体凉，日晚即热，烦躁，寝不能安，食无味，小便赤黄，忽忽烦乱，细喘无力，腰疼，两足逆冷，手心常热，蒸胜过伤，内则变为疳，食人五藏。"骨蒸多由阴虚内热所致，夜晚发热是特征。

[2] 骨髓内热：其发热自骨髓蒸发而出。

【评议】

（1）骨蒸夜热消灼阴液，耗竭真阴，骨髓被灼，由于胞胎上系于心，下系命门，骨髓内热者，心肾失济，孕卵难以生成，胞胎无所养，故不易受孕。

（2）骨蒸劳热者，乃是肾阴亏虚所致。本节所述类似于生殖器结核。根据王冰注"壮水之主，以制阳光"的原则，采用滋肾阴，清骨热之法。

（3）清骨滋肾汤方中酒洗地骨皮，牡丹皮清骨蒸夜热为君；沙参、去心麦冬、酒洗玄参滋阴清热，益水之源为臣；佐以土炒白术、石斛健脾运，益气血，以后天补先天；配以炒五味子益气生津，补肾养心，交通心肾为使药，是阴中有阳，阳中有阴，通于变化，协调阴阳，以达摄精成孕。

【医案选录】（傅方珍医案）

李某，女，34岁。

初诊日期：1995年3月6日。

主诉：胎停育后，未避孕2年不孕。2年前曾有两次妊娠40多天左右胎死宫，清宫手术顺利，均给予抗感染治疗。平素腰酸疲乏，头晕耳鸣，夜间烦热，口干，多梦，白带减少，舌红苔净，舌尖有溃疡，脉细数无力。双方染色体无异常，基础体温呈不典型双相，黄体期短于11天，上升缓慢。诊为：继发不孕症。证属肝肾阴虚，阴虚内热，冲任不能相资。治法：滋阴清热，调补冲任。方用炙鳖甲10g，生地黄30g，地骨皮12g，沙参15g，山药15g，山茱萸15g，玉竹15g，百合15g，酸枣仁15g，麦冬15g，黄柏6g，莲子心6g，牡丹皮6g。14剂，水煎服，每日1剂，每次200mL，每日2次。

二诊：上药服后口干，骨蒸潮热，梦多症状减轻，服药期间月经来潮3天，量同前，周期25天，上方加银柴胡10g，胡黄连3g滋阴清热，减黄柏，莲子心，续服21剂。

三诊：月经周期28天，量稍增多，4天净，头昏耳鸣，腰酸症状减轻，未现口腔溃疡，上方去玉竹叶、百合，熟地黄20g易生地黄，加菟丝子15g补肾助孕，续服中药，门诊调理。在停经50天时，查尿HCG（+），B超示宫内单活胎。

【按语】此患者肾阴虚，骨蒸内热，热伏冲任胞宫而致不能摄精成孕。故治疗以滋补肾阴为主，配以泻热除烦。炙鳖甲、生地黄、沙参、山药、山茱萸、玉竹、黄柏、牡丹皮滋阴清骨蒸之热，引邪外出；莲子清心除烦；百合、酸枣仁养心安神；诸药合用滋肾水泻虚火，水火互济，阴阳调和，故能调经助孕。

23. 《种子·腰酸腹胀不孕三十七》

【原文】妇人有腰酸背楚，胸满腹胀，倦怠欲卧，百计求嗣不能如愿。人以为腰肾之虚[1]也，谁知是任督之困[2]乎。夫任脉行于前，督脉行于后，然皆从带脉之上下而行也。故任脉虚则带脉坠于前，督脉虚则带脉坠于后，虽胞胎受精亦必小产。况任督之脉既虚，而疝瘕[3]之症必起。疝瘕碍胞胎而外障，则胞胎缩于疝瘕之内，往往精施而不能受。虽饵以玉燕，亦何益哉！治法必须先去其疝瘕之病，而补其任督之脉，则提挈天地，把握阴阳，呼吸精气，包裹成形，力足以胜任而无虞矣。外无所障，内有所容，安有不能生育之理！方用升带汤。

白术一两，土炒　人参三钱　沙参五钱　肉桂一钱，去粗，研　荸荠粉三钱　鳖甲三钱，炒　茯苓三钱　半夏一钱，制　神曲一钱，炒

水煎。连服三十剂，而任督之气旺。再服三十剂，而疝瘕之症除。此方利腰脐之气，正升补任督之气也。任督之气升，而疝瘕自有难容之势。况方中有肉桂以散寒，荸荠以祛积，鳖甲之攻坚，茯苓之利湿，有形自化于无形，满腹皆升腾之气矣，何至受精而再坠乎哉！

此方为有疝瘕而设，故用沙参、荸荠粉、鳖甲以破坚理气。若无疝瘕，去此三味加杜仲一钱半（炒黑），泽泻一钱半（炒），甘枸杞二钱，三味服之，腰酸腹胀自除矣。鳖甲破气，不可误服，惟有疝瘕与木郁者宜之。

【注解】

[1] 腰肾之虚：腰为肾之府，《素问·脉要精微论》曰："腰者，肾之府，转摇不能，肾将惫矣。"马莳注："肾附于腰之十四椎间两旁，相去脊中各一寸半，故腰为肾之府"。故本节中腰酸为肾虚使然。

[2] 任督之困：困，为陷在艰难痛苦里面，引申为"包围住"。任，指任脉，奇经八脉之一，主女子的胞宫与胎孕。《素问·骨空论》曰："任脉为病，女子带下瘕聚。"督，指督脉，奇经八脉之一。《素问·骨空论》曰："督脉为病……其女子不孕。"本节中指任督二脉陷在病痛里面。

[3] 疝瘕：病名，《素问·玉机真藏论》载："脾传之肾，病名曰疝瘕。"又名瘕疝、蛊。因风邪化热传于下焦，与湿相合而致。

【评议】

（1）此条文论述了由于任督二脉亏虚，腰酸腹胀，所致（疝瘕）不孕。任脉行于身体前，督脉行于身体后，皆从带脉之上下而行，受其约束，故任督二脉亏虚，影响受精和孕育。

（2）治疗以升带汤益气健脾，散寒化湿，软坚散结。方中炒白术、沙参、人参升补任督二脉之气；研荸荠粉、炒鳖甲、茯苓祛积攻坚，化湿散结；去粗肉桂温阳散寒，制半夏、炒神曲燥湿化痰，助其消瘕散结。使任督二脉气旺，疝瘕自除，摄精成孕。

【医案选录】

吴某，女，31岁，已婚。

初诊日期：1994年8月14日。

主诉：结婚5年不孕，近2年月经稀发，甚或闭经。

现病史：月经14岁初潮，1年后周期正常。5年前结婚，未避孕，不孕，近2年无明显原因出现月经稀发甚或闭经。在医院诊断为原发不孕症、继发性闭经，人工周期月经来潮，停药后月经稀发再至闭经，LMP 1994年4月5日（乙烯雌酚+安宫黄体酮来潮）。

刻下症：腰酸怕冷，胃脘胀满，食欲不振，带下量多，色或黄或白，口干胁痛，大便偏干，舌质淡胖嫩，舌苔薄白腻，脉沉细无力。B超提示：双侧卵巢偏大，囊形结构，超过10个以上0.7~0.8cm大小的卵泡。子宫内膜0.5cm。

中医诊断：不孕症；闭经。

西医诊断：原发性不孕；继发性闭经。

证型：脾肾阳虚，肝郁湿阻，任督失司。

治法：温补脾肾，疏肝化湿，调补任督。

处方：淡附片6g，肉桂3g，淫羊藿9g，党参15g，炒白术12g，肉苁蓉12g，川牛膝9g，丹参10g，陈皮6g，法半夏10g，砂仁(后下)3g，茯苓10g，赤芍10g，神曲10g。7~14剂。水煎服。

二诊：1994年8月28日。月经于8月24日来潮，经量很少，色暗红，质稀薄，2天干净，腰酸，腹怕冷喜暖，舌质淡嫩，苔薄白微腻，脉沉细无力。再拟原法继治，上方减牛膝、丹参，加当归10g，川续断10g，14剂，水煎服。

三诊：1994年9月15日。LMP 8月24日，2天净，畏寒倦怠，少腹胀痛或刺痛，夜热盗汗早凉，舌质淡嫩边有齿痕，舌苔淡白，脉沉细。拟脾肾两补，活血调经。

处方：淡附片6g，淫羊藿10g，巴戟天10g，龟甲10g，鳖甲10g，党参12g，炒白术10g，赤芍10g，白芍10g，当归10g，紫丹参15g，泽兰叶10g，川牛膝10g，益母草15g。

四诊：1994年11月15日。服上方1个月余，月经未来潮，畏寒消失，抑郁急躁，检查宫颈黏液有明显的卵圆体，继续用补肾活血调经法，上方减龟甲，鳖甲，加鹿角霜12g，生地黄10g，7剂。

五诊：1994年12月28日。患者月经仍未来潮，近半月感恶心偏食，倦怠嗜睡，讨厌异味，脉象滑数。妊娠试验阳性，诊断早孕。

【按语】本患者结婚5年余，未避孕不孕，近2年月经稀发甚或闭经，表现腰酸怕冷，舌质淡嫩，脉沉细无力，辨证属脾肾阳虚，任督亏虚；胃脘胀满，口干胁痛，带下量多或黄或白，大便偏干，为长期不孕，肝气不舒，湿滞中焦，化热伤阴。治以温补脾肾，疏肝化湿，调补任督。用附子、肉桂、淫羊藿、巴戟天温补肾阳；党参、炒白术、陈皮、法半夏健脾化湿；当归、赤芍、白芍、丹参、泽兰活血养血调补任督二脉；龟甲、鳖甲为血肉有情之品，滋补肾中真阴，取"以水之火以助阳光"之意，助其卵子发育；川牛膝、益母草活血化瘀，引药下行，以促成熟卵子排除。服药后月经来潮，脾肾任督功能恢复正常，湿（热）邪清利，故能受孕。傅老常用此法加减治疗闭经、带下和不孕症，她认为既有促进排卵恢复月经的作用，也可以提高患者受孕机会。

24.《种子·便涩腹胀足浮肿不孕三十八》

【原文】妇人有小水艰涩，腹胀脚肿，不能受孕者。人以为小肠之热也，谁知是膀胱之气不化乎。夫膀胱原与胞胎相近，膀胱病而胞胎亦病矣。然水湿之气必走膀胱，而膀胱不能自化，必得肾气相通，始能化水[1]，以出阴器[2]。倘膀胱无肾气之通，则膀胱之气化不行，水湿之气必且渗入胞胎之中，而成汪洋之势矣。汪洋之田，又何能生物也哉？治法必须壮肾气以分消胞胎之湿，益肾火以达化膀胱之水。使先天之本壮，则膀胱之气化[3]；胞胎之湿除，而汪洋之田化成雨露之壤矣。水化则膀胱利，火旺则胞胎暖，安有布种而不发生者哉！方用化水种子汤。

巴戟天一两，盐水浸　白术一两，土炒　茯苓五钱　人参三钱　菟丝子五钱，酒炒　芡实五钱，炒　车前二钱，酒炒　肉桂一钱，去粗，研

水煎服。二剂膀胱之气化，四剂艰涩之症除，又十剂虚胀脚肿之病形消。再服六十剂，肾气大旺，胞胎温暖易于受胎而生育矣。此方利膀胱之水，全在补肾中之气。暖胞胎之气，全在壮肾中之火。至于补肾之药，多是濡润之品，不以湿而益助其湿乎？然方中之药，妙于补肾之火，而非补肾之水，尤妙于补火而无燥烈之虞，利水而非荡涤之猛。所以膀胱气化，胞胎不湿，而发荣长养无穷与。

便涩、腹胀、足浮肿，此病极多。不惟不能受孕，抑且渐添杂症，久而不愈，甚有成劳瘵不治者。此方补水而不助湿，补火而使归原，善极，不可加减一味。若无好肉桂，以破故纸一钱（炒）代之。用核桃仁二个（连皮烧黑去皮，用仁），作引。若用好肉桂，即可不用核桃仁引。

【注释】

[1] 化水：亦化气利水，此处指阳气被水寒阻遏而致小便艰涩，腹胀脚肿。

[2] 阴器：指外生殖器。为足厥阴肝经所过之处，其功能和发育情况与肾的盛衰有关。阴器病多从肝肾论治。《素问·热论》："厥阴脉循阴器而络于肝。"

[3] 膀胱气化：指津液代谢后剩余的水液，贮存于膀胱，并在肾阳蒸化作用的促进下，膀胱具有排泄尿液的功能。

【评议】

（1）妇人有小便艰涩、腹胀、足浮肿不能受孕者，乃是由于膀胱气化不利所致。而膀胱不能气化，却因于肾气虚所致。

（2）治疗以化水种子汤，用盐水浸巴戟天、土炒白术为君有温补肾火，健脾利水，助膀胱气化之功；菟丝子、茯苓、芡实、人参壮肾气暖胞宫化甘露，再以酒炒车前子、

去粗肉桂，拯救汪洋退尽的胞宫，以助其成孕。

【医案选录】（傅方珍医案）

刘某，女，33岁。1995年11月21日诊。

患者原发不孕5年，月经基本正常。近半年经常小便不利，常于受凉或生气后复发。开始小便点滴而下，渐至闭塞不通，小腹胀急疼痛。伴有腰腿沉重，指按有凹陷。西医诊为原发不孕，膀胱麻痹。常用抗炎利尿等药，或放置导尿管以缓解小腹胀痛、小便不利之苦。就诊时语言低弱，少气懒言；观其面色少华，舌质淡胖嫩，苔薄白水滑；脉缓弱。处方：巴戟天15克，炒白术15克，茯苓15克，泽泻10克，川牛膝15克，菟丝子15克，车前子(包煎)30克，党参30克，黄芪30克，附子3克。7剂服后，小便即畅通自如，小腹亦无胀急疼痛感。因疗效颇显，患者经调理3月，自然受孕。

【按语】妇人不孕，小便短涩，腹胀脚肿，有医者以为小肠湿热困阻，其实为膀胱气化不利而致。因为膀胱与胞宫相邻，膀胱气化功能障碍，必引起小便不利，三焦气化不利，而致腹胀脚肿。胞宫与膀胱相邻，水湿之气必闭阻膀胱，膀胱不能自化，影响肾中阳气功能，不能化水以出阴气。故膀胱无肾阳气温通，则膀胱气化不行，水湿之气必且渗入胞胎之中而成汪洋之势矣，遂难以摄精成孕。

25.《带下·白带下第一》

【原文】夫带下[1]俱是湿症。而以"带"名者，因带脉[3]不能约束而有此病，故以名之。盖带脉通于任、督，任、督病而带脉始病。带脉者，所以约束胞胎之系也。带脉无力，则难以提系，必然胎胞不固，故曰：带弱则胎易坠，带伤则胎不牢。然而带脉之伤，非独跌闪挫气已也，或行房而放纵，或饮酒而颠狂，虽无疼痛之苦，而有暗耗之害，则气不能化经水，而反变为带病矣。故病带者，惟尼僧、寡妇、出嫁之女多有之，而在室女则少也。况加以脾气之虚，肝气之郁，湿气之侵，热气之逼，安得不成带下之病哉！故妇人有终年累月下流白物，如涕如唾，不能禁止，甚则臭秽者，所谓白带[2]也。夫白带乃湿盛而火衰，肝郁而气弱，则脾土受伤，湿土之气下陷，是以脾精不守，不能化荣血以为经水，反变成白滑之物，由阴门直下，欲自禁而不可得也。治法宜大补脾胃之气，稍佐以舒肝之品，使风木不闭塞于地中，则地气自升腾于天上，脾气健而湿气消，自无白带之患矣。方用完带汤。

白术一两，土炒　山药一两，炒　人参二钱　白芍五钱，酒炒　车前子三钱，酒炒　苍术三钱，制　甘草一钱　陈皮五分　黑芥穗五分　柴胡六分

水煎服。二剂轻，四剂止，六剂则白带全愈。此方脾、胃、肝三经同治之法，寓补于散之中，寄消于升之内，开提肝木之气，则肝血不燥，何至下克脾土；补益脾土之元，则脾气不湿，何难分消水气。至于补脾而兼以补胃者，由里以及表也。脾非胃气之强，则脾之弱不能旺，是补胃正所以补脾耳。

【注解】

[1] 带下："带下"一词，最早见于《素问·骨空论》，其中记载"任脉为病……

女子带下瘕聚"。带下有广义和狭义之分，广义带下泛指妇科经、带、胎、产等诸疾，因为这些疾病均发生在带脉以下的部位。狭义带下是指从女性阴道内流出的分泌物，它又有生理与病理之别。生理性带下是指当女子肾气充实，天癸成熟，脾气健运，任脉畅达，带脉健固之时，阴道内有少量透明或色白无气味的黏性液体，在月经前后、排卵期、妊娠期量略有增多，它具有润泽阴户，防御外邪入侵的作用。病理性带下病是指带下量明显增多，色、质、气味发生异常。《诸病源候论》中首次提出"带下病"的名称。

［2］白带：指妇女带下量多，色白或黏稠或稀薄如涕如唾，不能禁止者。

［3］带脉：起于季肋，围腰一周，如束带状，故称带脉，功能约束诸经，约束胞胎。

【评议】

（1）带下病总的病因病机，是湿邪为患，带脉不能约束所致。

（2）白带的病因病机主要是肝郁乘脾，脾土受伤，运化失常，水湿内停，湿浊下注，带脉失约所致。

（3）带下病为妇科常见病，临床一般分为非炎性和炎性两种，非炎性带下病主要是由于雌激素水平偏高或孕激素水平偏低而雌激素相对偏高使黏膜中腺体细胞分泌增多；或者盆腔充血类疾病如盆腔肿瘤、盆腔瘀血综合征均可使盆腔静脉血液回流受阻，组织渗出液增多而致。炎性带下病主要由于抵抗力低下或病原体直接侵入外阴、阴道所致，或者内生殖器炎症分泌物直接浸润宫颈、阴道所致。阴道、宫颈分泌物检查：非炎性者常规检查一般无异常，阴道清洁度Ⅰ~Ⅱ；炎性者常规检查阴道清洁度Ⅲ~Ⅳ，或查到滴虫、霉菌、线索细胞或其他特异性或非特异性病原体。

（4）治用健脾益气，升阳除湿，佐以疏肝，方用完带汤。方中人参、山药、甘草健脾益气；苍术、白术、陈皮健脾燥湿，行气和胃；柴胡、白芍养血柔肝，升阳除湿；车前子利水除湿；黑芥穗入血分，祛风胜湿。全方肝、脾、胃同治，具有健脾升阳除湿之效。完带汤为《傅青主女科》所述的第一病第一方，方药组成紧扣病机，寓补于散之中，寄消于升之上，尤其稍佐疏肝之品，肝之疏泄使风木不闭塞于地中，则脾土地气上升，使脾气健运则湿气消，白带自无。此方广泛应用于妇科临床治疗脾虚湿注之带下病，完带汤主要治疗白带，临床多用于治疗非炎性带下病，或炎性带下病趋于好转之时，当然要结合局部及全身症状病证结合为前提。

（二）读《证治准绳·女科》

王肯堂是我国明代万历年间著名的医学大家，他的作品《证治准绳》是集理论与实践为一体的医学巨著，全书共一百二十卷，分为"证治""伤寒""疡医""幼科""女科""类方"等六部分。内容丰富，参验脉证，辨析透彻，对用药的寒温攻补没有偏见，又称为《六科准绳》。

《证治准绳·女科》是王肯堂临证妇人病心得的结晶，对中医妇科学有有重要指导意义,也极具文献学价值。共五卷,分调经、杂病、胎前、产后4个门类。该部分以宋代陈自明《妇人大全良方》为蓝本,集《内经》《难经》《针灸甲乙经》等经典理论及《丹溪心法》《卫生宝鉴》等内容,汲取陈自明、薛己、戴思恭等医家精粹,内容丰富,切合临床实用,对后世医家具有一定影响,至今仍为一部资料比较丰富的妇科重要著作。主要特点如下:

(1) 体例完善。引用60人之多的方论,70种书目;采用以卷分门,以门列证,以证列方的编辑方法,条目清晰,查阅方便;每门、每证首冠以诸家论辩,下有方药,先论后方,方论具备;书中所引均标明出处(尾注),编写体例在古代大型综合性方书中堪称佳作。

(2) 形式多样。阐述病因病机和治疗,引用病案说明疗效,既有取效病案,也有失治病案。行文还采用歌诀形式,增加文采,成为后世著书的范例。

(3) 内容丰富。医案531例,其中薛己医案375例,诸医家医案为156例;方剂1805首,外用方剂118首,内服方剂1687首;外用方用法有10种,内服方的有7种。

(4) 价值极高。初步核检,有明代医家及著作30余部,为研讨明代医著提供了重要的文献研究资料。在引用书名同时,还引用了诸多名医及医案,为后世研究古代医案留下了翔实资料。其中有部分出自儒者、达官及僧人所撰方书,多系当时所集之单方、验方,有647首无名方,有399首单方,有217首偶方,这对后世方剂学研究有重要价值。

养心汤出自明代王肯堂所著的《证治准绳·类方·惊》,书云:"主治心虚血少,惊惕不宁。"其组成:黄芪(炙)、茯神(去木)、白茯苓(去皮)、半夏曲、当归、川芎各一钱半,远志(去心,姜汁淹,焙)、酸枣仁(去皮,隔纸炒香)、肉桂(辣桂)、柏子仁、五味子、人参各一钱,甘草(炙,半钱),13味中药。组方特点一是心之气血阴阳双补,二是调畅气血与宁心安神并施。

笔者临床运用"养心汤"加减治疗更年期综合征睡眠障碍,属气血亏虚型的心悸怔忡,失眠健忘等效果显著,形成了"以养心安神、补肾疏肝健脾为法治疗更年期综合征"的诊疗特点。养心汤处方中当归、炙黄芪、酸枣仁、人参、炙甘草等有益气养血、养心安神的功效,近代药理研究认为,黄芪具有强心、抗心肌缺血、增加免疫力、抗肿瘤的作用,茯苓具有利水消肿、抗肿瘤、增加免疫力的作用。

(三) 读《景岳全书·妇人规》

张景岳为明代温补学派代表性医家,治疗重视温补肾阳、滋补肾阴,创制了名方左归丸、右归丸,为中医补肾治法的丰富和完善做出了极大贡献。《景岳全书》所创的286首新方的配伍特点和用药规律如下:

(1) 选药组方从虚、热、湿着眼。药物使用补虚药和清热药位居前两位,体现了张氏对"虚、热"治疗的重视。

（2）用药以甘、辛、温为主，少用苦、寒、凉，认为肾中真阳应随时维护。

（3）补益精血善用当归、熟地黄，健脾除湿擅用茯苓。张氏临床非常重视人体精血，力倡"凡欲治病者必以形体为主，欲治形者必以精血为先"的治则。他提出"善治脾者，能调五藏，即所以治脾胃也；能治脾胃，而使食进胃强，即所以安五藏也"。其他各脏疾患均可以通过调理脾胃来治疗，除湿调脾胃以安五脏。

（4）补益用药，阴阳相伍，纯补无泻。张景岳认为阴阳一体、阴阳互根互济、精气相生，与传统的寓泻于补、补不碍邪的补益药配伍行气药、利水渗湿药等的配伍方法不同，他常常采用纯补无泻，"补阴不利水，利水不补阴"的配伍方法。

（5）论治重先后天，尤重脾胃后天。张景岳认为，水谷之海，本赖先天为之主，而精血之海又必赖后天为之资。先天不足者通过培补脾胃后天则"补天之功亦可居其强半"，这就提示张氏临证更重视治疗后天脾胃。

（6）认为人体"阳非有余，真阴不足"，五脏是人身之本，肾为五脏之本，命门为肾之本，阴精是命门之本。在临床中治疗阴阳失调所致诸病，皆重视调补阴阳水火，尤其是滋补肾中元阴、元精。

《景岳全书》中有《妇人规》二卷，《妇人规古方》一卷，论述了经脉、胎孕、产育、产后、带浊梦遗、乳病、子嗣、癥瘕、前阴九类妇产科疾病，每类再分列因、证、脉、治、方药等，先阐述理论，后辨证立方，既有理论，又按病证分门别类，并附方药，广引各家之说，亦不乏其独到见解。该书是一部既有继承又有发展，且较为系统的妇科专著。反映了其妇科病症多有情志病因，调经贵在补养脾肾，安胎须详察寒热虚实，求嗣之术惟以填补命门，产后诸证有虚有实，不能概行大补等学术观点。

其对不孕不育的认识和病因病机的分析，以及"父精母血，孕育之基""天地氤氲，种子有时""求嗣之术惟以填补命门"等种子之论对后世启发极大，强调"药物治疗，辨证为要""调摄饮食，胎孕可保"的不孕调治之法。笔者研习右归丸、左归丸、大补元煎、一阴煎、固阴煎、大营煎、毓麟珠、胎元饮等方剂，结合临床加减应用，学以致用，收获颇丰。

（四）读《妇人大全良方》

陈自明（约1190—1270），南宋著名妇产科医家，其著作《妇人大全良方》成书于1237年（南宋嘉熙元年），分为调经、众疾、求嗣、胎教、妊娠、坐月、产难、产后等八门。用药各具特色，其中调经门中陈自明治疗月经病以补养气血为本，理气活血为用，比妊娠、产后、众疾三门，更重视调补肝脾肾及调摄冲任。妊娠门以补养气血为主，用药宜清凉，对归肾经药物的使用低于其他三门，并列出妊娠禁忌药物。产后门用药宜补中有泄，在使用补气养血药物的同时，使用行气活血之品，使补而不留瘀，药物以温热为多。众疾门中，治疗妇人内科疾病时要顾及"妇人以血为本"的生理特点。

《妇人大全良方》用药可代表宋代妇科用药的先进水平，代表了中医妇科学方药运用的一般状况，与内科方剂比较，显示中医妇科用药多用血剂，注重调理气血、活血通经的学科特点，至今仍对妇产科临床具有重要指导意义，值得后世研究学习。

《妇人大全良方》治疗闭经以养血、清热凉血活血、益气温经为主，以肉桂、牡丹皮、甘草、牛膝、桃仁、赤芍、川芎、茯苓、白芍、人参、生地黄、大黄、半夏、莪术、木香、熟地黄、泽兰最为常用。笔者在临床运用其"温经汤"加减治疗虚寒凝滞的癥瘕和疼痛疗效神奇。

（五）读《济阴纲目》

《济阴纲目》为我国明代万历、泰昌年间名医武之望的代表性著作。武之望，字叔卿，号阳纡或阳纡山人，陕西临潼人。《济阴纲目》是武氏生平医术及其临证诊疗经验的结晶。对于妇产科诸多病证从病因、病理到施治，条分缕析，举纲别目，进行阐述，极易寻读，可谓妇科上乘之作。全书共分五卷十三门，论述了妇产科各种疾病的证治原则和方法，从调经、崩漏、带下乃至胎前、产后以及求嗣等诸多方面一一阐发，并依证设方一千六百余首。《济阴纲目》集《内经》《伤寒杂病论》《脉经》等经典理论，及《丹溪心法》《卫生宝鉴》等著作的内容，借鉴陈自明、薛己、李东垣等有关妇科的论述和方药，内容丰富，对后世医家产生了深远的影响，为一部妇产科研究的集大成之作。其中有人参和黄芪、人参和白术、人参和当归、当归和川芎、当归和白芍、柴胡和白芍、桃仁和红花、阿胶和艾叶、牡丹皮和赤芍等20个代表性药对配伍。《济阴纲目》治疗月经病首重气血，调理气血，治血为主，治气为佐；重视肝脾，肝藏血，脾统血，通过调理肝脾以调理气血，补脾疏肝，肝脾调和，冲任气血得畅，月经规律；临证重视补益，"邪之所凑，其气必虚""虚则补之"。气血充盈，血海方才按时满溢，经事自调。

组方配伍规律：

（1）补气剂配伍行气药。"百病生于气也"，虚多伴脾胃虚弱，补气太过易滞碍气机，故补气之时配伍行气之品，使补而不滞，通畅气机。补气药多滋腻易于壅滞中焦，配伍行气药可使方药补中寓泻，补不致壅。

（2）补血剂配伍行气药。"气行则血行"，使补而不滞，滋而不腻。

（3）补血剂配伍补气药。气血相生，"有形之血生于无形之气"，脾气健运则血的化生有源，而心气的推动与肺气的调节是血行的动力。

（4）补血剂配活血化瘀药。血虚易致血行不畅，停而留瘀，瘀而成患，另则可使补而不滞，活血化瘀药有利于补血剂发挥效用，脾气充足使血循常道。

（5）补血剂配健脾药，增强脾胃纳运水谷的功能，使血之生化有源。脾能摄血，使之循脉而行。

（6）活血化瘀剂配伍行气药。气滞与血瘀，互为因果，气为血之帅，气行则血行。

（7）活血化瘀剂配伍补气药。"气为血之帅"，气旺则血行有力，使祛瘀之力增强。

(8）止血剂配活血药。瘀血不去出血不止，活血之品可使血止而不留瘀，标本兼顾，相反相成。

(9）止血剂配清热药。血热迫血妄行，清热凉血可以加强止血剂之效力。

（六）异病同治（补肾活血法）治愈妇科疾病体会

随着时代的发展，国际间的交流增加，中医药的影响日趋增大。传统医学的发展模式已明显阻碍中医药现代化的发展。受现代医学的影响，病证结合模式是中医创新与发展的重要途径[1]。因此，有学者提出建立以异病同治为特色的中医药干预及疗效评价体系，推进现代医学相关领域的发展[2]。现通过三则病例，从妇科常见疾病中常见证型肾虚血瘀证为切入点，为证实和阐明异病同治的科学内涵提供新的思路。

1. 原发性卵巢功能不足

袁某，女，30岁。初诊日期：2012年10月18号。

主诉：结婚4年性生活正常，未避孕2年未孕。

病史：月经史 $17\dfrac{6\sim7}{40\sim120}$（17岁初潮，月经周期40~120天，经期6~7天）。孕0产0（G0P0）。自初潮起月经后期甚至曾4个月未行经，现服用黄体酮维持月经。LMP 2012年9月21日（服黄体酮后），7天干净，量可，色红，血块（+）。行经前后少腹、腰痛尤以左侧为甚，痛经。白带少，阴道干涩。刻下症见胸闷，嗓子哑，有痰。口干渴，唇干。纳可，眠多梦。足凉。二便常。舌红苔黄，边有瘀点。脉细数。

检查：B超示前位，子宫大小3.0cm×3.4cm×2.6cm，内膜厚度0.8cm；右卵巢未显示，左卵巢1.8cm×1.0cm。

2012年9月23日行内分泌六项检查：促卵泡生成素（FSH）16.10 mIU/mL↑，促黄体生成素（LH）11.64 mIU/mL，泌乳素（PRL）12.60 ng/mL，雌二醇（E_2）0.115 pg/mL，孕酮（P）1.72 ng/mL，睾酮（T）0.98 ng/mL。

中医诊断：不孕症；月经不调。

证型：肾虚肝郁、冲任瘀阻。

西医诊断：原发性卵巢功能不足；原发性不孕。

治则：滋补肝肾、活血化瘀、调理冲任。

处方：龟板10g(先煎)，鳖甲10g(先煎)，当归10g，川芎10g，白芍30g，麦门冬10g，天门冬10g，五味子10g，熟地黄20g，山茱萸20g，牡丹皮10g，丹参30g，山药20g，桑寄生15g，紫河车15g，杜仲15g，鹿角胶12g(烊化)。一日2次，水煎服。

中药调理一月后复诊：2012年11月22日。LMP 10月21日。诸症较前减轻。脉小滑。B超示前位，子宫大小3.0cm×3.6cm×2.3cm，内膜厚度0.7cm；右卵巢2.4cm×1.5cm，最大无回声1.1cm×0.8cm。予以补肾活血，调经促卵顺势而为，促进卵泡发育，调整子宫内环境。

处方：香附 15g，郁金 10g，南沙参 30g，土鳖虫 10g，苏木 10g，路路通 10g，皂角刺 10g，王不留行 10g，金银花 30g，鹿角胶 12g$^{(烊化)}$，紫河车 15g，川牛膝 15g，泽兰 15g，益母草 15g，木蝴蝶 6g，阿胶 10g$^{(烊化)}$。一日 2 次，水煎服。

患者仍按上法调整一月余，后于 2013 年 3 月 11 日复诊，证实已孕，HCG 4458.01 mIU/mL。后随访，母亲妊娠反应较轻，胎儿发育正常。

【按语】原发性卵巢功能不足是一种严重影响女性身心健康的疾病，而且该病的发病率呈逐渐上升趋势，临床治疗颇为棘手。该患者 17 岁初潮，先天肾气不足，平素月经后期甚至闭经，B 超检查子宫偏小、卵巢萎缩，因此治疗时以补先天，调后天为原则，切不可急于成功、肆意攻伐。治以补肾养血为主、参以血肉有情之品填补冲任，以期肾气盛、任脉通、太冲脉盛，月事以时下。方用四物汤、六味地黄加减以补肾养血。龟板、鳖甲、紫河车、鹿角胶均为血肉有情之品，补冲任、填精益髓；麦冬、天冬、五味子补阴津以治口干渴、唇干；杜仲、桑寄生补肾以缓腰痛。复诊时患者 B 超监测右侧有一卵泡正在发育，故此期予以香附、郁金、土鳖虫、苏木、路路通、皂角刺、王不留行、川牛膝、泽兰等行气活血，增加卵巢的血流供应，以鹿角胶、紫河车、阿胶填精，共同促进卵泡发育。

2. 多囊卵巢综合征

黄某，女，32 岁。初诊日期：2011 年 11 月 5 日。

主诉：月经稀发 10 余年；婚后 2 年有正常性生活，未避孕而未孕。

病史：9 岁初潮，周期 5 天/（30 天～半年）。近一年服用黄体酮维持月经。LMP 2011 年 10 月 25 日，5 天净，量少，色红。婚后体重增加 40 斤。刻下症见面色黄暗，纳可，眠佳。二便调。平素急躁易怒。白带多，色白。舌淡红苔薄白。脉沉小。

检查：B 超示其子宫大小 4.8 cm×3.5 cm×2.9cm，内膜 0.8cm；右卵巢 3.4 cm×2.3cm，左卵巢 4.0 cm×1.9cm。双卵巢内可探及大于 10 个无回声，右侧最大直径约 0.8cm。

中医诊断：月经不调；不孕症。

证型：肾虚血瘀，肝气郁滞，痰湿内蕴。

西医诊断：多囊卵巢综合征；原发性不孕症。

治则：补肾活血，疏肝化痰。

处方：当归 10g，川芎 10g，赤芍 15g，川牛膝 15g，香附 10g，炮姜 6g，泽兰 15g，益母草 15g，郁金 10g，吴茱萸 6g，桂枝 10g，麻黄 6g，乳香 10g，没药 10g，黄精 15g，熟地黄 20g，茵陈 30g。一日 2 次，水煎服。

复诊：2012 年 7 月 13 日，末次月经 6 月 28 日，4 天净。纳可，眠佳。二便调。乏力，白带少，色黄。易困。舌淡红苔黄。脉沉细。BBT 不典型双相，昨日降低。B 超示子宫前位，大小 5.0cm×3.8cm×2.8cm，内膜 0.9cm；右卵巢 2.8 cm×2.4cm，左卵巢 3.6cm×2.4cm。右卵巢内可见大于 10 个无回声，右侧最大 1.0cm×0.8cm；左卵泡

1.7cm×1.6m。

处方：当归 10g，川芎 10g，赤芍 15g，丹参 20g，川牛膝 15g，香附 15g，苏木 6g，生黄芪 30g，益母草 15g，泽兰 15g，穿山甲 10g(先煎)，皂角刺 10g，吴茱萸 9g，桂枝 10g，麻黄 6g，法半夏 10g。一日 2 次，水煎服。

一月后告知已怀孕，HCG 392.40mIU/mL。

【按语】多囊卵巢综合征是一种发病多因素、临床表现多态性的综合征，是引起排卵障碍性不孕的主要原因。目前西医治疗本病主要通过外源性激素替代而起作用，不能从根本上整体调节人体的生殖内分泌紊乱。该患者就诊时，焦虑急躁明显，故初期治疗时注重疏肝、调情志。如此调整一段时间，至排卵期前后予以补肾活血中药穿山甲、皂角刺、丹参、川牛膝等，活血化瘀通络，有增强卵巢血供及激发排卵的功效。诸药合用，共奏补肾活血通络之效，助其排卵。现代研究也表明，这些活血药可加快卵巢局部血液循环，促进子宫内膜生长，促进卵泡生长、发育成熟，促进排卵、恢复卵巢功能等[3]。

3. 闭经

李某，女，28 岁。初诊日期：2011 年 10 月 22 日。

主诉：停经一年余。

病史：12 岁初潮，周期 5 天/（30 天~1 年）。LMP 2010 年 10 月 4 日，量可，色红，行经前腰酸乳胀，痤疮加重。刻下症见形体肥胖，急躁易怒，小腹坠痛，腰痛。纳可，眠多梦。腹泻 3 天，体重下降 4 斤。恶心肠鸣，伴小腹痛。大便 3~4 次/天，小便黄。舌暗红苔薄黄，脉弦滑。

检查：B 超示子宫大小 3.4cm×4.2cm×3.2cm，内膜 0.9cm；右卵巢 3.3cm×2.1cm，左卵巢 3.4cm×1.8cm。双卵巢内均可探及数个无回声，右侧最大 1.0cm×0.7cm，左侧最大 0.7cm×0.5cm。内分泌六项示 FSH 5.32 mIU/mL，LH 11.50 mIU/mL，PRL 8.71 ng/mL，E_2 70 pg/mL，P 0.61 ng/mL，T 0.36 ng/mL。

中医诊断：闭经。

证型：肾虚血瘀，肝郁脾虚。

西医诊断：原发性闭经。

治则：补肾活血，疏肝健脾。

处方：①（药物撤退出血）黄体酮胶丸，一日两次，一次一粒，服用 5 天。②生地黄 15g，当归 10g，山茱萸 15g，赤芍 15g，炒白芍 15g，川牛膝 15g，益母草 30g，柴胡 10g，胆南星 10g，苍术 15g，香附 15g，党参 20g，枳壳 10g，小茴香 6g，木香 6g，肉桂 6g。一日 2 次，水煎服。

复诊：2012 年 3 月 5 日。末次月经 1 月 19 日。体重下降 8 斤。胸闷干呕。嗓有少量痰。多梦。腰酸，排便不规律，腹泻或便秘。小便黄。舌淡红，苔薄白。脉滑。

处方：瓜蒌 30g，薤白 10g，法半夏 10g，龙胆草 10g，炒栀子 10g，柴胡 10g，当归

10g，皂角刺 10g，王不留行 10g，路路通 10g，紫苏叶 6g，苏木 6g，生黄芪 30g，赤小豆 30g，车前草 15g，夜交藤 15g。一日 2 次，水煎服。

此患者调整半年余后怀孕，产 1 子，现母子健康。

【按语】闭经是妇科难治疾病之一，由于闭经病因复杂，其治疗效果又与病因密切相关，故治疗前必先"求其所属"。此患者闭经已一年余，平素月经稀发，伴有情志不舒，形体肥胖，以及其他全身症状、异常舌脉，辨证以肾虚血瘀为主，兼有肝郁脾虚，故治疗时以补肾活血为主，配以疏肝健脾药使气顺血和，以期恢复规律月经周期。

4. 异病同治的中医机理

妇科病经、带、胎、产及杂证，病证繁多，必须把握疾病发生与发展的本质，从不同的证候群中找出有共性的因素。上述三种疾病西医诊断定义各不相同，除了各自的特点以外，还有明显的共性，那就是它们都有下丘脑-垂体-性腺轴功能紊乱，女性六项激素不协调，月经后期甚至闭经，排卵障碍等表现。中医的异病同治是指尽管西医的病不同，但只要证同，就可以用相同的理法方药进行干预。从中医证型而言，它们均可有肾虚（或隐匿性肾虚）、血瘀的表现，如腰痛，月经后期或不能按月行经，面色暗，舌紫黯等。而肾虚、血瘀也是妇科疾病重要的病因病机。

（1）肾虚为主导。妇女特有的生理特点，表现在经、带、胎、产、乳等方面，维持这些生理功能，中医认为有赖于五脏安和、气血调达、经脉畅通。妇科疾病临证时以肾为主导，《素问·上古天真论》以"七"论述妇女生理变化，强调了肾气盛衰是直接影响到女性生长发育和生殖功能的根本。肾为先天之本，冲任之本在肾，胞脉系于肾，肾通过经络与子宫相通。肾藏精，肾气旺盛，则精充血足，天癸渐至成熟而至，任通冲盛，月事以时下；反之肾气衰弱，则精虚血少，冲任枯竭，逐渐走向衰老。肾阳为元阳，对各个脏腑起着推动、温煦的作用，肾阳不足则上不能温养脾阳，下不能温煦胞宫；肾阴为元阴，对机体各脏腑组织、器官起着滋养、濡润作用，肾阴不足则可导致胞脉失养，血海不充，经血不能按时而下。现代医学研究证实，肾与体内内分泌腺，如肾上腺、垂体、甲状腺、性腺，存在密切的联系[4]。故肾在妇科疾病中占有极其重要的地位。

（2）血瘀为重要致病因素。汪机说："妇人属阴，以血为本……是以妇人血病者多。"妇人以血为用，经、胎、产、乳均以血为物质基础。气血相互为用，气为动力，血病累气，气病累血。《医林改错》言："元气既虚，必不能达于血管，血管无气，必停留而为瘀。"因此肾虚日久，伴有血瘀病理因素的产生。肾虚与血瘀可互为因果。肾乃元气之根，气能行血，肾气旺则帅血行。元气不足，无力推动血行，于是血滞为瘀。肾阴虚，虚热内灼炼液，营血稠滞而瘀；肾阳虚，不能温养血脉，寒凝而瘀。肾气、肾阴、肾阳虚均可导致血瘀。反之，血瘀亦可致肾虚，血行不畅，脉络瘀阻，有碍肾中精气的化生和肾阴肾阳的平衡。故肾虚与血瘀互为因果，肾虚必致血瘀，血瘀加重肾虚[5]。笔者运用 Logistic 回归和 CART 树型分析补肾活血法治疗排卵障碍性不孕中，认为肾虚根本病机——血瘀，是一直贯穿于始终的重要因素[6]，故血瘀是妇科疾病中的重要致病因素。

5. 总结

上述三种疾病属于妇科的常见病，现代医学常采用激素治疗，因伴随的不良反应使患者难以接受。此类疾病多以肾虚血瘀病机常见，运用补肾活血药治疗，疗效显著，具有优势。现在很多研究都是针对补肾活血药的临床疗效观察，但运用补肾活血法异病同治的深层次的作用与作用机理、物质基础等尚需逐步认识与阐释。

参考文献：

[1] 何庆勇，王阶．试论中医的创新与发展［J］．中华中医药杂志，2009，24(10)：1316-1318.

[2] 董竞成，吴金峰．若干同证疾病或状态异病同治的科学基础初探［J］．世界中医药，2013，8(7)：715-720.

[3] 张婷．补肾养血中药对排卵障碍大鼠子宫卵巢组织形态学的影响［J］．中华中医药学刊，2013，31(8)：1791-1992.

[4] 禹良艳，华永庆．四物汤及其组成药对对大鼠卵巢颗粒细胞增殖的影响［J］．中国实验方剂学杂志，2011，17(6)：141-144.

[5] 范晓迪，马堃．补肾活血促卵方治疗排卵障碍性不孕症的疗效观察［J］．中国中药杂志，2013，38(1)：119-122.

[6] 马堃．肾虚与排卵障碍性不孕43种因素的Logistic回归和树型分析［J］．中医杂志，1998，39(12)：235-236.

第二部分 拜名师

笔者1985年大学毕业后从事中医临床工作4年，自1989年攻读中国中医研究院（现中国中医科学院）中西医结合妇科专业硕士研究生开始，正式跨入中西医结合妇科领域。在30余年临床科研学习中，先后师从孙立华研究员（硕导）、傅方珍主任医师（博导）、肖承悰主任医师（拜师及全国优秀中医临床人才指导老师）、蔡连香研究员（全国优秀中医临床人才指导老师）等妇科界名师；2000年至今在中国中医科学院教育、医疗管理工作中得到王永炎院士的悉心指导，王老也是全国优秀中医临床人才指导老师；2004~2007年在李连达院士中药学博士后流动站工作。这些学习和工作经历对感悟这些名师的品格修养，领会中医经典之精髓，建立临证思维方法，提高临床疗效，探索临床作用机理等方面具有重要作用。

一、进入妇科领域

（一）孙立华研究员

孙立华研究员是笔者的硕士研究生导师，1989年9月—1992年7月笔者在中国中医科学院西苑医院攻读中西医结合妇科专业研究生，是孙老师带我进入妇科领域。为夯实妇科学基础，孙老师送我到北京医科大学，跟随86级本科学生一起学习妇科学（课程和临床实习）1年，1990年送我去上海医科大学附属妇产科医院（上海红房子妇产科医院）生殖内分泌学习3个月，为我在妇科生殖内分泌相关疾病方面的临床和作用机制研究打下了良好的根基。硕士期间，我协助老师完成了中国中西医结合学会妇产科专业委员会、北京市中西医结合学会妇产科专业委员会的一系列工作。毕业后孙立华研究员又把我推荐给博导傅方珍老师，至今我还是北京市中医药管理局"薪火传承3+3工程"孙立华名老中医工作室的负责人。

1. 孙立华简介

孙立华，女，1933年7月3日出生，研究员，硕士研究生导师。曾任中国中西医结合学会妇产科专业委员会副主委、北京市中西医结合学会妇产科专业委员会副主委，中国中医科学院西苑医院妇科副主任。国家自然基金项目评审专家、《中西医结合妇产科情报资料》主编、《中华现代医院管理杂志》编辑委员会常务编委、《中国中西医结合杂志》《中医杂志》特约编审。孙立华研究员1956年于山东医学院毕业后，先后工作于江西省妇幼保健院、福建医学院附属医院，1972年调入中国中医科学院西苑医院工作至今，从事中西医结合妇科临床医疗、科研、教学工作60余年。组织建立了西苑医院妇科病房，曾带领科室医生团队开展包括卵巢肿瘤剔除、子宫切除等重大手术；先后多次举办全国性妇科学培训班，组织编写了痛经、功能性子宫出血、不孕症等多种疾病的行业指南、标准。曾赴苏联莫斯科医学院讲学，先后培养多名国内外硕士研究生。孙立华研究员对妇科的常见病、多发病以及疑难病症有着丰富的临床经验，尤其擅长治疗月经失调、痛经、功能性子宫出血、不孕症、生殖道炎症、更年期综合征、子宫肌瘤等疾患，有其独到之处。有《实用中西医结合治疗诊断学》《中医学临床验案范例》等著作十余部，发表《理气药在妇科腹部手术后的应用》《血流变学与妇科瘀症之关系》《崩漏治则的探讨》等医学论文40余篇。1995年，孙立华研究员领衔的"调经止血冲剂治疗月经失调的临床与实验研究"通过鉴定，获得中国中医研究院科技进步三等奖。研发了院内制剂"固经冲剂"。

2. 拜师体会

自1989年9月硕士入学跟孙老师学习至今，总结其学术观点及成果如下。

一是重视气血，尤重理血。她毕生致力于中西医结合治疗"妇科出血性疾病"的研究，形成了"益气养阴化瘀止血"的特色诊疗体系，研究了"益气养阴化瘀止血"法的作用机制，研发了院内制剂"固经冲剂"，提高了临床疗效。"调经止血冲剂治疗月经失调的临床与实验研究""功血中医证候量化诊断标准的研究"获得中国中医研究院科技进步三等奖2项。发表了《调经止血冲剂治疗月经失调405例的临床研究》《崩漏患者舌与阴道脱落细胞的关系及固经冲剂对其的影响》等代表性论文8篇。《济阴纲目》中有"百病生于气""有形之血生于无形之气""留得一分血便留得一分气"的记载，在治疗崩漏中，孙立华研究员灵活运用补血、补气、止血、活血与滋阴清热药，如补血药配伍补气药，当归与人参、当归与黄芪；补血药配伍活血化瘀药，阿胶、当归与赤芍、丹参；止血药配伍活血药，蒲黄炭、三七与大小蓟、侧柏叶；止血药配伍滋阴清热药，地榆、藕节与女贞子、墨旱莲。

二是认为月经病为妇科疾病之首，调经为种子之要。重视"虚、热"，用药以甘、温、辛为主，少用苦、寒、凉，随时维护肾中真阳。补益精血善用当归、熟地黄。临床非常重视妇女的精血，力倡"凡欲治病者必以形体为主，欲治形者必以精血为先"治则。正如《景岳全书·妇人规》曰："女子以血为先，血旺则经调而子嗣，故治妇人之病当以经血为先。"又曰："调经之要，贵在补脾肾以资血之源，养肾气以安血之室。"临床诊疗，既突出整体观念和辨证论治，又强调明确诊断、中西医结合以及"辨病与辨病"和"异病同治"相结合，突出中西医药两方面的优势特色。

在跟师出诊期间，建立电子文档，整理了孙老师的原始医案、教案，撰写了学术思想策论，并定期组织团队成员和进修医师进行学术讨论、分享病案，申请研究课题。通过整理孙立华老师学术思想及临床经验著作、整理特色诊疗项目、临床研究病例，发表了相关论文等。

3. 学习心得

（1）仁心仁术，衷中参西，病症结合，个体辨治

"仁"即爱人。许慎《说文解字》曰："仁，亲也。从人从二。""仁"字的本义即"亲"，指的是人与其子女的亲情关系。到了孔子"推己及人"的忠恕之道，便有了"仁者，爱人"的进一步发挥。"仁"的含义极为广泛，在这里我们取其全德之名，表示人的最高道德境界。中华民族一贯推崇以德立人。古人云："民无德不立，政无德不威""道德当身，故不以物惑""太上有立德，其次立功，其次立言"。《诗经》曰："天生烝民，有物有则，民之秉彝，好是懿德。"均从不同角度说明了"德"是安身立命之本的道理。

孙立华主任是我进入中西医结合妇科领域的启蒙老师，通过她的言传身教，深深感受到作为医者具有仁爱正义之心的重要作用，她爱国和心怀百姓的医德医术在诊疗中能充分体现出来，她看病从不分官贵与平民百姓，经常为外地远途就诊来晚的患者免费看病，甚至自掏腰包为贫困的患者付医药费，她总是说："她们从千里之外看病太不容易，再等经济负担重，如果没看成会很难受的。"她尊重前辈，关爱后学，既尊崇钱伯煊、傅方珍、刘熙政等科里的中医前辈，也注重和陈可冀、李连达等西医大家学习研究中西医结合方法，作为中国中西医结合学会妇科专业委员会的副主委，还承担起搭建学术平台，创办妇产科专业期刊、编写教材举办全国性学术培训班等工作。

她主张衷中参西，病证结合。比如无排卵型功血、黄体功能不全、早发性卵巢功能不全等患者。比如卵巢早衰的患者，要将卵巢功能调整好，卵泡发育成熟，在真机期"种子"，衷中参西，病症结合，个体辨治，才会疗效好。节省患者的看病时间和治疗费用，不能盲目进行中药周期治疗或西医的试管婴儿。

（2）中医药在不孕症治疗中的研究体会

中医药具有多系统、多环节、多靶点、多方式调节的整体调控作用，中药本身不是激素类药物，但在女性卵巢功能障碍（排卵障碍）的防治方面显示出独特的疗效优势，特别是能提高卵巢对促性腺激素的反应性，进而恢复和改善卵巢功能，长期服用无明显毒副作用。

中医理论认为："肾主生殖"，"肾-天癸-冲任-胞宫轴"为女性生殖轴，强调了肾与命门和精血化生、氤氲"的候"对孕育的重要性。历代医家多认为肾虚为不孕之本，是原发病因病机，瘀阻是最常见的继发病因病机，须进行辨证治疗。

肾主生殖，为五脏六腑之根，脏腑之阴取滋于肾阴，脏腑之阳赖于肾阳以温养，"补肾"实则是补五脏六腑之虚损。"活血化瘀"既能促使发育成熟的卵泡排出，又能使子宫内膜血流充沛，增加其容受性，易于受精卵着床。中医学强调人体是一个有机的统一整体，各脏腑组织器官密切相关，各项生理功能如神经调节功能、内分泌功能、免疫功能等处于相互统一、相互制约的相对"内稳定"状态，这些"内稳定"状态遭

到破坏，就会发生排卵障碍，导致不孕不育。

①古代文献研究启迪思路

《易经·爻辞》中有"妇孕不育"和"妇三岁不孕"等记载。

先秦战国时代《山海经》记载有食之"宜子"或"无子"的药物。

《素问·上古天真论》记载："女子二七而天癸至，任脉通，太冲脉盛，月事以时下，故有子……七七任脉虚，太冲脉衰少，天癸竭，地道不通，故形坏而无子也。"从生理角度对女子生长、发育及生殖机能成熟、衰退做了概括性的阐述，提出了肾、天癸、冲任二脉与月经、孕育的关系。为后世医家论述妇女经孕之机理，提供了理论依据。

《灵枢·天年》载："人之始生，以母为基，以父为木盾。"《灵枢·决气》载："两神相搏，合而成形形，常先身生，是谓精。"阐述了孕育基础和原理，孕育之机、胚胎的形成，虽缘两性交媾，精血互结，但孕育的根本还在于肾气的作用，此与现代之精卵结合而成受精卵，着床后发育为胚胎之过程相符合。

《素问·阴阳别论》云："阴搏阳别谓之有子。"《素问·平人气象论》载："妇人手少阴脉动甚者，妊子也。"《素问·骨空论》有"督脉者……此生病……其女子不孕"的记载，对妊娠的诊断和病理方面均有阐述。

汉代张仲景《金匮要略·妇人杂病脉证》谓温经汤"亦主妇人小腹寒，久不受孕"。

西晋皇甫谧《针灸甲乙经·妇人杂病》篇记载："女子绝子，血不在内不下，关元主之。"提出瘀血不孕的病证，采用针灸治疗。

隋代巢元方《诸病源候论·无子候》对引起妇女不孕的病因提出外因是六淫邪气，内因是劳伤气血，引起胞宫有病，出现月经不调，带下等病而致不孕，为后世的"调经种子"提供了理论依据。

唐代孙思邈《备急千金要方》云："凡人无子，当为夫妻俱有五劳七伤，虚羸百病所致。"认为不孕除与女子有关外，也与男子有密切关系。

明代万全《广嗣纪要·择配》篇有"五不女"之说，即螺、纹、鼓、角、脉，指女子先天性生理缺陷造成不孕。提出先天性生理缺陷和生殖器畸形导致不孕的，是非药物所能奏效的。

明代王肯堂《女科准绳·胎前门》曰："天地生物，必有姻蕴之时，万物化生，必有乐育之时……凡妇人一月行一度，必有一日姻蕴之候，于一时辰……此的候也……顺而施之，则成胎矣。"清代武之望《济阴纲目》引胡孝"男女交媾，其凝结成胎者，虽不离精血，优为后天滓质之物，而一点先天之气，萌于性欲之感者，妙合于其间"，指出受孕须有一定时机。"的候"是容易受孕之机，相当于现代的排卵期。说明男精女血之中，必有一种对生殖起作用的物质，即"禀于有生之出，生身受气之物"的先天之精存在，始能凝结成胎，否则即令有经血、精液，也无非"后天滓质之物"，难成胎孕。临床女子有月经而无排卵，男子有精液而无精子，以致不能孕育者，询非鲜见，足证古人体察认识之深刻入微。

明代薛己《校注妇人良方·求嗣门》记载："切谓妇人之不孕，亦有因六淫七情之邪，有伤冲任，或宿疾淹留，传遗藏府，或子宫虚冷，或气旺血衰，或血中伏热，又有脾胃虚损，不能营养冲任。"清代吴谦等《医宗金鉴·妇科心法要诀》云："女子不孕之故，由伤其冲任也……若为三因之邪伤其冲任之脉，则有月经不调、赤白带下、经漏、崩漏等病生焉。或因宿血积于胞中，新血不能成孕，或因胞寒胞热，不能摄精成孕，或因体盛痰多，脂膜壅塞胞中而不孕，皆当细审其因，按证调治，自能有子也。"清代陈士铎《石室秘录》载："女不能生子有十病。胞胎冷也，二脾胃寒也，三带脉急也，四肝气郁也，五痰气盛也，六相火旺也，七肾水亏也，八任督病也，九膀胱气化不行也，十气血虚而不能摄精也。"论述了后天病理变化造成不孕的病因。

清代王清任《医林改错·少腹逐瘀汤》云："更出奇者，此方种子如神，每经初见之日吃起，一连吃五付，不过四月必成胎。"

清代傅山《傅青主女科·种子》详述各种治法，如身瘦不孕用养精种玉汤，嫉妒不孕用开郁种玉汤等，颇有临床实用价值。

②紧抓不孕症辨治要点

不孕症的病因病机错综复杂，历代医家从不同角度论述了"肾主生殖"，不孕与肾、天癸、冲任、子宫、脏腑气血、胞脉胞络功能的关系。

现代医家在继承的基础上，发展其对病因病机的认识：或因先天肾气不足，或因后天失调，或因六淫外侵，或因情志内伤，或因气血失调，或因经络不畅，或因肝郁脾虚，或因痰湿，或因湿热，或因瘀血等导致冲任病变以致不孕。

本病病位在下焦，与肾、肝、脾等脏腑功能有关，以虚为本，虚实夹杂。

③治疗特点

肾虚不孕：肾气旺盛，精血充沛，任通冲盛，气血调和，月经如期而至，两精相搏方可受孕。若肾气虚，精血不足，则冲任脉虚，胞脉失养，乃致不孕。肾虚不孕分为肾阴虚不孕、肾阳虚不孕、肾虚夹瘀不孕、肾虚夹痰湿不孕。现代医学所指继发性卵巢功能失调所致不孕症属此型，包括排卵功能障碍、黄体功能不健全等。

肝郁气滞血瘀不孕：肝主疏泄，主藏血，能调节人身气机和调节血量，使人体气血运行正常，冲任调和，胞脉得养，故能摄精成孕。各种原因导致的肝脏功能失调，形成肝郁气滞血瘀乃致不孕。临床及实验证实，女性内生殖器炎症性疾病所致不孕多属此型。

若肾虚肝郁，郁久化热湿热瘀滞，瘀滞胞络，阻塞不通，乃致不孕；经期产后，余血未尽，继而内伤外感，气血不调，宿血停滞，凝结成瘀，亦不能摄精成孕。

"多囊卵巢综合征导致不孕症"是当今生殖领域比较关注的问题之一。多囊卵巢综合征的 FSH、LH 比值异常有重要意义。高 T 多伴有 PRL、INS 激素水平和血糖高，可以请内分泌科会诊,提出治疗方案,从而改善卵巢多囊样改变,有助于成熟卵泡的发育及子宫内膜生长,提高排卵率及妊娠率。中医以辨证施治为主,对不孕患者的治疗原则为辨病与辨证相结合。

(二) 傅方珍主任医师

傅方珍主任医师是笔者的博士研究生导师,1994年9月—1997年7月笔者在中国中医科学院西苑医院攻读中医妇科专业研究生,傅老师让我领略到中医妇科深邃理念,中医大家仁爱厚德的品格,懂得建立亲如家人的医患关系对治疗有很重要的意义。傅老师的"中医妇科的命门学说思想"一直深深影响着我。

1. 傅方珍简介

傅方珍是全国中医妇科大家,主任医师,1982年获得国务院学位委员会授予的中医妇科学博士生导师资格,第一批全国名老中医药专家学术经验继承工作指导老师,享受国务院政府特殊津贴,中国中医科学院资深研究员,中国农工民主党党员。1915年4月出生于宁波,2001年4月卒于北京。1939年毕业于上海中国医学院,曾在浙江、四川、武汉等地行医,在武汉市中医药联合改进会门诊部工作,并任汉江路分门诊部主任。

1955年,随丈夫黄坚白(原名坚和,近代名中医,浙江省杭州市人,生于1907年,卒于1975年)奉调中央卫生部中医研究院,参与中国中医研究院西苑医院的创建工作,此后在此从事妇科临床、科研和教学工作。而黄坚白则参与创建中国中医研究院西苑医院消化科并担任消化系研究室主任等。黄坚白21岁时师从杭州著名老中医叶孟陶学习10年,后被裘吉生聘为《珍本医书集成》编辑,曾任中央国医馆委员。中华人民共和国成立后,任中南行政委员会卫生局中医委员会委员,后调至武汉继续行医,并担任中医进修学校教务委员会委员等。

2. 治学经历

1935年春傅方珍考入苏州国医学校,1937年卢沟桥事变后,苏州沦陷,学校被迫停办,转入上海中国医学院借读,并完成了学业。她曾拜王慎轩老中医为师,王老是苏州有名的妇科专家,受其影响,行医也以妇科为主。曾在章次公、吴涵秋等名医处学习,颇有所得。毕业后在宁波桃江乡开诊。1944年元旦,由潘国贤、沈仲圭两位名中医介绍,在重庆与中医师黄坚白结婚,婚后一起开诊行医。中华人民共和国成立后,在武汉市中医药联合改进会门诊部工作,1952年考进武汉市中医进修学校学习西医两年,从此奠定了在中医临床工作中积极汲取西医所长的学术特点。1955年调入中国中医研究院(现中国中医科学院)后,一直在妇科工作直至去世。

3. 学术专长

傅方珍名中医对妇科的常见病、多发病以及疑难病症有丰富的临床经验,尤其对不孕症、痛经、子宫内膜异位症、盆腔炎、习惯性流产、妊娠剧吐、绝经前后诸证等疾病更有其独到之处，这与她勤奋的学习及严谨的治学思想是分不开的。她熟读《内经》《伤寒论》《金匮要略》《医宗金鉴·妇科心法要诀》《傅青主女科》等经典著作，同时也学习现代医学中的有关著作，如《实用妇科学》《阴道细胞学》等，博览群书，广采众家之长，不断吸取前人和他人的经验，融会贯通，灵活运用，所以不但对中医有很深的造诣，对西医也有较深的功底。

在临床诊病中，一方面非常重视整体辨证，尤其重视人体阴阳气血盛衰的变化，并根据病情全面分析，切中病机。她认为，同一种疾病表现在不同体质的人身上，会出现各自不同的症状，故临床应详察细辨，在复杂多变的临床表现中抓住其疾病的本质，给予辨证施治。在临床治疗中，重视后天脾胃的调理。不仅重视脾胃气虚，以健脾益气调补脾胃之法，更注重由于脾虚导致的湿邪内生——湿邪缠绵蕴久可化为湿热，若留滞脏腑或身体任何部位，则会导致相应的疾病，如湿邪侵入胞宫胞脉，可出现腹痛、带下、闭经、崩漏、不孕等妇科疾病，所以她很重视化湿的治则治法，并有专文对妇科病中湿证的临床表现、治法及注意事项有详细的论述。

另一方面则是强调"命门"的生理功能，注重肝肾的调理。她认为，肝主藏血，肾主藏精，精血同源，相互资生，精充血旺，血海充盈，月经按时而至，方能有子。所以说，肝肾对于妇女的月经、生育有至关重要的作用。素体肝肾不足，或多产房劳，或七情内伤，会使精血暗耗，精亏血少，导致冲任失调，可出现月经不调、崩漏、闭经、不孕、滑胎、月经前后诸症以及绝经前后诸证等，所以在治疗月经病和不孕症中，尤重于肝肾的调理。

她还主张中西医合参，倡导中西医理论互相取长补短，既反对以现代医学的病症生拉硬套中医的治法，又反对墨守成规的泥古思想，主张用现代科学的观点和方法，阐明中医病证的实质并加以辨证。她诊病望、闻、问、切逐一不漏，并结合现代医学的诊疗技术，例如妇科检查、内分泌检查和B超检查等，在明确西医诊断的基础上，再根据患者的临床表现及舌苔脉象，给予辨证、立法、处方、用药。例如功能性子宫出血，中医谓之"崩漏"的治疗。现代医学认为，引起功能性子宫出血的原因是由于"下丘脑-卵巢-子宫性腺轴"功能失调而引起内分泌的功能紊乱，治疗应以雌、孕激素调理月经周期。而中医则认为"肾（命门）-天癸-冲任-胞宫轴"失调是引起崩漏的根本原因，调整阴阳气血、冲任对调节内分泌有重要作用。所以她对月经不调、崩漏、闭经等疾病，除用中医的辨证治疗外，还要结合西医妇科的阴道细胞学的检查或内分泌的测定，观察女性激素水平的情况给予治疗。例如由于卵巢功能失调而致女性激素水平低落者，她认为此类患者一般以肾阳虚多见，故治疗以温肾阳为主，方用金匮肾气丸加淫羊藿、巴戟天、紫河车、鹿角胶等，有改善女性激素使其升高的作用。若女性激素水平高，多为肾阴不足，治疗以滋补肾阴为主，方用六味地黄丸加女贞子、枸杞子、沙参、麦冬、龟板、鳖甲等，观察到有调节雌激素的作用，临床均获得较好的疗效。

此外，对于肾虚或久病体弱者，善用血肉有情之品治之。如阿胶、龟板、鳖甲、紫河车、鹿角胶等，能滋补人体的精、气、神，填补人体之下元，调整人体之阴阳，补益气血以及冲、任、督脉的作用。临床上凡遇有因禀赋不足，或肾精不足者，用此类药物治疗后，均能达到较好的治疗效果。

傅老还培养学术继承人1名，博士研究生2名，协助钱伯煊老中医指导"文革"后第一届研究生魏子孝、邢洪钧、周铭心等，著有《〈医宗金鉴·妇科心法要诀〉释》一书，并发表过多篇论文。

4. 拜师体会

求学期间笔者跟随老师门诊、查房、出诊和参加各种学术会议。对不孕症、痛经、子宫内膜异位症、盆腔炎、习惯性流产、妊娠剧吐、绝经前后诸证等临床病案进行总结，并完成了博士论文《补肾促卵冲剂治疗排卵障碍性不孕的临床与实验研究》的撰写。非常遗憾，虽是傅老博士的关门弟子，至今还没有完成傅方珍导师留下"子宫丸"治疗宫颈癌的系统研究。总结其学术观点及成果如下。

（1）中医优生优育思想的研究

中医优生思想源远流长，早在三千年前古人就提出"娶妻不娶同姓""男女同姓，其生不蕃"的优生择偶观点。先秦时期，《周易》将人类关于生殖、生育的观点和天、地、自然结合起来，认为天地、风雷、水火、山泽等大环境直接影响到人类生育，因此形成了以"天人合一"的整体观为理论基础的优生思想萌芽。中医优生思想的指导原则可概括为三点，"慎始正本""协调平衡""外象内感"，包括三个方面：其一为婚配对象的选择，其二为父母身心状态的调整，其三为布育种子时机的掌握。

"慎始正本"是初步形成在汉代的胎教理论的重要内容，包括：①怀孕妇女居住良好环境、有所慎感，倡导"故妊子之时，必慎所感，感于善则善，感于恶则恶。人生则肖万物者，皆其母感于物，故行音肖之"；②择优配偶的优生观，《易》"正其本而万物理，失之毫厘，差之千里，故君子慎始"；③怀孕妇女要精神愉悦，应有品行端正，"古者妇人妊子，寝不侧，坐不边，立不跸，不食邪味，割不正不食，席不正不坐，目不视于邪色，耳不听于淫声，夜则令瞽咏诗，道正事，如此，生子形容端庄，才德必过人矣"；④怀孕妇女要合理饮食，有所忌口。

"协调平衡"，即气血、脏腑、阴阳平衡以及天人相和，要求孕妇自身保持脏腑、气血、阴阳的协调平衡，同时还要与所处的环境保持和谐平衡。

"外象内感"，即认为孕妇自身的言行举止以及外在环境都会影响胎儿，因此要求在孕育胎儿期间，孕妇从精神修养到饮食起居、言行举止均需密切注意。

中医优生思想认为，对育龄女性孕前期进行保健及调理是优生最关键的措施之一。《内经》已明确父母的身体秉性对后代的影响，认为父母元气充足有利于胎儿的健康成长。这一观点逐渐得到现代研究的证实——良好的妊娠很大程度上取决于妇女在孕前的身体状况、生活方式及生育史。

（2）补肾活血中药治疗不孕的特色优势

中医治疗不孕，强调辨证论治，重视调整"肾-天癸-冲任-胞宫轴"，以补肾为主。肾阴不足或真阴亏损者，宜滋肾养阴，填精益髓；肾阳不足、命门火衰者，宜温肾补肾，即"益火之源，以消阴翳"；肾中阴阳两虚者，宜阴阳双补。肾为先天之本，五脏六腑之根，各脏之阴，取滋于肾阴，各脏之阳均赖于肾阳以温养，"补肾"实则是补五脏六腑之虚损，促使卵泡发育成熟。"活血化瘀"则能促使成熟的卵泡正常排出。

（3）论优生优育的重要性

孕前保健的概念是 20 世纪 80 年代至 90 年代由匈牙利、美国、英国等国家最先提出，继而被多个国家引进并积极开展相关的卫生实践探索[1]。最初专指为有过不良生育史的妇女提供卫生保健措施[2]，后逐步延伸成为所有育龄妇女（18~44 岁）提供系统的保健服务[3]。此前，大多数妇女保健重点都是放在妊娠期和围产期，而忽视孕前期这个关键时期。随着相关研究的深入，人们逐渐开始认识到良好的妊娠结局在很大程度上取决于妇女在孕前的身体状况、生活方式以及生育史[4]，孕前保健因此被写进提高出生人口质量的卫生战略计划之中。

2007 年卫生部颁布的《孕前保健服务工作规范（试行）》中指出：孕前保健是通过评估和改善育龄夫妇的健康状况，降低或消除导致出生缺陷等不良妊娠结局的危险因素，预防出生缺陷发生，提高出生人口素质。但我国孕前保健工作尚未形成规范流程，处于世界落后水平。

尽管目前由于孕妇营养状态的改善以及产前保健水平的提高，新生儿死亡率和孕产妇死亡率已大幅度降低，但出生缺陷、自然流产、早产、巨大儿、低体重新生儿等不良妊娠结局的发生率并没有随之降低[5]。全国不良妊娠结局的发生率在 5%~20%，类型以早产和低出生体重儿为主。非意愿流产史、胎死宫内生育史、早产史、低出生体重儿分娩史、出生缺陷儿生育史与不良妊娠结局有关。黄宇妍研究认为，胎死宫内生育史是不良妊娠结局的危险因素[6]。研究表明，有流产史、生育史及盆腔炎的孕妇前置胎盘发生率高[7]。不良妊娠结局不仅严重影响孕产妇的身心健康和儿童的生长发育，甚至直接威胁母婴生命。

优生优育是计划生育具体内涵的延伸，是新的历史条件下对计划生育的具体化体现。我国 2013 年 11 月启用"单独二胎"政策，是进入了 21 世纪以来生育政策的重大调整，是国家人口发展的重要战略决策。作为人口大国，做好优生优育既是提高人口素质的重要手段，也是制约人口发展的重要手段，对未来整个民族的发展有重要的影响。

参考文献：

[1] 范向华, 陈功, 付一兰, 等. 孕前-围孕保健概念的内涵与外延［J］. 中国计划生育学杂志, 2006, (11): 650-652.

[2] Chamberlain G. The pre-pregnancy clinic［J］. British Medical Journal, 1980,

(281): 29-30.

[3] Alexander D. Allaire, Robert C. Cefalo. Preconceptional health care model [J]. European Journal of Obstetrics&Gynecology and Reproductive Biology, 1998, (78): 163-168.

[4] CarolC, Korenbrot, AlyciaSteinberg, et al. Preconception are: A Systematic Review [J]. Maternal and Child Health Journal, 2002, 2 (6): 75-88.

[5] 郑晓瑛, 陈嵘, 张蕾, 等. 孕前-围孕保健的 ACI 模式 [J]. 中国计划生育学杂志, 2006, (11): 652-657.

[6] 黄宇妍. 祥云县育龄夫妇不良妊娠结局的影响因素研究 [D]. 昆明: 昆明医科大学, 2013.

[7] 聂红, 等. 前置胎盘危险因素与妊娠结局的病例对照研究 [J]. 广东医学, 2008, 6.

(三) 肖承悰主任医师

肖承悰老师是带我走向全国中医妇科领域的恩师, 因交流《中医妇科名家经验心悟》一书中有关傅方珍老师的内容, 我们得以认识。肖氏妇科的忠诚爱国、率真不屈、发皇古义、融汇新知、严谨治学、勤求奋进的家学风范深深地感召着我, 从此肖承悰老师与肖氏妇科一直引领我前行。跟随恩师在妇科行业学会、学术流派、跟师临诊、著书行文等等, 她的提携和厚爱让我在妇科学海中及时汲取到了"充足的阳光和营养"。2009 年 11 月 8 日举行正式拜师, 2012 年 7 月在第三批全国优秀中医临床人才项目中再次系统跟师, 至今仍拜其门下。

1. 肖承悰简介

肖承悰, 全国中医妇科名家, 北京四大名医之首萧龙友先生嫡孙女, 北京中医药大学东直门医院首席教授、主任医师、博士生导师, 传承博士后导师, 享受国务院政府特殊津贴。1940 年 11 月 16 日出生于北京, 1965 年毕业于北京中医学院。现担任中国民族医药学会妇科专业委员会会长、中华中医药学会妇科分会名誉主委, 全国中医标准化技术委员会委员, 中国妇产医院联盟专家委员会委员, 中国中医药研究促进会专家顾问等职。全国老中医药专家学术经验继承工作优秀指导老师、《中华中医妇科杂志》编委会副主任、国家药品监督管理局药品评审委员会委员、国家医疗保险咨询专家。

2. 研究领域

肖承悰老师作为萧龙友先生的学术继承人, 家学渊源, 50 多年来倾心研究中医药治疗子宫肌瘤、卵巢囊肿、多囊卵巢综合征、盆腔炎性疾病、更年期综合征、月经不调、崩漏、痛经、子宫内膜异位症、不孕症、先兆流产、产后病、试管婴儿中医辅助治疗及多种妇科疑难杂症, 取得了卓越成就。编写有《中医妇科临床技能实训》、《现代中医妇科治疗学》、《中医妇科临床研究》、《中医妇科名家经验心悟》、《一代儒医萧龙友》、"中医古籍临床名著评注系列"《傅青主女科》等数十部教材及著作。

3. 拜师体会

笔者于 2009 年 11 月 8 日在北京中医药大学正式拜京城四大名医之首萧龙友先生的嫡孙女、学术继承人东直门医院首席教授肖承悰为师。除跟师出诊抄方学习外，曾多次在她指导下参加中国民族医药学会妇科专业委员会、中华中医药学会妇科分会、燕京学派等学术组织关于妇科疑难病诊治的专题研究、专家共识、疾病指南、学术探讨。2012 年 7 月在第三批全国优秀中医临床人才学习中，系统跟师学习，并参与完成《中医妇科名家经验心悟》、《燕京医学的三大流派》、"中医古籍临床名著评注系列"《傅青主女科》等著作的编写工作。

燕京肖氏妇科诊治不孕症的经验与特点概括为衷中参西、诊断为先、病证结合、注重真机、个体辨治，特别是注重真机期。

明代王肯堂在《证治准绳·女科·胎前门》曰："天地生物，必有氤氲之时，万物化生必有乐育之时……此天然之节候，生化之真机也……凡妇人一月经行一度，必有一日氤氲之候于一时辰间，气蒸而热，昏而闷，有欲交接不可忍之状，此的候也，于此时逆而取之成丹，顺而施之则成胎矣。"氤氲之候即"的候"，为四期中之经间期，也称为真机期，即现代医学所讲的排卵期。经后末期阴长至盛，呈重阴状，即将发生重阴转阳，阳气萌发，氤氲之状生，适时和合，便能受孕。现代医学认为此期卵巢排出成熟卵子，输卵管伞部拾卵，可受孕。此期虽短，然为阴阳转化的关键时期，为女性月经周期中不可或缺的一环。

目前临床上相当一部分不孕症的一个重要特点就是不能形成优势卵泡，且不能排卵。用 B 超监测排卵对于备孕患者来说显得很重要，经调治后当卵泡发育至 1.5cm 左右，子宫内膜厚度达 0.8cm，且为 A 级内膜，笔者认为此时预示真机期即将到来，在滋肾养精血的基础上加以活血之品促进卵子排出，实现重阴转阳，顺利过渡到经前期（即现代医学所谓之黄体期）。

肖老师在"衷中参西，注重真机期"的基础上，用药选择上也有独特建树。比如促进卵子排出用苏木、土鳖虫活血破瘀，同时用生黄芪补气助力，不但促进优势卵子排出，而且为其受精、着床做好准备，增加患者受孕能力。临诊的部分体会将在选取的 20 个典型病历部分具体叙述。

（四）蔡连香主任医师

蔡老是我最初进入妇科领域的引领人之一。1989 年我在西苑医院攻读硕士研究生时，她作为妇科主任，在科室建设、妇科学科老中青三代传承、妇科博士、硕士点管理，三级查房具体要求等多方面进行了全方位指导。她的领导才能、医术和治学精神，深深感染着我，激励着我，促我前行。直至 2012 年 7 月有幸在第三批全国优秀中医临床人才项目中能系统跟师，收获颇丰。

1. 蔡连香简介

蔡连香，研究员，主任医师，博士生导师，传承博士后合作导师，享受国务院政府特殊津贴，中国中医科学院学术委员会委员，第二、三、五批全国名老中医药专家学术经验继承工作指导老师。1937年10月生于浙江黄岩，1963年7月毕业于上海中医学院医疗系，曾任西苑医院妇科副主任、主任。中华医学会医疗事故鉴定专家库成员，新加坡中华医学会国外专家咨询委员。

2. 治学经历

蔡老从事中西医结合妇科（以中医为主）临床、科研和教学工作近50年。多次外出进修中西医妇科专业，在中国中医研究院（现中国中医科学院）研究生部脱产学习中医四大经典著作1年，脱产学习英语4个月。研读《内经》，《内经》理论体系成为其学术思想之源；研究《妇人大全良方》，重视妇人以血为本；研读《妇人规》，注重肾脾、阴血的观点；研读《临证指南医案》，重视奇经辨证，选用血肉有情之品达"通补奇经"目的。

师承名医郑守谦学习3年，成为他的关门弟子。在老师的指导下，她阅读了大量的中医妇科经典，认真学习古今医家的诊疗经验，为之后从事妇科工作打下了坚实的基础。

学术成就：2000年被北京军区聘为高层次人才培养"云梯计划"带徒专家。发表学术论文论著30余篇。获国家中医药管理局科技进步奖三等奖1项，中国中医研究院科技进步奖二等奖2项，获中国中医研究院科技进步奖三等奖1项。培养学生共计20余人。

3. 拜师体会

2012年7月在第三批全国优秀中医临床人才培养过程中，通过三年系统跟师学习，整理蔡老师学术特色，继承郑老宝贵经验，勤求古训，博采众长，中医为主，西为中用，中西结合，并融入现代医学的理论和检测手段。重视肝、脾、肾在妇科生理病理上的重要地位，发挥了"肾轴理论"及"胞宫的藏泻理论"。治疗主张扶正祛邪，中病即止，辨证与辨病相结合，擅长治疗卵巢储备功能低下导致的月经量少、月经稀发、闭经、不孕不育症等，"中医妇科肾轴和精血"体现她个人诊疗独特的特点。临诊的部分体会将在选取的20个典型病历部分具体叙述。

二、多学科交融贯通

2000年在国家科技体制改革中，在"革命化、年轻化、专业化、知识化"的大潮中，我来到中国中医科学院，从事教育管理、学科评估和研究生（留学生）管理等工作6年，然后到医院管理处，重点负责三级医院（示范医院）等级评审、重点专科（专病）和中医优势病种等工作5年，期间还借调原卫生部、国家中医药管理局医政司参加部分专项工作，2012年回到教育管理岗位工作至今。18年的工作经历，开拓了我视野，锻炼了我敏锐的洞察力，培养了我开阔的胸怀，提升了驾驭复杂环境的能力。教育管理让我对专业型人才、复合型人才、跨学科型人才、管理型人才的共性和个性有了更深层次的认识理解；医政管理让我懂得学科、专科专病、优势病种在医院发展中的重要地位，了解要实现医院有序、高效、安全运营，除卫生行业常规性管理以外，选择性管理，特别是人文特征的现代化管理尤为重要。在多学科交融贯通中，我受益于全国很多领导、行业专家和各行各业的同仁们，这些启发和唤醒对我学习、工作和成长起到了至关重要的作用。本书中只介绍了近20年对我影响最多的李连达院士和王永炎院士。

（一）中药药效标准规范与李连达的中药安全性研究

在我1997年博士毕业后，恩师傅方珍导师就希望我进入李连达院士博士后工作站，从事中药治疗女性宫颈癌疗效机制的研究，探索有毒中药治病的量效关系和安全性，因为忙于临床科研和婚后育儿等事务未能参与，直到2004年我发现自己临床科研工作中动力明显不足，又要学习充电了。我从硕士开始从事女性生殖内分泌疾病的月经失调研究，在博士期间选择了与之联系密切的排卵障碍性不孕进行研究，用传统术语也就是"调经种子"，在女性青春期—生育期—更年期这一过程中，还差更年期疾病的研究，这也是体现中医优势特色的部分，与李连达院士商议后，确定进入博士后工作站开展女性更年期疾病系统研究，与他老人家在国内核心期刊上共同发表《中医药防治妇女更年期综合征的研究进展》《中医药在妇女围绝经期综合征治疗方面的优势》《中医药防治妇女更年期综合征的要效学试验的基本要求》《中医药治疗更年期综合征的实验研究》等文章。正值此时，国家开始进行十五科技攻关，李院士领衔的"含马兜铃酸中药材及中成药安全性评价的示范性研究"为重点项目，因为时间紧任务重，他老人家决定让我担任该项目办公室主任，负责全国10家合作单位的联合攻关，并主持中国博士后科学基金"含马兜铃酸中药材及中成药安全性评价的示范性研究的药效学研究"，此项工作2007年获中华中医药学会一等奖，为项目画上了一个圆满的句号。

1. 李连达简介

李连达，中药药理学专家，中国工程院院士。1934年7月24日出生于辽宁省沈阳市。1956年毕业于北京医科大学，曾任中国中医科学院西苑医院基础室主任、研究员，中国中西医结合学会基础委员会副主任，现任中国中医科学院西苑医院研究员及中国中医科学院首席研究员。他标志性的研究成果如下。

（1）首次建立中国中药药效学评价标准及技术规范，得到学术界及官方认可，并在全国推广应用；建立的一些动物模型和试验方法，成为全国应用的标准方法，使中药研究与新药审评走上标准化、规范化及现代化的发展阶段；为推动中药药理学的学科发展及中医药研究的科技进步，做出了积极的贡献。

（2）在血瘀证与活血化瘀疗法的研究中，揭示"血瘀证"的科学内涵，阐明"活血化瘀"治疗的基本规律与作用机理研究，提高疗效，扩大适应证，自主或合作研制了冠心Ⅱ号等70种新药（其中活血化瘀新药30种），为继承发扬中医药学、推动中西医结合及中医药现代化起到带头作用，在国内外掀起活血化瘀研究的新高潮，促进了中医事业的发展。"活血化瘀"药物的研制，已获得国家科技进步奖一等奖。

（3）在治疗冠心病中首创"中药与自体骨髓干细胞经心导管移植治疗冠心病"新疗法，解决了供体困难、排异反应、开胸手术风险、费用昂贵及伦理道德等难题。该疗法操作简便、安全有效、易于推广，为冠心病治疗开拓了新领域，为干细胞移植建立了新途径、新方法。该项研究已获得中华医药学会科学技术一等奖。

李连达院士几十年坚持不懈，献身于中医药事业，努力在继承的基础上不断发展、勇于创新，在中医理论、中药研究、新药研制及推动学科发展等方面做出了巨大的贡献。

2. 拜师体会

笔者在李连达院士的悉心指导下，学习了国家重大课题的准备、申报、论证、组织协调、材料整理、统计分析、结果验证、结题报奖和形成成果等方面的要求、程序和方法。系统分析了中医药防治妇女更年期综合征的优势、药效学试验基本要求，全面协助李老师超额完成国家十五科技攻关重点项目"含马兜铃酸中药材及中成药安全性评价的示范性研究"的研究任务。在博士后期间圆满完成中国博士后基金"含马兜铃酸中药材及中成药安全性评价的示范性研究——药效学研究"。已发表《冠心苏合丸系列组方的比较药理学研究》《冠心苏合丸系列组方对犬心肌梗死影响的比较药理学研究》《冠心苏合丸系列组方对犬心脏血流动力学及心肌耗氧量的影响》等8篇研究论文。"含马兜铃酸中药材及中成药安全性评价的示范性研究"于2007年获中华中医药学会一等奖。为日后在科研工作中发挥良好的作用，提升独立从事科研的能力奠定了坚实的基础。

笔者在李连达导师的指导下，通过博士后工作培养锻炼，掌握了临床研究、实验研究的设计、观察、统计分析、总结整理等方法。对中医药药效学、毒理学（心脏血流动力学、心肌缺血、止痛）研究的实验步骤、方法，妇科内分泌学动物模型的选用，指标测定方法和分析等在临床运用方面有了深刻认识。

（二）中医药发展战略与王永炎的医案学

王永炎院士担任中国中医科学院院长期间，十分关心中医妇科博士点建设，他每时每刻都在关注着中国中医科学院学位与研究生教育、学科发展与人才培养、中医药行业继续教育的机制建设。2000年我从事中国中医科学院教育与研究生管理工作，在我工作最为困惑时期，他题"和合共进"启发激励我在疾病诊治和教育工作中，要和谐、合作、共赢、进步；在申请第三批全国优秀中医临床人才项目遇到心结之锁时，他用大师的睿智解锁提携晚辈；在培养承上启下的中医人才方面，无论是全国优秀中医临床人才项目的《中医临床思辨录》，还是岐黄学者项目的《岐黄学者培育工程参考》，他都倾注了太多心血，我非常荣幸成为他"第三批全国优秀中医临床人才项目"的学生，接下来谈谈学习中医药发展战略与王永炎的医案学的点滴体会。

1. 王永炎简介

王永炎，中医内科学专家，教授，主任医师，中国工程院院士，中央文史馆馆员，中国中医科学院名誉院长，中国中医科学院中医临床基础医学研究所所长，北京师范大学资源生态与中药资源研究所所长。1938年9月29日出生，1962年毕业于北京中医学院。从事中医内科学研究、教育、医疗50余年，主要研究成果：第一是中风病与脑病的临床与基础研究。通过对缺血性中风与血管性痴呆疾病的系统研究，总结了证候演变、辨证治疗、调摄护理的规律。针对中风病急性期痰热证、痰热腑实证，设计、研究的化痰通腑汤与清开灵注射液静脉滴注疗法，显著提高了疗效。第二是主持国家重点基础研究发展规划项目"方剂关键科学问题的基础研究"的中医药基础研究，在国内外产生了较大的学术影响；主持"中医药基本名词术语规范化研究""中医病案书写规范"和"中医内科常见病诊疗指南"等标准化建设工作，建立中医药标准化研究中心，为规范中医药名词术语、诊疗指南及引领中医药国际标准化建设等做出卓越贡献。第三是倡导中药资源学研究，引领了道地药材的分子鉴定及其气候、生态要素等方面的研究，为中药资源的品质优化与可持续利用做出较大贡献。第四是担任"中医药防治传染病行业专项"负责人，2009年甲流爆发后，迅速组织中医药专家论证、总结其中医证候特征，制定中医药防治甲型流感诊疗方案，确保了中医药早期介入甲流并发挥中医药的特色与优势。第五是建立了一支稳定的中医药防治传染病人才队伍，合作建设41家覆盖全国的中医药防治传染病重点研究室（临床基地），有效推动了中医药防治传染病体系建设，并引起了国际广泛关注。他还担任中医药应急专家工作委员会主任委员，积极组织中医药专家在手足口等疾病与突发公共卫生事件中发挥指导、保障作用。

2. 拜师体会

2012年7月在第三批全国优秀中医临床人才培养过程中系统跟师学习，在理论学习、临床实践、科研能力三个方面都有了长足的进步。通过对《医案学》的认真研究，在临床教学工作和培养博士、硕士研究生的辨证思维过程和辨证特色方面受益匪浅。跟王院士探讨中国中医科学院继续教育的政策制定以及继续教育项目的遴选、组织、实施工作中，感受到老一辈中医药大师的责任感和担当精神。

（1）王永炎《医案学》的对中医临床的启示

王永炎院士在《医案学》的序中云："医案，又称脉案、方案、脉籍等。是在对临床事实真实记录的基础上，体悟中医诊疗过程，诠释临床实践的成功经验或误诊误治的失败教训，凝练医家的学术特色，并有所生华的叙议结合的文本。医案与病历均以临床事实的真实记录为基础，但二者又有着明显的差异。病历是按照现代医院诊疗模式，记录患者健康状况和疾病发生、发展及诊疗全过程，是具有现代医疗模式的、以叙述为主题的文本。剖析两者的异同关系，是开展医案相关研究，感悟医家的临证思维过程和辨证特色的重要问题。"古往今来，在中医传承中，医案在学习医家的个人操守、临证思维方式、个体化诊疗智慧、学术传承脉络和培养人才等方面具有不可估量的贡献。这是一部如何学习古今医案、挖掘原创中医学术精髓、提高中医临证诊治水平、发展中医药学的重要著作。

本书共分8章，分别为医案学的基本理论、医案的分类与书写规范、医案的研究方法、医案的评价和运用、历代医案数据库的构建、医案学的研究进展和古今具有代表性医家的医案选析等。为具有一定临证经验和临床研究能力的学者学习中医学提供了宝贵财富，对整理挖掘前辈学术思想、经验技能，探求诊治规律，升华中医理论具有重要的历史作用和现实意义。

正如书中所说，中医医案是中医理论和临证实践的载体，集中反映了医家的学术思想和精髓，是中医获得临床证据并进行研究的最可靠途径。随着社会的进步和科学技术的飞速发展，中医医案的研究也被赋予了新的价值。比如在研究方法章节——"悟道参术法"中，王永炎院士治疗了一例2型糖尿病夜尿频多的患者。患者80岁，同时存在肺癌骨转移，每日小便多三十余次，其中夜尿达8~12次，几乎彻夜不能眠。患者最大的希望就是好好睡上一觉，痛痛快快吃顿饱饭。王永炎院士本着"治病留人，留人治病"和"离苦得乐"的原则，给病人服用金匮肾气丸9g，用黑附片3g，肉桂末3g，煎汤送服金匮肾气丸，每日2次，早晚服用，用后旋即奏效，当晚安眠，仅起夜2次。王永炎院士的病案诠释了《素问·汤液醪醴论》中"病为本，工为标，标本不得，邪气不服"的理念，说明中医在诊疗中对患者临床治疗的心愿与治疗目的有机结合符合医学的终极追求。

（2）王永炎院士与中医教育

王永炎院士主持了WHO国际合作项目、国家"973"计划、"863"计划和国家"七五"至"十五"科技攻关项目20余项，他百忙中仍非常关心中医药传承教育，从他为《国医华章——中国中医科学院第1~5批全国老中医药专家图集》所作之序中，可以看到他对中医传承和发展的殷切期望。

为做好2014年度中国中医科学院继续教育项目实施工作，根据《关于印发中国中医科学院"十二五"继续教育发展规划等相关文件的通知》要求，中国中医科学院继续教育委员会组织有关专家对2014年度中国中医科学院继续教育申报项目进行了函审，王永炎专家对项目进行了审核并提出了意见。他老人家在病中仍然非常关心中国中医科学院高素质人才和技术技能人才培养，对临床药学与五运六气专题教育等方面提出了具体要求，令我辈非常感动。他老人家的博学多识、治学严谨、睿智真诚、精益求精的耕耘精神，永远激励着我们中医后辈人！

第三部分 做临床

一、跟师临证医案

(一) 跟师肖承悰导师

病案一：癥瘕

李某，女。出生日期：1982年2月6日。

初诊日期：2013年9月6日。

主诉：下腹包块4年余。

现病史：患者月经周期$\frac{5\sim6}{30\sim45}$天，量中。已婚。孕1产0（G1P0），2009年妊娠1月余自然流产。曾诊断为"子宫肌瘤"。目前行工具避孕。LMP 8月16日，6天净。PMP 7月25日，9天净。

刻下症：下腹坠，纳眠可，二便调。胃部易不适，舌淡，苔白，有裂纹，脉细滑。

2013年6月4日B超示子宫5.86cm×6.18cm×4.5cm，Em 1.11cm，内膜息肉2.38cm×1.4cm×10.91cm，ROV 3.72cm×1.92cm，LOV 2.98cm×2.05cm。提示子宫息肉，肌瘤。

2013年9月6日B超示子宫7.6cm×6.0cm×4.6cm，Em 1.7cm，回声不均，ROV 3.4cm×1.4cm，LOV 3.6cm×2.6cm，子宫直肠窝液深1.8cm。提示子宫内膜增厚，子宫肌瘤，盆腔积液。

中医诊断：癥瘕。

西医诊断：子宫肌瘤；盆腔积液。

处方：①建议手术。

②黄体酮 20mg/次，肌内注射，连用3天。

③葆宫止血颗粒，1包/次，7天。

【按语】《医宗金鉴》曰："凡治诸癥积，宜先审身形之壮弱，病势之缓急而治之。如人虚，则气血衰弱，不任攻伐，病势虽盛，当先扶正气，而后治其病；若形证俱实，宜先攻其病也。"如肿物较大、增长迅速者，应考虑手术治疗。

病案二：痛经

詹某，女。出生日期：1962 年。

初诊日期：2013 年 9 月 6 日。

主诉：患者经行腹痛 3 年余。

现病史：LMP 8 月 10 日，7 天净，量中，痛经（±），偶需服止痛片。未婚，否认性生活史。刻下症：纳眠可，大便偏稀，舌红，苔薄，脉弦滑。

B 超示子宫 4.8cm×5.2cm×4.9cm，Em 1.0cm，肌瘤 2.5cm×1.7cm。ROV 4.8cm×3.7cm，LOV 2.8cm×1.8cm，积液 0.9cm。

CA125：12.30 U/mL。

中医诊断：痛经；癥瘕。

西医诊断：子宫肌瘤；卵巢囊肿。

治则：活血化瘀，行气通络。

处方：

鬼箭羽 15g	夏枯草 15g	郁金 12g	川牛膝 15g
炙鳖甲 10g(先煎)	鸡内金 15g	莪术 12g	王不留行 12g
刘寄奴 10g	虎杖 15g	马鞭草 15g	泽兰 15g
延胡索 15g	儿茶 15g	党参 15g	生黄芪 15g
续断 15g			

14 剂，水煎服。

【按语】痛经受多种因素的影响，冲任、胞宫气血阻滞，"不通则痛"，冲任胞宫失于濡养，"不荣则痛"。治疗以调理冲任、胞宫气血为主。方中鬼箭羽、马鞭草、泽兰、川牛膝活血化瘀，延胡索有活血行气止痛之效。夏枯草、郁金等有清肝泻火，疏肝行气之用。

病案三：月经后期

张某，女。出生日期：1987 年 6 月 6 日。

初诊日期：2013 年 3 月 8 日。

主诉：月经周期延后 5 年余。

现病史：平时月经周期 30~150 天，经期 3 天。G2P0，分别于 2004 年及 2007 年行清宫术。

刻下症：纳好，眠差，入睡难，早醒，梦多，乏力，二便调，舌淡白，苔薄白腻，脉弦滑略数。

中医诊断：月经后期。

西医诊断：多囊卵巢综合征。

证型：湿浊内阻，肝郁脾虚。

治则：理气疏肝，健脾化湿。

处方：

莲子心 6g	茯苓 15g	白扁豆 15g	陈皮 12g
佩兰 12g	白蔻仁 6g	桑寄生 15g	续断 15g
桑椹 15g	合欢皮 15g	巴戟天 15g	川牛膝 15g
葛根 15g	天麻 10g	生地黄 10g	熟地黄 10g
香附 10g			

14~28剂，水煎服。

二诊：2013年4月12日。

多囊卵巢综合征（PCOS）复诊，LMP 3月8日，6天净，经期3~6天，量偏少，色暗，血块（-），痛经（+），腰酸坠胀，乳胀，有宫颈轻度糜烂病史。

刻下症：乏力易困倦，怕冷，腿沉，腰酸，四肢凉，急躁易怒，烦躁，偶头晕，纳可，眠可，梦多，大便偏干，小便可，舌红，苔薄白，脉细滑。

丈夫精液检查示A级86.19%，B级6.69%。

2013年3月22日B超示子宫后位4.4cm×4.5cm×4.5cm，Em 0.5cm。ROV 4.1cm×2.3cm，卵泡数>10，较大，无回声，大小1.0cm；LOV 3.7cm×2.0cm，卵泡数>10，较大无回声，大小0.8cm。提示双侧卵巢卵泡数偏多。

处方：

巴戟天 15g	鹿角胶 10g	淫羊藿 15g	桑寄生 15g
续断 15g	菟丝子 15g	枸杞 15g	狗脊 15g
党参 15g	白芍 15g	生地黄 10g	熟地黄 10g
制何首乌 10g	茯苓 15g	砂仁 6g(后下)	

14~28剂，水煎服。

三诊：2013年5月17日。

PCOS复诊，LMP 2013年3月8日。现纳可，眠差，舌暗淡，苔薄白腻，脉细弦滑。

2013年3月22日B超示子宫4.4cm×4.5cm×4.5cm，内膜0.5cm，提示：双侧卵巢卵泡数偏多，大于12个，直径小于1cm。

2013年4月12日内分泌六项示FSH 8.22 mIU/mL，LH 20.48 mIU/mL，PRL 5.43 ng/mL，E_2 79 pg/mL，P 0.42 ng/mL，T 0.46 ng/mL。

处方：上方加葛根15g，升麻10g。14~28剂，水煎服。

四诊：2013年6月21日。

PCOS复诊，LMP 5月27日，7天净，量少，色暗红，血块（+），痛经（+），诸痛较前缓解，PMP 3月8日。刻下症：晨起咳痰，质黏。偶有腰痛，气短乏力，腋窝黑稀皮征。带下量多色黄。纳眠可，小便如常，大便黏，每日1次，舌暗苔白，边有齿痕，脉弦滑，略数。

6月18日B超示子宫4.8cm×3.7cm×4.5cm，Em 0.5cm，内有10个以上无回声区。ROV卵泡最大0.7cm，LOV卵泡最大0.7cm，提示双侧PCOS，盆腔积液。

处方：

柴胡10g	夏枯草15g	郁金19g	虎杖10g
马鞭草15g	白术15g	茯苓15g	巴戟天15g
鹿角霜12g	桑寄生15g	续断15g	川牛膝15g
党参15g	生黄芪15g	土茯苓15g	防己12g

14~28剂，水煎服。

五诊：2013年7月19日。

PCOS复诊。LMP 7月10日，5天净。量少，色红，痛经（±），腰酸（±）。

刻下症：偶有腰酸，小腹两侧偶有痛感，纳眠可，大便2~3次/天，不成形，便稀。舌淡苔薄白，边有齿痕，脉弦滑。

B超示子宫5.0cm×4.0cm×4.0cm，ROV 4.1cm×2.1cm，LOV 4.0cm×1.8cm，子宫直肠窝可见液性无回声区，液深1.2cm，提示双侧卵巢卵泡数偏多，盆腔积液。

处方：上方去柴胡，虎杖，加紫河车6g，败酱草15g。14~28剂，水煎服。

六诊：2013年9月6日。

LMP 8月24日，7天净，量偏少。刻下症：下腹痛，腹酸，纳可，眠可，二便调，舌暗苔白，脉细滑。

8月11日B超示子宫4.7cm×5.4cm×4.6cm，左卵巢4.5cm×2.4cm×2.4cm，右卵巢3.9cm×2.4cm×2.0cm。

处方：

巴戟天15g	枸杞15g	狗脊10g	骨碎补15g
桑寄生15g	续断15g	女贞子15g	覆盆子15g
丹参15g	赤芍15g	沙苑子10g	白蒺藜10g
泽兰15g	川牛膝15g	红藤15g	马鞭草15g
生甘草6g			

14~28剂，水煎服。

【按语】中医无"多囊卵巢综合征"这一病名，《丹溪心法》指出"若是肥盛妇人，禀受甚厚，恣于酒食之人，经水不调，不能成胎，谓之躯脂满溢，闭塞子宫，宜行湿燥痰"。患者痰湿瘀血内阻，故治疗时以补肾活血，健脾化湿为主。

病案四：痛经

邓某，女。出生日期：1986年9月26日。

初诊日期：2013 年 7 月 5 日。

主诉：经行腹痛 7 月余。

现病史：15 岁月经初潮，月经期 4 天，周期 30~80 天，量色正常，今年 2 月起痛经，经期第 1 天，痛经加重，小腹胀痛，伴呕吐，未婚，否认性生活。乙肝小三阳，肝功正常。LMP 6 月 16 日，4 天净，PMP 5 月 6 日，4 天净。

刻下症：痛经，经前 10 天脸起痘，经前 3~4 天双乳房痛，纳眠可，二便调，怕冷，舌紫暗苔白，脉弦滑。

B 超示子宫 4.8cm×3.6cm×3.1cm，Em 0.8cm。ROV 3.7cm×2.3cm，7 个以上无回声区，最大 0.8cm。LOV 3.5cm×3.1cm，7 个以上无回声区，最大 1.0cm。

中医诊断：痛经。

西医诊断：痛经；多囊卵巢综合征。

治则：补肾活血，行气调经。

处方：

巴戟天 15g	生蒲黄 15g（包煎）	五灵脂 12g（包煎）	木香 12g
赤芍 15g	川芎 15g	丹参 15g	沙苑子 15g
白蒺藜 15g	茵陈 15g	茯苓 15g	蒲公英 15g
生甘草 6g	钩藤 15g（后下）	菊花 15g	延胡索 15g
制没药 12g			

14~28 剂，水煎服。

二诊：2013 年 9 月 6 日。

痛经，LMP 8 月 4 日，4 天净，量较前增多，痛经缓解；PMP 7 月 8 日，2 天净，量极少，阴道出血，色红。否认性生活史。

刻下症：纳眠可，脸部长痤疮，体毛略重，头发出油。大便每日 1 次，质干，小便稠，舌淡苔黄腻，脉弦滑。

8 月 5 日内分泌六项示 FSH 4.98 mIU/mL，LH 4.74 mIU/mL，PRL 11.34 ng/mL，E_2 15 pg/mL，P 0.3 ng/mL，T 0.5 ng/mL。

处方：上方去五灵脂，加生地黄 15g，熟地黄 15g，制何首乌 15g，生甘草 6g。14~28 剂，水煎服。

【按语】中医素有"通则不痛，不通则痛"的说法，经行腹痛多由气滞血瘀、寒凝血瘀、湿热瘀阻、气血虚弱、肾气虚损所致，此患者肾阳不足，气血运行不畅，阻滞胞宫，故经行腹痛。治疗以补助肾阳，行气活血为主。

病案五：不孕症

张某，女。出生日期：1981 年 9 月 21 日。

初诊日期：2012 年 9 月 6 日。

主诉：婚后未避孕。有正常性生活1年余，未孕。

现病史：LMP 8月16日，3天净。周期28~34天，经期2~3天，量少，色黯红，痛经（-），腰酸（±），2013年6月双侧输卵管通畅，G1P0。有甲亢病史，现甲功正常。

刻下症：纳眠可，二便如常，咳嗽，气短，有过敏性鼻炎、过敏性哮喘病史，舌红苔薄白，有裂纹，脉弦滑。

2013年5月内分泌六项示 FSH 6.93 mIU/mL，LH 5.17 ng/mL，PRL 193.1 pg/mL，E_2 18.67 ng/mL，P 0.237 ng/mL，T 0.219 ng/mL。

2013年6月B超示子宫5.7cm×3.5cm×3.1cm，左卵巢2.3cm×2.4cm×2.6cm，右卵巢2.5cm×3.1cm×2.1cm。

中医诊断：不孕症。

西医诊断：继发不孕症。

治则：补肝肾，调经血。

处方：

桑寄生15g	续断15g	菟丝子15g	阿胶12g（烊化）
巴戟天15g	枸杞15g	鹿角霜12g	紫河车6g
生地黄15g	熟地黄15g	制何首乌15g	杜仲15g
苎麻根15g	益智仁15g	紫苏梗12g	砂仁12g（后下）
山茱萸15g			

【按语】肾为天癸之源，主生长发育生殖，肾气不足，冲任失调，故不能孕育胎儿，治疗以补肾活血养血为主。患者现咳嗽，故佐以紫苏梗、苦杏仁解表止咳。

病案六：月经量少

吴某，女。出生日期：1984年9月6日。

初诊日期：2013年5月31日。

主诉：月经量少1年余。

现病史：LMP 5月27日，量少，色暗，痛经（+），腰疼，PMP 4月8日。G0P0，近期无性生活。平时月经周期31~37天，经期5~6天，量少，色黯红，否认妊娠可能。

刻下症：脸面痤疮，怕冷，纳可，眠差，二便如常，舌红苔白，脉细弦。

5月31日B超示子宫5.0cm×4.4cm×3.3cm，Em 0.5cm。ROV 3.6cm×1.6cm，LOV 3.7cm×1.9cm。

中医诊断：月经量少。

西医诊断：月经失调。

治则：清热健脾，滋肾助阳。

处方：

女贞子15g	制何首乌15g	巴戟天15g	淫羊藿15g

枸杞子 15g	狗脊 15g	茵陈 15g	蒲公英 15g
生甘草 6g	茯苓 15g	续断 15g	川牛膝 15g
生黄芪 15g	黄芩 12g	青皮 10g	泽兰 15g

14~28 剂，水煎服。

二诊：2013 年 7 月 16 日。

月经量少复诊。LMP 6 月 28 日，5 天净。量较前稍多，轻微痛经，经前乳胀。

刻下症：纳眠可，二便调，面部痤疮，舌暗红，苔白，脉弦滑。

内分泌六项示 FSH 7.52 mIU/mL，LH 6.43 mIU/mL，PRL 8.09 ng/mL，E_2 22 pg/mL，P 0.19 ng/mL，T 0.35 ng/mL。

处方：

骨碎补 15g	巴戟天 15g	淫羊藿 15g	生地黄 10g
熟地黄 10g	制何首乌 10g	桑寄生 15g	续断 15g
茵陈 15g	茯苓 15g	蒲公英 15g	生甘草 6g
黄芩 10g	泽兰 12g	沙苑子 10g	白蒺藜 10g
丹参 15g			

14~28 剂，水煎服。

三诊：2013 年 9 月 6 日。

月经量少，LMP 8 月 11 日，3 天净，量较前略增多。PMP 6 月 28 日。纳眠可，二便调。舌暗苔白，脉弦细。

处方：

生地黄 15g	熟地黄 15g	制何首乌 15g	桑寄生 15g
续断 15g	菟丝子 15g	沙苑子 10g	白蒺藜 10g
蒲公英 15g	炙甘草 6g	茵陈 15g	茯苓 15g
知母 12g	女贞子 15g	丹参 15g	赤芍 15g
川牛膝 15g	凌霄花 15g		

14~28 剂，水煎服。

【按语】根据患者的症状表现，患者痰湿内蕴，痰瘀阻滞冲任血海，血行不畅，故月经量少。治疗时多采用健脾化湿，清热燥湿之品，如茯苓、黄芩、丹参、牛膝等。而温助肾阳，有助于气血运行，故方中加入续断、菟丝子等药。

病案七：妇人腹痛

齐某，女。出生年份：1985 年。

初诊日期：2013 年 9 月 6 日。

主诉：间断下腹痛 4 月余。

现病史：平素经期 5 天，周期 28 天，量中，色红，有血块，行经第 1 天腹痛，喜温喜按，LMP 8月9日。G0P0，平时工具避孕。4月前突然下腹痛，于电力医院就诊，以"附件炎"予甲硝唑及头孢类治疗，症状好转，但仍间断下腹痛，以左侧为重。

刻下症：现带下量正常，无味，纳眠可，二便尚可，舌暗边有齿痕，苔黄，脉细滑。

中医诊断：妇人腹痛。

西医诊断：慢性盆腔炎。

治则：清热解毒，补肾活血。

处方：

柴胡 10g	赤芍 10g	夏枯草 15g	郁金 10g
红藤 15g	败酱草 15g	枳实 10g	生甘草 6g
延胡索 12g	忍冬藤 15g	鸡血藤 10g	白花蛇舌草 15g
桑寄生 15g	续断 15g	生黄芪 15g	

颗粒剂 14~28剂。

【按语】患者为盆腔炎性疾病后遗症，即慢性盆腔炎，为湿热余毒残留，与冲任胞宫气血搏结，凝滞不去，日久成瘀，形成虚实错杂之症，但以血瘀为关键，治疗时以祛瘀为主。方中加入了红藤、败酱草、白花蛇舌草以清热解毒，柴胡、赤芍、夏枯草、郁金有清肝泻火、疏肝行气之效，延胡索可行气止痛，桑寄生、续断补肾助阳，鸡血藤行血补血，黄芪益气健脾。

病案八：不孕症

李某，女。出生日期：1978年6月9日。

初诊日期：2013年9月6日。

主诉：结婚后未避孕1年，有正常性生活，未怀孕。

现病史：平素月经周期32~33天，经期2~3天，量少（2~3片卫生巾），色红，无血块，无腹痛。G1P0，2010年孕2月余，因胎停育行清宫术。LMP 9月2日，即将干净。

刻下症：纳眠可，二便尚可，舌红，边有齿痕，苔薄，脉细滑。

2013年7月10日，北京朝阳医院检查示沙眼衣原体基因分型为阳性。

内分泌六项检查示 FSH 7.12 ng/mL，LH 5.72 ng/mL，PRL 9.19 ng/mL，E_2 62.470 ng/mL，P 0.46 ng/mL，T 48.92 ng/mL。

中医诊断：不孕症。

西医诊断：继发性不孕症。

治则：清热解毒，补肾滋阴。

处方：

白术 15g	茯苓 15g	土茯苓 15g	野菊花 15g

白花蛇舌草 15g	半枝莲 15g	生甘草 6g	生地黄 15g
熟地黄 15g	制何首乌 15g	桑寄生 15g	续断 15g
女贞子 15g	知母 10g	党参 15g	生黄芪 15g

30 剂，水煎服。

【按语】肾主生长发育生殖，为天癸之源，肾精不足，故不易受孕。治疗以滋肾助阳为主。而患者沙眼衣原体阳性，中医为湿热毒邪内侵胞宫，治疗以清热解毒为主，故方中用土茯苓、野菊花、白花蛇舌草、半枝莲清热解毒，效果甚佳。

（二）跟师蔡连香导师

病案一：月经不调

娄某，女。出生日期：1984 年 3 月 30 日。

初诊日期：2013 年 9 月 29 日。

主诉：月经周期不规律 2 月余。

现病史：平素月经 $\frac{7}{30}$，量正常，色红，痛经（-）。曾于 2010 年前月经不规律，口服中药后，月经基本规律。LMP 7 月 19 日，7 天净。8 月初、8 月底、9 月初阴道少量出血，3 天净，9 月 28 日阴道少量出血 1 次。G0P0。舌嫩苔黄，脉沉滑。

2013 年 3 月 7 日内分泌检查示 FSH 5.28 ng/mL，LH 7.62 ng/mL，PRL 304.8 ng/mL，E_2 386.5 ng/mL，P 0.44 ng/mL，T 2.47 ng/mL，游离睾酮 0.58 nmol/L。空腹血糖 6.34 mmol/L。胰岛素（INS）81.04 uIU/mL。

2013 年 3 月 7 日 B 超示双侧多囊卵巢，内膜厚 0.6cm，宫颈多发纳囊。

中医诊断：月经不调。

西医诊断：月经失调，多囊卵巢综合征。

证型：脾肾不足，冲任失调。

治则：补肾运脾，养血调冲任。

处方：

菟丝子 20g	女贞子 15g	炙龟板 15g（先煎）	熟地黄 12g
当归 12g	丹参 15g	胆南星 10g	茯苓 15g
法半夏 10g	陈皮 16g	桂枝 6g	淫羊藿 10g
生姜 6g			

14 剂，水煎服。

另嘱患者月经第 2~3 天查内分泌激素。若患者月经仍未来潮，则黄体酮胶丸 2 丸/次，每日 1 次，6 天。

【心得】多囊卵巢综合征中医认为主要由于痰湿瘀阻所致，本身肾气不足，肾阳亏虚，湿浊不化，故亦应加入滋补肝肾之品。方中女贞子、墨旱莲为二至丸，滋补肝肾，龟板滋阴潜阳，淫羊藿补肾助阳，熟地黄、当归可以养血调经，丹参活血化瘀，胆南星清热化痰，与茯苓、半夏、陈皮、生姜为温胆汤之义，可以理气化痰，利胆和胃。桂枝温通经脉、助阳化气。

二诊：2013 年 10 月 27 日。

LMP 9 月 28 日，2 天净，量少，色红，痛经（－），近两月月经周期 $\frac{2\sim3}{20\sim30}$ 天，量极少。

刻下症：易饥饿，易嗜睡，目前未避孕，舌红苔薄，脉弦滑。

10 月 16 日内分泌检查示 FSH 4.52ng/mL，LH 7.56ng/mL，PRL 238.50ng/mL，E_2 328.2ng/mL，P 1.21ng/mL，T 1.95ng/mL。游离睾酮 1.78 nmol/L。甲状腺功能正常。

处方：上方去桂枝 6g，法半夏 10g，加太子参 20g，白芥子 10g。7~14 剂，水煎服。另嘱患者复查餐后 2 小时血糖。

【心得】服药后，月经周期逐渐趋于稳定，但量仍不正常，继以前法调理。患者饥饿感强烈，胃阴亏虚，故佐以益气滋阴之品。白芥子可祛皮里膜外之痰，为化痰之要药，对患者子宫肌瘤症状及全身调理效果甚佳。

【按语】多囊卵巢综合征为一种发病多因性、临床表现多态性的内分泌综合征。中医学无此病名，但有文献记载"凡人身上种下有块者多是痰。问其平日好食何物。吐下后方为药。许学士用苍术治痰窠囊，旁行极妙。痰挟瘀血，遂成窠囊"。"窠囊"如同多囊卵巢改变。中医辨证多属肾气不足，痰瘀闭阻。治疗多采用补肾益精，活血化痰行瘀。

病案二：胎漏

张某，女。出生日期：1979 年 3 月 19 日。

初诊日期：2013 年 10 月 13 日。

主诉：患者行体外受精胚胎移植术（IVE-ET），移植后 20 天。

现病史：有不孕病史，2007 年宫外孕（？）病史，2011 年行宫外孕术后保守治疗，2013 年行双侧输卵管疏通术。LMP 8 月 30 日。此周期取卵 12 枚，于 2013 年 9 月 23 日移植 2 枚，9 月 25~29 日阴道少许血性分泌物。于移植第 14 天（10 月 7 日）查血 HCG 为 583.79 mIU/mL。现服用补佳乐，每日 2 次 2 粒；黄体酮注射液 600mg，肌注，每日 1 次；嗣育保胎丸 2 丸，每日 2 次。

刻下症：自觉下腹部隐痛，阴道无出血，腰酸不明显，轻微恶心，食欲可，二便调。舌胖质暗，苔淡，脉弦。

中医诊断：胎漏。

西医诊断：先兆流产。

证型：肝肾亏虚，胎失濡养。

治则：补肾健脾，养血安胎。

处方：

菟丝子 20g	桑寄生 12g	续断 12g	阿胶 10g(烊化)
莲子肉 12g	太子参 15g	黑芝麻 12g	百合 10g
苎麻根 10g	黄芩 10g	白芍 15g	砂仁 3g(后下)

7剂，水煎服。

【心得】肾主生长发育生殖，为先天之本，肾气亏虚，不能固护胎儿，故在治疗中以补肾安胎为主。患者自觉下腹隐痛，而无阴道流血之象，为胎漏的表现，所以治疗以补肝肾、强筋骨、安胎为主。方中菟丝子、桑寄生、续断补肾助阳，阿胶滋阴养血，百合、黑芝麻可以补肾滋阴，而百合有宁心定志之效，苎麻根、黄芩有止血安胎之效，砂仁行气宽中，缓解患者妊娠恶阻之症。

二诊：2013年10月21日。

病史同前，IVF-ET，移植后27天，于10月17日开始阴道少量出血，2天后干净，无腹痛及腰酸；轻微恶心，无呕吐，大便偏干，时溏；小便正常。现服用补佳乐 2mg，每日2次；黄体酮注射液 60mg，肌肉注射，每日1次。舌胖暗，苔黄，脉弦细。

检查：10月14日（移植后21天），血 HCG 140000 mIU/mL。

处方：

菟丝子 20g	续断 12g	桑寄生 12g	阿胶 10g(烊化)
太子参 30g	莲子肉 15g	芡实 15g	黄芩 10g
白芍 12g	当归 6g	苎麻根 15g	紫苏梗 10g
百合 6g	砂仁 6g(后下)		

7剂，水煎服。

【心得】患者出现阴道出血，无腰痛及腰酸的表现，为胎动不安之象，且患者大便偏干，治疗以补肾运脾安胎为主。方中菟丝子、续断、桑寄生可补肾助阳，阿胶滋阴养血，太子参补气养阴健脾，莲子肉、芡实为对药，在益肾固精、健脾除湿方面效果显著，黄芩、苎麻根、紫苏梗、砂仁可行气清热安胎，当归、白芍养血滋阴，柔肝养阴，配合百合可以舒缓情志。

三诊：2013年10月27日。

病史同前，IVF-ET，移植后34天。现基本状态良好，无腹痛及阴道出血，仍有腰酸，现恶心明显，偶有呕吐，二便调。现服用补佳乐每次 1mg，每日2次；黄体酮 60mg，肌内注射，每日1次（下周改为 40mg，每日1次）。舌胖略暗，苔淡黄，脉弦滑。10月25日B超示宫内早孕（6周+2天），可见胎芽及胎心搏动。

处方：上方去苎麻根、砂仁，加竹茹 12g，麦冬 12g，紫河车 12g。7剂，水煎服。

患者阴道无出血，故去苎麻根。基本状态良好，故去砂仁。但本周妊娠恶阻现象明显，故加竹茹、麦冬养阴清热止呕，紫河车有安胎之效。

【按语】肾主生长发育生殖，为先天之本，肝为女子先天之本，当患者妊娠后，以安胎为主，治疗时以补肾柔肝养胎为主。菟丝子、桑寄生、续断有补肾助阳之效，肾阳充分，胎儿方可健壮。女子以血为本，故滋阴养血为不变之法，多加阿胶等调之。妊娠过程中有胎漏、胎动不安者，先止血以治其标，多加苎麻根、黄芩、砂仁等。伴有妊娠恶阻者，可在健脾化湿的基础上，加入竹茹清热止呕。

病案三：带下病

王某某，女。出生日期：1985年9月10日。

初诊日期：2013年9月11日。

主诉：人工流产后，未避孕10个月未孕。

现病史：患者月经周期 $\frac{4}{28\sim30}$ 天，量正常，痛经（±），血块（+）。已婚，G1P0，2012年8月人流一次。平素体健，否认药物过敏史。

刻下症：LMP 9月8日，未净。无腹痛及腰酸，白带多。纳眠可，二便调。舌体大、边有齿痕，苔黄，脉弦。

检查：7月21日检查示HSG右侧输卵管不通（输卵管上举、盘曲），左侧通而不畅。

中医诊断：带下。

西医诊断：盆腔炎（人流术后）。

证型：肝郁脾虚，脉络受阻。

治则：健脾疏肝通络。

处方：

党参15g	炒白术10g	茯苓10g	甘草6g
柴胡10g	赤芍12g	当归10g	丝瓜络12g
王不留行10g	鹿角霜15g	枳壳10g	菟丝子20g

7~14剂，水煎服。

外敷药：

千年健12g	白芷10g	川椒6g	威灵仙15g
莪术10g	路路通10g	石见穿15g	生艾叶10g
透骨草10g	忍冬藤30g	泽兰10g	

4剂，水煎外敷。

另嘱咐患者检查基础体温（BBT），若体温联系上升5~7天，停止外敷药。

【心得】患者素体肝郁脾虚，故以四君子汤健脾益气，取逍遥散之柴胡、芍药、当归、枳壳疏肝养血。患者输卵管不通，中医认为，本病属于脉络不通的表现，治疗中佐以丝瓜络、王不留行疏通经络。鹿角霜、菟丝子补肾助阳，另采用外敷药可以更好地起到疏通脉络、助阳行气之效。方中多采用行气化湿之品。

二诊：2013年9月25日。

服中药后，出现大便不成形，每日3~4次，白带不多。舌嫩、边有齿痕，苔黄，脉弦。9月18日测尿LH强阳性。9月20日B超示未见优势卵泡。

处方：

菟丝子20g	续断12g	桑寄生15g	党参15g
炒白术10g	山药15g	巴戟天10g	莲子肉15g
鹿角霜15g	鸡血藤15g	芡实12g	甘草3g
木香6g			

7~14剂，水煎服。

【心得】患者大便不成形、次数频，为脾虚湿浊内阻的表现，继以前法补肾健脾、强冲任治疗为主，方中菟丝子、续断、桑寄生、巴戟天、鹿角霜补肾助阳，党参、白术、山药、莲子肉、芡实健脾益气除湿，鸡血藤养血和血。

三诊：2013年10月16日。

LMP 9月8日，停经38天。刻下症：自觉一般状况良好，乳房轻微胀痛，无腹痛及阴道出血，便秘，小便正常，口干。舌嫩、边有齿痕，苔薄，脉弦滑。10月13日尿HCG弱阳性。10月16日尿HCG阳性。补充中医诊断：妊娠，肝肾不足；西医诊断：早孕（宫外孕待排），治以补脾肾安胎。

处方：

菟丝子20g	女贞子12g	续断12g	桑寄生12g
太子参15g	山药15g	黄芩10g	白芍12g
紫苏梗10g	竹茹10g		

7剂，水煎服。

【心得】患者已妊娠，治疗当以安胎为主。方中菟丝子、女贞子、续断、桑寄生为补肾之品，肾气充足，方可固护胎儿。太子参、山药、白芍可益气养阴，黄芩有安胎之效。竹茹清热止呕。

四诊：2013年10月23日。

早孕，LMP 9月8日，停经46天。刻下症：无腹痛，无阴道出血，晨起恶心，久立后腰酸，饮食可，眠可，二便调。舌胖、边有齿痕，苔黄，脉细。

激素检查示：

日期	E_2（pg/mL）	P（ng/mL）	HCG（mIU/mL）
10月16日	860.5	48.72	2543
10月18日	671.6	190.8	3804

10月18日B超示宫内早孕（5周+1天）。宫腔内可见妊娠囊，0.5cm×0.4cm×0.4cm，囊内未见胎芽。

继以前法治疗，在上方加炒白术12g，4剂，水煎服。炒白术可益气健脾，燥湿安胎。

五诊：2013年10月27日。

停经50天。昨日阴道少量出血，下腹隐痛，伴腰酸。早孕反应不明显。二便调。

激素检查示：

日期	E_2（pg/mL）	P（ng/mL）	HCG（mIU/mL）
10月23日	709.1	73.17	4364

处方：上方去黄芩、紫苏梗，加苎麻根15g，熟地黄12g，紫河车15g，杜仲炭12g。4剂，水煎服。

【心得】患者阴道出血，下腹痛，伴腰酸，为胎动不安的表现。为避免行气清热对胎儿的影响，故去黄芩、紫苏梗，加入苎麻根、杜仲炭止血安胎，紫河车补肾助阳，熟地黄滋阴养血、填精益髓。

【按语】患者妊娠后出现先兆流产的征兆，治疗先以止血为标，本质仍以肾精肾气不足为主，故补肾之法为本。方中菟丝子、桑寄生、续断有补肾助阳之效，苎麻根、杜仲炭有止血之效，再佐以养血补血之品。另外患者输卵管通而不畅，治疗时加入丝瓜路、王不留行等疏通脉络，加入外敷中药，内服外用，效果甚佳。

病案四：胎动不安

王某，女。出生日期：1983年11月8日。

初诊日期：2013年10月13日。

主诉：停经35天，伴小腹疼痛。

刻下症：患者停经35天。小腹疼痛，偶觉腹胀，阴道无出血，嗜睡，疲乏，偶恶心，纳可，寐安，二便调。舌暗边有齿痕，苔薄，脉小滑。

10月12日内分泌检查示 E_2 2118 pg/mL，P 85.79 ng/mL，HCG 10908 mIU/mL。B超示宫内早孕。

中医诊断：胎动不安。

西医诊断：先兆流产。

证型：气血不足。

治则：益气养血安胎。

处方：

太子参30g	山药15g	莲子肉10g	炒白术10g
白芍12g	熟地黄10g	黑芝麻10g	黄芩10g

菟丝子 20g   续断 12g   佛手片 10g   紫苏梗 6g

7剂，水煎服。

【心得】患者妊娠状态，以保胎为主，辨证为气血不足。故方中多加入益气养血，补肾安胎之品。方中太子参、山药、白术、白芍益气养阴，熟地黄、黑芝麻滋补肾阴，菟丝子、续断补益肾阳，黄芩有清热安胎之效。

二诊：2013年10月16日。

停经39天。现偶有右下肢不适，无阴道出血，早孕反应不明显，嗜睡，二便调。舌暗边有齿痕，苔薄，脉滑。

检查血示 HCG 30309 mIU/mL，E₂ 3252 ng/mL，P 59.21 ng/mL。

处方：上方加阿胶 10g(烊化)。4剂，水煎服。另服黄体酮胶丸 100mg，每日2次。加入阿胶有补血滋阴止血之效。

三诊：2013年10月20日。

自10月18日起阴道少许出血至今，胃脘部不适，夜寐多梦，小便频，大便调。舌暗边有齿痕，苔薄，脉左滑右软。

检查情况：

日期	HCG（mIU/mL）	E₂（ng/mL）	P（ng/mL）
10月12日	10908	2118	85.79
10月16日	30309	3252	59.21
10月18日	50392	2974	148.9

处方：上方去黑芝麻，佛手片，加砂仁 6g(后下)，苎麻根 12g，阿胶 10g(烊化)。7剂，水煎服。

【心得】患者胃脘不适，多为气机不运，故加入砂仁行气健脾，且砂仁有安胎之效。苎麻根可清热止血安胎。

四诊：2013年10月27日。

停经50天。患者自10月18日开始阴道少量出血，10月25日以来阴道无出血，无腰酸及腹痛，轻微恶心，乳房胀痛，大便稍干，昨日腹泻一次，尿频，有尿不尽之感。舌暗苔薄，脉小滑数。

10月25日检查示 HCG 96827 mIU/mL，P 137.4 ng/mL，E₂ 5643 ng/mL。

处方：上方去苎麻根，加覆盆子 20g，炒芡实 12g。7剂，水煎服。

【心得】由于患者近日无阴道流血，胎动不安的症状有所缓解，故去苎麻根。患者腹泻等症状为脾虚湿盛的表现，故加入炒芡实健脾渗湿，且与覆盆子共用，可补肾益精。

【按语】患者妊娠状态，故以安胎为主，多采用补肾助阳滋阴之品。患者脾虚湿盛，故佐以健脾祛湿药，如砂仁、芡实等。

病案五：胎动不安

赵某，女，出生日期：1977 年 10 月 21 日。

初诊日期：2013 年 10 月 20 日。

主诉：停经 40 天，阴道少量出血一周。

现病史：患者 LMP 9 月 11 日。平素月经周期 $\frac{3}{28}$ 天，量偏少，痛经（-）。已婚，G2P0，2012 年 2 月做人流一次，平素体健，否认药物过敏史。

刻下症：10 月 13 日自测尿 HCG（+），10 月 14 日阴道少量出血，色淡红，现色暗，无腹痛，轻微腰酸，早孕反应不明显，大便偏干（服中药后好转），小便调。舌黯红，苔黄，脉弦。

10 月 14 日血 HCG 6833.6 mIU/mL，P 30.37 ng/mL。

10 月 15 日查 E_2 1154 pg/mL。

中医诊断：胎动不安。

西医诊断：先兆流产，宫外孕待排。

证型：肝肾亏虚，冲任不固伴血热。

治则：补肝肾，滋养冲任，安胎。

处方：

菟丝子 20g	女贞子 12g	墨旱莲 12g	白芍 15g
生地黄 12g	黑芝麻 15g	沙参 12g	麦冬 10g
续断 12g	桑寄生 12g	黄芩 10g	太子参 15g
紫苏梗 10g	竹茹 12g	苎麻根 15g	阿胶 10g(烊化)

7 剂，水煎服。

【心得】患者妊娠，但有先兆流产的症状，故以滋阴补肾助阳为主。方中菟丝子、桑寄生、续断补肾助阳；女贞子、墨旱莲为二至丸，滋补肝肾之阴；白芍、生地黄养血柔肝补肾；沙参、麦冬滋阴润燥；黄芩、苎麻根、紫苏梗有安胎之效；竹茹清热止呕，缓和中焦脾胃之升降；阿胶滋阴养血。

二诊：2013 年 10 月 27 日。

LMP 9 月 11 日，停经 46 天。现阴道间断出现少许褐色分泌物，轻微恶心，无小腹疼痛，胃脘部微胀，大便偏干。舌稍红，苔微黄，脉弦滑。现服用黄体酮胶丸 200mg，每晚 1 次。

10 月 21 日内分泌检查示 HCG 37915 mIU/mL，P 190.8 ng/mL，E_2 2348 ng/mL。

B 超示宫内早孕。

处方：上方去桑寄生，加佛手片 10g，全瓜蒌 15g。7 剂，水煎服。

【心得】患者阴道出血，但无小腹疼痛，为胎漏的表现，结合患者的舌脉等症状表现,肝气郁结,脾胃不和,加入佛手片,可疏肝行气,和胃止痛,全瓜蒌可宽胸散结。

【按语】患者妊娠后出现胎漏、胎动不安的表现,治疗以补肾助阳,滋补肾阴,阴阳并补为主。菟丝子、桑寄生、续断可补肾助阳,女贞子、墨旱莲、黑芝麻可滋补肝肾;患者脾胃不和,治疗当调和脾胃,多加入太子参、佛手等。

病案六:月经不调

闫某,女。出生日期:1982年10月21日。

初诊日期:2013年9月8日。

主诉:月经后期1年余。

现病史:患者14岁初潮,周期$\frac{7\text{天}}{30\text{天}\sim\text{半年}}$。2011年1月妊娠因胎停育行清宫术。2011年3月积水潭医院诊断为多囊卵巢综合征。LMP 8月16日,此周期中药治疗。此周未测BBT,无明显透明白带,尿LH弱阳性。

刻下症:现一般情况好,无腹痛及腰酸,大便2日一行。小便正常。舌体大边有齿痕,苔薄,脉弦。

8月31日B超示Em 0.75cm,双侧未见优势卵泡。

中医诊断:月经不调。

西医诊断:多囊卵巢综合征。

治则:养血健脾,补肾疏肝。

处方:

当归10g	白芍12g	熟地黄12g	川芎6g
茯苓15g	菟丝子20g	女贞子12g	覆盆子20g
紫石英15g	蛇床子6g	紫河车12g	竹茹12g
柴胡10g	天麻10g	红花6g	淫羊藿10g
麦冬12g	炙甘草6g		

7剂,水煎服。

【心得】多囊卵巢综合征中医辨证多属痰湿瘀阻,治疗多以健脾化湿、活血祛瘀为主。根据患者症状表现,患者肝气郁结,故佐以疏肝行气。方中当归、白芍、熟地黄、川芎为四物汤,养血调经;菟丝子、女贞子、覆盆子、紫河车、淫羊藿补肾助阳益精;红花活血化瘀;天麻平抑肝阳;柴胡疏肝行气解郁;竹茹调和脾胃;紫石英有镇心安神,温养暖宫之效。

二诊:2013年10月27日。

LMP 8月16日,停经72天。刻下症:腰酸,矢气频,无小腹疼痛,恶心,无呕吐,乳房胀痛,纳可,夜眠多梦,小便调,大便不成形。舌嫩红,边有齿痕,苔薄,脉沉滑。

2013年10月23日检查示 HCG 512.5 mIU/mL，P 62.2 ng/mL。

补充中医诊断：妊娠，脾肾不足、心血亏虚；西医诊断：早孕，宫外孕待排。治以补肾健脾，养血宁心。

处方：

菟丝子 20g	覆盆子 15g	续断 20g	阿胶 10g$^{(烊化)}$
太子参 15g	莲子肉 12g	炒扁豆 12g	紫苏梗 10g
当归 10g	佛手片 10g	白芍 12g	百合 10g

7剂，水煎服。

另服黄体酮胶丸每晚 200mg，7天。

【心得】患者已妊娠，故治疗以补肾安胎为主，方中菟丝子、覆盆子、续断补肾助阳，阿胶养血补血，太子参益气养阴，莲子肉健脾除湿，扁豆补脾和中，紫苏梗调和营卫，并有安胎之效，当归、白芍养血和血，佛手片疏肝行气，与百合并用可行气养阴，安神定志。

【按语】多囊卵巢综合征中医无此病名，但有文献记载："凡人身上种下有块者多是痰。问其平日好食何物。吐下后方为药。许学士用苍术治痰窠囊，旁行极妙。痰挟瘀血，遂成窠囊。""窠囊"如同多囊卵巢改变，辨证多属痰湿瘀阻。故治疗以健脾除湿，补肾活血为主。当患者处于妊娠状态时，应以补肾安胎之法为主。并加入调和脾胃，疏肝行气之品。

二、本人典型医案

病案一：闭经；乳癖

邓某，女。出生日期：1980年6月。

初诊日期：2007年3月3日。节气：谷雨。

主诉：闭经3个月。

现病史：患者月经 $13\frac{7}{40\sim50}$，乳腺增生2年。

刻下症：LMP 12月12日，7天干净，量同既往；月经后耻骨联合上方隐隐作痛，下午6点左右抽疼，10分钟左右缓解。急躁易怒，多梦，大便3~4天一行，舌暗红有瘀斑，苔薄白，脉弦。

中医诊断：闭经；乳癖。

西医诊断：闭经；乳腺增生。

治则：补肾活血，理气通络。

处方：

| 柴胡 10g | 当归 10g | 川芎 10g | 赤芍 10g |

白芍 10g	生地黄 10g	荔枝核 10g	夏枯草 10g
路路通 10g	穿山甲 10g$^{(先煎)}$	皂角刺 10g	王不留行 10g
杜仲 10g	巴戟天 15g	益智仁 30g	酸枣仁 15g

7剂，每剂两煎，共取 500mL，早晚温服。

患者月经3月未潮，胞宫血脉不通，以四物汤活血养血，通利血脉，既往有乳腺增生史，故以柴胡、荔枝核疏肝理气，调畅气机；益智仁、酸枣仁改善睡眠。

二诊：2007年3月10日。

LMP 12月12日，7天干净，量同既往，服中药5天后晨起呕吐，自测尿 HCG（-），第二天继服中药，无呕吐，纳可，眠佳，大便日一次，小便调，心情好转，乳房胀痛，多梦，舌淡红苔薄黄，中部少苔，舌尖有瘀斑，脉沉滑。

处方：

柴胡 10g	当归 10g	川芎 10g	赤芍 10g
生地黄 10g	制香附 6g	延胡索 15g	川楝子 15g
荔枝核 10g	王不留行 10g	皂角刺 10g	穿山甲 10g$^{(先煎)}$
杜仲 10g	巴戟天 15g	益智仁 30g	

7剂，每剂两煎，共取 500mL，早晚温服。

三诊：2007年3月17日。

LMP 3月17日。近一周乳房胀痛，右乳房内上象限刺痛，腰酸，臂痛，小腹隐痛，纳可，眠一般，二便调，舌暗淡胖，苔黄腻，舌尖有瘀斑，边有齿痕。

丈夫精液常规检查：A级 24.16%，B级 27.44%

处方：

柴胡 10g	陈皮 10g	川芎 9g	赤芍 10g
白芍 10g	当归 10g	生蒲黄 10g$^{(包煎)}$	五灵脂 12$^{(包煎)}$
川楝子 10g	延胡索 10g	荔枝核 10g	泽兰 15g
益母草 15g	艾叶 10g	小茴香 6g	路路通 10g
炮姜 6g			

7剂，每剂两煎，共取 500mL，早晚温服。

患者正值月经期，应以活血理气为法。四物汤合失笑散共奏活血散瘀之功；因乳房胀痛，酌加川楝子、延胡索、荔枝核以疏肝理气止痛；小茴香、炮姜温阳散寒。

四诊：2007年3月24日。

LMP 3月17日，未净，经血昨日为红色，今日现咖色，量少，此次行经量多，色红有小血块。畏寒，手脚凉，头晕，多梦，嗜睡，纳可，右侧乳房隐痛，大便调，夜尿多，舌暗。

处方：

| 党参 20g | 陈皮 10g | 茯苓 10g | 山药 15g |

荆芥 10g	防风 10g	蜂房 15g	续断 10g
杜仲 10g	金樱子 10g	路路通 10g	王不留行 10g
小茴香 6g	肉桂 6g	夜交藤 15g	合欢皮 15g

7剂，每剂两煎，共取500mL，早晚温服。

月经将净，以党参、山药、茯苓健脾益气，以利生血之源；小茴香、肉桂温阳散寒以温暖手足；夜交藤、合欢皮安神助眠。

五诊：2007年4月7日。

LMP 3月17日。近一周失眠，多梦，嗜睡，腰酸，昨日起小腹胀痛，今晨感小腹挈痛，绞痛，纳可，便秘，偏干，小便可，舌暗红，有瘀点，尖红，苔薄白，脉小滑。

处方：

柴胡 10g	当归 10g	陈皮 10g	川芎 6g
泽兰 15g	益母草 15g	制香附 10g	党参 25g
炙黄芪 30g	杜仲 20g	续断 20g	菟丝子 10g
车前子 30g^(包煎)	益智仁 30g	酸枣仁 10g	远志 6g

7剂，每剂两煎，共取500mL，早晚温服。

六诊：2007年4月14日。

LMP 3月17日。每天下午2点至6点面部发热，未避孕，纳可，二便调，舌淡红苔薄白，脉小滑。

处方：

桑寄生 10g	续断 12	杜仲 12	巴戟天 15g
桑白皮 10g	陈皮 10g	茯苓 10g	车前子 20g^(包煎)
生甘草 10g	败酱草 15g	苍术 10g	白术 10g
黄柏 6g			

7剂，每剂两煎，共取500mL，早晚温服。

七诊：2007年4月21日。

LMP 3月17日。腰酸，大便畅，近2个月食素，油腻感觉不适，纳可，眠佳，白天嗜睡，未避孕。舌红尖尤明显，脉小滑。

处方：

菟丝子 10g	续断 10g	杜仲 10g	阿胶珠 10g
党参 15g	白术 10g	黄芩 6g	生地黄 10g
桑寄生 10g	枸杞子 10g	女贞子 10g	生甘草 6g
陈皮 10g			

7剂，每剂两煎，共取500mL，早晚温服。

患者有同房且未避孕，据既往月经情况，考虑有妊娠的可能，故处方以补肾健脾助孕主法。

八诊：2007 年 4 月 30 日。

LMP 3 月 17 日，已孕，嗜睡。现小腹痛，腰酸，舌红苔薄黄，脉小沉。

处方：

党参 15g	白芍 30g	陈皮 10g	白术 10g
黄芩 10g	苎麻根 30g	杜仲 10g	续断 10g
生甘草 10g	生黄芪 15g	菟丝子 10g	阿胶珠 10g
桑寄生 12g	砂仁 6g（后下）		

7 剂，每剂两煎，共取 500mL，少量频服。

医嘱：营养饮食，调畅情志，注意孕期卫生。

电话随访得知患者于 12 月 30 日剖宫产子，产后 8 个月恢复正常月经。

【按】闭经的治疗，应注重"充、通"，补益与通经并举，益脏以充源。张仲景有言"经闭有血隔、血枯之不同，隔者病发于暂，通之而愈，枯者其来渐，补养乃充"，说明闭经有虚实之别，攻补各异。经本阴血，血以通经，气以行经，又经本于肾，因此益脏重在肾精、肝血、脾气，以四物汤加补肾健脾之品，如菟丝子、杜仲、白术等；补益当中加入活血通络之穿山甲、皂角刺、王不留行等品，条达冲任，疏通胞脉，引血下行，促使胞宫推陈致新，以静寓动，以增强补血之效。忌滥用破血通利之法，以伐生身之气，而终无异于患者。本案患者以补肾活血、理气通络之法治疗半月后，月经来潮，恢复排卵，随即摄精成孕。患者孕后腰酸腹痛，为胎动不安，以补肾健脾益气安胎为法，使母全气血充足以养胎。

病案二：不孕症；胚胎停育

卢某，女。出生日期：1978 年 5 月。

初诊日期：2011 年 12 月 1 日。节气：小雪。

主诉：婚后性生活正常，未避孕 2 年未孕，有不良孕产史。

现病史：患者月经 $15\frac{6\sim7}{35\sim90}$，痛经（+），量可，色暗红，有血块，经前无乳房胀，无腰酸。G2P0。2009 年孕 8 周左右胚胎停育，行清宫术；2010 年 10 月，生化妊娠。2009 年 8 月至 2011 年 4 月一直在进行促排卵治疗。

刻下症：LMP 10 月 19 日，8 天干净，量可，色暗红，有血块。纳可，眠差，失眠，易醒，下午胃胀，晚餐无食欲，二便调，舌淡苔白略腻，脉小滑。

内分泌六项检查示 FSH 2.4 mIU/mL，LH 2.24 mIU/mL，PRL 12.8 ng/mL，E_2 107.2 pg/mL，P 9.38 ng/mL，T 0.08 ng/mL。

妇科 B 超示子宫前位，大小约 6.1cm×4.8cm×4.4cm，内膜厚约 1.3cm；右侧卵巢 2.5cm×2.4cm；左侧卵巢 2.6cm×1.5cm；宫颈见三个囊肿，较大者直径为 0.6cm。超声提示宫颈那氏囊肿。

中医诊断：不孕症；胎死不下。

西医诊断：继发不孕；胚胎停育。

证型：脾气不足，心神失养。

治则：益气健脾，养血安神。

处方：

香附 10g	郁金 10g	党参 15g	太子参 15g
当归 10g	炒白芍 15g	炒白术 10g	山药 15g
紫苏叶 6g	麻黄 6g	苦杏仁 10g	茵陈 30g
炒枣仁 15g	柏子仁 15g	生龙骨 30g(先煎)	生牡蛎 30g(先煎)

7剂，日一剂，每剂两煎，共取500mL，早晚温服。

患者有不良孕产史，冲任胞宫有所损伤，脾失健运，生化乏源，故而治疗以益气健脾、养血安神为法。方中党参、太子参、白芍、白术、山药益气健脾；针对睡眠状况，酌加枣仁、柏子仁、龙骨、牡蛎以安神助眠。

二诊：2011年12月8日。

LMP 12月2日，7天干净。第2~3天体温开始下降，失眠，近2天好转。腰痛，急躁，畏寒，舌淡暗苔薄白，脉滑。患者优生优育（TORCH）检查结果正常，CA125正常，支原体（－）。

处方：

香附 10g	郁金 10g	小茴香 6g	木香 6g
肉桂 6g	当归 10g	炒白芍 15g	川芎 10g
熟地黄 20g	黑附子 6g	炮姜炭 6g	川牛膝 15g
益母草 30g	夜交藤 15g	生蒲黄 10g(包煎)	马鞭草 30g
艾叶 15g			

7剂，日一剂，每剂两煎，共取500mL，早晚温服。

因其腰痛、畏寒明显，故加用肉桂、小茴香、附子、炮姜以温阳散寒止痛；失眠有所好转，因而去龙骨、牡蛎一类重镇之品，改用夜交藤以养心安神。

三诊：2011年12月15日。

纳可，二便调，眠佳，畏寒，舌淡红苔薄白，脉小滑。患者适值排卵期，处方仍以补肾理气为主，加用穿山甲、皂角刺以期促优势卵泡排出。

处方：

菟丝子 20g	肉苁蓉 30g	香附 15g	当归 15g
川牛膝 15g	川芎 10g	丹参 15g	泽兰 15g
益母草 15g	炮姜炭 6g	穿山甲 10g	皂角刺 10g
乌蛇 10g	车前子 30g(包煎)	刘寄奴 15g	紫石英 15g

7剂，日一剂，每剂两煎，共取500mL，早晚温服。

四诊：2011 年 12 月 22 日。

12 月 18 日患者无明显诱因，全身起皮疹，19 日晚服用抗过敏药息斯敏，20 日服用开瑞坦，略有好转。现纳可，眠佳，二便调。舌淡红苔薄白，脉小滑。

处方：

苦杏仁 10g	防风 6g	白芷 10g	荆芥 10g
蜂房 30g	升麻 10g	连翘 15g	金银花 15g
牡丹皮 30g	茵陈 30g	熟大黄 10g	生白术 10g
白薇 15g	地骨皮 15g	阿胶珠 10g	黄连 3g
桑白皮 10g	威灵仙 15g		

7 剂，日一剂，每剂两煎，共取 500mL，早晚温服。

针对患者皮疹情况，以清热透疹之荆芥、连翘、金银花等品。

五诊：2011 年 12 月 29 日。

LMP 12 月 2 日，喉中有痰，咳嗽，畏寒，二便调，纳可，眠差，易醒，舌淡红，边有齿痕，小滑。

处方：

南沙参 15g	麦冬 10g	生地黄 15g	地骨皮 15g
菟丝子 15g	桑寄生 15g	续断 15g	苦杏仁 10g
桔梗 10g	射干 6g	桑叶 15g	枇杷叶 15g
炒白芍 15g	阿胶珠 10g		

7 剂，日一剂，每剂两煎，共取 500mL，早晚温服。

因患者咳嗽有痰，处方以滋阴清热、化痰止咳为主，处以南沙参、麦冬、桑叶、苦杏仁滋阴润肺止咳，桔梗、射干、枇杷叶清热消痰。

六诊：2012 年 1 月 5 日。

LMP 12 月 2 日。近日感冒，咳嗽，咯黄痰，眠中有醒，二便调，舌淡，苔白，脉小滑。

处方：

枇杷叶 15g	茵陈 30g	牡丹皮 6g	炙冬花 6g
桑叶 15g	生甘草 10g	升麻 10g	金银花 15g
黄连 6g	阿胶珠 10g	炒白芍 30g	菟丝子 15g
桑寄生 15g	桑椹 15g	生白术 12g	黄芩 6g

7 剂，日一剂，每剂两煎，共取 500mL，早晚温服。

七诊：2012 年 1 月 12 日。

LMP 1 月 11 日。患者感冒基本痊愈，失眠好转。畏寒，二便调，纳呆，舌淡红，苔薄白，脉小滑。

处方：

胆南星 10g	苍术 10g	党参 15g	太子参 15g
陈皮 10g	茯苓 15g	炙甘草 15g	金银花 15g
当归 10g	川芎 10g	赤芍 15g	熟地黄 20g
北沙参 30g	制香附 10g	川牛膝 15g	益母草 30g
生龙骨 30g(先煎)	生牡蛎 30g(先煎)		

7剂，日一剂，每剂两煎，共取500mL，早晚温服。

因患者正值经期，且饮食纳差，处方以养血活血、益气健脾为法，方中川牛膝引血下行，助经血排出。

八诊：2012年1月19日。

LMP 1月11日，7天干净。腰畏寒，纳可，口干，二便调，舌淡红，苔薄白，脉小滑。

处方：

制香附 15g	熟大黄 10g	熟地黄 20g	川芎 10g
当归 10g	干姜 6g	细辛 3g	川牛膝 15g
狗脊 15g	益母草 15g	泽兰 15g	牡丹皮 15g
枳壳 15g	苏木 6g	生黄芪 30g	夜交藤 15g
吴茱萸 9g			

7剂，日一剂，每剂两煎，共取500mL，早晚温服。

九诊：2012年2月2日。

LMP 1月11日。1月31日右下腹阵痛，白带多，有拉丝状，腰畏寒好转，大便2~3天一行，不成形。舌淡苔薄白，脉弦小。生气着急，胃脘痛。

处方：

香附 10g	郁金 6g	党参 20g	陈皮 10g
厚朴 10g	山药 30g	炒白芍 30g	炙甘草 15g
炒白术 12	砂仁 6g(后下)	菟丝子 15g	锁阳 16g
桑叶 15g	桑寄生 15g	狗脊 15g	续断 15g
山茱萸 15g	北沙参 30g		

7剂，日一剂，每剂两煎，共取500mL，早晚温服。

有腹部不适，且排卵样白带明显，以理气健脾补肾为主，助精卵结合。

十诊：2012年2月9日。

LMP 1月11日。昨天大便不成形，纳可，眠佳，胃痛与生气有关。舌淡红尖有瘀点，脉弦滑。BBT高温相已持续8天。

处方：

香附 10g	郁金 10g	炒白芍 30g	炙甘草 15g
佛手 15g	砂仁 6g(后下)	玉竹 10g	紫苏梗 6g

桑寄生 20g	菟丝子 20g	补骨脂 15g	骨碎补 15g
续断 15g	生黄芪 15g	北沙参 30g	太子参 15g
党参 15g			

7剂，日一剂，每剂两煎，共取500mL，早晚温服。

医嘱：避免激烈运动，调畅情志。

患者情绪波动，肝郁不舒，以香附、郁金、佛手疏肝理气；目前体温处于高温相，不排除妊娠可能，以桑寄生、菟丝子、续断、黄芪等益气健脾、补肾助孕。

十一诊：2012年2月16日。

LMP 1月11日。BBT双相，高温相已持续15天。2月16日血清激素检查示HCG 314.67 mIU/mL，P 11.02 ng/mL，已孕。现偶有小腹痛，失眠易醒，大便不成形，晨起恶心，舌淡红，脉弦滑。

处方：

党参 20g	太子参 15g	南沙参 30g	补骨脂 15g
骨碎补 15g	菟丝子 15g	桑寄生 15g	续断 15g
百合 20g	生地黄 20g	炒白术 12	茵陈 30g
山药 30g	五味子 10g	制香附 6g	升麻 10g

7剂水煎温服，每剂两煎，浓缩共取300mL，日1剂，少量频服。

医嘱：①每日记录基本体温，关注胚胎发育情况；②注意休息，调畅情志，不适随诊。

患者已孕，且孕酮偏低，治疗以补肾安胎为主，百合地黄汤滋阴清热助眠，香附理气，使全方补而不滞。

【按】患者有不良孕产史，胞宫冲任损伤，脾肾气虚为本，兼有阴虚之症，故治疗以补肾健脾，益气养血为要；患者有胚胎停育史，且求子心切，难免情绪紧张焦虑，治疗时应注意疏肝理气，调畅气机，并嘱其进行自我调节。处方中熟地黄滋肾水，当归、白芍养肝血，白术、山药健脾举带，使精血充沛，肝肾得养，冲任调则摄精成孕。孕后，胎儿赖母血以养，脾胃强健，精血充足则能养胎，故处方以补肾健脾安胎为法，脾肾得固，则胞有所养，胎有所载，自无胎动小产之疾。

病案三：胚胎停育

武某，女。出生日期：1982年7月27日。

初诊日期：2013年2月2日。节气：大寒。

主诉：胚胎停育1次。

现病史：患者月经 $14\frac{3}{30\sim45}$，痛经（+）；结婚1年余，G1P0，2011年妊娠后未见胎芽；2012年4月开始一直未避孕未孕，自测排卵（-）。

刻下症：LMP 1月26日。平素胃肠功能不好，多梦，易怒，舌紫，苔薄白，脉弦细。

内分泌六项示 FSH 7.33 IU/mL，LH 4.16IU/mL，PRL 935 ng/mL，E_2 14.68 pg/mL，P 0.39 ng/mL，T 0.8 ng/mL。

中医诊断：胎死不下。

西医诊断：胚胎停育。

证型：肾虚血瘀，肝郁气滞。

治则：补肾活血。

处方：

茵陈 30g	牡丹皮 10g	炒栀子 6g	香附 15g
郁金 10g	当归 10g	川芎 6g	赤芍 15g
白芍 15g	熟地黄 20g	川牛膝 15g	益母草 15g
泽兰 15g	夏枯草 15g	墨旱莲 15g	生龙骨 30g(先煎)
生牡蛎 30g(先煎)	北沙参 30g		

7剂，每日1剂，每剂两煎，共取500mL，分早晚温服。

患者2011年胚胎停育，肾主生殖，肾虚则胚胎无以生长，故妊娠后未见胎芽。患者多梦，脉细，当属肾阴不足，故以熟地黄、墨旱莲、北沙参之品滋补肾阴；舌紫为血瘀之征，予当归、川芎、赤芍、益母草、泽兰养血活血；易怒、脉弦为肝气郁滞，予香附、郁金疏肝行气解郁，气郁日久化热，加以茵陈、牡丹皮、炒栀子、夏枯草清肝经之郁热；多梦另佐以生龙牡重镇安神。全方共奏补肾活血、疏肝解郁之功。

二诊：2013年4月13日。

LMP 3月30日，早孕试纸结果为阳性。腰酸，畏寒，多梦，舌淡紫，脉弦滑。

血清激素检查示 P 29.58 ng/mL，HCG 5171 mIU/mL。

处方：

桑寄生 15g	续断 15g	菟丝子 15g	杜仲 15g
白芍 30g	炙甘草 15g	山药 15g	炒白术 10g
香附 10g	百合 20g	生地黄 20g	菊花 10g
枸杞子 10g	夜交藤 15g	五味子 10g	升麻 10g

7剂，每日1剂，每剂两煎，共取500mL，分早晚温服。

服上药后患者妊娠，方药当改投安胎之品。阴阳互根互用，服上方肾阴渐充而阳虚象现，故而腰酸并畏寒，予桑寄生、续断、菟丝子、杜仲补肾滋先天之本而安胎。患者既往肠胃功能差，予炙甘草、山药、炒白术健脾益气补中，滋后天之本而养胎。滋阴之法亦不忘，予百合、生地黄、枸杞子等滋补阴血。香附行气解郁，菊花清肝，夜交藤养心安神。五味子收敛固涩，升麻升举阳气以固胎。舌淡紫，瘀血较前减轻，活血之品恐伤胎，故暂去之不用。

三诊：2013 年 4 月 20 日。

LMP 3 月 30 日，口干，睡觉时大腿痛，腰酸腰痛，小腹痛，打嗝，胃痛，乳痛，多梦，舌紫红，苔少，脉小滑。

处方：

黄芪 30g	防风 6g	白术 10g	白芍 30g
炙甘草 15g	浮小麦 30g	大枣 30g	香附 15g
桑叶 15g	桑寄生 15g	续断 15g	阿胶 10g
党参 15g	太子参 15g	北沙参 30g	女贞子 10g

7 剂，每日 1 剂，每剂两煎，共取 500mL，分早晚温服。

患者身多处作痛，属风邪为病，予玉屏风散益气固表，加以芍药甘草汤缓急止痛。患者既往情绪易怒，另予甘麦大枣汤养心安神，和中缓急，培护中焦元气。续予补肾养阴，疏肝解郁之品。患者打嗝是虚非实，佐以党参、太子参以补为通。

四诊：2014 年 1 月 23 日。

LMP 1 月 9 日。2013 年 12 月 4 日顺产，产后大出血，浑身大汗出，夜眠不安，颈凉。舌淡嫩边有齿痕，脉细小。

处方：

党参 15g	太子参 15g	南沙参 15g	北沙参 15g
红参 30g	黄芪 30g	阿胶 10g	王不留行 10g
穿山甲粉 6g(冲服)	葛根 20g	桂枝 10g	当归 15g
白芍 15g	香附 15g	白术 15g	山药 30g
通草 15g			

7 剂，每日 1 剂，每剂两煎，共取 500mL，分早晚温服。

患者产后大出血，气随血脱，气阴两虚，当投以益气养血之品，方以党参、太子参、红参、黄芪、白术、山药大补元气，南北沙参、阿胶、当归、白芍滋阴养血。产后多虚亦多瘀，以王不留行、穿山甲粉、通草活血利水兼通经下乳。予桂枝温通阳气，香附行气解郁。患者颈凉，佐以葛根升举太阳阳气。

【按】患者胚胎停育一次，当属中医胎死不下，当与胎萎不长相鉴别。后者胎儿虽小于停经月份，但有胎动胎心，可与之鉴别。患者由胎死不下发展为不孕症，病情进一步加重。肾为先天之本，主生殖，胚胎停育、不孕症本在肾虚。女子以血为本，故妇科病多血瘀。患者情绪易怒，又有肝气郁滞之因。三者共治，疗效迅速。然孕后又有腰酸、腹痛等胎动不安表现，急投以补肾保胎之品，另辨证分析，随证治之，患者终顺产。然病久体弱，非一时可得补全，故而大出血后身不安，以大补元气、阴血之药予之，终得身心俱安。

病案四：不孕症

熊某，女。出生日期：1986 年 7 月。

初诊日期：2011 年 8 月 22 日。节气：处暑。

主诉：婚后性生活正常，未避孕 1 年余未孕。

现病史：患者月经失调多年，闭经与崩漏交替出现。LMP 4 月 28 日，此次月经因口服黄体酮而至。G0P0，结婚 1 年多，性生活正常，一直未避孕而未孕。体重增加 10kg 以上，现体重为 100kg。10 汗毛重。刻下症见腰酸，情绪急躁，头痛头晕，乳房胀痛，大便正常，舌淡红，苔白，脉小滑。

内分泌六项示 FSH 3.62 mIU/mL，LH 6.68 mIU/mL，PRL 343.9 ng/mL，E_2 56.34 pg/mL，P 0.44 ng/mL，T 0.30 ng/mL。

B 超示子宫偏后位，大小约 3.7cm×3.5cm×3.4cm，内膜厚约 0.5cm，右侧卵巢大小 2.9cm×2.0cm，左侧卵巢大小约 4.0cm×2.3cm。双侧卵巢内均可探及数个（大于 10）无回声，右侧最大 0.8cm×0.6cm，左侧最大 0.8cm×0.5cm，提示双侧卵巢多囊样改变，子宫偏小。

中医诊断：不孕症。

西医诊断：原发不孕；多囊卵巢综合征。

治则：补肾活血，疏肝理气。

处方：

党参 20g	陈皮 10g	干姜 6g	茯苓 15g
法半夏 12g	厚朴 15g	炒内金 15g	狗脊 15g
桑寄生 15g	川牛膝 15g	益母草 30g	水蛭 10g
鹿角霜 10g	冬瓜皮 30g	三棱 10g	莪术 10g
吴茱萸 9g	桂枝 10g		

7 剂，日一剂，每剂两煎，共取 500mL，早晚温服。

医嘱：记录基础体温（BBT）。

根据 B 超结果可知，患者符合多囊卵巢的诊断。距离最近一次月经已相隔 4 个月之久，种子必先调经，处方以三棱、莪术、川牛膝、益母草、水蛭等大队活血力强的药为主，先行通利血脉；因其体重较重，而胖人多痰湿，故处方中加入冬瓜皮、茯苓、半夏、厚朴等利湿化痰之品。

二诊：2011 年 8 月 29 日。

LMP 4 月 28 日，乳房胀，情绪急躁，心慌，腰酸，纳可，眠佳，二便调，舌尖红，舌质粗糙，苔薄白，脉弦滑。

处方如下：

川牛膝 15g	葛根 15g	杜仲炭 10g	巴戟天 15g
水蛭 10g	当归 10g	川芎 10g	生地黄 15g
熟地黄 15g	赤芍 15g	炒白芍 15g	益母草 30g
麻黄 6g	桂枝 10g	吴茱萸 9g	苍术 15g

鹿角霜 10g　　　续断 15g　　　香附 10g

7 剂，日一剂，每剂两煎，共取 500mL，早晚温服。

仍以前法继治，乳房胀、情绪急躁为肝郁表现，以四物汤加味活血养血的同时，以香附一味理气行郁，并嘱患者要自我调节心情。

三诊：2011 年 9 月 5 日。

LMP 9 月 3 日，月经量少，色暗。腰酸，多梦。舌红苔薄白，脉小滑。

处方：

当归 15g	川芎 10g	炒白芍 15g	赤芍 15g
生地黄 15g	熟地黄 15g	川牛膝 15g	益母草 30g
水蛭 10g	冬瓜皮 30g	生薏苡仁 30g	炒内金 15g
法半夏 10g	厚朴 15g	茯苓 15g	干姜 6g
吴茱萸 9g	肉桂 6g	生龙骨 30g(先煎)	生牡蛎 30g(先煎)

7 剂，日一剂，每剂两煎，共取 500mL，早晚温服。

患者月经至，说明前法奏效，因正值经期，故而仍以四物汤加味活血养血；川牛膝引药下行，助经血排出；干姜、肉桂、冬瓜皮、生薏苡仁、茯苓可温阳利水，使体内湿邪随经血排出；方中龙骨、牡蛎可安神助眠。

四诊：2011 年 9 月 26 日。

LMP 9 月 3 日，8 天净，乳房胀痛。多梦，纳可，二便调。舌淡暗苔薄白，脉小滑。

处方：

柴胡 10g	香附 10g	当归 10g	川芎 10g
赤芍 15g	炒白芍 15g	生地黄 15g	熟地黄 15g
鬼箭羽 15g	泽兰 15g	益母草 30g	炒鸡内金 15g
炮姜炭 6g	吴茱萸 9g	水蛭 10g	茯苓 15g

7 剂，日一剂，每剂两煎，共取 500mL，早晚温服。

因乳胀明显，故而在香附基础上加柴胡一味，以增疏肝理气之效。

五诊：2011 年 10 月 10 日。

LMP 9 月 3 日，腰酸，乳房胀痛。尿频，纳可，多梦，二便调，右侧头痛，偶有发作，情绪低落，有时抑郁想哭。舌淡红，苔黄腻，脉弦滑。

处方：

当归 10g	川芎 10g	丹参 10g	熟地黄 15g
鬼箭羽 15g	白蒺藜 15g	沙苑子 15g	百合 20g
川牛膝 15g	益母草 30g	水蛭 10g	川楝子 10g
延胡索 15g	肉桂 6g	益智仁 30g	生龙骨 30g(先煎)
生牡蛎 30g(先煎)			

7剂，日一剂，每剂两煎，共取500mL，早晚温服。

患者尿频、腰酸肾虚之症状明显，处方在活血养血基础上，加白蒺藜补肾固涩；益智仁、龙骨、牡蛎安神助眠，有助于改善患者多梦的状况。

六诊：2011年10月24日。

LMP 9月3日，近1周头晕乏力，乳房胀痛。体重无变化，血压150/110 mmHg，纳可，眠佳，二便调。舌淡红，苔薄白，脉弦滑。

处方：

天麻 10g	钩藤 20g(后下)	白蒺藜 15g	沙苑子 15g
鬼箭羽 15g	川牛膝 15g	羌活 10g	葛根 15g
五味子 10g	枸杞子 15g	石斛 15g	菊花 15g
当归 10g	川芎 6g	赤芍 15g	熟地黄 20g

7剂，日一剂，每剂两煎，共取500mL，早晚温服。

医嘱：①检查内分泌六项；②检查甲状腺功能。

因患者血压偏高，故在四物汤基础上酌加天麻、钩藤、菊花等清热平肝降压。

七诊：2011年10月31日。

LMP 9月3日。工作压力大，头晕，乏力，心慌，偶尔乳房胀，体重减少2斤，易怒烦躁，纳可，饭量减少，眠佳，二便调。舌淡红，苔薄白，脉小滑。

10月27日内分泌六项检查示 FSH 6.23 mIU/mL，LH 9.19 mIU/mL，PRL 13.39 ng/mL，E_2 33 pg/mL，P 0.97 ng/mL，T 0.36 ng/mL。

甲功五项检查示 T_3 6.13 nmol/L，T_4 13.66 nmol/L，FT_3 13.96 pmol/L，FT_4 2.39 pmol/L，TSH 0.33 mIU/L。

处方：

天麻 10g	龟板 10g(先煎)	香附 15g	鳖甲 15g(先煎)
熟大黄 10g	钩藤 20g	鬼箭羽 15g	冬瓜皮 30g
青皮 10g	苏木 6g	陈皮 10g	生龙骨 30g(先煎)
生牡蛎 30g(先煎)	厚朴 10g	茯苓 15g	山药 15g
紫苏叶 6g	当归 15g		

7剂，日一剂，每剂两煎，共取500mL，早晚温服。

根据内分泌检查结果可知，患者多囊情况较前有所改善。因其近来情绪烦躁，故处以香附、青皮等理气之品，以调畅气机。仍以健脾利水为法，帮助患者减轻体重。

八诊：2011年11月7日。

LMP 9月3日。前述症状略有好转，体重下降2.5kg，纳可，饭量增加，眠佳，二便调。舌暗红苔薄白，脉弦滑。

11月7日甲功五项检查示 T_3 0.94 nmol/L，T_4 6.94 nmol/L，FT_3 1.51 pmol/L，FT_4 1.01 pmol/L，TSH 3.96 mIU/L。

处方：

香附 15g	熟大黄 15g	熟地黄 20g	鬼箭羽 15g
冬瓜皮 30g	茯苓 15g	山药 15g	枳壳 10g
陈皮 10g	青皮 6g	苏木 6g	厚朴 10g
瓜蒌 30g	百合 20g	当归 15g	川芎 10g
赤芍 15g	川牛膝 15g	益母草 30g	

7剂，日一剂，每剂两煎，共取 500mL，早晚温服。

九诊：2011年11月14日。

前述症状有好转，偶有乳房胀，仍急躁，易怒，体重无明显变化，纳可，易饥饿，眠佳，二便调。舌暗红，苔薄白，脉滑。

处方：

百合 20g	生地黄 20g	熟地黄 20g	党参 15g
陈皮 10g	山药 15g	炒白术 10g	香附 10g
郁金 10g	杜仲炭 10g	巴戟天 15g	菟丝子 15g
桑寄生 15g	桑叶 15g	续断 15g	麦冬 10g
五味子 10g	薤白 10g	羌活 10g	生蒲黄 10g（包煎）
炙甘草 10g			

7剂，日一剂，每剂两煎，共取 500mL，早晚温服。

十诊：2011年11月21日。

喜怒善悲，运动后胸闷痛，纳可，无明显饥饿感，多梦，大便正常，夜尿每晚2~3次。舌暗红，苔黄，脉小滑。

妇科B超检查示子宫大小约 4.1cm×4.0cm×3.4cm，内膜厚约 1.3cm，右侧卵巢大小 5.3cm×3.2cm，左侧卵巢大小约 4.1cm×1.7cm。

处方：

香附 10g	当归 10g	川芎 10g	赤芍 15g
炒白芍 15g	生地黄 15g	三棱 10g	莪术 10g
茯苓 15g	川牛膝 15g	益母草 30g	鹿角霜 10g
瓜蒌 30g	马齿苋 30g	生蒲黄 10g（包煎）	生龙骨 30g（先煎）
生牡蛎 30g（先煎）			

7剂，日一剂，每剂两煎，共取 500mL，早晚温服。

B超结果提示，患者子宫内膜较厚，有月经即来的可能，处方以活血化瘀为法，加三棱、莪术破血通经。

十一诊：2011年11月28日。

LMP 11月26日，未净，有血块，伴乳房胀痛，腰酸。头痛，纳可，眠佳，大便每日1次，大便不成形，经行时尿频。舌红，苔薄白，脉滑。

处方：

香附 10g	熟大黄 10g	川牛膝 15g	益母草 30g
羌活 10g	川芎 10g	炒白芍 15g	熟地黄 20g
薤白 10g	马鞭草 30g	生蒲黄 10g^(包煎)	生龙骨 30g^(先煎)
生牡蛎 30g^(先煎)	炙甘草 15g	葛根 15g	夜交藤 15g
瓜蒌 30g			

7剂，日一剂，每剂两煎，共取500mL，早晚温服。

患者正值月经期，仍以四物汤加减化裁。

十二诊：2011年12月12日。

LMP 11月26日，8天干净，量少，有血块。乳房胀，运动后胸闷，食欲亢进，易饥饿，眠浅，多梦，近3天食后腹痛，恶心，咽部有异物感，便溏，小便黄，尿频，尿少。舌红，苔薄白，脉小滑。

处方：

柴胡 10g	党参 15g	陈皮 10g	炒白术 10g
香附 15g	紫苏叶 6g	桑寄生 15g	菟丝子 15g
百合 20g	白芷 10g	山药 15g	羌活 10g
生龙骨 30g^(先煎)	生牡蛎 30g^(先煎)	生地黄 15g	熟地黄 15g

7剂，日一剂，每剂两煎，共取500mL，早晚温服。

患者食欲亢进、便溏为胃强脾弱，乳胀胸闷为气郁不舒，故处方以健脾疏肝理气为法，选用柴胡、香附、陈皮、白术、山药等味；针对睡眠状况，仍处以百合地黄汤加龙骨、牡蛎滋阴安眠。

十三诊：2011年12月26日。

LMP 11月26日。体温升高3~4天，情绪急躁，腰酸，多梦，乏力，小便黄。舌淡红，苔白，脉小滑。

处方：

菟丝子 15g	续断 15g	枸杞子 15g	女贞子 15g
五味子 10g	桑寄生 15g	桑叶 15g	制香附 10g
太子参 15g	金樱子 15g	锁阳 15g	北沙参 30g
杜仲 10g	巴戟天 15g	竹叶 10g	炙甘草 15g

7剂，日一剂，每剂两煎，共取500mL，早晚温服。

患者BBT提示体温已升高，正值黄体期，以补肾助孕为主。

十四诊：2012年1月5日。

LMP 11月26日，腰部酸冷，眠多梦，恶心，纳可，二便调。舌淡红，苔白，脉小滑。

处方：

桑寄生 15g	狗脊 15g	干姜 6g	细辛 3g

鹿角霜 10g	肉苁蓉 30g	旋覆花 15g^(包煎)	煅赭石 30g^(先煎)
姜半夏 10g	金樱子 15g	锁阳 15g	杜仲炭 10g
巴戟天 15g	川牛膝 15g	益母草 30g	葛根 15g
天麻 10g	钩藤 15g^(后下)		

7剂，日一剂，每剂两煎，共取500mL，早晚温服。

因患者月经未如期至，考虑其妊娠可能，针对其腰冷、恶心等症状，以补肾温阳为主，辅以降逆止呕。

十五诊：2012年2月16日，丈夫代述。

已孕。2012年2月2日苍梧县石桥中心卫生院行B超检查，示子宫增大，轮廓清楚，形态规则，可见宫腔内孕囊3.7cm×2.7cm，内可见胚芽及原始心管搏动。2012年2月16日中国中医科学院中医门诊部血清激素检查示 β-HCG 83422.55 mIU/mL，P 19.89 ng/mL。

医嘱：①调畅情志，保持外阴清洁；②每日记录BBT，关注胎儿发育情况；③密切观察有无腹痛、腰酸、阴道流血；④定期复查β-HCG，不适随诊。

【按】多囊卵巢综合征主要的临床表现为肥胖、多毛、闭经、不孕。根据本案中患者的临床表现及血清内分泌检查可以判断，该患者为多囊卵巢综合征引起的排卵障碍性不孕。此类患者多有情志不遂、肝气不舒的诱因，又有肾虚的基础。故而在临床治疗时，于经后期采用补肾活血促排卵之法，制附子、肉桂、干姜、肉苁蓉、吴茱萸补肾温阳，当归、川芎、赤芍、白芍、熟地黄、生地黄、丹参、牡丹皮、川牛膝、益母草活血化瘀。经过几个周期的调理，使患者恢复排卵，终得孕而果。

病案五：癥瘕

林某，女。出生日期：1983年6月1日。

初诊日期：2013年10月12日。节气：寒露。

主诉：左侧输卵管切除术后，调理备孕。

现病史：患者月经$13\frac{7}{40\sim50}$，痛经（+）。左侧输卵管切除，右侧输卵管通而不畅。

刻下症：LMP 9月17日，量可，色暗，有血块，有腹痛，腰酸。舌红，苔黄，脉小滑。

内分泌六项检查示 FSH 2.41IU/mL，LH 4.14IU/mL，PRL 482 ng/mL，E_2 1694 pg/mL，P 84.06 ng/mL，T 1.34 ng/mL。

中医诊断：癥瘕。

西医诊断：盆腔炎性疾病（输卵管炎？）。

证型：肾虚血瘀。

治则：补肾活血。

处方：

柴胡 10g	当归 10g	川芎 10g	赤芍 15g
路路通 10g	王不留行 10g	皂角刺 10g	地龙 10g
僵蚕 10g	川牛膝 15g	益母草 15g	生蒲黄 10g^(包煎)
五灵脂 10g^(包煎)	马齿苋 15g	马鞭草 15g	决明子 15g

7剂，每日1剂，每剂两煎，共取500mL，分早晚温服。

患者右侧输卵通而不畅，可知盆腔功能亦不好，处方以活血药为主，四物汤去地黄加失笑散活血化瘀，并加用路路通、皂角刺、地龙等通络之品，以改善血运，增加输卵管的蠕动；重用马齿苋、马鞭草以清热解毒抗感染，改善盆腔环境，使其恢复功能。

二诊：2013年10月19日。

LMP 10月17日，未净，有血块，量少，伴腰酸。纳可，眠佳，二便调。舌淡，苔黄，脉弦滑。

处方：

柴胡 10g	当归 10g	川芎 10g	茵陈 30g
牡丹皮 10g	栀子 6g	赤芍 15g	地龙 10g
僵蚕 10g	路路通 10g	王不留行 10g	生蒲黄 15g^(包煎)
桂枝 10g	川牛膝 15g	桑寄生 15g	狗脊 15g

7剂，每日1剂，每剂两煎，共取500mL，分早晚温服。

患者正值月经期，以活血通络为主，川牛膝引血下行，助经血排出。

三诊：2013年10月26日。

LMP 10月17日，4天净，伴腰酸。纳可，眠佳，怕冷，二便调。舌红，苔黄，脉小滑。

处方：

乌梅 15g	黄芩 10g	黄连 3g	黄柏 6g
附子 6g	肉桂 6g	干姜 6g	细辛 3g
川椒 6g	桑寄生 15g	续断 15g	生蒲黄 10g^(包煎)
马齿苋 10g	当归 15g	赤芍 15g	丹参 15g
高良姜 6g			

7剂，每日1剂，每剂两煎，共取500mL，分早晚温服。

患者属上热下寒，以黄芩、黄连、黄柏上清里热，下以附子、肉桂、干姜、细辛、川椒温阳散寒；续断、桑寄生补肾强腰以缓解腰酸不适。

四诊：2013年11月9日。

LMP 10月17日。近几日疲劳，嘴边长包，头晕，腹痛，腰酸、凉。舌红，苔黄，脉弦滑。

处方：

藿香 10g	佩兰 15g	羌活 10g	川芎 10g
蝉蜕 6g	荆芥 10g	牡丹皮 10g	连翘 15g
地龙 10g	僵蚕 10g	当归 10g	炮姜 6g
桑寄生 15g	狗脊 15g	蜂房 10g	怀牛膝 15g

7剂，每日1剂，每剂两煎，共取500mL，分早晚温服。

五诊：2013年11月16日。

LMP 10月17日。头晕，小腹胀，背凉，酸疼，纳可，眠佳。二便调，舌红，苔黄。

处方：

柴胡 10g	当归 10g	川芎 10g	赤芍 15g
白芍 15g	生地黄 15g	熟地黄 15g	川牛膝 15g
益母草 15g	狗脊 15g	地龙 10g	僵蚕 10g
小茴香 6g	木香 6g	香附 15g	肉桂 6g
生蒲黄 15g(包煎)	马齿苋 30g		

14剂，每日1剂，每剂两煎，共取500mL，分早晚温服。

患者背凉且酸痛，不通则痛，故在以四物汤养血活血基础上，加肉桂、小茴香、木香温阳散寒，理气止痛。

六诊：2013年12月14日。

LMP 11月17日，4天净，量正常，伴腰酸。纳眠可，二便调。舌红，苔少，脉小滑。

处方：

桑寄生 15g	狗脊 15g	续断 15g	杜仲 15g
荆芥 10g	蝉蜕 6g	升麻 10g	生地黄 30g
桑白皮 10g	威灵仙 15g	牡丹皮 10g	知母 6g
炙甘草 15g	山药 10g	车前子 30g(包煎)	补骨脂 15g

7剂，每日1剂，每剂两煎，共取500mL，分早晚温服。

患者正值黄体期，故以补肾健脾助孕为原则。

七诊：2013年12月21日。

LMP 11月17日，自测尿HCG（+），已孕。腹胀，乳房胀，纳可，夜眠不安，腰酸，夜间腰凉。舌淡，苔薄白，脉小滑。

处方：

上方减知母、牡丹皮、车前子，加夜交藤15g，阿胶10g，生黄芪15g。

7剂，每日1剂，每剂两煎，共取500mL，分早晚温服。

患者已孕，加黄芪补气升阳，阿胶补血止血，夜交藤安神助眠。

八诊：2013 年 12 月 28 日。

LMP 11 月 17 日。昨日阴道少量褐色分泌物，纳呆，夜眠不安。大便每日一行，小便调，乳房胀痛，偶白带量多；舌红，苔薄白，脉滑。血清激素检查示 HCG 10054 IU/mL，E_2 3204 pg/mL，P 118.5 nmol/mL。

处方：

桑寄生 15g	续断 15g	阿胶 10g(烊化)	夜交藤 15g
菟丝子 15g	太子参 15g	蝉蜕 6g	荆芥 10g
紫草 15g	香附 15g	升麻 10g	蛇床子 10g
菊花 15g	杜仲 15g	柏子仁 10g	五味子 10g

7 剂，水煎温服，少量频服。

医嘱：注意休息，营养饮食，调畅情志，注意孕期卫生。

患者已孕，阴道褐色分泌物提示有出血，预示胎动不安。方中阿胶补止血，太子参、升麻、桑寄生、续断补肾益气升提以固胎元；因夜眠不安，故加柏子仁、夜交藤安神助眠。

电话随访得知，患者于 2014 年 8 月 21 日 6 时 15 分顺产 1 女，身长 50cm，体重 5.5 斤，母女平安。

【按】本案患者左侧输卵管切除，右侧通而不畅，当前要解决的问题是改善盆腔环境，恢复输卵管的功能；活血通络之法可以增加血运和输卵的蠕动，除用善于活血之川芎、赤芍、益母草等品外，选用路路通、皂角刺、王不留行等通络之品增效，以助精卵结合并顺利返回宫腔着床，孕后则以补肾固胎元为法。

病案六：月经过少

郑某，女。出生日期：1984 年 7 月。

初诊日期：2013 年 10 月 14 日。节气：寒露。

主诉：月经量减少 3 月，调理备孕。

现病史：患者月经 $16\dfrac{2\sim6}{26\sim31}$，痛经（+）。G0P0。

刻下症：LMP 10 月 11 日，2 天净，量少，色暗，经期小腹痛。眠多梦，入睡难，受凉易腹泻。舌红，苔白。

中医诊断：月经过少。

西医诊断：月经量少。

证型：肾虚血瘀，冲任失调。

治则：益肾活血，调理冲任。

处方：

香附 15g	当归 10g	川芎 10g	赤芍 15g

丹参 15g	川牛膝 15g	益母草 15g	泽兰 15g
夜交藤 15g	合欢皮 10g	紫河车粉 6g(冲服)	鹿角霜 10g
补骨脂 15g	骨碎补 15g	附子 6g	炮姜 6g

7剂，每日1剂，每剂两煎，共取500mL，分早晚温服。

患者月经方过，量少色暗，以当归、川芎、丹参、赤芍养血活血；益母草、泽兰为妇科调经要药，紫河车、鹿角霜为血肉有情之品，以助内膜增长；附子、炮姜温阳散寒防腹泻；合欢皮、夜交藤宁心安神助眠。

二诊：2013年10月21日。

LMP 10月11日。大便频，腹泻肠鸣，晚睡，小便黄，白带多，舌中有裂纹。

处方：

补骨脂 15g	骨碎补 15g	当归 10g	川芎 10g
赤芍 15g	丹参 15g	姜黄 6g	川牛膝 15g
益母草 15g	附子 3g	肉桂 3g	炮姜 6g
泽兰 15g	苏木 6g	生黄芪 15g	穿山甲粉 6g(冲服)

7剂，每日1剂，每剂两煎，共取500mL，分早晚温服。

患者近来腹泻，可知脾肾阳虚，故而在活血养血的同时，加附子、肉桂、炮姜温中散寒，黄芪补气健脾，升阳举陷。

三诊：2013年10月28日。

LMP 10月11日，纳眠可，舌红苔黄，脉小滑。

处方：上方减川牛膝，益母草，泽兰，穿山甲粉，加杜仲15g，巴戟天15g，鹿角霜12g。7剂，每日1剂，每剂两煎，共取500mL，分早晚温服。

此时正值月经第17天，内膜增长时间，去活血力强的川牛膝、益母草、泽兰，穿山甲粉，加鹿角霜、巴戟天、杜仲温肾助阳，促进内膜生长。

四诊：2013年11月11日。

LMP 11月10日，未净，小腹凉，隐痛，舌红，苔白，边有齿痕。

内分泌六项示FSH 4.69 mIU/mL，LH 2.45 mIU/mL，PRL 18.74 ng/mL，E_2 189 pg/mL，P 8.1 ng/mL，T 0.12 ng/mL。

处方：

柴胡 10g	当归 10g	川芎 10g	赤芍 15g
生地黄 15g	熟地黄 15g	炮姜 9g	川牛膝 15g
夜交藤 15g	茯神 15g	肉桂 6g	小茴香 6g
木香 6g	香附 15g	炙甘草 15g	五味子 10g
益母草 15g			

7剂，每日1剂，每剂两煎，共取500mL，分早晚温服。

患者正值月经期，腹凉腹痛，故以活血养血、温阳止痛为法。川牛膝引血下行，助经血排出；肉桂、小茴香、木香、炮姜共奏温阳散寒之功。

五诊：2013 年 11 月 18 日。

LMP 11 月 10 日，5 天净。纳可，眠佳。舌红，苔白，脉小滑。

处方：

麻黄 10g	桂枝 10g	当归 10g	吴茱萸 9g
赤芍 15g	半夏 10g	干姜 6g	细辛 3g
莲子肉 15g	党参 15g	麦冬 10g	五味子 10g
怀牛膝 15g	益母草 15g	补骨脂 15g	骨碎补 15g

7 剂，每日 1 剂，每剂两煎，共取 500mL，分早晚温服。

患者月经刚过，气津随血脱，此时应以滋阴益气为主以恢复胞宫气血，党参、麦冬、五味子取生脉散之义，益气生津，麻黄、桂枝温阳通脉，吴茱萸、干姜、细辛散寒祛湿，骨碎补、补骨脂补肾暖脾。

六诊：2013 年 11 月 28 日。

LMP 11 月 10 日。左少腹痛，纳可眠佳，大便不规律，黏臭，肠鸣，脉小滑。

处方：

白头翁 10g	秦艽 15g	黄连 6g	阿胶珠 10g
马齿苋 30g	菟丝子 15g	覆盆子 15g	女贞子 15g
枸杞子 10g	五味子 10g	白芍 30g	炙甘草 15g
夜交藤 15g	南沙参 15g	北沙参 15g	

7 剂，每日 1 剂，每剂两煎，共取 500mL，分早晚温服。

因近来大便质黏，可知肠中湿热，方中白头翁、秦艽可祛湿清热解毒，芍药、甘草同用以缓急止痛。

七诊：2013 年 12 月 5 日。

LMP 11 月 10 日。大便稀，纳可，眠佳，舌红，苔黄，脉弦滑。

处方：

女贞子 10g	枸杞子 15g	菟丝子 20g	桑寄生 15g
续断 15g	阿胶珠 10g	黄连 6g	炒白术 10g
黄芩 6g	补骨脂 15g	骨碎补 15g	白芍 30g
炙甘草 15g	附子 6g	干姜 6g	

7 剂，每日 1 剂，每剂两煎，共取 500mL，分早晚温服。

目前患者正值黄体期，以女贞子、枸杞子、菟丝子、桑寄生等补肾药为主，助孕安胎；芍药、甘草缓急止痛，以防胎动之虞；骨碎补、补骨脂、干姜、附子温暖一身气血。

八诊：2013 年 12 月 12 日。

LMP 12 月 7 日，5 天净，量可，色红，有血块，舌红，苔白。

处方：符合课题纳入标准，故予以补肾促卵冲剂，月经第5天开始服用，连服14天。

医嘱：签署知情同意书，入组，注意监测排卵情况。

九诊：2013年12月19日。

LMP 12月7日。左腹痛，白带少，阴道干涩，眠浅，腰酸。舌暗，苔白，恶心。

处方：加用紫河车粉6g，生大黄粉3g，冲服。

十诊：2013年12月26日。

LMP 12月7日。纳眠可，小便黄。处方：12月5日处方减附子，加山药30g。

7剂，每日1剂，每剂两煎，共取500mL，分早晚温服。

十一诊：2014年1月6日。

LMP 12月7日，5天净。白发多，纳可，夜眠不安，小便色黄，白带少，舌紫暗，苔白。

处方：

卷柏15g	酸枣仁15g	知母10g	制何首乌15g
白芍30g	炙甘草15g	女贞子15g	枸杞子15g
五味子6g	菟丝子15g	覆盆子15g	升麻10g
牡丹皮10g	夜交藤15g		

7剂，每日1剂，每剂两煎，共取500mL，分早晚温服。

补肾促卵冲剂，服用方法同上。

患者至今月经未来潮，考虑妊娠可能。以五子衍宗丸合芍药甘草汤，补肾安胎；因近来白发增多，夜眠不安为心肾不交，虚火内扰，故以酸枣仁、知母、首乌、夜交藤、丹参交通心肾，安神助眠。

十二诊：2014年1月11日。

LMP 12月7日。干呕，乳房胀，尿频尿急，小便色黄，舌红，苔白，BBT高温相超过16天。血清激素HCG 77 mIU/mL，已孕。

处方：

菟丝子15g	桑寄生15g	续断15g	杜仲15g
金樱子15g	锁阳15g	益智仁15g	党参15g
生黄芪15g	夜交藤15g	女贞子15g	枸杞子15g
五味子10g	覆盆子15g		

7剂，水煎温服浓缩，少量频服。

医嘱：①每日记录基础体温；②孕8周以后行B超检查，确定宫内胎儿发育情况；③调畅情志，营养饮食，注意孕期卫生，不适随诊。

患者已孕，处方以补肾安胎为法。

【按】患者经过调理，月经基本正常，种子必先调经，经调后卵子方可正常发育，并能够顺利排出，母体气血充足，指导同房后，摄精成孕。患者孕后，以五子衍宗丸合杜仲、桑寄生等品共奏固肾安胎助孕之功。胎儿生长全赖母体供给营养，良好的睡眠是机体功能恢复的保障，故以夜交藤安神助睡眠。

病案七：不孕症；痛经

宋某，女。出生日期：1982年9月。

初诊：2011年12月22日。节气：冬至。

主诉：婚后性生活正常，未避孕1年未孕。

现病史：患者月经 $14\frac{7}{28}$，痛经（+）；结婚3年，G1P0；2010年12月行双侧卵巢子宫内膜异位剔除术+盆腔松解术，此后一直未避孕而未孕；曾于2011年8—9月行人工授精两次，均未成功；11月15日移植2个胚胎，但于12月29日生化妊娠。

刻下症：LMP 12月5日，量多，痛经（+），腰痛，畏寒，大便干，小便正常。纳呆，眠欠佳，白带正常。舌淡，边有齿痕，脉弦滑。

内分泌检查示 FSH 9.08IU/mL，LH 4.99 IU/mL，E_2 200 pn/mL，P 3.94 ng/mL。

中医诊断：不孕症；痛经。

西医诊断：原发性不孕；痛经。

证型：冲任失调。

治则：补肾调经止痛。

处方：

北沙参30g	制香附10g	党参15g	女贞子10g
墨旱莲15g	白术6g	生黄芪30g	生龙骨30g（先煎）
生牡蛎30g（先煎）	旋覆花15g（包煎）	肉苁蓉30g	炒白芍30g
枳实30g	生蒲黄10g（包煎）	马鞭草30g	当归10g
桑寄生15g	菟丝子15g		

7剂，每日1剂，每剂两煎，共取500mL，分早晚温服。

患者腰痛为肾虚之故，以二至丸合桑寄生、菟丝子补肾强腰；重用肉苁蓉以润肠通便，缓解盆腔压力；睡眠欠佳，以生龙骨、生牡蛎重镇安神以助眠；旋覆花、白术、枳实调理气机、降逆和胃以改善食欲。

二诊：2012年1月5日。

LMP 1月4日。感冒，咽痛，干呕，纳可，失眠，口干。舌淡红，苔薄白，脉小滑。

处方：

当归10g	川芎6g	赤芍15g	炒白芍15g
生地黄15g	熟地黄15g	小茴香6g	木香6g
肉桂6g	香附10g	川牛膝15g	生龙骨30g（先煎）

生牡蛎 30g（先煎）　　益母草 30g　　旋覆花 15g　　煅赭石 30g（先煎）

7剂，每日1剂，每剂两煎，共取500mL，分早晚温服。

正值月经期，以四物汤加益母草养血活血调经；香附、小茴香、木香、肉桂温阳理气，散寒止痛；川牛膝引血下行，助经血排出；患者干呕，为胃气上逆，以旋覆花、代赭石和中降逆。

三诊：2012年1月12日。

LMP 1月4日，已经第8天，未净，量可，色暗，两耳有堵闷感，夜间右眼眶连及太阳穴疼痛，纳欠佳，偶感头晕，入睡困难，多梦，二便调。舌淡红，苔薄白，边有齿痕，脉小滑。

处方：

女贞子 10g　　墨旱莲 15g　　党参 15g　　太子参 15g
生白术 10g　　山药 15g　　海螵蛸 15g　　侧柏叶 15g
干姜 6g　　玉蝴蝶 6g　　炒蒲黄 10g（包煎）　　生龙骨 30g（先煎）
生牡蛎 30g（先煎）　　五味子 10g　　白芷 10g　　三七粉 g（冲服）
麻黄 6g

7剂，每日1剂，每剂两煎，共取500mL，分早晚温服。

月经未净，正值血海空虚，以二至丸合党参、太子参补肾益气以摄血，三七粉、炒蒲黄、海螵蛸增加止血之功，白术、山药理气健脾以利生化之源，患者入睡困难，且多梦以龙骨、牡蛎重镇安神，五味子滋阴养脏助眠，白芷祛风止痛。

四诊：2012年1月19日。

LMP 1月4日。耳堵闷感如前，失眠纳呆，小便不干，舌淡红，苔白腻，脉小滑。

处方：

党参 15g　　太子参 15g　　红参 15g　　陈皮 10g
茯苓 10g　　山药 15g　　黄柏 6g　　山茱萸 15g
砂仁 6g（后下）　　赤芍 15g　　当归 10g　　生龙骨 30g（先煎）
生牡蛎 30g（先煎）　　丹参 15g　　制香附 15g　　川牛膝 15g
熟地黄 20g　　法半夏 10g

7剂，每日1剂，每剂两煎，共取500mL，分早晚温服。

此时正值阴阳转化之候，以益气健脾为主原则，方中党参、太子参、红参益气升提；香附疏肝理气，补而不滞，调畅气机；赤芍、当归、丹参、川牛膝活血养血以助卵泡发育和破裂排出；半夏、砂仁止呕，以降逆和胃。

五诊：2012年2月2日。

LMP 1月4日。耳堵感消失，失眠好转，晨起口干，畏寒。舌淡红，边有齿痕，脉滑。BBT在高温相。血清激素示 P>40 ng/mL，HCG 95.39 mIU/mL，已孕。

处方：

党参 15g	太子参 15g	北沙参 30g	生黄芪 15g
升麻 10g	陈皮 10g	炒白术 10g	炒白芍 15g
山药 30g	炙甘草 15g	菟丝子 15g	桑寄生 15g
桑叶 15g	续断 15g	百合 20g	熟地黄 20g

7 剂，水煎温服浓缩，少量频服。

医嘱：营养饮食，调畅情志，注意孕期卫生。

患者已孕。以党参、太子参、沙参、黄芪、升麻益气升提，稳固胎元；寿胎丸加减补肾安胎，肾旺自能荫胎；陈皮、白术、山药健脾理气，利生血之源，使母体气血来源充足以养胎；百合地黄汤滋阴以助眠；芍药、甘草缓急止痛，以防胎动不安之虞。

【按】《素问·上古天真论》曰"女子七岁，肾气盛……二七而天癸至，任脉通，太冲脉盛，月事以时下，故有子……""肾为先天之本"，治疗不孕症的重点在于"肾"，并旁及"肝""脾"，而肾是五脏中唯一主生殖的脏，因而临证治疗中如有肾虚的症状，则从肾论治，即便没有肾虚的症状亦要兼顾到肾；只有精血充足才能摄精成孕，处方时亦要注意健脾理气，利后天生化之本；阴阳转化之期氤氲之气健旺，才有生身之机。患者孕后，以补肾健脾安胎为法，胎儿全赖母体供养，因此母体需气血充盛，生化有源。

病案八：原发性不孕；崩漏

贾某，女。初生日期：1987 年 9 月。

初诊日期：2011 年 10 月 27 日。节气：霜降。

主诉：结婚 1 年余，一直未避孕未孕；月经淋漓不尽 20 天。

现病史：患者月经 $16\dfrac{4\sim5\ 天}{2\sim3\ 月}$；G0P0。

刻下症：LMP 10 月 8 日，第二日量多，伴乳房胀，腰酸，淋漓不尽至今。纳可，眠佳，大便秘，3 天 1 次，小便黄，白带有时黄；舌淡红，苔薄白，脉小滑。

内分泌六项检查 FSH 7.54 mIU/mL，LH 14.11 mIU/mL，PRL 7.97 ng/mL，E_2 34 pg/mL，P 0.37 ng/mL，T 0.17 ng/mL。

妇科 B 超：子宫大小 5.4cm×4.2cm×3.9cm，内膜厚 0.6cm；右侧卵巢 2.9cm×2.3cm，左侧卵巢 3.1cm×2.6cm；双侧卵巢均探及大于 10 个无回声，右侧最大直径 0.7cm，左侧最大 0.6cm。提示双侧卵巢多囊样改变。

中医诊断：不孕症；崩漏。

西医诊断：原发性不孕；子宫异常出血；多囊卵巢综合征。

证型：肾虚冲任不固。

治则：补肾固冲，止血调经。

处方：

女贞子 10g	墨旱莲 15g	桑寄生 15g	续断 15g
杜仲炭 15g	海螵蛸 15g	侧柏叶 15g	五味子 6g
肉苁蓉 30g	郁李仁 10g	蒲黄炭 20g（包煎）	马鞭草 30g
马齿苋 30g	党参 15g	生黄芪 15g	阿胶珠 10g
三七粉 3g（冲服）			

7剂，每日1剂，每剂两煎，共取500mL，分早晚温服。

医嘱：记录基础体温（BBT）。

因患者至今仍淋漓出血不止，谨守"急则治其标"的原则，以止血塞流为务；处方以二至丸合补肾益气之品，取"气能摄血"之义；方中蒲黄炭、杜仲炭、侧柏叶、三七粉共奏止血之效，马齿苋、马鞭草可抗炎抗感染，防患于未然。

二诊：2011年11月3日。

LMP 10月8日，至今阴道淋漓漏下出血不止，但量明显减少，伴腰酸。爬山后不适，小便黄，大便调，舌淡，苔薄黄，脉弦滑。

处方：

北沙参 30g	太子参 15g	生黄芪 15g	阿胶珠 10g
麦冬 10g	山药 26g	炙甘草 15g	女贞子 10g
墨旱莲 15g	海螵蛸 15g	侧柏叶 15g	五味子 15g
肉苁蓉 30g	制何首乌 30g	生龙骨 30g（先煎）	生牡蛎 30g（先煎）
三七粉 3g（冲服）			

7剂，每日1剂，每剂两煎，共取500mL，分早晚温服。

患者仍出血不止，故以前法继治，加山药健脾以利生血之源。

三诊：2011年11月10日。

LMP 10月8日，阴道淋漓出血仍未止，量较前少，余无特殊不适。纳可，眠佳，大便1~2次/天，小便略黄。舌淡，红苔薄白，脉弦滑。

处方：

女贞子 10g	墨旱莲 15g	党参 15g	生黄芪 30g
炒白术 10g	麦冬 10g	阿胶珠 10g	海螵蛸 15g
侧柏叶 15g	五味子 10g	山药 15g	生龙骨 30g（先煎）
生牡蛎 30g（先煎）	炒蒲黄 10g（包煎）	马齿苋 30g	砂仁 6g（后下）
制香附 6g			

7剂，每日1剂，每剂两煎，共取500mL，分早晚温服。

患者小便黄且便秘，热象较为明显；二至丸合生脉散补肾滋阴益气，海螵蛸、侧柏叶、炒蒲黄凉血止血不留瘀，马齿苋清热解毒，改善盆腔环境以防变。

四诊：2011年11月17日。

LMP 10月8日，11月11日阴道出血止，余无特殊不适。口干渴，纳可，眠佳，二便调；舌暗红，舌体略胖大，苔薄黄，脉弦滑。

处方：

北沙参30g	太子参15g	党参15g	麦冬10g
五味子15g	阿胶珠10g	侧柏叶15g	海螵蛸15g
杜仲炭10g	升麻10g	巴戟天15g	生龙骨30g(先煎)
生牡蛎30g(先煎)	女贞子10g	枸杞子10g	蒲黄炭10g(包煎)
马鞭草30g			

7剂，每日1剂，每剂两煎，共取500mL，分早晚温服。

患者口干渴，为津液不足，以沙参、麦冬、五味子养阴生津；目前正值胞宫复旧之时，以女贞子、枸杞子、巴戟天补肾温阳；蒲黄炭、阿胶珠补血止血。

五诊：2011年11月24日。

LMP 10月8日，11月21日，阴道少量出血，疑与精神压力有关。纳可，眠佳，小腹胀，白带多，舌红，苔薄白，脉弦滑。依法继服上方。

六诊：2011年12月1日。

LMP 10月8日，阴道出血仍有，量少。口干渴，纳可，眠佳，舌红，苔薄黄，脉小滑。

处方：

女贞子10g	侧柏叶15g	海螵蛸15g	墨旱莲15g
北沙参30g	茜草15g	香附10g	龟板10g(先煎)
鹿角霜10g	蒲黄炭10g(包煎)	麦冬10g	生龙骨30g(先煎)
生牡蛎30g(先煎)	马齿苋30g	五味子10g	三七粉3g(冲服)

7剂，每日1剂，每剂两煎，共取500mL，分早晚温服。

阴道出血10天，以止血为务。侧柏叶、茜草、蒲黄炭、海螵蛸共奏止血之功；血为阴类，久而久之，必津随血脱而有阴虚之症，如口干口渴，方中龟板、麦冬、五味子养阴生津。

七诊：2011年12月8日。

12月5日出血止，服用地屈孕酮第4天。发热出汗，咽痛，大便1次一日，小便黄，白带多，色白，唇干。舌淡红，苔薄黄，脉小滑。

处方：

乌梅15g	黄芩6g	黄柏6g	北沙参30g
竹叶10g	阿胶珠10g	生甘草6g	车前草15g
升麻10g	连翘15g	鬼箭羽15g	熟地黄20g
山茱萸20g	山药20g	泽泻10g	杜仲炭10g

巴戟天 15g

7 剂，每日 1 剂，每剂两煎，共取 500mL，分早晚温服。

小便黄、咽痛、唇干为阴虚内热，沙参、黄芩、竹叶、黄柏清上中焦之热而滋阴，车前草利水使热邪有出路；熟地黄、山茱萸、山药平补肾阴肾阳。

八诊：2011 年 12 月 15 日。

服用孕酮第 10 天，小腹坠，二便调。眠差，易醒，纳可。舌淡红，苔黄，白带有少量血丝，脉小滑。

处方：

柴胡 10g	当归 10g	川芎 10g	赤芍 15g
炒白芍 15g	熟地黄 20g	菟丝子 15g	杜仲炭 10g
巴戟天 15g	鬼箭羽 15g	细辛 3g	姜黄 6g
五灵脂 15g（包煎）	小茴香 6g	肉桂 6g	生蒲黄 10g（包煎）
夜交藤 15g			

7 剂，每日 1 剂，每剂两煎，共取 500mL，分早晚温服。

目前服用孕酮已 10 天，小腹坠感，停药后月经即将来潮，故以四物汤合失笑散活血调经，细辛、小茴香、肉桂温阳散寒、通利血脉。

九诊：2011 年 12 月 22 日。

LMP 12 月 17 日，至今未净，量可，色暗红，有血块，小腹不适。纳可，眠佳，二便调。舌淡红，苔薄，脉小滑。

处方：

女贞子 10g	墨旱莲 15g	党参 15g	生黄芪 15g
麦冬 10g	五味子 10g	海螵蛸 15g	侧柏叶 15g
补骨脂 15g	炒蒲黄 10g（包煎）	马齿苋 30g	生龙骨 30g（先煎）
生牡蛎 30g（先煎）	山药 15g	生白术 10g	北沙参 30g

7 剂，每日 1 剂，每剂两煎，共取 500mL，分早晚温服。

现正值经期，以二至丸合生脉散补肾滋阴；因患者有崩漏史，故以黄芪益气升提，取气能摄血之义，合炒蒲黄、海螵蛸、侧柏叶凉血止血、化瘀止血；白术、山药健脾益气以利生血之源。

十诊：2011 年 12 月 29 日。

LMP 12 月 17 日，7 天净。胃痛，自觉反胃，反酸，眠差，多梦，易醒，白带色黄，二便调，纳可，舌红，苔薄黄，脉弦滑。

处方：

女贞子 10g	墨旱莲 15g	党参 15g	生黄芪 15g
麦冬 10g	五味子 10g	马齿苋 30g	生龙骨 30g（先煎）
生牡蛎 30g（先煎）	炒蒲黄 10g（包煎）	补骨脂 15g	山药 15g

生白术 10g　　　　北沙参 30g　　　　延胡索 15g

7剂，每日1剂，每剂两煎，共取500mL，分早晚温服。

以前法继治；患者胃痛、反酸，以延胡索理气止痛；山药、白术健脾理气以改善胃部不适症状；针对睡眠状况，以龙骨、牡蛎重镇安神以助眠。

十一诊：2012年1月5日。

LMP 12月17日。小腹不适，纳可，眠不规律，白带正常，舌红，苔薄黄，脉小滑。

处方：

香附 10g	当归 10g	川芎 10g	炮姜炭 6g
川牛膝 15g	赤芍 15g	丹参 15g	泽兰 15g
紫河车 15g	紫石英 15g	鹿角霜 10g	制何首乌 30g
肉苁蓉 30g	穿山甲 10g(先煎)	皂角刺 10g	鸡血藤 15g

7剂，每日1剂，每剂两煎，共取500mL，分早晚温服。

目前正值月经中期，以四物汤去厚重之地黄，加丹参、泽兰、鸡血藤、穿山甲、皂角刺增强活血通络之力，助卵泡破裂排出并增强输卵管蠕动，以助孕卵回宫腔内着床；紫河车、鹿角霜血肉有情之品合紫石英温暖胞宫，以助内膜增长，为受精卵的顺利着床创造条件。

十二诊：2012年1月12日。

LMP 12月17日。昨日开始晨起白带有血丝，深褐色。易怒，胃不适，眠正常，白带偏多，舌淡红，边有齿痕，苔薄黄，脉小滑。

处方：

女贞子 10g	墨旱莲 15g	巴戟天 15g	杜仲 10g
苍术 10g	生白术 15g	黄柏 6g	乌梅 15g
海螵蛸 15g	制香附 6g	郁金 6g	生黄芪 15g
升麻 6g	银柴胡 10g	陈皮 10g	炒蒲黄 10g(包煎)

7剂，每日1剂，每剂两煎，共取500mL，分早晚温服。

患者近来情绪易波动，以香附、柴胡、郁金疏肝行气，升麻、黄芪益气升提以摄血，炒蒲黄、海螵蛸、乌梅收涩止血，苍术、白术健脾利湿以缓解胃部不适。

十三诊：2012年1月19日。

LMP 12月17日。白带量多，口苦，多梦，大便干，小便正常。舌淡红边有齿痕苔薄黄，脉小滑。

处方：

鹿角霜 12g	肉苁蓉 30g	制何首乌 10g	车前子 30g
巴戟天 15g	杜仲 10g	生白术 15g	山药 15g
阿胶珠 10g	黄连 3g	当归 10g	生甘草 15g
熟地黄 10g	熟大黄 10g(后下)	炙黄芪 30g	升麻 10g

7剂，每日1剂，每剂两煎，共取500mL，分早晚温服。

患者月经尚未来潮，且白带量多，考虑有妊娠可能，处方以补肾健脾、助孕安胎为原则。黄芪、升麻益气升提，以固胎元；鹿角霜、巴戟天温润助阳，兼养阴精；口苦以黄连清热泻火；大便干燥，以肉苁蓉润肠通便，加大黄泻下之利使排便通畅，可缓解盆腔压力，以利胎元生长。

十四诊：2012年2月2日。

LMP 12月17日。脚热，晨起重，感冒4天，乳房胀，乳头痛，纳可，眠佳，小便黄；舌红，苔薄黄，脉小滑。BBT高温相平稳。血清激素示β-HCG 241.93 IU/mL，P 20.53 ng/mL。已孕。

医嘱：注意休息，调畅情志，营养饮食，注意孕期卫生，不适随诊。

患者已确诊为早孕，应注意休息，并密切关注胎儿发育状况。

【按】"塞流、澄源、复旧"为崩漏的基本治疗原则。本案患者就诊时经血已淋漓20天不尽，所谓"有形之血难速生，无形之气当急固"，根据急则治其标的原则，处方选用益气升提摄血之黄芪、升麻，配以大队止血药以"塞流"，后根据情况加服黄体酮以辅助治疗，待血止后，健脾养阴为法，使胞宫渐行复旧；在氤氲之期以活血通络以促排助孕，生理功能正常，则摄精成孕。

病案九：闭经

于某，女。出生日期：1981年6月。

初诊日期：2012年2月4日。节气：立春。

主诉：停经3个月，有流产史，调理备孕。

现病史：患者月经 $13\frac{5}{31\sim41}$，痛经（-）；结婚4年，G1P0；2008年10月孕45天胚胎停育，行清宫术。

刻下症：LMP 11月8日。近来失眠，性情急躁，大便秘，一二日一行，小便调，面色黄暗，头痛；舌淡紫，苔黄厚，脉弦滑。

2012年1月10日内分泌六项检查示FSH 4.46 IU/mL，LH 6.66 IU/mL，PRL 606 ng/mL↑，E_2 97.58 pg/mL，P 1.85 ng/mL，T 0.8 ng/mL。

2012年1月26日B超示左侧卵巢探及大小为1.7cm×1.4cm的优势卵泡。

中医诊断：闭经。

西医诊断：闭经。

证型：气滞血瘀。

治则：行气活血。

处方：

| 羌活10g | 川芎10g | 当归10g | 赤芍10g |

白芍 10g	生地黄 15g	熟地黄 15g	百合 10g
台乌药 10g	生龙骨 30g(先煎)	生牡蛎 30g(先煎)	夜交藤 15g
肉苁蓉 30g	制香附 10g	沙苑子 15g	白蒺藜 15g
郁金 10g	太子参 15g	麦冬 10g	五味子 10g
炙甘草 15g			

7剂，每日1剂，每剂两煎，共取500mL，分早晚温服。

医嘱：①每日记录基础体温（BBT）；②复查PRL。

患者停经3个月，治疗应以行经、促经为要。四物汤养血活血调经；经本阴血，经本于肾，益脏以充源，太子参、麦冬、五味子取生脉散之义，益气生津；因近来烦躁且失眠，为阴虚内热，故以百合地黄汤加夜交藤滋阴清热，养心安神以助眠；香附、郁金行气疏肝以缓解情绪焦虑；重用肉苁蓉润汤通便。

二诊：2012年2月18日。

LMP 2月12日，量少，6天净，纳可，眠佳，手脚心热，指甲色白，近来感冒，多痰，大便1~3天一行，不成形，面色黄，舌红，苔薄白，脉沉细。

处方：

金银花 30g	大青叶 15g	麻黄 6g	桂枝 10g
干姜 6g	细辛 3g	生甘草 6g	法半夏 10g
五味子 10g	白芍 30g	龟甲 10g(先煎)	鳖甲 10g(先煎)
苦杏仁 20g	香附 15g	怀牛膝 15g	生龙骨 30g(先煎)
生牡蛎 30g(先煎)			

7剂，每日1剂，每剂两煎，共取500mL，分早晚温服。

服上方一周后，月经来潮，治疗奏效；患者近来感冒多痰，治标为要，以金银花、大青叶清热解毒利咽；血为阴类，现月经方过，正是血海空虚之时，故以白芍、五味子、龟甲、鳖甲养血滋阴；大便不成形，下焦有寒湿，以麻黄、桂枝、干姜、细辛温中散寒。

三诊：2012年3月3日。

LMP 2月12日。眠差，入睡困难，多梦，纳可，二便调，右小腹不适，手脚心潮热，面部痤疮明显；舌暗红，苔白，脉小滑。2月29日自测有排卵，有同房。PRL复查结果为378 ng/mL，在正常范围内。

处方：

香附 10g	北沙参 30g	陈皮 10g	夜交藤 15g
苦杏仁 10g	白芍 15g	炙甘草 15g	菟丝子 15g
桑寄生 15g	续断 15g	阿胶珠 10g	黄连 3g
百合 20g	熟地黄 20g	党参 15g	太子参 15g

7剂，每日1剂，每剂两煎，共取500mL，分早晚温服。

本周期自测排卵阳性,且适时同房,故治疗以菟丝子、桑寄生、续断、党参、太子参补肾益气助孕;芍药甘草汤缓急止痛,以防坠胎之虞;失眠多梦、手脚心潮热、面部痤疮为阴虚内热之象,百合地黄汤合沙参、夜交藤滋阴清热、养心安神以助眠。

四诊:2012年3月10日。

LMP 2月12日。近来性情仍急躁,夜间手脚心热,口干口苦,右小腹隐痛,偶有腰背酸痛;纳可,失眠,小便频,大便二日一行,不成形,质黏;舌暗红,边有齿痕,苔白,脉弦滑。BBT在高温相,已持续7天。

处方:

生黄芪30g	防风6g	炒白术10g	地龙10g
僵蚕10g	升麻10g	连翘15g	鱼腥草15g
仙鹤草30g	茵陈30g	牡丹皮6g	薄荷6g(后下)
百合20g	熟地黄20g	炙甘草15g	生龙骨30g(先煎)
生牡蛎30g(先煎)	珍珠母15g		

7剂,每日1剂,每剂两煎,共取500mL,分早晚温服。

本次排卵好有同房,有妊娠可能,故以玉屏风散固护卫表,以防外邪;失眠难安,以百合地黄汤加龙骨、牡蛎、珍珠母养阴补心,重镇安眠;地龙、僵蚕通络止痛。

四诊:2012年3月19日。

LMP 2月12日。现有少腹隐痛,腰痛,舌红,苔薄白,脉小滑。血清激素β-HCG 297.2 IU/mL。

处方:

菟丝子15g	桑寄生15g	续断15g	黄芩6g
桑叶15g	桑椹15g	制何首乌30g	黑芝麻30g
太子参15g	升麻10g	阿胶珠10g	生黄芪15g
苦杏仁10g	桔梗6g	炙款冬花10g	肉苁蓉30g

7剂,每日1剂,每剂两煎,共取500mL,分早晚温服。

医嘱:调畅情志,营养饮食,注意孕期卫生。

患者已确诊为早孕,腰酸痛为胎动不安之征,故处方以补肾安胎为原则。于大队补肾药中加入升麻、黄芪、太子参以益气升提,稳固胎元;桑叶、桑椹、桑寄生通利一身气机;肉苁蓉润肠通便,缓解腹腔压力。

【按】经水者,阴血也,冲任主之,上为乳汁,下为月水。本案患者就诊时已停经3个月,且伴有性情急躁、面暗、舌紫,气滞血瘀使然。经本阴血,何脏无之,治疗之端,不离乎血。故而治疗闭经,应以"通""充"二字为要,活血益脏并举,益脏以充源,活血以行经血促经血。血者阴类,其运在阳,故治疗闭经时应注意酌加温阳理气之品,疏通胞脉,促使胞宫推陈致新,以静寓动,以增强补血调经之效。肉苁蓉甘咸温，温而柔润，从容和缓，又可润肠通便。经治疗后，月经按时来潮，阴生阳长之时，得以摄精成孕。

病案十：不孕症；胚胎停育

张某，女。出生日期：1980年9月。

初诊日期：2013年6月22日。节气：夏至。

主诉：结婚3年，性生活正常，未避孕1年未孕。

现病史：患者月经$15\frac{6}{28}$，痛经（-）。G1P0，2012年6月孕40天胚胎停育，行清宫术。

丈夫精液常规检查结果提示为弱精。

刻下症：LMP 4月25日。纳可，眠佳，二便调，白带量多色黄。舌紫暗，有瘀点，脉弦细。

中医诊断：不孕症；胎死不下。

西医诊断：继发不孕；胚胎停育。

证型：肾虚肝郁，冲任失调。

治则：补肾疏肝，调理冲任。

处方：

香附15g	菟丝子10g	桑叶15g	桑寄生15g
续断15g	桂枝10g	杜仲10g	巴戟天15g
淫羊藿15g	白术10g	黄柏6g	炙甘草15g
苎麻根15g	女贞子10g	枸杞子10g	五味子10g

7剂，日一剂，每剂两煎，共取500mL，早晚温服。

丈夫服用龟龄集，每次1粒，早晚空腹淡盐水送服。

医嘱：检查内分泌六项。

患者曾有过胚胎停育，清宫术后必然胞宫胞脉受损，肾虚为本，治疗以补肾为要。方中菟丝子、杜仲、巴戟天补肾益精；桑寄生、淫羊藿、枸杞子补肾助阳；兼以香附疏肝行气；因白带量多，故以白术健脾化湿。

二诊：2013年6月29日。

LMP 6月22日，月经将净，量多，有血块。纳可，眠佳，二便调，舌淡，有瘀点，苔黄腻，脉弦滑。根据检查结果，补充诊断：高泌乳素血症。

内分泌六项检查示 FSH 6.74 mIU/mL，LH 3.69 mIU/mL，PRL 1001.00 ng/mL↑，E_2 178.4 pg/mL，P 3.5 ng/mL，T 1.85 ng/mL。

处方：

香附15g	郁金10g	三棱10g	莪术10g

川牛膝 15g	益母草 15g	泽兰 15g	赤芍 15g
丹参 30g	当归 10g	茯苓 15g	桂枝 15g
牡丹皮 10g	炮姜 9g	附子 6g	水蛭 10g

7剂，日一剂，每剂两煎，共取500mL，早晚温服。

医嘱：患者垂体行影像学检查，进一步明确诊断。

患者目前正值月经期，治疗以活血为主，因"气为血之帅"，处方中香附、郁金疏肝行气，以助血运，川牛膝引血下行，助经血排出；炮姜、附子、茯苓温阳散寒利水；全方共奏补肾疏肝，理气活血，破瘀调冲任之效。

三诊：2013年7月6日。

LMP 6月22日。腰酸，脚凉，纳可，失眠。舌淡紫，瘀点减轻，脉小滑。

处方：

香附 15g	郁金 10g	三棱 10g	莪术 10g
川牛膝 15g	益母草 15g	泽兰 15g	赤芍 15g
丹参 30g	当归 10g	茯苓 15g	桂枝 15g
炮姜 9g	附子 6g	水蛭 10g	高良姜 6g

7剂，日一剂，每剂两煎，共取500mL，早晚温服。

此时正值月经中期，治疗仍以活血为法。

四诊：2013年8月17日。

LMP 2013年7月29日。紫黑血块明显减少，乳房胀痛，纳呆，眠佳，小便调，大便不畅，白带多，腰酸。舌紫黯，有明显瘀点，苔少，脉弦滑。

处方：

香附 15g	柴胡 10g	陈皮 10g	炙甘草 15g
川芎 10g	枳实 15g	白芍 30g	当归 10g
赤芍 15g	郁金 10g	荔枝核 10g	橘核 10g
茵陈 30g	牡丹皮 10g	栀子 6g	桃仁 10g

7剂，日一剂，每剂两煎，共取500mL，早晚温服。

口服溴隐亭，25mg/次，每日1次。

患者舌象提示为血瘀，以四物汤合牡丹皮、桃仁活血养血，散瘀通脉；方中香附、柴胡疏肝行气，且柴胡、川芎、香附，取自香附芎归汤之义，可以疏肝活血调经；因患者乳房胀痛，故以荔枝核、橘核疏肝散结。

五诊：2013年9月7日。

LMP 8月29日，6天净，量可，色红，有血块，左少腹痛。流涕，脚凉，二便调。舌紫，苔白，有瘀点，脉弦涩。

处方：

| 麻黄 10g | 桂枝 12g | 当归 10g | 川芎 10g |

吴茱萸 9g	半夏 10g	干姜 6g	细辛 3g
肉桂 3g	川牛膝 15g	益母草 15g	香附 15g
郁金 10g	生龙骨 30g^(先煎)	生牡蛎 30g^(先煎)	浮小麦 30g

7剂，日一剂，每剂两煎，共取500mL，早晚温服。

方中麻黄、桂枝温通经脉，当归、川芎养血行气调经，干姜、细辛、肉桂温中散寒，以改善脚凉症状，川牛膝、益母草活血化瘀。全方共奏温通化瘀，交通心肾，调理冲任之功。

六诊：2013年9月14日。

LMP 8月29日。纳可，眠佳，二便调。舌紫，苔白，有瘀点，脉弦滑。

处方：

香附 15g	当归 15g	川芎 10g	赤芍 15g
丹参 15g	川牛膝 15g	泽兰 15g	益母草 15g
苏木 6g	生黄芪 15g	水蛭 10g	桃仁 10g
生蒲黄 15g^(包煎)	紫河车 15g	菟丝子 20g	车前子 30g^(包煎)

7剂，日一剂，每剂两煎，共取500mL，早晚温服。

患者正值月经中期，适逢阴阳转化之"氤氲的候"，以川芎、赤芍、水蛭、桃仁等活血化瘀之品，促进卵泡破裂及精卵结合，紫河车促进内膜生长，为孕卵着床创造条件。

七诊：2013年10月19日。

LMP 10月3日，6天净。纳可，眠佳，二便调，舌暗有瘀点，脉弦细。

处方：

生蒲黄 30g^(包煎)	川牛膝 15g	益母草 15g	泽兰 15g
车前子 30g^(包煎)	丹参 15g	姜黄 6g	苏木 6g
香附 15g	郁金 10g	当归 10g	川芎 10g
赤芍 15g	路路通 10g	穿山甲 10g	木瓜 10g

7剂，日一剂，每剂两煎，共取500mL，早晚温服。

舌暗提示有瘀，故处方仍以活血利水之原则继治，且目前为排卵期左右，方中酌加路路通、穿山甲通络之品，促进卵泡破裂及输卵管的蠕动，以助受孕。

八诊：2013年12月14日。

LMP 12月8日，未净，量正常，有血块，腹痛。纳眠可，白带量多，色黄；舌紫暗，苔白，有瘀点，弦细。

处方：

香附 15g	郁金 10g	当归 10g	川芎 10g
赤芍 15g	丹参 15g	苏木 6g	土鳖虫 10g
穿山甲 10g^(先煎)	皂角刺 10g	生蒲黄 10g^(包煎)	马齿苋 30g

生地黄 20g　　　　百合 20g　　　　紫河车粉 6g$^{(冲服)}$　　炮姜 9g

7剂，日一剂，每剂两煎，共取 500mL，早晚温服。

患者正值经期，结合舌脉，仍以活血之法继治。当归、川芎、香附取自香附芎归汤之义，可疏肝活血调经；生蒲黄、土鳖虫、穿山甲活血化瘀通经；百合地黄汤可养阴清心，宁心安神。

九诊：2013年12月21日。

LMP 12月8日，7天净，纳眠可，白带量多色黄；舌紫暗，有瘀点，苔白，弦细。

内分泌六项检查示 FSH 9.55IU/mL，LH 8.01IU/mL，PRL 1109 ng/mL↑，E_2 88.27 pg/mL，P 2.59 ng/mL，T 0.62 ng/mL。

处方：

青蒿 10g　　　　鳖甲 15g$^{(先煎)}$　　生地黄 30g　　　　茯神 15g
知母 10g　　　　炙甘草 15g　　　　酸枣仁 15g　　　　川牛膝 15g
黄连 3g　　　　阿胶 10g$^{(烊化)}$　　莲子心 3g　　　　生蒲黄 10g$^{(包煎)}$
马齿苋 30g　　　红藤 30g　　　　　党参 15g　　　　泽兰 15g

7剂，日一剂，每剂两煎，共取 500mL，早晚温服。

口服溴隐亭，25mg/次，每日1次。

医嘱：定期复查血清 PRL 水平。

内分泌结果提示泌乳素升高，故加服西药溴隐亭。处方以青蒿鳖甲汤为底，加酸枣仁、黄连、阿胶、莲子心，全方共奏滋阴清热养心之效。

十诊：2014年1月4日。

LMP 12月8日，7天净，左下腹疼痛，纳眠可，舌紫暗，苔黄。脉小滑。

处方：

女贞子 15g　　　枸杞子 15g　　　五味子 10g　　　沙苑子 10g
菟丝子 15g　　　续断 15g　　　　白芍 30g　　　　生甘草 6g
党参 15g　　　　陈皮 10g　　　　白术 10g　　　　山药 15g
香附 15g　　　　南沙参 15g　　　北沙参 15g　　　麦冬 10g
覆盆子 15g

7剂，日一剂，每剂两煎，共取 500mL，早晚温服。

患者既往月经较为规律，周期为28天，现已过数日，考虑有妊娠可能，故处方以补肾安胎、健脾助孕为法。方中除大队补肾益气之品外，加一味香附理气，使全方补而不滞。

十一诊：2014年1月11日。

LMP 12月8日，左小腹隐痛，乳房胀，便秘，舌暗中有裂纹，脉小滑。

血清激素示 β-HCG 309.7 mIU/mL，E_2 191 pg/mL，P 84.78 ng/mL，PRL 642.1 ng/mL。

处方：

香附 15g	白芍 30g	炙甘草 15g	女贞子 15g
枸杞子 15g	覆盆子 15g	山药 30g	白术 30g
肉苁蓉 30g	竹茹 10g	党参 15g	人参 10g
南沙参 15g	北沙参 15g	麦冬 15g	五味子 10g

7剂，日1剂，水煎温服，少量频服。

医嘱：营养饮食，调畅情志，注意孕期卫生。

患者已孕，以补肾健脾为要。方中白芍、甘草可缓急止痛，以防胎动不安之虞；因阴血下聚胞宫养胎，故阴虚症状即现，方中党参、人参、沙参、麦冬、五味子取生脉散之义，益气滋阴，稳固胎元；重用肉苁蓉以润肠通便，排便通畅以减轻腹腔压力。

电话随访得知患者于2014年9月3日14时17分顺产1女，身长46cm，体重5斤2两，母女平安。

【按】本案患者以不孕就诊，因曾有过胚胎停育史，胞宫必然有所损伤，"肾为先天之本，脾为后天之本"，故治疗时应以补肾健脾为基本大法。患者月经有血块，乳房胀痛，舌紫有瘀点，为一派血瘀肝郁之象，治疗时除以四物汤加川牛膝、益母草、泽兰等活血化瘀外，要注重疏肝理气；在阴阳转化之"的候"时，以桃仁、水蛭、路路通等破血通络之品增强输卵管蠕动，促进卵泡破裂排出和精卵结合，并助孕卵回宫腔内顺利着床。

病案十一：胚胎停育

徐某，女。出生日期：1982年10月4日。

初诊日期：2012年11月8日。节气：立冬。

主诉：胚胎停育1次。

现病史：患者月经 $14\frac{5}{30\sim35}$，痛经（-）。孕1产0。2012年9月6日，孕8个月胚胎停育，行清宫术。

刻下症：LMP 10月29日，未净，量多2~3天，色红，有少量血块，经前小腹胀，经期小腹隐痛；怕冷，手脚凉，压力大，多梦，舌红，苔黄，脉弦滑。

中医诊断：胎死不下。

西医诊断：胚胎停育。

证型：肾虚血瘀。

治则：补肾活血。

处方：

女贞子 10g	墨旱莲 15g	北沙参 30g	香附 15g
生黄芪 30g	麦冬 10g	五味子 10g	海螵蛸 15g
侧柏叶 15g	生龙骨 30g(先煎)	生牡蛎 30g(先煎)	浙贝 10g
鸡内金 15g	葛根 15g	升麻 10g	炒蒲黄 10g(包煎)

三七粉 3g^(冲服)

7剂，每日1剂，每剂两煎，共取500mL，分早晚温服。

患者月经尚未干净，且量多，故以二至丸补益肝肾，滋阴止血；女子阴类，以血为用，经行耗血伤血，故重用黄芪补气升提，取"气能生血，气能摄血"之义；沙参、麦冬、五味子取生脉散之义，滋阴益气；患者经前及经期均有小腹痛，故以葛根解肌止痉以止痛；因工作压力大而睡眠不安，以龙骨、牡蛎重镇安神以助眠；蒲黄、三七化瘀止血不留瘀。

二诊：2012年12月13日。

LMP 11月29日，8天净；月经来潮前小腹胀痛，眠易醒，醒后不易入睡，大便1~2天一行，外阴痒，舌暗，苔白，脉弦滑。目前正在避孕。

处方：

女贞子15g	墨旱莲15g	党参15g	生黄芪15g
海螵蛸15g	侧柏叶15g	生龙骨30g^(先煎)	生牡蛎30g^(先煎)
五味子10g	炒蒲黄10g^(包煎)	马齿苋30g	白芍30g
炙甘草15g	升麻10g	肉苁蓉30g	香附15g
北沙参30g			

7剂，每日1剂，每剂两煎，共取400mL，分早晚温服200mL/次，2次/日，共服14天。

患者月经刚过，谨遵"经前勿滥补，经后勿攻伐"的原则。以二至丸补益肝肾，生脉散滋阴益气；白芍、甘草缓急止痛；睡眠状况仍不佳，继以龙骨、牡蛎安神助眠；重用肉苁蓉润肠通便；马齿苋清热解毒。

三诊：2014年1月2日。

LMP 2014年12月29日，未净，量可，色红，腰酸。2013年8月解除避孕。现头皮屑多，出油多，月经周期不规律，纳呆，眠可，二便调。舌淡，苔薄白，脉小滑。

内分泌六项检查示 FSH 13.21 IU/mL，LH 9.59IU/mL，PRL 17.39 ng/mL，E_2 102 pg/mL，P 0.46 ng/mL，T 0.2 ng/mL。

处方：

夏枯草24g	木瓜10g	乌梅30g	白芍30g
鸡内金15g	升麻10g	生龙骨30g^(先煎)	生牡蛎30g^(先煎)
浙贝母10g	当归10g	川芎6g	生地黄15g
制何首乌15g	卷柏10g	皂角刺10g	桑寄生15g
续断15g			

7剂，每日1剂，每剂两煎，共取500mL，分早晚温服。

患者正值经期，以活血养血调经的四物汤加减处方，四物汤被后世医家称为"妇科第一方"，调理一切血证是其所长；种子必先调经，患者平素月经周期不规律，故而以调经为要；配以夏枯草、木瓜、卷柏通经活络之品以增全方活血之效；因纳呆，故以鸡内金健脾消食；桑寄生、续断补益肝肾。

四诊：2014年1月9日。

LMP 12月29日，6天净。纳眠可，白带量多。舌红，苔白，脉小滑。

处方：

香附15g	当归10g	川芎10g	赤芍15g
川牛膝15g	泽兰15g	益母草15g	升麻10g
夏枯草24g	木瓜10g	苏木6g	土鳖虫10g
穿山甲粉3g^(冲服)	生蒲黄10g^(包煎)	马齿苋30g	桂枝10g

7剂，每日1剂，每剂两煎，共取500mL，分早晚温服。

本次处方以活血理气为法，四物汤去熟地黄，配以夏枯草、木瓜、苏木、土鳖虫破血逐瘀通经，推陈致新；穿山甲粉、生蒲黄化瘀止血不留瘀；桂枝、升麻温阳通脉。

五诊：2014年1月20日。

LMP 12月29日。腰酸，纳可，眠浅，多梦，盗汗，晨起鼻腔干燥，分泌物有血丝，白带量多。舌淡红，苔黄腻，脉小滑。

B超示子宫大小5.7cm×5.1cm×4.1cm，内膜厚1.3cm，右侧卵巢大小2.9cm×2.4cm，卵泡大小0.6cm，左侧卵巢大小3.1cm×2.6cm，可见一成熟卵泡大小2.0cm×1.8cm，盆腔积液1.6cm。

处方：

桑寄生15g	狗脊15g	续断15g	炒杜仲15g
女贞子15g	枸杞子15g	南沙参15g	北沙参15g
夏枯草15g	炙枇杷叶15g	桑叶15g	苦杏仁10g
白蔹15g	生地黄15g	百合20g	炙甘草15g
白芍30g			

7剂，每日1剂，每剂两煎，共取500mL，分早晚温服。

患者腰酸、多梦、盗汗、鼻腔干燥，为一派阴虚之象，故处方以益肾滋阴清热为原则。桑寄生、狗脊、续断、杜仲等补益肝肾，百合地黄汤养阴清热、安神助眠，桑叶、枇杷叶、苦杏仁、白蔹清热生津。

六诊：2014年1月27日。

LMP 1月26日，未净。纳可，夜眠不安，易醒。舌红，苔黄，脉小滑。

处方：

银柴胡10g	当归10g	川芎10g	赤芍15g
白芍15g	生地黄15g	熟地黄15g	川牛膝15g
益母草15g	夜交藤15g	酸枣仁15g	柏子仁15g
南沙参15g	北沙参15g	香附15g	生蒲黄10g^(包煎)

马齿苋 30g　　　　续断 15g　　　　生甘草 6g

7剂，每日1剂，每剂两煎，共取500mL，分早晚温服。

因正值月经期，故治疗四物汤加味以活血养血；益母草、夜交藤活血祛瘀，川牛膝引血下行，助经血排出；柴胡、香附疏肝行气，通利血脉；马齿苋清热解毒以改善盆腔状况。

七诊：2014年2月10日。

LMP 1月26日。近日感冒，咽哑，多梦，白带量多，水样便，舌黯，苔白腻，脉小滑。B超示内膜厚1.4cm，右侧卵巢卵泡可见优势卵泡，大小2.0cm×1.3cm，盆腔积液0.7cm。

处方：

南沙参 15g	北沙参 15g	炙枇杷叶 15g	炙桑叶 15g
川牛膝 15g	益母草 15g	泽兰 15g	赤芍 15g
丹参 15g	枳壳 15g	蜈蚣 2条	苏木 6g
紫河车粉 6g	鹿角霜 12g	茵陈 30g	牡丹皮 10g

7剂，每日1剂，每剂两煎，共取500mL，分早晚温服。

医嘱：监测排卵以指导同房。

根据B超结果可知，有优势卵泡正在发育中，即将排出，故而用益母草、泽兰、赤芍、蜈蚣、苏木等活血通利之品，以利于卵泡破裂排出，同时增强输卵管的蠕动，以利于精卵结合；方中鹿角霜、紫河车血肉有情之品，可促进子宫内膜的增长，为孕卵的着床创造条件；因患者近来感冒，咽部不适，故以枇杷叶、桑叶、沙参养阴润肺清热以利咽。

八诊：2014年2月17日。

LMP 1月26日。2月11日自测排卵呈强阳，有同房。现感冒转好，纳可，眠佳，二便调，舌淡，苔薄黄。

处方：

菟丝子 15g	女贞子 15g	枸杞子 15g	五味子 10g
覆盆子 15g	夜交藤 15g	桑叶 15g	升麻 10g
狗脊 15g	桑寄生 15g	续断 15g	合欢皮 10g
白蔹 15g	芡实 10g	山药 30g	炒白术 10g

7剂，每日1剂，每剂两煎，共取500mL，分早晚温服。

患者自测有排卵且有同房，不排除妊娠可能，故处方以益肾健脾助孕为原则。

九诊：2014年3月6日。

LMP 1月26日。孕6周，多梦，乳房胀；舌淡，苔薄黄，脉小滑。

血清激素检查：

（2月27日）P 29.8 ng/mL，HCG 755.16 IU/mL。

（3月6日）P 28.5 ng/mL，HCG 9658.09 IU/mL，E$_2$ 415 pg/mL。

处方：

桑叶 15g	桑寄生 15g	桑椹 15g	女贞子 15g
枸杞子 15g	升麻 10g	阿胶 10g$^{(烊化)}$	黄连 3g
金樱子 15g	锁阳 15g	茵陈 30g	菟丝子 15g
五味子 10g	生黄芪 15g	北沙参 30g	生甘草 6g

7剂，水煎浓缩温服，少量频服。

医嘱：调畅情志，营养饮食，注意孕期卫生。

患者已孕，故处方以补肾健脾安胎为法。桑叶、桑寄生、桑椹通利一身气机；黄芪、升麻益气升提以固胎元；金樱子、锁阳益肾固精；女子孕后，阴血下聚胞宫养胎，因胎儿生长发育全赖母体气血充足，故以沙参、五味子、阿胶滋阴养血。

【按】四物汤出自《太平惠民和剂局方》，历来被誉为补血要剂，血证通用方。妇人以血用事，经、孕、产、乳耗血伤血，精亏血少则脉道瘀滞，故血虚血滞乃妇人病理之常。历代医家把四物汤列为妇科病首选方，朱丹溪更认为四物汤乃"妇人众疾之总司"，故而在临床治疗中，加减化裁以调经理冲任，收效显著。经调则种子有期，以活血通络之法促进卵泡破裂排出，适时同房则可摄精成孕。

病案十二：胚胎停育

田某，女。出生日期：1989年11月1日。

初诊日期：2013年5月27日。节气：小满。

主诉：胚胎停育1次。

现病史：患者月经 $15\frac{6}{27\sim28}$，痛经（+）；G2P0，2012年孕7周胎停育，行清宫术；2013年生化妊娠一次。

刻下症：LMP 5月9日，经色黑，有血块，小腹痛；纳可，入睡困难，多梦，腹痛。舌暗，苔白，脉小滑。

内分泌六项检查示 FSH 6.23 IU/mL，LH 6.44 IU/mL，PRL 18 IU/mL，E$_2$ 183 pg/mL，P 12.83 pg/mL，T 0.22 pg/mL。

中医诊断：胎死不下。

西医诊断：胚胎停育。

治则：补肾活血。

处方：

麻黄 10g	吴茱萸 9g	当归 10g	川芎 6g
桂枝 12g	赤芍 15g	苦杏仁 10g	干姜 6g
细辛 3g	麦冬 10g	五味子 6g	煅龙骨 30g$^{(先煎)}$

| 煅牡蛎 30g（先煎） | 桑叶 15g | 怀牛膝 15g | 款冬花 10g |

紫菀 10g

7 剂，每日 1 剂，每剂两煎，共取 500mL，分早晚温服。

患者有痛经史，且经色黑，有血块，为寒瘀之象。方中麻黄、桂枝温经通脉，当归、川芎、赤芍活血养血；干姜、细辛、吴茱萸温中散寒；因入睡困难，以龙骨、牡蛎重镇安神；多梦为阴虚之象，以麦冬、五味子、桑叶滋阴清热助眠。

二诊：2013 年 7 月 15 日。

LMP 7 月 9 日，未净，量可，鲜红，有血块，小腹痛，下肢酸软。纳可，眠佳，口臭，大便干。舌红，苔白，脉沉细。

处方：

香附 15g	当归 10g	川芎 10g	赤芍 15g
白芍 15g	三棱 10g	莪术 10g	桑寄生 15g
生地黄 15g	熟地黄 15g	续断 15g	狗脊 15g
枳壳 15g	川楝子 10g	延胡索 15g	黄连 6g
马齿苋 30g	川牛膝 15g		

7 剂，每日 1 剂，每剂两煎，共取 500mL，分早晚温服。

患者正值经期，有血块，小腹痛，故处方以活血祛瘀，调经止痛为原则。四物汤加破血行气之三棱、莪术以增强活血之功，川楝子、延胡索疏肝理气止痛；口臭、大便干为内热，以黄连、马齿苋清热利尿，导热下行；川牛膝引血下行，以助经血排出。

三诊：2013 年 8 月 12 日。

LMP 8 月 7 日，未净，量少，色红，有血块，痛经。腰膝酸软，纳可，眠佳，二便可，舌红苔白，脉弦滑。

处方：

夏枯草 15g	木瓜 10g	白芍 15g	乌梅 15g
鸡内金 15g	生龙骨 30g（先煎）	生牡蛎 30g（先煎）	香附 15g
当归 10g	生地黄 15g	升麻 10g	鳖甲 10g（先煎）
青蒿 15g	肉苁蓉 30g	虎杖 15g	延胡索 15g
川牛膝 15g			

7 剂，每日 1 剂，每剂两煎，共取 500mL，分早晚温服。

患者正值经期，以活血利水，调经止痛为原则。以四物汤加减化裁，川牛膝引血下行，助经血排出，延胡索理气止痛；腰膝酸软为阴虚之象，故以青蒿、鳖甲、乌梅养阴生津清热，夏枯草、木瓜舒筋活络。

四诊：2014 年 1 月 16 日。

LMP 11 月 23 日。孕 8 周，1 月 3 日阴道少量出血，随即服用黄体酮胶丸，现纳眠可，大便干，小便色黄，血清激素检查证实已孕。

1月11日检查示 P 27 ng/mL，HCG 143336IU/mL。

1月15日检查示 P 32.1 ng/mL，HCG >200000 IU/mL。

处方：

菟丝子 20g	桑寄生 15g	续断 15g	杜仲 15g
阿胶 10g(烊化)	肉苁蓉 30g	白术 12g	白芍 15g
炙甘草 15g	升麻 10g	黄芪 15g	陈皮 10g
砂仁 6g(后下)	香附 15g	竹茹 10g	

7剂，每日1剂，每剂两煎，共取500mL，少量频服。

医嘱：调畅情志，营养饮食，注意孕期卫生。因患者曾于7周时胚胎停育，故应密切观察胎儿发育情况，不适随诊。

【按】患者有不良孕产史，曾胚胎停育1次，生化妊娠1次，且清宫术后，胞宫必然的所损伤；月经色暗有血块，痛经，经期的治疗以活血利水，调经止痛为原则，以四物汤加活血之品推陈祛瘀以致新。患者孕后，阴道出血为胎动不安之象，以补肾益气安胎为要；菟丝子、桑寄生、续断、杜仲补肾，白芍、甘草缓急止痛，升麻、黄芪益气升提，稳固胎元，竹茹、砂仁止呕，香附理气，肉苁蓉润肠通便，排便通畅以减轻腹腔压力。

病案十三：不孕症

栾某，女。出生日期：1984年4月。

初诊日期：2011年1月7日。节气：小寒。

主诉：婚后性生活正常，不避孕3年不孕，伴严重便秘。

病史：患者月经为 $12\frac{7\sim8}{15\sim60}$，痛经（+），婚后有所好转，经前乳房胀，腰酸明显，畏寒。孕0产0。

刻下症：LMP 12月26日，PMP：11月20日。纳可，眠一般，大便秘，3~14日一行，小便正常，白带量多，色黄，有腥味，舌尖红，苔薄白，脉弦滑。患者在加拿大医治3年余，效果不佳，回国寻求中医治疗。

内分泌六项检查示 FSH 5.85 mIU/mL，LH 7.08 mIU/mL，PRL 17.69 ng/mL，E_2 91 pg/mL，P 0.30 ng/mL，T 0.66 ng/mL。

妇科B超示子宫偏后位，大小约3.7cm×3.5cm×3.4cm，内膜厚约0.5cm，右侧卵巢大小3.8cm×1.4cm；左侧卵巢大小约3.4cm×1.6cm；双侧卵巢内均可探及数个（大于10）无回声，右侧最大1.0cm×0.6cm，左侧最大0.9cm×0.6cm。超声提示多囊卵巢。

2011年北京大学第三医院丈夫精液常规检查示 A 级57.2%，B 级9.32%，C 级10.59%，D 级22.88%，精子活动率77.12%。

中医诊断：不孕症；便秘。

西医诊断：原发性不孕；多囊卵巢综合征；便秘。
证型：肾虚血瘀，肝郁气滞，腑气不通，冲任不调。
治则：补肾活血，疏肝理气，润肠通便，调理冲任。
处方：

制香附 15g	柴胡 10g	陈皮 10g	炙甘草 15g
川芎 10g	枳壳 15g	枳实 30g	白芍 30g
苦杏仁 10g	肉苁蓉 30g	郁李仁 10g	川牛膝 15g
葛根 15g	皂角刺 10g	穿山甲 10g	制附子 6g
生蒲黄 10g^(包煎)	马鞭草 30g		

7剂，每日1剂，每剂两煎，共取500mL，分早晚温服。
医嘱：记录基础体温（BBT），监测排卵。

二诊：2011年1月13日。

服上方后，患者便秘明显改善，现在2天一行，白带减少，畏寒如前，纳可，眠多梦，舌红，苔薄白，脉小滑。BBT波动大。

处方：

制香附 15g	柴胡 10g	陈皮 10g	炙甘草 15g
川芎 10g	枳壳 15g	枳实 30g	白芍 30g
芒硝 10g	桃仁 10g	熟大黄 10g	肉苁蓉 30g
鹿角霜 15g	制附子 6g	穿山甲 10g	皂角刺 10g
川牛膝 15g			

7剂，每日1剂，每剂两煎，共取500mL，分早晚温服。
医嘱：记录基础体温以了解排卵情况。

继以柴胡疏肝散加温润通腑中药治疗。方中用鹿角霜此血肉有情之品以增补肾、益精、温阳之功，患者仍有腑气不通的情况，遂去郁李仁加芒硝、大黄，取通腑泻热的作用，使郁热得解，盆腔功能正常。

三诊：2011年1月20日。

患者诉1月17日监测排卵，B超提示有右侧1.7cm×1.6cm的优势卵泡。现大便一日一行，排便通畅舒服，小便调。纳可，眠多梦，腰痛，乏力，畏寒，舌红，苔白，脉弦滑。考虑患者已排卵，仍有畏寒，腰痛、乏力仍明显，以温阳补肾、强腰膝为法，为受精卵的着床做准备。

处方：

菟丝子 15g	续断 15g	桑寄生 15g	枸杞子 15g
阿胶珠 10g	党参 15g	生黄芪 15g	杜仲 10g
巴戟天 15g	生龙骨 30g^(先煎)	生牡蛎 30g^(先煎)	肉苁蓉 30g
酸枣仁 15g	柏子仁 15g	莲子肉 15g	紫石英 15g

刘寄奴 15g

7剂，每日1剂，每剂两煎，共取500mL，分早晚温服。

医嘱：监测排卵以进行有效同房。

四诊：2011年2月10日。

患者今日行妇科B超检查，提示宫内早孕。LMP 12月26日，BBT不典型双相，且波动较大。现乳房胀明显，恶心，月经未潮，小腹隐痛，纳可，眠多梦。

处方：

桑寄生 15g	续断 15g	阿胶珠 10g	菟丝子 15g
党参 15g	陈皮 10g	炒白术 10g	黄芩 9g
山药 15g	白芍 30g	炙甘草 15g	生黄芪 15g
杜仲 15g	百合 20g	熟地黄 20g	制何首乌 15g

7剂，每日1剂，每剂两煎，共取500mL，分早晚温服。

医嘱：①畅情志，保持外阴清洁和大便通畅；②继续监测BBT；③密切观察有无腹痛、腰酸、阴道流血；④定期复查β-HCG。

患者大便已正常，舌尖红，苔白，脉小滑。自述白发、脱发明显。患者已孕，阴血下聚胞宫养胎，故处方以滋补肝肾、健脾安胎为法，用寿胎丸合四君子汤加减化裁。

五诊：2011年2月24日。

患者仍多梦，入眠难，有饥饿感，口渴，大便正常，舌尖红，苔黄腻，脉小滑。BBT不稳定。β-HCG 119545.21 mIU/mL。

处方：

桑寄生 15g	菟丝子 15g	续断 15g	阿胶珠 10g
黄芩 9g	制香附 6g	砂仁 6g^(后下)	北沙参 30g
太子参 15g	麦冬 10g	五味子 10g	百合 20g
生地黄 20g			

7剂，水煎服，浓缩至200~300mL温服，少量频服。

随访得知，患者于2011年9月22日在加拿大顺产1女，身长为49cm，体重6斤4两，母女平安，哺乳正常，恶露21天即净。

【按】此例患者旅居加拿大，婚后性生活正常，不避孕3年不孕，且伴有严重便秘，诊断为多囊卵巢，经治无效，故从加拿大远渡重洋回国求中医诊治。多囊卵巢患者多有情志不遂、肝气不舒的诱因，又有肾虚的基础，故经前乳房胀，腰酸明显，治疗以补肾疏肝理气为法。针对本案患者严重便秘的情况，在整个治疗过程中，要牢牢把握便秘对盆腔影响的主要矛盾，采用"塞因塞用，通因通用"的原则，疏肝健脾，理气通便，使腑气得通，大便正常，盆腔功能恢复正常，则自然受孕。处方以柴胡疏肝散为主，加穿山甲、皂角刺消癥散结，促卵泡破裂；用肉苁蓉、附子补肾温阳；牛膝走而能补，引诸药下行，加强滋肾通经之功效。诸药合用，共奏补肾疏肝解郁之功效。患者排卵后,乏力、腰痛明显,故以温阳补肾、调冲任为主,使黄体功能健全,为孕卵着床创造条件。患者孕后热象明显,故以生脉散合百合地黄汤滋阴清热,理气安胎。

病案十四:痛经;崩漏

李某,女。出生日期:1982年1月。

初诊日期:2010年10月29日。节气:霜降。

主诉:痛经半年,子宫异常出血半月余。

现病史:患者月经 $11\dfrac{7\sim9}{30}$,痛经(+)。结婚半年,一直工具避孕。2010年5月开始痛经,6月加重,7月份月经未潮,2010年8月12日诊断为巧克力囊肿,行右侧附件切除术,左侧卵巢囊肿剥离术;2010年10月初在301医院行妇科B超检查后示子宫、附件正常。CA125结果正常。10月6日口服避孕药后,阴道出血淋漓不尽。

刻下症:LMP 10月6日,一直淋漓出血至今;PMP 9月8日。纳可,眠佳,大便秘,舌红苔少,脉弱滑。

中医诊断:痛经;崩漏。

西医诊断:痛经;子宫异常出血;子宫内膜异位症。

治则:补肾益气,调经止痛。

处方:

女贞子 10g	墨旱莲 15g	党参 15g	生黄芪 30g
五味子 10g	海螵蛸 15g	侧柏叶 15g	生龙骨 30g(先煎)
生牡蛎 30g(先煎)	肉苁蓉 30g	炒蒲黄 10g(包煎)	制香附 15g
炒白术 10g	山药 15g	桑寄生 15g	马齿苋 30g
马鞭草 30g	三七粉 3g(冲服)		

7剂,每日1剂,每剂三煎,共取500mL,分早晚温服。

医嘱:①检查内分泌六项;②复查妇科B超;③记录基础体温(BBT)。

患者子宫出血淋漓不尽,据"急则治其标"的原则,当前治疗以止血为要,故处方在补肾益气基础上,加三七粉冲服以止血。

二诊:2010年11月5日。

服中药3剂后,阴道出血彻底干净,大便不畅,有时泄泻,口干渴,腰酸以月经期间尤甚,双侧附件不适,舌紫暗,脉小滑。

10月23日 CA125 24.33U/mL。妇科B超示子宫后位,大小形态如常,内膜厚约0.5cm,右侧卵巢缺如(术后),提示子宫附件未见明显异常。

10月25日内分泌六项检查示 FSH 1.94 mIU/mL,LH 0.414 mIU/mL,PRL 17.89 ng/mL,E_2 36.7 pg/mL,P 0.92 ng/mL,T 0.35 ng/mL。

处方：

吴茱萸 6g	桂枝 15g	川芎 10g	当归 10g
赤芍 15g	白芍 15g	牡丹皮 6g	干姜 6g
细辛 3g	川牛膝 15g	益母草 30g	五味子 10g
丹参 15g	穿山甲 10g(先煎)	皂角刺 10g	北沙参 30g
制香附 10g	半夏 10g	生龙骨 30g(先煎)	生牡蛎 30g(先煎)

7剂，每日1剂，每剂三煎，共取500mL，分早晚温服。

患者痛经半年，腰酸明显，结合舌脉，可知机体血脉凝结不畅，故处方以吴茱萸、干姜、细辛暖肝散寒，温中上痛以治中下焦寒湿，再以当归、白芍养血和血，兼以香附理气行郁。

三诊：2010年11月12日。

LMP 10月6日，淋漓至11月3日方净。腰胀痛，双侧附件区仍有不适。纳可，眠佳，大便不成形，小便正常，舌紫黯，苔薄黄，脉弦滑。

处方：

苦杏仁 10g	白蔻仁 6g	生薏苡仁 30g	桑寄生 15g
当归 10g	茵陈 30g	牡丹皮 6g	白芍 15g
熟大黄 10g	杜仲 10g	巴戟天 15g	鸡血藤 15g
吴茱萸 6g	制香附 15g	皂角刺 10g	穿山甲 10g(先煎)
续断 10g	桑椹 10g		

7剂，每日1剂，每剂三煎，共取500mL，分早晚温服。

继以补肾活血为法，因患者大便不成形，故以三仁汤宣畅气机，清利湿邪。

四诊：2010年11月28日。

LMP 11月27日，色量可，腰酸痛，来月经时明显。左侧乳房胀痛，大便有时不畅，口干，有异味，舌红苔少，脉弦滑。

处方：

柴胡 10g	当归 10g	川芎 6g	赤芍 10g
白芍 10g	生地黄 10g	牡丹皮 6g	丹参 15g
三棱 10g	莪术 10g	制香附 15g	穿山甲 10g(先煎)
皂角刺 10g	制何首乌 30g	肉苁蓉 30g	川牛膝 15g
枳壳 15g	生蒲黄 10g(包煎)	五灵脂 15g	

7剂，每日1剂，每剂三煎，共取500mL，分早晚温服。

患者正值月经期，故以四物汤加柴胡、香附等活血理气之品，以助经血排出通畅；川牛膝引血下行；失笑散活血祛瘀，散结止痛。

五诊：2010 年 12 月 5 日。

LMP 11 月 27 日，8 天净。大便每日 1~3 次，乏力，腰酸，左侧小腹不适。舌红苔少，脉弦滑。

处方：

柴胡 10g	生黄芪 30g	陈皮 10g	升麻 6g
炒白术 10g	炙甘草 15g	当归 10g	党参 15g
仙鹤草 30g	海螵蛸 15g	侧柏叶 15g	女贞子 10g
墨旱莲 15g	杜仲 10g	续断 15g	炒蒲黄 10g(包煎)
补骨脂 15g			

7 剂，每日 1 剂，每剂三煎，共取 500mL，分早晚温服。

因患者现处于月经后期，且乏力、腰酸明显，故处以党参、黄芪、升麻以益气升提，二至丸合白术等补肾健脾，以利生血之源，仙鹤草、侧柏叶、蒲黄以止血。

随访后得知，患者于 2011 年 9 月 21 日剖宫产下一女，体重 5.8 斤，身长 52cm。

【按】本案中患者阴道出血淋漓不尽，属中医"崩漏"范畴，称为漏下。根据"急则治其标，缓则治其本"的原则，在初诊中，处以补肾益气之法以调经止血，亦是气能摄血、气能生血、气能止血之理，且予以止血之品三七粉冲服，故三剂尽而血止。本例为继发性痛经，而痛经也是子宫内膜异位最典型的临床表现。辨证有虚实之分，临床一般分为虚寒型、气滞血瘀型和肾虚型，以前两型较为多见。结合患者症状体征，可知为寒凝胞宫与气滞血瘀并现，故治疗时以吴茱萸、干姜、细辛暖肝散寒，温中止痛以治中下焦寒湿，再以当归、白芍养血和血；兼以香附理气行郁。临证中，随症状变化还要注意清利湿热；化瘀止血而不留瘀。经调治，患者气血和畅，冲任相资，故而得孕而终，并平安产子。

病案十五：月经过少；胚胎停育

孙某，女。出生日期：1973 年 5 月。

初诊日期：2011 年 4 月 11 日。节气：清明。

主诉：胚胎停育 5 次；月经量减少 2 年。

病史：患者月经 13 $\frac{2\sim7}{28\sim30}$，痛经（−），量可，近 2 年月经量减少为之前的 1/2，色黑，有血块，经前乳房胀，腰酸。孕 5 产 0，曾胚胎停育 5 次，均行清宫术。有高血压家族史，血压曾 140/90 mmHg。

刻下症：LMP 4 月 6 日，2 天干净。PMP：3 月 8 日。纳可，眠佳，畏寒，手脚冷，大便正常，小便黄，带下量多伴阴痒。舌红苔黄，脉弦滑。一直口服降压药，目前血压：120/90 mmHg。

内分泌六项检查示 FSH 5.37 mIU/mL，LH 6.63 mIU/mL，PRL 36.53 ng/mL，E_2 104 pg/mL，P 0.44 ng/mL，T 0.35 ng/mL。

妇科 B 超示子宫大小约 4.4cm×4.5cm×4.0cm，内膜厚约 0.4cm；右侧卵巢为 3.2cm×1.8cm；左侧卵巢为 3.7cm×1.7cm，余未见明显异常。阴道霉菌试验（+）。

中医诊断：月经过少；胎死不下；带下。

西医诊断：月经减少；胚胎停育；高血压；阴道炎。

治则：补肾活血，调经固冲。

处方：

女贞子 10g	墨旱莲 15g	仙茅 10g	淫羊藿 15g
百合 20g	制香附 10g	郁金 6g	浮小麦 30g
炙甘草 15g	苍术 10g	白术 10g	黄柏 9g
蛇床子 5g	牡丹皮 10g	桑寄生 15g	狗脊 15g
熟地黄 20g	当归 10g	川芎 10g	赤芍 15g
白芍 15g			

7 剂，日 1 剂，每剂两煎，共取 500mL，早晚温服。

外洗方剂：

蛇床子 15g	地肤子 15g	土茯苓 20g	苦参 30g
白鲜皮 15g	荆芥 10g	败酱草 15g	贯众 20g
百部 20g	鱼腥草 15g	枯矾 10g	

7 剂，水煎，清洗外阴。

阴道纳药：达克宁栓；夫妇同治。

医嘱：①患者阴道炎痊愈后行输卵管造影术；②丈夫行精液常规检查。

患者曾经 5 次胚胎停育史，均行清宫术，可知冲任胞宫已损伤，用二至丸合桑寄生、狗脊、淫羊藿等补肾之品以固本培元；经血量少，色黑且有块，以四物汤活血养血。因患有霉菌性阴道炎，故中药方外洗并阴道纳药，要求避孕夫妇同时治疗。

二诊：2011 年 4 月 18 日。

LMP 4 月 6 日。患者仍手脚冷，纳可，恶心，小便黄，阴痒，舌红，苔黄腻，脉弦滑。妇科 B 超：子宫后位，大小约 4.9cm×4.6cm×4.7cm，内膜厚约 1.0cm；右侧卵巢为 3.1cm×2.4cm；左侧卵巢为 3.5cm×2.3cm；右侧卵巢可探及一个 1.9cm×0.9cm 无回声，包膜完整。

处方：

当归 10g	川芎 10g	赤芍 15g	制香附 10g
川牛膝 15g	益母草 15g	制附子 6g	肉桂 6g
生黄芪 30g	炒白术 12g	山药 15g	生蒲黄 10g（包煎）
马鞭草 15g	马齿苋 15g	党参 15g	鸡血藤 15g
狗脊 15g			

7剂，日一剂，每剂两煎，共取500mL，早晚温服。

方中附子、肉桂温阳通脉，黄芪、白术、山药健脾益气，以利生血之源。

三诊：2011年5月5日。

LMP 5月4日，量少，色红，月经来前乳房胀，腰痛如折，眠浅，醒后难入睡，小便黄；舌尖红，边有齿痕，苔薄黄，脉弦滑。血压值160/90 mmHg，服药后120/80 mmHg。

处方：

天麻 10g	钩藤 15g(后下)	当归 10g	川芎 10g
熟地黄 15g	山药 15g	山茱萸 15g	牡丹皮 10g
党参 15g	太子参 15g	赤芍 15g	白芍 15g
阿胶珠 10g	胡黄连 3g	续断 15g	狗脊 15g
桑寄生 15g	桑叶 15g	生龙骨 30g(先煎)	生牡蛎 30g(先煎)

7剂，日1剂，每剂两煎，共取500mL，早晚温服。

以前法继治，针对高血压情况，处以天麻、钩藤清热平肝；因患者睡眠质量较差，故而加用龙骨、牡蛎以镇静安神；结合舌象，酌加黄连一味以清心火。

四诊：2011年5月19日。

LMP 5月4日，2天干净，量少，全天腰酸。4月-5月，体重增加4公斤，易饥饿，自测血压110/78 mmHg，口臭，纳可，眠佳，大便调，小便特别黄，舌红，苔黄腻，舌尖红，脉弦滑。

处方：

玉竹 10g	竹叶 10g	生甘草 10g	车前草 15g
白茅根 30g	桑寄生 15g	续断 15g	制香附 10g
女贞子 10g	墨旱莲 15g	仙茅 20g	仙鹤草 15g
天麻 10g	钩藤 15g(后下)	阿胶珠 10g	黄连 3g
羌活 10g	独活 10g		

7剂，日1剂，每剂两煎，共取500mL，早晚温服。

患者口臭、小便黄、舌红苔黄等阴虚火热之象显现，故以玉竹、竹叶、阿胶珠等滋阴润燥生津；加用羌活、独活使处方补肾通络兼具，以缓解腰酸不适。

五诊：2011年6月2日。

LMP 6月1日，量可，色暗，腰酸畏寒，小腹冷，小便黄，大便正常，口臭，纳可，眠佳，舌红苔黄，脉小滑。

处方：

天麻 10g	钩藤 15g(后下)	狗脊 15g	桑寄生 15g
当归 10g	川芎 10g	赤芍 15g	熟地黄 15g
川牛膝 15g	益母草 30g	制香附 10g	枸杞子 15g
车前草 15g	生蒲黄 10g(包煎)	马鞭草 30g	肉桂 6g

黄连 2g

7 剂，日 1 剂，每剂两煎，共取 500mL，早晚温服。

经调治，患者经量较前增多，仍以四物汤继治；鉴于患者热象仍有，且畏寒明显，故选益母草、车前草等清热利尿之品，以期热由下焦而泻；辅以肉桂温阳散寒。

六诊：2011 年 6 月 9 日。

LMP 6 月 1 日。腰酸畏寒，大便正常，血压值 125/98 mmHg，纳可，眠佳，舌淡红，苔薄黄，脉弦细。

处方：

葛根 15g	怀牛膝 15g	胡黄连 6g	阿胶珠 10g
吴茱萸 3g	山茱萸 15g	女贞子 20g	枸杞子 15g
墨旱莲 15g	桑寄生 15g	续断 15g	杜仲 15g
生黄芪 15g	防风 6g	炒白术 12g	钩藤 15g^(后下)
天麻 10g	石膏 30g^(先煎)		

7 剂，日 1 剂，每剂两煎，共取 500mL，早晚温服。

患者仍有畏寒，故选用玉屏风散以益气固表；目前正值月经后期，谨遵"经后勿攻伐"的原则，以二至丸加味，补肾培元。

七诊：2011 年 6 月 23 日。

LMP 6 月 1 日。口臭，大便不成形，小便黄，畏寒，白带正常。舌红，苔薄白，脉行前乳房胀。

处方：

女贞子 20g	枸杞子 15g	制香附 10g	桑椹 15g
桑叶 15g	桑寄生 15g	续断 15g	菟丝子 15g
黄连 6g	黄芩 6g	黄柏 6g	天麻 10g
钩藤 15g^(后下)	生甘草 20g	知母 10g	阿胶珠 10g

7 剂，日 1 剂，每剂两煎，共取 500mL，早晚温服。

外洗方剂：

蛇床子 15g	地肤子 15g	土茯苓 20g	苦参 30g
白鲜皮 15g	荆芥 10g	败酱草 15g	贯众 20g
百部 20g	鱼腥草 15g	菟丝子 20g	

7 剂，水煎，清洗外阴。

本次处方仍是在补肾基础上，以滋阴清热为主；以黄芩、黄连、黄柏三味苦寒之品清热降火。患者阴道炎已愈。

八诊：2011 年 6 月 30 日。

LMP 6 月 1 日，乳房胀，有饥饿感，阴痒，二便调，舌红苔黄，脉弦滑。检查 β-HCG 1195 mIU/mL，已孕。

处方：

桑叶 15g	桑寄生 15g	续断 15g	菟丝子 15g
枸杞子 15g	天麻 10g	钩藤 15g(后下)	白芍 30g
生甘草 10g	黄芩 6g	炒白术 15g	炒杜仲 10g

7剂，日1剂，每剂两煎，浓煎共取300mL，少量频服温服。

医嘱：营养饮食，调畅情志，注意孕期卫生。

患者已孕，以补肾健脾安胎为法处方遣药。

【按】此例患者曾有5次胚胎停育，这无疑给其本人造成了身心伤害，也给其家人带来了痛苦。从西医学的角度讲，无论是孕妇子宫解剖结构异常，还是生殖细胞染色体的异常，或是受到环境等因素的影响，都可造成胚胎停育。此病在中医中属于胎漏、胎动不安等疾病的范畴。因肾主系胞，为冲任之本，肾虚则会导致冲任失因，难以蓄养胚胎，故补肾为第一大法；又因患者平素有高血压，治疗中还要注意清热平肝降压；患者有口臭、小便黄等一派热象，而火热之邪直犯冲任、子宫，则会内扰胎元，致胎元不固，故处方在二至丸合四物汤基础上，选用清热滋阴之品。而患者保胎治疗时间务必要超过既往胚胎停育的时间，方可无虞。

病案十六：不孕症

顾某，女。出生日期：1981年4月。

初诊日期：2013年8月15日。节气：夏至。

主诉：结婚6年，性生活正常，未避孕2年未孕。

现病史：患者月经 $13\frac{5}{30}$，痛经（-），经前乳房腹痛；G2P0，人工流产1次，2010年右侧输卵管伞端异位妊娠1次；2012年6月于外院行输卵管造影术显示双侧通畅。患者丈夫精液常规检查结果正常。

刻下症：LMP 7月17日，纳可，眠佳，二便调，白带正常，本周期自测有排卵。舌紫黯，边有瘀斑、齿痕，苔黄，脉滑。

5月22日外院内分泌六项检查 FSH 5.24 mIU/mL，LH 4.58 mIU/mL，PRL 356.90 ng/mL，E_2 56.10 pg/mL，P 0.33 ng/mL，T 0.09 ng/mL。

中医诊断：不孕症。

西医诊断：继发性不孕。

证型：肾虚血瘀，冲任失调。

治则：补肾活血，调理冲任。

处方：

延胡索 15g	地龙 10g	香附 15g	当归 10g
川芎 10g	白芍 15g	生地黄 15g	川楝子 10g

| 僵蚕 10g | 桑寄生 15g | 葛根 15g | 北沙参 30g |
| 桑叶 15g | 女贞子 10g | 枸杞子 15g | 炙甘草 15g |

7 剂，日 1 剂，每剂两煎，共取 500mL，早晚温服。

患者曾有不良孕产史，冲任胞宫有所损伤，故以四物汤加桑寄生、枸杞子、女贞子以活血养血，调补肾气；方中加川楝子、香附理气之品，可使全方补而不滞。患者正值月经前期，以地龙、延胡索活血理气止痛，助经血下行。

二诊：2013 年 8 月 26 日。

LMP 8 月 17 日，5 天净，量可，有血块。舌黯苔白，有瘀点，脉小滑。

处方：

香附 15g	当归 10g	川芎 6g	赤芍 15g
丹参 15g	川牛膝 15g	益母草 15g	泽兰 15g
皂角刺 10g	蜈蚣 1 条	水蛭粉 3g$^{(冲服)}$	全蝎粉 3g$^{(冲服)}$
地龙 10g	僵蚕 10g	山药 30g	紫河车粉 3g$^{(冲服)}$

7 剂，日 1 剂，每剂两煎，共取 500mL，早晚温服。

月经方净，且有血块，故处方仍以补血活血为主，方中蜈蚣、水蛭、全蝎等品活血之力强，可助卵泡成熟破裂；紫河车、山药可助内膜增长，为孕卵着床创造条件。

三诊：2013 年 9 月 9 日。

LMP 8 月 17 日，乳房胀，余无明显不适。舌暗苔白，脉小滑。有排卵有同房。

B 超检测排卵情况：

日期	卵泡大小（cm×cm）
8 月 31 日	1.6×1.6
9 月 1 日	已消失

处方：

香附 15g	菟丝子 15g	桑寄生 15g	续断 15g
女贞子 15g	枸杞子 15g	五味子 10g	覆盆子 15g
山药 30g	白术 10g	生黄芪 15g	党参 15g
炙甘草 15g	紫河车粉 3g$^{(冲服)}$		

14 剂，日 1 剂，每剂两煎，共取 500mL，早晚温服。

根据 B 超检测排卵情况可知，卵泡已排出，因本周期患者有同房史，故不排除妊娠可能，处方以补肾健脾为主。

四诊：2013 年 9 月 23 日。

LMP 9 月 14 日，4 天净，量少，服药后面部起痘，舌暗苔黄，脉小滑。

处方：

| 生蒲黄 15g$^{(包煎)}$ | 马齿苋 30g | 当归 10g | 赤芍 15g |

川芎 10g	丹参 15g	川牛膝 15g	益母草 15g
水蛭粉 3g^(冲服)	紫河车粉 6g^(冲服)	附子 6g	干姜 6g
细辛 3g	炙甘草 15g		

7剂，日1剂，每剂两煎，共取500mL，早晚温服。

治疗仍以活血为要，月经方过，排卵期之氤氲"的候"即将来临，阴阳转换之时应于阳中求阴，方中附子、干姜、细辛可温阳通脉。

五诊：2013年9月30日。

LMP 9月14日，纳可，眠佳，二便可，舌边有瘀点，下巴起痘。

处方：

柴胡 10g	牡丹皮 10g	蝉蜕 6g	荆芥 10g
女贞子 15g	墨旱莲 15g	菟丝子 15g	龟板 10g^(先煎)
桑白皮 10g	威灵仙 15g	紫苏梗 6g	黄芪 30g
制何首乌 15g			

7剂，日1剂，每剂两煎，共取500mL，早晚温服。

治疗仍以活血理气为原则。因患者下巴起痘，方中酌加蝉蜕、荆芥透疹之品，以助其消退。

六诊：2013年10月17日。

LMP 10月13日，5天净，第1天量多，第2天开始明显减少；下腹痛，乳房胀，脱发明显，胃寒，纳可，眠佳，二便调，舌黯，有瘀点，苔黄，脉弦细。

处方：

王不留行 15g	僵蚕 10g	路路通 15g	附子 9g
当归 15g	川芎 10g	赤芍 15g	小茴香 6g
木香 6g	黑芝麻 30g	干姜 9g	桂枝 15g
麻黄 10g	白芷 10g		

7剂，日1剂，每剂两煎，共取500mL，早晚温服。

七诊：2013年11月11日。

LMP 11月11日，未净，行经前乳房痛，白带多，舌黯苔白，有瘀点。

处方：

柴胡 10g	当归 10g	川芎 10g	赤芍 15g
白芍 15g	麻黄 10g	肉桂 10g	荔枝核 10g
橘核 10g	香附 15g	小茴香 6g	地龙 10g
僵蚕 10g	川牛膝 15g	益母草 30g	马齿苋 30g
附子 6g			

7剂，日1剂，每剂两煎，共取500mL，早晚温服。

患者正值月经期，处方以温阳活血理气为法，方中川牛膝引血下行，以助经血畅；

因乳房痛，故用荔枝核、橘核以疏肝行气，缓解疼痛。

八诊：2014 年 1 月 13 日。

LMP 12 月 14 日，小腹痛，纳可，眠浅，多梦，二便调，舌暗苔白，有瘀点，脉小滑。12 月 24 日差支原体、衣原体结果均（+）。

内分泌六项检查示 FSH 6.20 mIU/mL，LH 5.07 mIU/mL，PRL 10.80 ng/mL，E_2 39.21 pg/mL，P 0.37 ng/mL，T 18.56 ng/mL。

处方：

蛇床子 10g	菊花 15g	蒲公英 15g	菟丝子 15g
女贞子 15g	枸杞子 15g	桑寄生 15g	夜交藤 15g
阿胶 10g(烊化)	黄连 3g	黄芩 10g	覆盆子 15g
竹叶 10g	白芍 15g	生地黄 20g	百合 20g

14 剂，每日 1 剂，每剂两煎，共取 500mL，早晚温服。

患者近来睡眠不佳，故以黄连、黄芩等合百合地黄汤滋阴清热助眠；因有支原体、衣原体感染，故加菊花、蒲公英清热解毒之品。

九诊：2014 年 3 月 30 日。

LMP 2 月 15 日，PMP 1 月 14 日。现孕 45 天，小腹凉，左少腹隐痛，两侧乳胀，纳可，眠佳，二便调。

血清激素示 HCG 16465.5 mIU/mL，P 17.3 ng/mL，E_2 173 pg/mL。

处方：

白芍 30g	炙甘草 15g	桑寄生 15g	续断 15g
杜仲 15g	香附 15g	菟丝子 30g	女贞子 15g
枸杞子 15g	覆盆子 15g	五味子 10g	升麻 10g
生黄芪 15g	防风 6g	阿胶 10g(烊化)	黄连 3g

7 剂，日 1 剂，每剂两煎，共取 500mL，早晚温服。

黄体酮胶丸，每次 1 丸，每日 1 次，服用 7 天。

医嘱：调畅情志，营养饮食，注意孕期卫生，不适随诊。

患者已孕，方中白芍、甘草缓急止痛；升麻、黄芪补气升提，共奏补肾安胎之效。

电话随访得知，患者于 2014 年 10 月 2 日剖宫产下一女，体重 5.6 斤，身长 48cm，母女平安。

【按】配偶健康，夫妇同居，性生活正常，未避孕两年以上而不孕者，或已有生育，停止避孕 2 年后不再受孕者，均称为"不孕""断续"等。此案患者丈夫精液常规检查结果正常，可知病因在于女方。患者曾经有不良孕产史，虽双侧输卵管均通畅，但可知肾气已虚，气血失和，冲任失调，故不能摄精成孕。治疗时以四物汤、二至丸补肾活血调经；菟丝子、桑寄生、续断等益肾填精，补养冲任；小茴香、肉桂温肾，暖胞宫；加理气之香附、柴胡、延胡索并用以行血中之瘀滞；使气血调和，冲任相资，终得孕。

病案十七：不孕症；月经失调

张某，女。出生日期：1987年10月。

初诊日期：2013年3月4日。节气：雨水。

主诉：结婚4年，性生活正常，未避孕2年未孕；伴月经失调1年。

现病史：患者月经 $15\dfrac{10}{15\sim30}$，痛经（+）。G1P0。2007年妊娠6月引产1次（自愿放弃妊娠）；曾行输卵管造影术示双侧输卵管通而不畅；曾口服达英-35两个周期，第3周期口服3天后自行停药。

刻下症：LMP 2月20日，9天净，量多，色深，血块（++），行经前腰腹疼，痛经。PMP 1月26日。白带多，色黄，汗毛重，纳可，眠佳，二便可，舌红，苔白腻，边有齿痕，稍有花剥，脉弦滑。

1月11日妇科B超检查示子宫6.0cm×6.7cm×4.9cm，右卵巢3.9cm×1.8cm，卵泡2.2cm×2.0cm。左卵巢4.0cm×1.4cm，内有10个以上无回声，0.4cm×0.4cm。

中医诊断：不孕症；月经失调。

西医诊断：继发性不孕；月经失调；多囊卵巢综合征。

治则：补肾活血，理气调经。

处方：

女贞子15g	墨旱莲15g	党参15g	生黄芪15g
侧柏叶15g	生蒲黄10g(包煎)	马齿苋30g	马鞭草30g
桑寄生15g	狗脊15g	续断15g	杜仲炭15g
海螵蛸15g	山药30g	生龙骨30g(先煎)	生牡蛎30g(先煎)

7剂，每日1剂，每剂两煎，共取500mL，分早晚温服。

医嘱：①检查血清内分泌六项和CA125；②监测基础体温（BBT）；③妇科B超。

患者经期较长，故在方中加入侧柏叶、蒲黄、海螵蛸等化瘀止血，而不留瘀。

二诊：2013年3月14日。

LMP 3月4日—11日，量可，色红，血块（+）。近期体重增加2斤。纳可，眠佳，二便可，舌尖红，苔白，齿痕，胖大，脉小滑。

3月14日血清内分泌检查示FSH 16.79 mIU/mL，LH 4.52 mIU/mL，PRL 13.22 ng/mL，E_2 58 pg/mL，P 0.14 ng/mL，T 0.30 ng/mL。

CA125 7.09 U/mL。

处方：

女贞子10g	墨旱莲15g	仙茅10g	淫羊藿15g
鹿角霜12g	制何首乌15g	菟丝子15g	肉苁蓉30g
山药15g	补骨脂15g	骨碎补15g	桑寄生15g

| 厚朴 12g | 防己 10g | 紫河车 15g | 吴茱萸 9g |
| 麻黄 10g | | | |

7剂，每日1剂，每剂两煎，共取500mL，分早晚温服。

根据患者内分泌六项结果可知，其卵巢储备功能下降。中医认为"肾为先天之本，主生殖"，因此治疗以补肾为主，加入仙茅、淫羊藿、菟丝子、肉苁蓉补肾助阳，鹿角霜、紫河车血肉有情之品，滋肾助阳。

三诊：2013年4月1日。

纳可，入睡难，腰酸，大便一二日一行，小便调。舌红，苔薄白，脉弦滑。

处方：

柴胡 10g	当归 10g	川芎 10g	赤芍 15g
生地黄 15g	熟地黄 15g	合欢皮 10g	紫石英 15g（先煎）
肉苁蓉 30g	五味子 10g	紫河车 15g	鹿角胶 10g（烊化）
川牛膝 15g	益母草 30g	夜交藤 15g	生龙骨 30g（先煎）
生牡蛎 30g（先煎）	山药 20g		

7剂，每日1剂，每剂两煎，共取500mL，分早晚温服。

四诊：2013年4月15日。

昨日开始腹胀，本月性生活正常，且未避孕，目前自测妊娠结果阴性；现腰酸，大便二日一行。舌红，苔黄腻厚，脉滑。有先兆流产症状，故以保胎治疗。

处方：

菟丝子 15g	桑叶 15g	桑寄生 15g	续断 15g
女贞子 10g	墨旱莲 15g	肉苁蓉 30g	枸杞子 10g
黄芩 10g	炒白术 10g	山药 15g	黑芝麻 30g
阿胶 10g（烊化）	黄连 3g		

7剂，每日1剂，每剂两煎浓缩，共取300mL，少量频服温服。

五诊：2013年4月25日。

LMP 3月4日。腰疼背酸，小腹隐痛，纳呆，眠佳，二便可。舌红苔白，脉沉细。

妇科B超检查示子宫前位，5.8cm×5.9cm×5.4cm，内膜1.3cm，宫颈数个无回声，直径0.9cm。右卵巢4.2cm×2.3cm。左卵巢2.6cm×1.4cm。

处方：

桑寄生 15g	狗脊 15g	羌活 10g	独活 10g
冬瓜皮 30g	赤芍 15g	当归 10g	川芎 10g
熟地黄 20g	延胡索 15g	瓜蒌 30g	青风藤 30g
海风藤 30g	川牛膝 15g	益母草 30g	鬼箭羽 15g

7剂，每日1剂，每剂两煎浓缩，共取300mL，少量频服温服。

患者腰背酸痛，加入羌活、独活、青风藤、海风藤祛风湿止痛。

六诊：2013 年 6 月 6 日。

LMP 3 月 4 日。小腹隐痛，腰酸，纳呆，眠佳，大便不成形，每日 1 次。便前腹痛，小便可，舌红苔白，根部花剥，脉弦滑。

检查示 P 17.50 ng/mL，E_2 612.00 pg/mL，β-HCG 132980.86 mIU/mL。

5 月 20 日妇科 B 超示宫内早孕，未见胎芽；6 月 6 日妇科 B 超示宫内孕囊，3.5cm×5.0cm，胎芽 2.5cm×1.4cm，可见胎心搏动。

处方：

菟丝子 15g	桑寄生 15g	桑叶 15g	续断 15g
制香附 15g	砂仁 6g(后下)	白芍 30g	炙甘草 15g
女贞子 10g	枸杞子 10g	熟地黄 15g	墨旱莲 15g
荷梗 6g	紫苏梗 6g	阿胶珠 10g	

7 剂，每日 1 剂，每剂两煎浓缩，共取 300mL，少量频服温服。

电话随访得知患者于 2014 年 1 月 3 日顺产 1 女，身长 50cm，体重 6 斤 2 两。

【按】此例患者月经周期不规律，B 超提示多囊样改变，血清内分泌六项提示卵巢早衰，且输卵管造影提示两侧通而不畅，这些都是造成患者不孕的原因。中医认为乃"肾-天癸-冲任-胞宫轴"的失调所致，基本病因是肾虚兼有血瘀。《傅青主女科》言："经水出诸肾。"提示"肾"之重要作用。卵子是肾所藏之"阴精"，卵子的发育及成熟与肾精充盛关系密切相关，肾阴是卵子发育成熟的前提条件和物质基础，而肾阳是鼓动卵子生长发育和促进其排出的内在动力，同时也是鼓舞肾阴生长的源泉。肾阴亏损，卵子发育缺乏物质基础，肾阳不足，卵子失于鼓动，不能正常发育成熟及排出，故而导致排卵障碍。朱丹溪曾云："经不行则必有瘀。"瘀血产生的根本原因是肾虚，肾虚无力运行气血，气血瘀滞，壅阻冲任胞宫。本例患者痛经、腰酸等症状，为肾虚血瘀之象，采用补肾活血法治疗。

初诊时，考虑患者月经周期不规律，常有提前的情况，恐其此次月经再次提前，故在补肾活血基础上，加入侧柏叶、海螵蛸等凉血、收敛止血之品。且患者经期延长，淋漓不尽，会造成盆腔慢性炎症，因此加入马鞭草、马齿苋清热解毒，防治炎性蔓延。

复诊时，患者处于经后期，中医认为是肾气渐复，阴长阳消，胞宫气血由虚转盈，是调经、种子的重要阶段，通过补肾活血法可促进卵泡生长发育和成熟，肉苁蓉、淫羊藿、桑寄生、菟丝子补肾助阳，鹿角胶、紫河车血肉有情之品，补肾益精，阴阳并补。同时加入川牛膝、益母草活血化瘀的药以改善卵巢局部的血液循环，促进卵子成熟并排出。四诊及后复诊，维持黄体功能是保证受孕成功的关键，因此以寿胎丸为基础方加减。值得提出的是，五诊中，加入少量活血化瘀药，现代研究表明，活血化瘀药可促进局部血流循环，对帮助输卵管的蠕动及胚胎的着床有一定作用。

病案十八：不孕症

魏某，女。出生日期：1978 年 12 月。

初诊日期：2012 年 5 月 24 日。节气：小满。

主诉：结婚 7 年，性生活正常，未避孕 4 年未孕。

现病史：患者月经为 $14\frac{5}{30}$，痛经（±）。G0P0。2009 年输卵管造影检查提示：双侧输卵管通畅。2009 年 9 月行体外受精-胚胎移植术失败。2011 年 2 月行子宫息肉摘除术。2012 年 4 月人工授精失败。乳腺增生病史。丈夫精液常规检查提示精子畸形率 93%，有弱精病史。

刻下症：LMP 4 月 28 日。左侧小腹疼痛。腰酸，白带多，色黄。纳可，大便不成形，小便黄。舌淡红，苔薄白，脉小滑。

中医诊断：不孕症。

西医诊断：原发性不孕；子宫息肉术后；IVF 失败。

证型：肾虚血瘀，肝郁气滞。

治则：补肾活血，疏肝理气。

处方：

柴胡 10g	当归 10g	川芎 10g	赤芍 15g
白芍 15g	生地黄 15g	熟地黄 15g	荔枝核 10g
马鞭草 30g	狗脊 15g	橘核 10g	川楝子 10g
延胡索 15g	桑寄生 15g	续断 15g	川牛膝 15g
鹿角霜 10g	生蒲黄 10g^(包煎)		

7 剂，每日 1 剂，每剂两煎，共取 500mL，分早晚温服。

二诊：2012 年 6 月 4 日。

LMP 5 月 27 日。6 天净，量少，色暗，无血块。行经前腰酸，乳胀，小腹凉。时常胃脘部隐痛。感冒 3 天，咽痒，咳嗽，夜间尤甚。乏力嗜睡，纳可，眠多梦，左侧少腹痛。大便偶尔不成形，每日 1 次。小便黄。舌红苔黄，脉弦。

5 月 28 日于人民医院行内分泌检查结果显示 FSH 8.65 mIU/mL，LH 4.2 mIU/mL，PRL 9.18 ng/mL，E_2 0.143 pg/mL，T 1.34 ng/mL。

处方：

女贞子 15g	墨旱莲 15g	麻黄 6g	桂枝 12g
当归 10g	川芎 10g	法半夏 10g	干姜 6g
细辛 3g	五味子 10g	苦杏仁 10g	党参 20g
黄芪 15g	蒲黄炭 10g^(包煎)	马鞭草 30g	补骨脂 15g
桑寄生 15g			

7 剂，每日 1 剂，每剂两煎，共取 500mL，分早晚温服。

三诊：2012 年 6 月 11 日。

LMP 5 月 27 日。左侧腰酸，纳可，眠多梦，手心热，下颌面颊痤疮明显。工作压力较大。二便调。舌黯，边有瘀点，苔白，左脉弦，右脉缓急不均匀。6月4日自测有排卵，有同房。

处方：

女贞子 15g	枸杞子 15g	龟板 10g^(先煎)	墨旱莲 15g
黄连 3g	制何首乌 10g	阿胶珠 10g^(烊化)	生白芍 15g
炙甘草 15g	桑寄生 15g	狗脊 15g	升麻 10g
连翘 10g	葛根 15g	干姜 6g	炒酸枣仁 15g

7剂，每日1剂，每剂两煎，共取500mL，分早晚温服。

四诊：2012年6月25日。

LMP 6月24日，未净。小腹、腰痛。行经前腹泻，左侧乳房胀痛，小腹凉。手心热。纳可，眠佳。大便稀，每天1~2次，小便黄有味。舌黯苔白，脉弦滑。

处方：

太子参 15g	麦冬 10g	天冬 10g	五味子 10g
牡丹皮 10g	赤小豆 30g	车前草 15g	竹叶 10g
川楝子 10g	延胡索 15g	丝瓜络 10g	王不留行 10g
威灵仙 15g	龟板 10g^(先煎)	鳖甲 10g^(先煎)	桑白皮 10g
高良姜 6g			

7剂，每日1剂，每剂两煎，共取500mL，分早晚温服。

五诊：2012年7月2日。

LMP 6月24日。8天净。手心热，有汗。纳可，眠少。白带量少。大便稀，每天1~2次。小便黄。舌黯有瘀，苔白，水滑。脉弦滑。

处方：

竹叶 10g	威灵仙 15g	牡丹皮 10g	白芷 10g
苦杏仁 10g	赤小豆 30g	生甘草 10g	桑白皮 10g
当归 10g	赤芍 15g	枳壳 10g	桃仁 10g
白薇 15g	龟板 10g^(先煎)	地骨皮 15g	桑寄生 15g

7剂，每日1剂，每剂两煎，共取500mL，分早晚温服。

患者一直有手心热的症状，为阴虚内热，用白薇、龟板、地骨皮滋阴清热，牡丹皮清热凉血；赤小豆、桑白皮清热利湿，与苦杏仁配伍应用，清热宣肺，对痤疮有明显改善作用。

六诊：2012年7月26日。

LMP 7月23日，未净。行经前乳胀、头晕。经期左少腹隐痛。纳可，嗜睡。大便不成形，每日1次。小便黄。舌紫黯有瘀点，少苔，脉弦滑。

处方：

| 当归 10g | 川芎 10g | 赤芍 15g | 丹参 20g |

柴胡 10g	党参 15g	生黄芪 15g	藿香 10g
佩兰 10g	苦杏仁 10g	白蔻仁 6g	生薏苡仁 30g
蒲黄炭 10g(包煎)	马齿苋 30g	桑白皮 10g	威灵仙 15g

7剂，每日1剂，每剂两煎，共取500mL，分早晚温服。

患者湿疹、长痘等症状，与湿热内蕴有关，苦杏仁、蔻仁、生薏苡仁清利上中下三焦水湿，桑白皮、威灵仙、佩兰、藿香健脾清热利湿。

七诊：2012年8月2日。

LMP 7月23日，7天净。痤疮，手心热，左少腹疼痛。大便不成形。舌红少苔有瘀点，脉弦滑。

处方：

龟板 10g(先煎)	鳖甲 10g(先煎)	丹参 20g	香附 15g
生白芍 30g	升麻 10g	连翘 15g	龙胆草 10g
炒栀子 10g	柴胡 10g	补骨脂 15g	川牛膝 15g
姜黄 6g	益母草 15g	泽兰 15g	大青叶 15g
枳壳 15g			

7剂，每日1剂，每剂两煎，共取500mL，分早晚温服。

八诊：2012年8月9日。

LMP 7月23日，7天净。唇下痤疮，双眼干涩。脸上痒，出汗后明显。纳可，眠多梦。大便每天2次。小便常。舌黯苔白，有瘀点。脉弦滑。

8月6日监测卵泡右卵泡1.7cm×1.7cm，8月7日B超检查提示卵泡已排出。

处方：

升麻 10g	枳壳 15g	法半夏 10g	牡丹皮 10g
蒲黄炭 10g(包煎)	马齿苋 30g	枸杞子 15g	荆芥 10g
蝉蜕 6g	密蒙花 15g	菟丝子 20g	桑白皮 10g
威灵仙 15g	怀牛膝 15g	桑寄生 15g	肉桂 3g

7剂，每日1剂，每剂两煎，共取500mL，分早晚温服。

患者双眼干涩，加入密蒙花养肝明目。

九诊：2012年10月8日。

LMP 9月20日，5天净。量少，色暗。行经前乳胀。10月4日，共取出14个卵子，受精3个，已冻2个，移植失败。现左侧取卵处疼痛，白带色黄，有异味。脸上痘多，双眼干，纳可，眠佳。大便可，小便晨起色黄。舌红苔黄，有瘀点，脉弦滑。

处方：

浮小麦 30g	炙甘草 15g	大枣 30g	百合 20g
生地黄 20g	石斛 15g	枸杞子 15g	菊花 15g
竹叶 10g	赤小豆 30g	生甘草 6g	丹参 20g

姜黄 6g　　　　　枳壳 15g　　　　　升麻 10g　　　　　败酱草 15g
炮姜炭 6g$^{(包煎)}$

7剂，每日1剂，每剂两煎，浓煎共取 300mL，分早晚温服。

外院医嘱：口服黄体酮胶丸，2丸/次，4次/天，12天。

十诊：2013 年 1 月 14 日（丈夫代述）。

2013 年 1 月 13 日于人民医院生殖中心移植胚胎 2 个。现感冒 5 天，口鼻腔热，鼻涕色黄。纳可，眠佳，二便可。

处方：

女贞子 15g　　　　黄芩 10g　　　　　炒白术 10g　　　　苦杏仁 10g
枸杞子 15g　　　　鹿角胶 12g　　　　阿胶 10g$^{(烊化)}$　　菟丝子 20g
桑寄生 15g　　　　续断 15g　　　　　金银花 30g　　　　升麻 10g
生黄芪 15g　　　　桑叶 15g　　　　　炙枇杷叶 15g　　　炙甘草 15g

7剂，每日1剂，每剂两煎，浓煎共取 300mL，少量温服频服。

十一诊：2013 年 1 月 31 日。

LMP 12 月 25 日。感冒已愈，眠多梦，小腹及腰酸未见不适。有饥饿感，脚冷，自觉皮肤干燥，舌淡紫，苔薄白，脉弦数。

1 月 28 日检查示 β-HCG 5000000 mIU/mL，P 69 nmol/mL，E_2 0.99 pg/mL，移植成功。

处方：

女贞子 10g　　　　墨旱莲 15g　　　　百合 20g　　　　　熟地黄 20g
枸杞子 10g　　　　五味子 10g　　　　桑寄生 15g　　　　续断 15g
升麻 10g　　　　　生黄芪 15g　　　　太子参 15g　　　　北沙参 30g
制香附 15g　　　　黄精 15g　　　　　菟丝子 15g　　　　阿胶 10g$^{(烊化)}$

7剂，每日1剂，每剂两煎，浓煎共取 300mL，少量温服频服。

十二诊：2013 年 2 月 7 日。

胃不适，偶有腰痛，大便不成形，白带偏多，色黄，舌淡紫、胖，苔润，脉小滑。

2 月 6 日检查示 β-HCG 20329.18 mIU/mL，P 30.89 ng/mL，E_2 200.00 pg/mL，已孕。

处方：

党参 15g　　　　　陈皮 10g　　　　　山药 15g　　　　　炒白术 6g
砂仁 6g$^{(后下)}$　　生黄芪 15g　　　　炙甘草 15g　　　　桑寄生 15g
续断 15g　　　　　炒杜仲 15g　　　　补骨脂 10g　　　　防风 10g
炒蒲黄 10g$^{(包煎)}$　菟丝子 15g　　　　紫苏梗 6g　　　　　南沙参 15g

7剂，每日1剂，每剂两煎，浓煎共取 300mL，少量温服频服。

电话随访得知患者于 2013 年 9 月 23 日剖宫产下 1 女婴，身长 50cm，体重 7 斤

2两。

【按】本例患者多年未孕，曾尝试试管、人工授精后，未成功而选择中药调理。根据患者腰酸、舌有瘀点等症状，分析患者为肾虚血瘀之证，补肾活血法是基本治疗原则。《内经》云："肾者，主蛰，封藏之本，精之处也。"肾精能促进卵子发育成熟，肾阳是卵子排出的内在动力，唯有补肾填精，使卵子生发有源，排出有力，方能促孕成功。且患者多年未孕，四处就诊，故而情志抑郁急躁，气机不畅，瘀血内阻。因而在补肾活血的同时，加入补气行气之品，如黄芪、党参等，使气行血畅，气足血行。

初诊时，患者处于经前期，一方面缓解患者月经期痛经的发生，另一方面以调节黄体功能，补肾益精为主要原则，遂以逍遥散为基础方加减，川楝子、延胡索行气止痛，生蒲黄、川牛膝活血化瘀，桑寄生、续断、狗脊、鹿角霜补肾助阳，生地黄甘寒质润，熟地黄性味甘温，生地黄长于养心肾之阴，熟地黄专养血滋阴，填精益髓，两药合用，共起滋阴养血之效。二诊至五诊为患者就诊后第1次月经周期，此周期的治疗根据患者月经时期的不同，在补肾活血基础上辨证治疗，女贞子、枸杞子、龟板等补肾阴，与桑寄生、狗脊等补肾助阳同用，阴阳双补，加入赤小豆、车前子、竹叶等清热利湿，使湿热从小便解。六诊至八诊为患者中药调理的第2个月经周期，此时患者身上有湿疹、面颊起痤疮，提示患者肾虚血瘀证的同时兼有湿热，故取三仁汤之意，以苦杏仁、白蔻仁、薏苡仁清利三焦湿邪，龙胆草、连翘、升麻、栀子清热解毒祛湿。经过中药调理，患者症状体征明显改善，行胚胎移植后成功着床，妊娠成功并顺利生产。

病案十九：不孕症

姜某，女。出生日期：1976年8月

初诊日期：2012年9月3日。节气：处暑。

主诉：引产后2年余，未避孕2年，不孕。

现病史：患者月经为 $12\dfrac{5\text{天}}{1\sim 4\text{月}}$，痛经（-），G1P0。2010年1月27日，孕24周，胎儿因脐带绕颈窒息而死，行引产。2011年4月起月经后期。LMP 5月14日，量可，色鲜红。行经前乳胀。PMP 4月10日，白带正常。

刻下症：手脚心热，出汗。体重增加10余斤。纳可，眠佳。大便1~2次/天。小便可。舌淡尖红，苔黄白相间，边有齿痕，脉沉。

B超示子宫前位5.3cm×4.5cm×4.0cm，内膜0.8cm，宫颈探及数个无回声区，最大直径约0.5cm。右卵巢3.6cm×2.6cm，≥10个无回声，最大0.6cm×0.6cm，左卵巢3.2cm×1.6cm。

中医诊断：不孕症；胎死不下。

西医诊断：晚期流产；继发性不孕症；多囊卵巢综合征；月经不调。

治法：补肾活血，调理冲任，健脾利湿。

处方：

炙龟板 10g (先煎)	炙鳖甲 10g (先煎)	女贞子 10g	墨旱莲 15g
仙茅 10g	淫羊藿 15g	鬼箭羽 15g	冬瓜皮 30g
当归 10g	川芎 10g	赤芍 15g	白芍 15g
生地黄 15g	熟地黄 15g	川牛膝 15g	益母草 30g
桃仁 10g	红花 10g		

7剂，每日1剂，每剂两煎，共取500mL，早晚温服。

此患者数月未行经，且体重增加，可见此患者痰湿体质，肾精亏损，故天癸补肾，因此方中应以滋补肾阴、肾阳为主，佐以利湿健脾之品。且患者月经周期延迟数月，体内瘀血内存，经络闭阻，故亦应加入活血化瘀，养血活血之品，使瘀血去而新血自生。方中龟板、鳖甲补肾滋阴，女贞子、墨旱莲为二至丸，可以补益肝肾、滋阴养血。仙茅、淫羊藿可以补肾助阳。鬼箭羽、牛膝、益母草、桃仁、红花可以破血通经，散瘀止痛。冬瓜皮可以利水渗湿。当归、川芎、赤芍、白芍、当归、生地黄、熟地黄养血和血，滋补肝肾。

二诊：2012年9月10日。

LMP 5月14日。手脚心热，多汗，纳可，眠佳，二便调，舌红，苔薄黄，边有齿痕，脉小滑。

处方：

当归 10g	川芎 10g	赤芍 15g	丹参 20g
浮小麦 30g	龟板 10g (先煎)	鳖甲 10g (先煎)	女贞子 10g
墨旱莲 15g	仙茅 10g	淫羊藿 15g	鬼箭羽 15g
冬瓜子 30g	炙甘草 15g	川牛膝 15g	益母草 30g

7剂，每日1剂，每剂两煎，共取500mL，早晚温服。

仍用上方治法，由于患者多汗，故加浮小麦固表止汗。

三诊：2012年9月24日。

LMP 9月21日，未净。经期腰酸。纳可，眠佳，二便可，舌紫黯，苔白腻，脉弦滑。

处方：

苦杏仁 10g	白蔻仁 6g	生薏苡仁 30g	当归 10g
川芎 6g	赤芍 15g	白芍 15g	生地黄 15g
熟地黄 15g	丹参 30g	姜黄 6g	川牛膝 15g
桑寄生 15g	厚朴 12g	法半夏 12g	茯苓 15g
紫苏叶 6g	党参 20g		

7剂，每日1剂，每剂两煎，共取500mL，早晚温服。

由于患者此次月经来至，于月经期调理气血，故用三仁汤之主药苦杏仁、白蔻仁、薏苡仁以疏通全身之气，用当归、川芎、赤芍、白芍、生地黄、熟地黄养血和血，滋阴补肾，丹参、姜黄、牛膝活血化瘀，桑寄生补益肝肾，强壮筋骨。厚朴、半夏、茯苓化湿健脾，改善体质。党参健脾益气养阴。紫苏叶理气，使全方补而不滞。

四诊：2012 年 10 月 15 日。

LMP 9 月 21 日。小腹胀，乳房微胀，纳可，眠佳，二便可。舌红，苔腻，边有齿痕，脉弦滑。

处方：

苦杏仁 10g	白蔻仁 6g	生薏苡仁 30g	厚朴 12g
枳实 15g	熟大黄 10g	熟地黄 20g	山茱萸 20g
山药 20g	当归 10g	川芎 10g	赤芍 15g
茯苓 15g	鬼箭羽 15g	浮小麦 30g	炙甘草 15g
川牛膝 15g			

7 剂，每日 1 剂，每剂两煎，共取 500mL，早晚温服。

方中苦杏仁、白蔻仁、生薏苡仁疏理气机，补脾肺肾。厚朴、枳实、熟大黄由小承气汤化裁而来，通热散结，用熟大黄可以软解生用之峻效。熟地黄、山茱萸、山药是六味地黄丸中"三补"，补益肝肾。当归、川芎、赤芍是四物汤化裁，可以养血和血。茯苓健脾利湿，调理患者素体湿浊内阻之象。鬼箭羽、牛膝活血化瘀通经，浮小麦固表止汗。纵观本方，运用多个经典方剂化裁整理，起到补肾活血，调理冲任，全面调节机体阴阳表里之效。

五诊：2012 年 11 月 26 日。

LMP 9 月 21 日。偶尔小腹酸胀，纳可，眠佳，二便可。舌淡红，边有齿痕，苔白黄厚腻，脉弦滑。

处方：

鬼箭羽 15g	冬瓜皮 30g	当归 15g	川芎 10g
赤芍 15g	生地黄 15g	苦杏仁 10g	白蔻仁 6g
生薏苡仁 30g	川牛膝 15g	益母草 15g	泽兰 15g
杜仲 15g	巴戟天 15g	厚朴 12g	法半夏 10g
苍术 10g			

7 剂，每日 1 剂，每剂两煎，共取 500mL，早晚温服。

患者由于本身肾虚，血瘀、痰湿内阻，冲任失调，故月经延后。鬼箭羽、益母草、泽兰活血化瘀，冬瓜皮、苍术、半夏健脾化湿，当归、川芎、赤芍、生地黄为四物汤，可养血活血调经。苦杏仁、白蔻仁、生薏苡仁、厚朴理气通络，气行则血行，补而不滞。杜仲、巴戟天补肾助阳。

六诊：2012 年 12 月 10 日。

LMP 9 月 21 日。小腹胀，由于出差多、工作忙而致性情急躁易怒。纳可，眠佳，二便可。舌淡黯，苔白，脉弦滑。

今日 B 超示子宫前位，大小 5.1cm×4.6cm×4.4cm，内膜 0.87cm，子宫颈最大 0.5cm。右卵巢大小 3.6cm×2.6cm，≥10 个无回声，最大 0.4cm×0.4cm，左卵巢大小 3.3cm×1.8cm，≥10 个无回声，最大 0.6cm×0.6cm。

处方：

香附 15g	麻黄 6g	桂枝 12g	吴茱萸 9g
当归 10g	川芎 10g	赤芍 15g	法半夏 10g
莲子心 3g	川牛膝 15g	益母草 30g	冬瓜皮 30g
鬼箭羽 15g	北沙参 30g	桑寄生 15g	丹参 30g
浮小麦 30g			

7 剂，每日 1 剂，每剂两煎，共取 500mL，早晚温服。

B 超示患者仍有多囊卵巢综合征。本方香附疏肝解郁行气，莲子心清心火，缓和性情，麻黄、桂枝、吴茱萸温经散寒，当归、川芎、赤芍养血活血，半夏、冬瓜皮、北沙参燥湿健脾化痰，牛膝、益母草、鬼箭羽、丹参活血化瘀，桑寄生补肝肾、强筋骨，浮小麦固表止汗。

七诊：2013 年 1 月 7 日。

LMP 12 月 15 日，6 天净。量可，色暗，血块（±）。行经前乳胀痛。纳可，眠佳，现乳胀，面赤，二便可，舌尖红苔白，脉弦滑。

处方：

香附 15g	佛手 15g	百合 20g	生地黄 20g
桑叶 15g	桑寄生 15g	女贞子 15g	枸杞子 15g
杜仲炭 15g	巴戟天 15g	续断 15g	生晒参 15g
炙黄芪 15g	炒白术 10g	生白芍 30g	菟丝子 15g

7 剂，每日 1 剂，每剂两煎，共取 500mL，早晚温服。

由于患者现乳胀甚，故用香附、佛手、桑叶疏肝解郁。百合、生地黄为百合地黄汤，主治百合病。桑寄生、女贞子、枸杞子、杜仲、巴戟天、续断、菟丝子滋补肝肾，促进排卵。生晒参、炙黄芪、白术补益脾肾之气。

八诊：2013 年 1 月 21 日。

LMP 12 月 15 日。感冒 7 天余，服 5 片泰诺。咳嗽，流涕，乳胀，小腹偶尔隐痛。纳可，眠佳，二便可。舌暗苔白，脉弦。

内分泌检示 HCG 1307.88mIU/mL，P 16.14 ng/mL，E_2 349.00 pg/mL，已孕。

处方：

金银花 30g	苦杏仁 10g	生黄芪 15g	防风 10g

炒白术 10g	生白芍 30g	炙甘草 15g	菟丝子 15g
桑寄生 15g	续断 15g	五味子 10g	枸杞子 10g
女贞子 10g	山药 15g	党参 15g	香附 15g
桑叶 15g			

7剂，每日 1 剂，每剂两煎，浓煎共取 500mL，少量频服温服。

由检查可见，患者已妊娠，故治法以保胎为主。又由于患者现处于感冒状态，故应先治感冒，以免影响患者受孕状态。当以金银花解表清热，苦杏仁、桑叶止咳化痰，黄芪、防风、白术为玉屏风散，可增强患者抵御外邪的能力，预防感冒。菟丝子、桑寄生、续断既可补肾助阳，又有安胎之效。枸杞子、女贞子滋补肝肾之阴，起到肾阴阳双补之效。山药补肾健脾，党参益气养阴，香附疏肝行气，使本方滋补之品补而不滞。

【按】本患者多囊卵巢的病情可导致月经失调，同时月经失调又加重了患者内分泌的紊乱，致使患者痰湿的体质逐渐加重。而且患者由于数月月经未行，有手脚心热、出汗、舌苔较腻、边有齿痕等症状，属痰湿内阻证，故在处方中用化痰祛湿之品。肝为女子先天之本，肾为天癸之源，肝肾不足故月事不能按时而下，所以在处方中佐以补益肝肾之品。患者久未行经，多伴血瘀内阻，故加上活血化瘀、调理冲任之药。

病案二十：不孕症

许某，女。出生日期：1977 年 4 月。

初诊日期：2012 年 7 月 9 日。节气：小暑。

主诉：婚后性生活正常，未避孕 2 年，至今仍未孕。

现病史：患者月经为 $16\frac{5\sim20}{18\sim36}$，痛经（±）。行经前心慌气短，小腹隐痛。曾患高泌乳素血症。

刻下症：LMP 7 月 6 日，未净。PMP 6 月 5 日，白带正常。G0P0。晨起有痰，干呕，口干，渴，唇干，咽干，声音沙哑，大腿发凉，易上火，大便干，1~2 次/天，小便黄。舌紫黯苔黄，脉弦滑。碘油造影示：双侧输卵管通畅。

中医诊断：不孕症。

西医诊断：原发性不孕。

治则：补肾滋阴，引火归元，润肠通便。

处方：

麻黄 6g	桂枝 12g	法半夏 10g	党参 15g
干姜 6g	细辛 3g	北沙参 30g	川牛膝 15g
黄精 15g	山茱萸 15g	肉苁蓉 30g	百合 20g
生地黄 20g	女贞子 10g	墨旱莲 15g	乌梅 15g

芒硝 10g

7剂，每日1剂，每剂两煎，共取500mL，早晚温服。

患者晨起口唇干燥，易上火，属于上热下寒，上焦阴虚火旺，下焦阳虚内寒，整体阴阳失调，故拟用麻黄、桂枝调和表里阴阳。半夏燥湿化痰，降逆止呕，治疗患者晨起干呕之症；因为多年未孕，受七情影响，患者性情急躁，故用百合、生地黄疏肝行气；黄精、山茱萸、女贞子、墨旱莲滋补肝肾，干姜、细辛温里散寒；北沙参、乌梅滋阴润燥，缓解上焦阴虚而致口干渴之症；芒硝软坚散结，解除大便干燥之疾。

二诊：2012年7月21日。

LMP 7月6日，6天净。月经量、色正常，少量血块。刻下症：近2天腰酸，偶尔心慌气短，纳可眠佳，小便调，大便二日一行，舌淡红，苔薄白，尖部有小瘀点，脉弦滑。检查：7月17日B超检查未见排卵。

处方：

菟丝子15g	桑寄生15g	丹参20g	姜黄6g
续断15g	阿胶10g(烊化)	炙甘草15g	当归10g
肉苁蓉20g	浮小麦30g	大枣30g	百合20g
生地黄20g	紫石英15g	紫河车15g	北沙参30g

7剂，每日1剂，每剂两煎，共取500mL，早晚温服。

患者述服7月9日方后腹泻，怀疑芒硝软坚散结、润肠通便使然，故去芒硝。继以补肾活血、调养冲任之法治之。方中菟丝子、桑寄生、续断、肉苁蓉滋补肝肾，丹参、姜黄活血化瘀，可以促排卵。阿胶、当归补血养血，浮小麦、北沙参、百合、生地黄可以治疗患者阴虚内热所致性情急躁的表现，紫石英温养胞胎，紫河车补肾促孕。

三诊：2012年8月4日。

LMP 8月1日。月经第2天量多，第3天开始量少，淋漓不净。晨起有痰，咽干、干呕，手脚心发热，仍心慌气短，大便不畅。舌紫苔白，脉弦滑。

处方：

制香附15g	熟大黄10g	熟地黄20g	陈皮10g
青皮6g	枳壳10g	枳实10g	苏木6g
生黄芪30g	炙龟板10g(先煎)	续断15g	丹参20g
炙鳖甲10g(先煎)	川牛膝15g	益母草15g	泽兰15g
麻黄6g	制吴茱萸9g		

7剂，每日1剂，每剂两煎，共取500mL，早晚温服。

内分泌六项示患者卵巢功能有明显改善。益母草、泽兰、牛膝、苏木活血化瘀，龟板、鳖甲、续断、熟地黄补肾益精，香附、枳实、枳壳、陈皮理气，吴茱萸散寒止痛，降逆止呕，治疗患者干呕之状。

四诊：2012 年 8 月 18 日。

LMP 8 月 1 日，7 天净，月经量、色正常，有小血块。白带正常。嗓子有痰，易怒，偶尔心慌，纳可，近日入睡难，小便黄，大便 1~2 次/天。舌淡红，苔薄白，脉弦滑。8 月 5 日第一周期服用补肾促卵冲剂 14 天。8 月 17 日、8 月 18 日自测排卵，强阳性。

B 超检查示子宫前位，大小 4.6cm×3.9cm×3.0cm，内膜 1.08cm，宫颈囊肿数个 0.5cm 左右。右卵巢：3.4cm×1.8cm，右卵泡：1.5cm×1.0cm，左卵巢：2.7cm×1.5cm，左卵泡：1.2cm×0.8cm，右附件区囊肿：3.4cm×2.2cm。

处方：

香附 15g	郁金 10g	当归 10g	川芎 10g
赤芍 15g	丹参 20g	苦杏仁 10g	川牛膝 15g
益母草 15g	泽兰 15g	制吴茱萸 9g	麻黄 6g
党参 20g	生黄芪 30g	桑寄生 15g	夜交藤 15g

7 剂，每日 1 剂，每剂两煎，共取 500mL，早晚温服。

香附、郁金活血行气，疏肝解郁，当归、川芎、赤芍以养血活血，川牛膝、益母草、泽兰可以活血祛瘀，党参、黄芪可以补气，桑寄生补益肝肾，夜交藤安神定志，治疗入睡难之状。

五诊：2012 年 9 月 8 日。

LMP 9 月 3 日，5 天净。月经量少，色暗红，有血块。月经第一天小腹发凉，坠痛，大腿发凉。刻下症：偶尔心慌，头顶部发紧，偶尔头晕，晚上睡前嗓子有痰。早起时出汗，手脚心热，易受惊吓，纳可，偶尔入睡难，小便调，大便成形，量少，每日 1 次。舌淡红边有齿痕，尖部有小瘀点，脉弦滑。

处方：

香附 15g	当归 10g	川芎 10g	赤芍 15g
丹参 20g	姜黄 6g	川牛膝 15g	益母草 15g
泽兰 15g	紫河车 15g	土鳖虫 10g	细辛 3g
苏木 10g	生黄芪 30g	葛根 15g	干姜 6g
鹿角胶 6g(烊化)			

7 剂，每日 1 剂，每剂两煎，共取 500mL，早晚温服。

香附疏肝行气；当归、川芎、赤芍养血活血；丹参、姜黄、牛膝、益母草、泽兰、苏木活血化瘀，紫河车、鹿角胶补肾益精，益气养血，土鳖虫破血逐瘀，葛根、细辛解表，干姜温中散寒、燥湿化痰。

六诊：2012 年 9 月 24 日。

LMP 9 月 3 日。服药后，双手起红疹。刻下症：晨起干呕，眼角分泌物多，口唇干、口渴。大腿发凉。偶尔心慌。盗汗，小腹、乳房偶尔疼，大便不畅，每日 1 次，小便热。白带量少。舌红苔黄,脉小滑。

处方:

麻黄 6g	桂枝 12g	苦杏仁 10g	桔梗 10g
银柴胡 10g	生白芍 15g	当归 10g	升麻 10g
连翘 15g	炙龟板 10g(先煎)	炙鳖甲 10g(先煎)	熟地黄 20g
制香附 15g	郁金 10g	鹿角霜 10g	川牛膝 15g
紫河车 15g			

7剂,每日1剂,每剂两煎,共取500mL,早晚温服。

患者属于上热下寒,用麻黄、桂枝和解表里;苦杏仁、桔梗开宣肺气,降气平喘;龟板、鳖甲、银柴胡清虚热,治疗患者口干渴之阴虚之症,而且龟板、鳖甲可以滋补肾阴;当归、白芍、熟地黄养血和血;香附、郁金疏肝行气,气行则血行,疏通经络;紫河车、鹿角霜可以滋补肾阳,益气养血,起到促孕之效。

七诊:2012年10月15日。

LMP 10月7日,5天净,量较前少,质稠,血块多。行经前少腹隐痛。刻下症:嗓间有痰,不易咳出,唇干、口渴。盗汗。纳可、眠佳。二便可。舌红苔黄,尖有瘀点,脉弦。

B超示子宫4.5cm×3.7cm×3.0cm,内膜0.7cm,右卵巢2.7cm×2.7cm,左卵巢2.0cm×1.1cm。

处方:

菟丝子 15g	龟板 10g(先煎)	鳖甲 10g(先煎)	女贞子 15g
墨旱莲 15g	五味子 10g	制何首乌 30g	桑寄生 15g
鹿角霜 12g	浮小麦 30g	炙甘草 15g	大枣 30g
吴茱萸 9g	麻黄 6g	莲子肉 15g	紫河车 15g
香附 15g			

7剂,每日1剂,每剂两煎,共取500mL,早晚温服。

菟丝子、龟板、鳖甲、制何首乌、桑寄生、鹿角霜、莲子肉补肾益精;女贞子、墨旱莲合用为二至丸,可以补益肝肾;五味子、浮小麦固表止汗;吴茱萸、麻黄温阳散寒;紫河车补气养血益精;香附疏肝行气。

八诊:2012年11月5日。

LMP 11月3日,未净,量较少,色暗,血块多。经期小腹坠,腹胀。唇干,嗓有痰,不易咳出。时时干呕。偶尔头顶发紧。纳可,眠佳,二便可。舌红绛苔白。脉弦滑。

处方:

熟地黄 20g	山茱萸 20g	山药 20g	牡丹皮 10g
丹参 15g	茯苓 10g	泽泻 10g	知母 6g
黄柏 6g	黄精 15g	北沙参 30g	香附 15g

龟板 10g^(先煎)	鹿角霜 10g	紫河车 15g	法半夏 10g
沙苑子 15g	白蒺藜 15g		

7剂，每日1剂，每剂两煎，共取500mL，早晚温服。

以六味地黄丸为基础方进行加减。黄柏、知母清热生津；黄精补肾益精健脾；北沙参养阴清肺；香附、白蒺藜疏肝行气；沙苑子、龟板、鹿角霜、紫河车补益肝肾；半夏燥湿化痰、降逆止呕。

九诊：2012年11月19日。

LMP 11月3日，7天净，有血块，质稠。刻下症：喉咙有痰，食用干的食物后易上火，痰增多。唇干，口渴。头皮易长痘，大腿酸凉，偶尔心慌。纳可，眠佳，二便可。舌红苔右侧偏黄稍厚。脉右寸数，余弦滑。自测有排卵。

处方：11月5日方减沙苑子、白蒺藜、黄精，加麦冬10g，天冬10g，炙鳖甲10g。

7剂，每日1剂，水煎服。

因患者易上火，属阴虚火旺，故加麦冬、天冬、鳖甲滋阴清热。

十诊：2012年12月10日。

LMP 12月5日，6天净，量可，色红，血块（+）。经期心慌。嗓有浓痰，晨起多。唇干、口渴。大腿酸凉。纳可，眠佳。大便有不尽感，一二日一行。小便可。舌红苔黄，脉弦滑。

处方：

麻黄 9g	桂枝 10g	川牛膝 15g	吴茱萸 9g
法半夏 12g	当归 10g	川芎 10g	赤芍 12g
益母草 15g	莲子心 3g	炙甘草 15g	南沙参 30g
紫河车 15g	菟丝子 20g	鹿角胶 12g	车前子 30g
黄精 15g			

7剂，每日1剂，每剂两煎，共取500mL，早晚温服。

麻黄、桂枝、吴茱萸调节表里，温阳散寒，半夏降逆止呕，当归、川芎、赤芍养血和血，川牛膝、益母草活血化瘀，莲子心清心去热，南沙参清热养阴、润肺止咳，治疗咳嗽有痰之症。紫河车、菟丝子、鹿角胶温补肾阳。黄精补肾健脾。

十一诊：2013年1月9日。

LMP 2012年12月5日。感冒有黄痰。舌紫苔薄白，脉弦滑。BBT典型双向，高温超过14天。2013年1月5日，激素检查结果显示HCG 811 IU/mL，P 76.89 ng/mL。诊断：妊娠。

处方：

苦杏仁 10g	炙桑叶 15g	北沙参 30g	人参 15g
麦冬 10g	五味子 10g	肉苁蓉 30g	炙黄芪 15g
白芍 15g	升麻 10g	陈皮 10g	砂仁 6g^(后下)

| 紫苏梗 6g | 菟丝子 15g | 桑寄生 15g | 女贞子 15g |
| 黄芩 6g | 金银花 15g | | |

7剂，每日1剂，每剂两煎，浓煎共取 300mL，少量频服温服。

根据检查患者已怀孕，在安胎基础上，配以清热解毒之品治疗感冒。桑叶、苦杏仁、北沙参化痰止咳；人参、麦冬、五味子为生脉散，益气滋阴；炙黄芪补气，陈皮、砂仁、紫苏梗行气，使气补而不滞；菟丝子、桑寄生、女贞子补肾助阳；黄芩、金银花、升麻清热解毒。

2013年9月11日，顺产，男婴，体重7.2斤，身长52厘米，母子平安。

【按】患者属于中下焦虚寒，上焦阴虚内热之证，故大腿易酸凉，口唇干渴，盗汗。因此多用麻黄、桂枝和解表里，麦冬、五味子滋阴养津。且患者晨起易干呕，故多用半夏、吴茱萸降逆止呕。且患者嗓间有痰，故多用化痰之品，如桑叶、苦杏仁、沙参。由于患者卵巢功能较差，故多采用补肾助阳，益精养血之品，如菟丝子、桑寄生、当归、党参、赤芍、女贞子、墨旱莲。患者整体得以调养，阴阳平衡，故可受孕。

病案二十一：不孕症；癥瘕

田某，女。出生日期：1983年10月。

初诊：2014年7月17日，节气：处暑。

主诉：结婚2年，性生活正常，未避孕1年未孕。

现病史：患者月经 $11\frac{7}{30}$，痛经（+），血块（+），经前腰痛。G0P0，2013年行子宫内膜异位病灶消融剥离术。

刻下症：LMP 7月4日。眼眶暗，少腹疼痛，纳眠可，大便1~2次/天，小便正常，白带色黄量多。舌紫苔薄白，边有齿痕，脉沉细。

2014年6月18日于北京军区总院行内分泌六项检查结果显示：FSH 5.25 mIU/mL，LH 1.58 mIU/mL，PRL 14.59 ng/mL，E_2 40 ng/mL，P 0.3 ng/mL，T 0.45 ng/mL。

妇科B超示子宫前位，6.5cm×6.0cm×6.2cm，Em 0.9cm，肌层前后壁对称，前壁4~5个实性低回声，较大者2.1cm×1.8cm，后壁实性低回声1.8cm×1.1cm。左侧卵巢5.8cm×5.4cm，可见5.0cm×4.1cm、2.6cm×1.7cm囊性回声，卵巢周围可见不规则无回声包绕，范围约9.4cm×6.3cm，右侧卵巢3.6cm×2.4cm。

中医诊断：不孕症；癥瘕。

西医诊断：原发性不孕；子宫内膜异位症；子宫肌瘤；卵巢囊肿。

证型：肝肾亏虚，瘀血内阻。

治则：补益肝肾，活血化瘀，散结止痛。

处方：

| 葛根 15g | 续断 15g | 川牛膝 15g | 三棱 10g |

莪术 10g	生蒲黄 15g^(包煎)	五灵脂 15g	夏枯草 24g
鸡内金 10g	煅瓦楞子 10g	升麻 10g	浙贝母 10g
桂枝 10g	土茯苓 15g	桃仁 10g	红花 10g

7剂，每日1剂，每剂两煎，共取500mL，分早晚温服。

医嘱：草药煎煮后，布包药渣热敷小腹30分钟，每日一次。

因患者有子宫肌瘤及卵巢囊肿，用失笑散加减活血化瘀、散结止痛之品。桃仁、红花、三棱、莪术可增强行气破血化瘀之力，夏枯草、浙贝母、煅瓦楞子、鸡内金软化坚痰、散结，续断、川牛膝补肝肾、强腰膝，全方共奏补肝益肾、散结止痛之功。

二诊：2014年7月24日。

LMP 7月4日。左下腹轻微不适，晨起面部浮肿。纳可，眠差，近几日腹泻，大便2~4次/日，不成形，小便调。舌黯苔黄腻，边有齿痕，左脉沉细，右弦细。

处方：

葛根 30g	川牛膝 15g	炒白术 30g	泽泻 10g
制附子 6g	细辛 3g	茯苓皮 15g	三棱 10g
莪术 10g	生蒲黄 10g^(包煎)	五灵脂 15g	水蛭粉 3g^(冲服)
当归 15g	生黄芪 45g	猪苓 15g	生龙骨 30g^(先煎)

生牡蛎 30g^(先煎)

14剂，每日1剂，每剂两煎，共取500mL，分早晚温服。

医嘱：①中药渣布包后热敷小腹30分钟，每日1次；②记录基础体温（BBT）。

四诊合参，患者证属阳虚水泛，故在原有活血化瘀基础上，增加温肾阳利水、益气健脾之品，促进水湿运化。制附子、细辛补肾阳；生黄芪、炒白术益气健脾利水；猪苓、茯苓皮淡渗利水；生龙骨、生牡蛎重镇安神，改善睡眠，同时又软坚散结，促进瘀结的消散。

三诊：2014年8月7日。

LMP 8月4日，未净，量可，色暗，痛经（-），血块（+）。腰疼，左下腹疼痛，纳眠可，大便3次/天，不成形，小便正常。舌紫苔薄黄，边有齿痕，脉沉细。

处方：上方减制附子，加桂枝12g。7剂，服法同上。

医嘱：①中药渣布包后热敷小腹30分钟，每日1次；②月经净后第3天行妇科B超复查。

症状改善不明显，故以前法继治。附子燥热，久服不利，去之，加桂枝通阳。

四诊：2014年8月14日。

LMP 8月4日，7天净，量稍少，色暗红，痛经（-），血块（+）。经期乳房胀、腰酸，左下腹疼痛明显，易疲乏，纳可，入睡困难，大便3~4次/天，黏稠，小便黄，白带量多色黄。舌紫红，苔厚腻，脉弦细。2014年8月13日北京铁建医院妇科B超检查显示：子宫前位，大小6.3cm×6.3cm×5.3cm，前后壁肌层可见多个低回声区，较大者

3.0cm×2.6cm，单层内膜厚0.2cm，宫腔分离，其内无回声约0.3cm，宫颈厚2.5cm，有2个无回声影，约0.6cm×0.4cm。左侧附件3.3cm×2.2cm无回声，右侧（-）。

处方：

葛根 30g	茜草 15g	生蒲黄 10g(包煎)	马齿苋 30g
马鞭草 30g	黄连 3g	黄柏 10g	生黄芪 15g
桑白皮 10g	威灵仙 15g	皂角刺 10g	鸡内金 15g(包煎)
海藻 10g	昆布 10g	生龙骨 30g(先煎)	生牡蛎 30g(先煎)
煅瓦楞子 10g(先煎)			

14剂，每日1剂，每剂两煎，共取500mL，分早晚温服。

与6月18日妇科B超检查比较，患者多发性子宫肌瘤明显减小。从上述症状来看，患者血瘀郁滞，内有湿热，用失笑散加减，再加威灵仙、桑白皮利水祛湿；黄连、黄柏清热燥湿；海藻、昆布咸以软坚兼以利水；辅以生黄芪顾护周身卫气，余方共奏软坚散结消癥利水之功。

五诊：2014年8月28日。

LMP 8月4日。眼眶暗，偶有脸上长痤疮，时有小腹坠痛，纳可，入睡困难，大便4~5次/天，不成形，小便黄。舌紫黯苔少，中有裂纹，边有齿痕，脉弦细。

处方：

黄连 6g	丹参 30g	蝉蜕 6g	地龙 10g
炮姜 9g	熟大黄 10g	蛇床子 10g	蒲公英 15g
三棱 10g	莪术 10g	石菖蒲 10g	远志 6g
鹿角霜 12g	鸡内金 15g(包煎)	水蛭粉 3g(冲服)	生龙骨 30g(先煎)
生牡蛎 30g(先煎)			

7剂，每日1剂，每剂两煎，共取500mL，分早晚温服。

在上方活血化瘀基础上，加丹参活血调经，养血安神；远志安神益智；石菖蒲芳香开窍，豁痰安眠；炮姜入血分，温经散寒；熟大黄清热，祛瘀，下血；蛇床子清热利湿，同时助鹿角霜温肾壮阳，益精血；蒲公英清热解毒，消痈；蝉蜕、地龙均入肝经，蝉蜕宣在表之邪，地龙通在里之络，全方共奏益精活血、安神益智之功。

六诊：2014年9月11日。

LMP 8月4日，自测怀孕。小腹有下坠感，上次服药后出现腹泻、腰酸，偶有头晕。纳食减少，嗜睡，大便色黑，不成形，2~3次/天。舌紫黯，苔薄白，边有齿痕，脉弦细。

今日检查示 β-HCG 2996.38 mIU/mL，P 23.5 ng/mL，E_2 445 ng/mL。

处方：

葛根 15g	女贞子 15g	枸杞子 15g	五味子 10g
菟丝子 15g	党参 15g	生黄芪 15g	升麻 10g

| 续断 15g | 桑寄生 15g | 炒杜仲 15g | 补骨脂 15g |
| 炙甘草 15g | 山药 15g | 炒白术 15g | |

7剂，每日1剂，每剂两煎，浓煎共取300mL，少量频服温服。

患者已妊娠，用五子衍宗汤合补中益气汤加减以补肾安胎、益气健脾安胃。方中葛根升麻升阳止泻，桑白皮利水祛湿，川续断、炒杜仲补肝肾，强腰膝，山药增强健脾益气之力，全方共奏补益肝肾脾、顾护胚胎之功。

七诊：2014年9月25日。

LMP 8月4日，孕7周。小腹疼，头晕，恶心，纳呆，眠可，大便2~3次/天，不成形，小便黄。舌紫黯，苔白，边有齿痕，白带色黄，脉弦滑。

今日检查示P 23.6 ng/mL，E_2>10000 ng/mL，β-HCG 84204.14 mIU/mL，胚胎发育良好。

处方：上方加竹茹10g。7剂，服法同上。

因患者有盆腔手术史，虽已妊娠，仍要密切注意，故嘱患者：①只要有腰痛、阴道出血任一症状，绝对卧床休息；②畅情志，注意孕期卫生；③复查B超了解宫内胎儿发育情况。

患者症状未见明显改善，在上方基础上加竹茹清热降逆止呕。

八诊：2014年10月9日。

LMP 8月4日。咳嗽，恶心，呕吐，呈清水样，小腹坠胀，睡眠质量一般，易起夜，大便调，小便黄，白带色稍黄。舌淡紫，苔厚白，中有裂纹，边有齿痕，脉弦滑。妇科B超示：子宫前位，体积增大，形态规则，宫腔底部可见胎囊回声，大小为3.6cm×3.5cm×2.3cm，呈类圆形，可见直径1.6cm卵黄囊，胚胎及原始心管搏动，胚胎长1.8cm。子宫肌层回声不均匀，可见多个低回声区，较大的最大径3.2cm。左侧卵巢内可见6.9cm×4.0cm×3.7cm囊性回声，壁稍厚，内透声尚可。

处方：

党参 15g	太子参 15g	南沙参 15g	北沙参 15g
炙甘草 15g	炒白术 10g	山药 10g	苦杏仁 10g
桑叶 15g	桑椹 15g	桑白皮 15g	紫苏梗 6g
砂仁 3g^(后下)	生黄芪 15g	续断 15g	五味子 10g

7剂，水煎服，每日1剂，每剂两煎，共取200mL，少量频服。

医嘱：定期复查P、E_2、β-HCG，结合BBT了解胚胎发育情况。

患者妊娠以后脾胃不和，加上轻微咳嗽，故用党参、太子参、南沙参、北沙参、生黄芪、炒白术、山药养阴益气、健脾和胃，其中山药同补脾肺肾之气，砂仁理气和胃并能安胎，桑椹滋阴清热，紫苏梗、苦杏仁、桑叶宣肺止咳，川续断补肝肾以安胎，五味子收敛固涩以安胎。

电话随访得知患者于2015年5月5日，剖宫产一女，身长50cm，体重6.9斤，母乳喂养，恶露 30 天左右净，2016 年 3 月份，月经恢复。

【按】患者术后复发，现患有子宫内膜异位症、子宫肌瘤、卵黄囊肿，怀孕之前必先缓解癥瘕，故在初诊时增强活血化瘀、软坚散结之力，不通则痛，通则不痛，服药后痛经症状明显减轻。此后又出现阳虚水泛症状，故补脾肾阳、祛湿利水治法贯穿始终。通过服药治疗，患者妊娠。妊娠后出现恶心呕吐等脾胃不和症状，又以益气养阴、健脾开胃、固肾安胎为法。不同阶段治疗，侧重点不同，体现辨证施治原则。

病案二十二：不孕症；痛经

杨某，女。出生日期：1986 年 8 月。

初诊日期：2014 年 9 月 22 日。节气：霜降。

主诉：结婚 2 年，有正常性生活，未避孕 1 年未孕。

现病史：患者月经为 $12\frac{7}{30}$，量少，色红，痛经（+），血块（+）。G0P0，既往体健，无过敏史。

刻下症：LMP 8 月 28 日。经前腹胀、腹泻、怕冷，白带正常，色黄，纳可，眠佳，大便调，夜尿 1 次。舌紫暗，边有齿痕，苔薄白，脉数。

9 月 15 日内分泌六项检查示 FSH 2.07 mIU/mL，LH 4.94 mIU/mL，PRL 21.52 ng/mL，E_2 92 ng/mL，P 4.8 ng/mL，T 0.51 ng/mL。

中医诊断：不孕症；痛经。

西医诊断：原发性不孕；痛经。

证型：脾肾阳虚，冲任瘀阻。

治则：补肾健脾，调理冲任。

处方：

菟丝子 15g	女贞子 15g	枸杞子 15g	五味子 10g
制香附 15g	炮姜 6g	小茴香 6g	败酱草 15g
炙甘草 15g	夏枯草 15g	生黄芪 15g	白茅根 30g
南沙参 15g	北沙参 15g	车前子 30g（包煎）	

14 剂，每日 1 剂，每剂两煎，共取 500mL，分早晚温服。

医嘱：记录基础体温（BBT），监测排卵。

肾主生殖，患者肾气不足，不易受孕，故用五子衍宗汤加减以补肾助孕。肾气不足，脾失温运，易腹泻、怕冷，故以炮姜、小茴香、炙甘草、生黄芪健脾温中散寒；南北沙参益气养阴，健脾化湿；白茅根、车前子、败酱草清热利湿。

二诊：2014 年 10 月 4 日。

LMP 9 月 28 日，未净，量少，色红，痛经（++），血块（-）。近几日月经来潮，得知未怀孕,情绪低落,经期第 2 天腹泻,胃疼,右腰部疼痛,纳眠可,大便每日 1 次,小便频。舌红苔白,脉滑。

处方:

制香附 15g	佛手 15g	桑寄生 15g	狗脊 15g
马齿苋 30g	黄连 3g	炮姜 6g	党参 15g
葛根 15g	川牛膝 15g	徐长卿 30g	杜仲 15g
巴戟天 15g	苏木 6g	土鳖虫 10g	生黄芪 30g

7 剂,每日 1 剂,每剂两煎,共取 500mL,分早晚温服。

患者盼妊娠心切,月经来潮故情志不畅,以香附、佛手疏肝解郁,缓解情绪;取独活寄生汤方义以祛风湿、止痹痛、益肝肾、补气血,加马齿苋、徐长卿利湿、消炎抗感染;苏木、土鳖虫、炮姜增强活血化瘀之力。

三诊:2014 年 10 月 13 日。

LMP 9 月 28 日,7 天净,量少。月经干净后第 9 天阴道有少量褐色分泌物,伴拉丝样白带且有血丝,腹部胀气,矢气频繁,气味极臭,自述排卵前耳朵及下颌部痤疮明显,经后消失,右侧腰部仍胀疼,纳眠可,大小便正常。舌尖红,苔薄黄,脉弦滑。

处方:

鬼箭羽 15g	冬瓜皮 30g	川牛膝 15g	益母草 15g
泽兰 15g	当归 10g	川芎 10g	赤芍 15g
牡丹皮 10g	丹参 15g	苏木 6g	穿山甲粉 3g(冲服)
生黄芪 15g			

7 剂,每日 1 剂,每剂两煎,共取 500mL,分早晚温服。

因患者正值排卵期,方用四物汤加活血通络之品,如鬼箭羽、冬瓜皮利水祛湿;川牛膝、益母草、泽兰、丹参、牡丹皮、苏木增强利水活血之功,有利成熟卵泡排出;穿山甲粉活血通络,增加卵子成功排出概率。

四诊:2014 年 12 月 15 日。

LMP 11 月 3 日,孕 5 周。阴道少量褐色分泌物,腹胀痛,乳房胀痛,腰部酸软,水样白带,纳一般,偶有干呕,眠不安,大便 1~3 次/天,排出不畅,小便正常。舌红,苔根黄腻,舌乳头增粗,边有齿痕,脉涩滑。患者于北京同仁医院进行检查,12 月 11 日 β-HCG 为 9926 mIU/mL。12 月 12 日妇科 B 超显示子宫大小 5.2cm×4.6cm×4.1cm,卵黄囊 1.0cm×1.0cm×0.6cm,未见胎心胎芽。

处方:

党参 15g	陈皮 6g	炙甘草 15g	生白术 15g
肉苁蓉 30g	菟丝子 15g	桑叶 15g	桑椹 15g
女贞子 15g	枸杞子 15g	五味子 10g	南沙参 15g
北沙参 15g	黄芩 10g	山药 30g	桑枝 15g

续断 15g

7剂，每日 1剂，每剂 2煎，浓煎共取 200mL，少量频服温服。

医嘱：①继续记录基础体温；②定期复查 P、E_2、β-HCG；③畅情志，营养饮食，注意孕期卫生。

患者已妊娠，诸症合参。因有胎动不安之兆，故以六君子汤合五子衍宗汤加减以健脾益气、补肾安胎；以南北沙参增强养阴益气健脾之力，黄芩清热安胎，桑叶通畅一身之气机。

五诊：2014 年 12 月 29 日。

LMP 11 月 3 日，孕 7 周。腹痛、腰酸、阴道出血的症状消失。恶心，乳房胀，纳差，大便 2 日一行，质干，小便黄，白带量多色黄。舌紫黯，苔白，舌乳头充血，脉涩滑。12 月 29 日检查示 E_2 571.00 ng/mL，P 16.60 ng/mL，β-HCG 225000.00 mIU/mL。

处方：

菟丝子 15g	女贞子 15g	枸杞子 15g	五味子 10g
车前子 15g(包煎)	覆盆子 15g	肉苁蓉 30g	生白术 30g
桑寄生 15g	桑椹 15g	桑叶 15g	紫苏梗 6g
白茅根 15g	砂仁 6g(后下)		

14 剂，每日 1 剂，每剂两煎，浓煎共取 200mL，少量频服温服。

医嘱：口服黄体酮胶囊一次 1 粒，一日 2 次，连续服用 14 天。

患者为早期妊娠，虽然胎动不安之候消失，但孕酮值偏低，基础体温波动较大，故加服黄体酮配合中药继续保胎。以补肾安胎为法，用五子衍宗汤加味；因其恶心、纳差，为肝胃不和，故加白术健脾益气；紫苏梗、砂仁理气止呕；肉苁蓉、桑寄生补肾润肠，改善便秘症状；白茅根化湿；桑叶走上焦，宣通肺气，助止呕；桑椹走下焦，滋阴补血；桑枝利水祛湿，通利一身经气。

【按】该患者既往体健，内分泌六项 LH/FSH>2，但妇科 B 超未提示其有多囊卵巢综合征。临证以辨证诊治为原则，诸症合参，可知该患者为先天肾气不足，后天脾胃虚弱，加上 1 年余未孕，忧郁愤懑，肝失疏泄，从而影响脏腑气血运行，阴阳失调，更难成孕。朱丹溪曰："妇人无子，率由血少不足以摄精也。血少固非一端，然欲求子者，必须补其精血，使无亏欠，乃可成胎孕。"治疗中，处方以补肾固冲调经为法。以五子衍宗汤为底进行加减，补肾滋阴养血以助孕，酌加疏肝理气、清热祛湿之药，对症治疗，最终得孕。

病案二十三：不孕症；痛经

谢某，女。出生日期：1980 年 6 月。

初诊日期：2014 年 10 月 27 日。节气：小雪。

主诉：结婚 1 年半，性生活正常，未避孕 1 年未孕。

现病史：患者月经为 $13\frac{2}{24\sim30}$，量可，色红，痛经（+），血块（-），经前小腹坠。G4P0，2011 年、2012 年人流各一次，2013 年 5 月和当年 11 月，各孕 50 余天时不全流产，均行清宫术。

刻下症：LMP 10 月 27 日。后颈部疼痛，连及上肢，腰酸疼，纳眠可，二便调，舌紫黯，苔白，中有裂纹，脉小滑。

10 月 27 日内蒙古医科大学附属医院内分泌六项检查示 FSH 7.80mIU/mL，LH 3.58mIU/mL，PRL 14.88 ng/mL，E_2 61 ng/mL，P 0.60 ng/mL，T 0.30 ng/mL。

2 月 20 日 内蒙古医科大学附属医院血常规示血小板聚集率 83.1%。

中医诊断：不孕症；胎死不下；滑胎。

西医诊断：继发性不孕；胚胎停育；习惯性流产。

证型：肾虚血瘀，湿热内蕴。

治则：补肾强腰，活血化瘀，清热利湿，疏筋散结。

处方：

茵陈 30g	牡丹皮 10g	炒栀子 10g	葛根 30g
黄芩 10g	桑枝 15g	桑寄生 15g	续断 15g
狗脊 15g	当归 10g	川芎 10g	赤芍 15g
生地黄 15g	川牛膝 15g	益母草 15g	鹿角霜 12g
夏枯草 15g			

14 剂，每日 1 剂，每剂两煎，共取 500mL，分早晚温服。

医嘱：①记录基础体温（BBT）；②检查丈夫精液常规及形态。

患者多次流产清宫造成冲任、胞宫损伤，再加上气血虚弱，气不能载血行，瘀血内阻，日久化热，故用四物汤加减活血化瘀，加茵陈、牡丹皮、炒栀子、黄芩清热利湿。桑枝配桑寄生，桑枝横行四肢，行津液，利关节，清热祛湿，通络止痛，桑寄生补肝肾，强筋骨，祛风逐湿，补血通络，桑枝以通为主，桑寄生以补为要。二药合参，一步一通，相互为用，补肝肾壮筋骨，祛湿通络止痛。续断、狗脊、鹿角霜增强补肾强骨作用，加上葛根祛湿舒筋，缓解颈腰部疼痛；川牛膝、益母草补血活血，调经利水。患者甲功异常，故加夏枯草散结消肿。

二诊：2014 年 11 月 13 日。

LMP 10 月 27 日。纳眠可，大便 1~2 次/天，小便正常，舌黯红，苔白腻，中有裂纹，边有齿痕，脉弦滑。患者 11 月 5 日透明白带，11 月 6 日排卵（±），BBT 双相。

处方：

制香附 15g	郁金 10g	浮小麦 30g	炙甘草 15g
葛根 30g	大枣 30g	炒麦芽 30g	杜仲 15g
巴戟天 15g	狗脊 15g	升麻 10g	补骨脂 15g

车前子 30g（包煎）　　怀牛膝 15g　　枳壳 20g

14 剂，每日 1 剂，每剂两煎，共取 500mL，分早晚温服。

患者正值排卵期，故用香附、郁金、炒麦芽、炙甘草、枳壳疏肝行气，浮小麦除烦，葛根生津润燥，缓解紧张情绪。升麻配炙甘草、大枣，健脾益气同时提升阳气；杜仲、巴戟天、狗脊、怀牛膝补肝肾、强筋骨，促进卵泡成熟。结合舌脉象，患者脾虚湿蕴，加车前子以清热利湿。

三诊：2014 年 11 月 24 日。

LMP 10 月 27 日。后颈部不适好转，左腋部感觉血管收缩，怕冷，手脚凉，口腔有异味。纳眠佳，大便每日 1 次，质黏，小便色黄，舌黯红，苔薄黄，有横裂纹，脉弦滑。

处方：

浮小麦 30g	炒麦芽 30g	黄芩 10g	茵陈 15g
牡丹皮 10g	熟大黄 10g	炒栀子 6g	徐长卿 30g
黄连 3g	葛根 30g	白芷 10g	荜茇 10g
白茅根 30g	车前子 30g（包煎）	竹叶 10g	赤小豆 30g

14 剂，每日 1 剂，每剂两煎，共取 500mL，分早晚温服。

结合舌脉象，患者内有湿热，见口中异味，湿热遏阻阳气，气机不畅，阳气不温四末，见手脚凉，故用一派清热利湿之药。加上葛根、白芷、荜茇散寒止痛，缓解颈椎不适、怕凉症状。

四诊：2014 年 12 月 21 日。

LMP 11 月 25 日，4 天净，量少，色鲜红，痛经（-），血块（-）。左小腹不适（第 2 次人流后），后颈部、腰部疼痛好转，手脚凉，纳眠佳，二便调，舌黯，苔黄厚腻，中有裂纹，脉小滑。12 月 7 日自测排卵（+）。

2014 年 12 月 17 日于内蒙古妇科保健院行优生优育五项检查结果显示：TORCH 巨细胞病毒抗体（IgG）（+），单纯疱疹病毒抗体Ⅰ（IgG）（+）。

处方：上方去黄芩、白芷、竹叶、白茅根，加当归 10g，川芎 10g，丹参 30g，姜黄 6g。14 剂，每日 1 剂，每剂两煎，共取 500mL，分早晚温服。

患者服用上方后颈腰部寒凉、湿热症状好转，故减黄芩、白芷、竹叶、白茅根；左小腹不适，瘀血内阻，加上当归、川芎、丹参、姜黄增强补血活血化瘀之功。

五诊：2015 年 1 月 22 日。

LMP 1 月 20 日，4 天未净，量可，痛经（+），血块（-），经期第一天小腹绞痛。手脚凉，后颈部不适，纳眠可，二便调，舌黯，苔黄厚腻，有裂纹，脉弦紧。

处方：

当归 10g	川芎 10g	赤芍 15g	白芍 15g
茵陈 30g	生地黄 15g	熟地黄 15g	葛根 30g
川牛膝 15g	鸡血藤 15g	泽兰 15g	炮姜 6g

| 石菖蒲 10g | 山药 15g | 炒白术 10g | 小茴香 6g |
| 木香 6g | 肉桂 6g | | |

10剂，每日1剂，每剂两煎，共取500mL，分早晚温服。

女子以血为本，需要养血活血以调理冲任，促进排卵。故用四物汤加熟地黄、川牛膝、鸡血藤、泽兰、炮姜增强补血活血、利水调经通络之功；石菖蒲配茵陈趋势开窍；白芍柔肝缓急，缓解小腹疼痛；山药、炒白术补脾益气；肉桂、小茴香温中散寒；木香行气解郁；结合舌脉象患者仍有湿热，故加一味茵陈清热利湿。

六诊：2015年2月12日。

LMP 1月20日，4天净。口渴，手脚凉，小腹轻微不适，纳眠可，大便2~3次/日，质黏稠不成形，小便色黄，舌暗红，苔薄黄腻，有裂纹，边有齿痕，脉弦滑。2015年1月29日至30日，检查排卵（+）。

1月29日内蒙古妇科保健院B超示：子宫后位，大小4.5cm×4.1cm×3.5cm，内膜0.7cm；左卵巢大小3.5cm×2.9cm×2.5cm；右卵巢大小2.9cm×2.2cm×1.5cm。

1月31日内蒙古妇幼保健院B超示：子宫后位，大小5.0cm×4.5cm×3.8cm，内膜0.9cm；左卵巢大小2.1cm×1.8cm×2.0cm，内见最大卵泡直径0.6cm；右卵巢2.1cm×1.6cm×2.0cm，内见最大卵泡直径0.7cm。

处方：

菟丝子 15g	补骨脂 15g	党参 15g	炒白术 12g
陈皮 6g	山药 15g	炙甘草 15g	枸杞子 15
覆盆子 15g	黄芩 15g	杜仲 15g	巴戟天 15
续断 15g	炙龟板 15g(先煎)	阿胶 10g	茵陈 30g

14剂，每日1剂，每剂两煎，共取500mL，分早晚温服。

医嘱：自测β-HCG、P、E_2明确诊断。

患者排卵期同房，考虑有怀孕的可能，以补肾益精、补血益气、清热利湿为法，故用四君子汤合五子衍宗汤加减，加补骨脂、杜仲、巴戟天、续断补肾益精；陈皮疏肝行气、炙龟板镇静安神、茵陈清热利湿，缓解情绪；阿胶补血安胎。

七诊：2015年3月16日（丈夫代述）。

LMP 2月15日，4天净。孕5周，脚心发热，BBT持续高温，纳眠可，大便每日2次，质稀，小便色黄，舌黯红，苔黄腻。3月15日于内蒙古妇幼保健院检查示血清激素P 51.87 ng/mL，β-HCG 603.1 mIU/mL。

处方：

党参 15g	生黄芪 15g	南沙参 15g	北沙参 15g
炒白术 10g	炙甘草 15g	茵陈 30g	黄芩 10g
女贞子 15g	枸杞子 15g	菟丝子 15g	桑叶 15g
桑寄生 15g	桑椹 15g	补骨脂 15g	升麻 10g

陈皮 6g

21 剂，每日 1 剂，每剂两煎，浓煎 200mL，少量频服。

医嘱：注意休息，注意孕期卫生，避免情绪波动，舒畅情志。

患者已妊娠，以补肾益精安胎、健脾益气、清热利湿为法，用补中益气汤合五子衍宗汤加减。加南沙参、北沙参滋阴益气；桑叶通利上焦，桑椹补益脾胃中焦，桑寄生补肝肾益下焦，三桑并用，通利全身经气。

电话随访得知，患者预产期 2015 年 11 月 22 日，产检正常。

【按】肾为先天之本，主藏精，主生殖，对胚胎从孕育成形到发育过程中起着决定作用。患者素体肝肾亏虚，故多次胎停不育。多次流产加清宫对身体机能损伤极大，造成气血更加亏虚，瘀血内生，久郁湿热，使患者经期缩短，伴痛经。"种子必先调经"，故以补肾活血、清热祛湿为法，用四物汤加减清热祛湿之药，补血活血、利水调经。最后，机体调理正常，故能有子，因其素体肝肾气血亏虚，故用补中益气汤合五子衍宗汤加减，以增强补肾益精安胎、健脾益气之功，使胎安，正常发育。

病案二十四：不孕症；癥瘕

魏某，女。出生日期：1986 年 3 月。

初诊日期：2015 年 4 月 9 日。节气：立夏。

主诉：结婚 2 年余，性生活正常，未避孕 1 年未孕。

现病史：患者月经 $13\frac{7}{30}$，量可，色暗，痛经（+），血块（+）。经前腰疼，烦躁，恶心。G0P0。

刻下症：LMP 3 月 29 日，PMP 3 月 2 日。小腹胀痛，纳眠可，大便每日 1 次，小便调。舌紫苔白，中有裂纹，舌乳头充血，脉细数。

2014 年 10 月丈夫精液常规示精液形态异常 3.5%～2.5%。

2015 年 4 月 9 日中国中医科学院门诊部检查，B 超示子宫前位，大约 6.0cm×4.1cm×2.9cm，内膜厚度约 1.2cm，回声不均；右侧卵巢约 2.7cm×1.3cm，内见 3～5 个卵泡，较大者约 0.7cm×0.5cm；左侧卵巢约 2.4cm×1.4cm，内见 3～4 个卵泡，较大者约 0.7cm×0.6cm。

内分泌六项检查示 FSH 7.19 mIU/mL，LH 20.25 mIU/mL，PRL 14.70 ng/mL，E_2 230 pg/mL，P 0.9 pg/mL，T 0.35 ng/mL。

中医诊断：不孕症；癥瘕。

西医诊断：原发性不孕；子宫肌瘤；多囊卵巢综合征。

证型：肝肾亏虚，瘀血阻滞，冲任失调。

治则：补肾益气，活血化瘀，调理冲任。

处方：

党参 15g	麦冬 10g	五味子 10g	炙甘草 15g
鬼箭羽 15g	杜仲 15g	巴戟天 15g	川牛膝 15g
生地黄 30g	百合 20g	枳壳 15g	益母草 15g
灯心草 15g	赤小豆 30g	牡丹皮 10g	

7 剂，每日 1 剂，每剂两煎，共取 500mL，分早晚温服。

医嘱：记录基础体温（BBT），告知肿瘤标记物检查结果。

患者肝肾亏虚，故经前腰痛，精气亏虚无力推动血液运行，久而成瘀，瘀而化热，故用生脉饮加减以补肾、清热、调经利水。加上五味子、杜仲、巴戟天、川牛膝、生地黄补肾益精助孕，赤小豆、益母草、灯心草清热通经利水，川牛膝、鬼箭羽活血化瘀，牡丹皮、枳壳清热，最后加之一味百合护养胃气。

二诊：2015 年 4 月 16 日。

LMP 3 月 29 日，乳腺增生，溢乳，偶有腰部酸痛，纳眠可，大便每日 1 次，小便调，舌紫红，苔黄腻，脉弦滑。

2014 年 12 月 4 日海淀妇幼保健院肿瘤标志物检查显示 CA125 43.80U/mL↑，AFP 4.44U/mL，CEA 1.05U/mL。2014 年 4 月 9 日海淀妇幼保健院丈夫精液常规示液化时间 30min，PR 21.79%，NP 47.81%，IM 30.39%，正常精子形态 4.0%，pH 7.5。

处方：

葛根 30g	炒麦芽 30g	狗脊 15g	续断 15g
延胡索 15g	炙鳖甲 15g	杜仲 15g	巴戟天 15g
蛇床子 10g	蒲公英 15g	夏枯草 15g	麦冬 10g
荔枝核 10g	橘核 10g	丝瓜藤 15g	南沙参 15g
北沙参 15g			

7 剂，每日 1 剂，每剂两煎，共取 500mL，分早晚温服。

患者告知甲功异常，故在补肾，清热，活血通经的基础上，加上众多行气之品，如延胡索、荔枝核、橘核，增加夏枯草、鳖甲预防甲状腺肿大。

三诊：2015 年 4 月 23 日。

LMP 3 月 29 日。仍有溢乳，量较前减少，小腹隐痛，服药晨起腹泻，纳眠可，大小便正常，舌紫红，苔白腻，有裂纹，脉弦细。

处方：

女贞子 15g	枸杞子 15g	五味子 10g	车前子 15g^(包煎)
覆盆子 15g	制香附 10g	佛手 15g	菟丝子 20g
补骨脂 15g	骨碎补 15g	白芍 30g	炙甘草 15g
续断 15g	炙黄芪 15g		

7 剂，每日 1 剂，每剂两煎，共取 500mL，分早晚温服。

患者晨起腹泻，结合舌诊脉诊，为脾肾亏虚证。故用五子衍宗汤加减补肾益精，炙黄芪补脾益气，众多温补药中加上香附、佛手行气之品，使补中有行，不致郁滞，白芍柔肝缓急，缓解小腹隐痛。

四诊：2015年5月11日。

LMP 4月24日，7天净，量少，色暗，痛经（±），血块（+）。溢乳好转，纳眠可，大便正常，小便稍黄，舌红苔薄黄，有裂纹，脉小滑稍弦。5月8日自查排卵（±）。5月6日BBT示体温降低。

处方：

党参15g	生黄芪15g	炒白术10g	炙甘草15g
陈皮10g	升麻10g	葛根30g	茜草15g
五味子10g	芡实10g	续断15g	干姜6g
肉桂3g	佛手15g	桃仁15g	菟丝子30g

7剂，每日1剂，每剂两煎，共取500mL，分早晚温服。

患者脾虚生寒，故用四君子汤加减，加散寒、行气、补肾之品。用党参、黄芪、白术、炙甘草、升麻补气健脾，升举阳气；陈皮、佛手行气，以防郁滞；葛根、干姜、肉桂温阳散寒；五味子、芡实、续断、菟丝子补肾助孕；桃仁、茜草活血化瘀。

五诊：2015年6月1日。

LMP 5月21日，7天净，量稍有减少，色暗，痛经（-），血块（+）。月经前10天左乳房溢乳，月经第1天腰酸，小腹疼，纳眠可，大便正常，小便黄，舌红苔白，中有裂纹，脉小滑。5月31日检查：排卵试纸弱阳。

处方：

菟丝子30g	桑寄生15g	桑叶15g	桑椹15g
紫石英15g	葛根30g	炒山楂15g	川牛膝15g
益母草15g	泽兰15g	当归10g	川芎10g
赤芍15g	生地黄15g	穿山甲粉3g（冲服）	皂角刺10g

7剂，每日1剂，每剂两煎，共取500mL，分早晚温服。

医嘱：定期B超监测内膜厚度、排卵情况。

患者正处排卵期，多用补肾助阳之品促进卵子成熟，故用寿胎丸合四物汤加减。加桑寄生、桑椹、紫石英等补肾助阳，桑叶、葛根、炒山楂、川牛膝、益母草、泽兰活血利水，利用穿山甲、皂角刺穿透之力，促进卵子的排出，三桑合用调理上中下三焦，通利一身经气。

六诊：2015年7月27日。

LMP 6月18日，7天净，量可，色红，痛经（-），血块（-）。已妊娠，恶心，但有饥饿感，气短眠少，腰酸，无腹痛，阴道出血，纳呆，眠佳，大便正常，小便稍黄，舌红苔黄，中有裂纹，脉弦细。

7月22日望京医院检查示血清激素 P >40 ng/mL，E_2 296 ng/mL，β-HCG 11139.30 mIU/mL。7月26日检查示β-HCG 28962.67 mIU/mL。

处方：

桑寄生 15g	续断 15g	杜仲 15g	狗脊 15g
竹茹 10g	紫苏梗 6g	党参 15g	生黄芪 15g
炙甘草 15g	炒白术 10g	黄芩 10g	山药 15g
砂仁 6g(后下)	制香附 10g	麦冬 10g	五味子 10g

7剂，每日1剂，每剂两煎，共取500mL，分早晚温服。

医嘱：①舒畅情志，注意孕期卫生，卧床休息；②进行基础体温监测；③建议休假1周。

患者已经怀孕，因盆腔环境不利于胚胎种植，故建议休息，以补肾安胎之品为主。因有纳呆、恶心表现，配以益气行气之品，以香砂六君子汤加减。桑寄生、续断、杜仲、狗脊、麦冬、五味子补肾安胎，竹茹、紫苏梗降逆止呕，引气下行，党参、黄芪、炙甘草、白术、山药、砂仁、香附补气行气，使补中有行，不致郁滞，众多滋补药中配以黄芩，以防化热。

【按】患者肾气亏虚，瘀血内阻，故以补肾助孕、活血化瘀之品治疗。肾生精，卵子即女性生殖之精，肾虚精少，故卵泡发育不良，无成熟卵泡，肾虚卵子无力泡壳而出，故不能排卵，所以取穿山甲、皂角刺穿透力强之功促进排卵。经治疗卵子成熟，并成功排出，受孕后以补肾安胎为主。

病案二十五：不孕症

田某，女。出生日期：1984年6月。

初诊日期：2014年2月14日。节气：惊蛰。

主诉：结婚2年，未避孕1月未孕。

现病史：患者月经为 $15\dfrac{7}{30\sim90}$，量可，色红，痛经（+），血块（-）。G0P0。多囊卵巢病史，宫颈糜烂病史，慢性鼻炎病史，干燥症病史。2008年行乳腺纤维瘤切除术。

刻下症：LMP 2014年1月16日，PMP 2013年12月12日，再上次2013年11月11日。经前乳房发胀，轻微咳嗽，少量白痰，纳可，眠多梦，大便1~2天一行，稍不成形，小便正常。舌黯，苔根白腻，脉小滑。

中医诊断：不孕症。

西医诊断：原发性不孕；多囊卵巢综合征；宫颈糜烂。

证型：肝肾亏虚，卫气虚弱，肺失宣降。

治则：补肾助孕，益气固表，宣肺止咳。

处方：

菟丝子 15g	桑寄生 15g	川续断 15g	阿胶 10g(烊化)
夜交藤 15g	白芍 15g	党参 15g	炙甘草 15g
防风 10g	炒白术 12g	制香附 15g	生黄芪 15g
肉苁蓉 30g	苦杏仁 10g	桑叶 15g	枇杷叶 15g

7剂，每日1剂，每剂两煎，共取500mL，分早晚温服。

医嘱：①记录基础体温；②检查内分泌六项、甲状腺功能；③检查β-HCG、P、E_2。

患者本月有同房，正值黄体期，考虑有妊娠可能，患者素体虚弱容易感冒，故用寿胎丸合玉屏风散加减以补肾助孕、益气固表，加苦杏仁、桑叶、枇杷叶宣肺化痰止咳，缓解咳嗽有痰症状，夜交藤宁心安眠，肉苁蓉补肾助阳，缓解大便情况。

二诊：2014年3月8日。

LMP 2014年1月16日。经量正常，色块（-），痛经（-）。来月经时怕冷，后背长痤疮，咳嗽少量白痰，纳眠可，服药后腹泻，大便2次/天，小便调，白带量多，质稀，无异味。舌淡红，苔厚腻，脉小滑。3月5日北京妇幼保健院检查血β-HCG阴性。

处方：

麻黄 10g	桂枝 10g	制吴茱萸 9g	当归 15g
川芎 10g	赤芍 15g	法半夏 12g	干姜 6g
细辛 3g	辛夷 6g	射干 6g	桔梗 10g
桑白皮 10g	威灵仙 15g	徐长卿 30g	川牛膝 15g
益母草 30g	水蛭 10g		

7剂，每日1剂，每剂两煎，共取500mL，分早晚温服。

证属冲任虚寒、瘀血阻滞，方用温经汤加减以温经散寒、养血祛瘀。方中温清补消并用，但以温经补养为主，大队温补药与少量寒凉药配伍，能使全方温而不燥、刚柔并济，以成温养化瘀之剂。加川牛膝、益母草、水蛭增强利水活血调经之力，麻黄、细辛、辛夷散寒解表，射干、桔梗行气化痰止咳，桑白皮、威灵仙、徐长卿祛湿消脓，缓解痤疮症状。

三诊：2014年3月15日。

LMP 2013年1月16日。咳嗽，鼻塞，下颌部肿痛，乳房胀痛，小腹坠胀，纳眠可，腹泻，舌黯苔薄黄，有齿痕，脉沉细。3月5日B超：子宫内膜厚1.1cm，左侧卵巢见2.0cm×1.9cm实性回声团。

2013年10月8日于妇幼保健院检查内分泌六项示 LH/FSH>2，FSH 3.88 mIU/mL，LH 15.10 mIU/mL，PRL 271.1 ng/mL，E_2 146.1 ng/mL，P 4.77 ng/mL，T 1.38 ng/mL。

处方：

麻黄 6g	苦杏仁 10g	辛夷花 6g	升麻 10g

生黄芪 15g	女贞子 15g	枸杞子 15g	五味子 10g
菟丝子 15g	覆盆子 15g	葛根 15g	山药 30g
炒白术 10g	党参 15g	炙甘草 15 g	

7剂，每日1剂，每剂两煎，共取500mL，分早晚温服。

患者正值黄体期，又有有效同房，用五子衍宗汤加减以补肾助孕为主，加麻黄、苦杏仁、辛夷花散寒解表，宣肺止咳；山药、白术、党参、炙甘草益气健脾，缓解腹泻症状。因曾有 LH/FSH>2，故复查。

四诊：2014年3月29日。

LMP 3月23日，现基本干净，量可，色红，痛经（−），血块（＋）。暗哑、咳嗽，痰多色黄，鼻塞，易打喷嚏，眼痒，腰部不适，矢气频，纳眠可，夜眠不安，大便1~2次/天，排出不畅，小便正常。舌黯苔白腻，边有齿痕，脉小滑。

2014年3月25日西苑医院妇科内分泌六项检查示 FSH 5.91mIU/mL，LH 7.91mIU/mL，PRL 302.20 ng/mL，E_2 260.80 ng/mL，P 2.23 ng/mL，T 0.77 ng/mL。

处方：

当归 10g	川芎 10g	赤芍 15g	生地黄 15g
川牛膝 15g	益母草 15g	泽兰 15g	肉苁蓉 30g
麻黄 10g	紫菀 10g	款冬花 10g	百部 10g
防风 10g	蜂房 10g	辛夷花 6g	

7剂，每日1剂，每剂两煎，共取500mL，分早晚温服。

患者月经期以活血化瘀调经为主，方用四物汤加减。加川牛膝、益母草、泽兰利水调经；紫菀、款冬花、百部润肺止咳。

五诊：2014年4月3日。

LMP 2014年3月23日。咳嗽近两天夜间加重，鼻炎，纳可，眠多梦，易醒，二便可。舌黯苔白，脉小滑。东直门医院妇科B超示子宫后位，大小约4.4cm×4.8cm×3.4cm，Em0.6cm，后壁可见低回声团，约1.0cm×0.8cm，右侧卵巢约3.7cm×2.3cm，可见>10个卵泡，较大者0.9cm×0.8cm，左侧卵巢可见两个低回声团，约2.6cm×2.0cm，2.2cm×1.7cm，另见无回声团，较大者约0.9cm×0.8cm。补充诊断：中医诊断：癥瘕；西医诊断：子宫肌瘤。

处方：

葛根 15g	川牛膝 15g	三棱 10g	莪术 10g
益母草 15g	泽兰 15g	苏木 6g	土鳖虫 10g
丹参 15g	皂角刺 15g	细辛 3g	苦杏仁 10g
辛夷花 6g	苦参 10g	当归 15g	川芎 10g

7剂，每日1剂，每剂两煎，共取500mL，分早晚温服。

本次行B超检查提示子宫肌瘤，故加大活血化瘀中药的用量以消癥瘕。用三棱、莪术、土鳖虫破血祛瘀，苏木、丹参活血调经，益母草、泽兰利水调经。

六诊：2014年4月10日。

LMP 2014年3月23日。夜间咳甚，鼻炎，舌暗苔黄，有齿痕。

4月10日妇科B超示子宫后位大小约4.8cm×3.1cm×2.8cm，子宫内膜厚约0.43cm，右侧卵巢大小约2.8cm×2.1cm，卵泡1.6cm×1.2cm，左侧卵巢大小约2.5cm×1.8cm，囊肿大小2.1cm×2.5cm。

处方：

紫菀10g	款冬花10g	苦杏仁10g	炙枇杷叶15g
炙桑叶15g	南沙参15g	北沙参15g	阿胶珠10g
吴茱萸6g	川牛膝15g	白芍30g	桔梗10g
女贞子15g	枸杞子15g	菟丝子15g	覆盆子15g
鬼箭羽15g			

7剂，每日1剂，每剂两煎，共取500mL，分早晚温服。

已有优势卵泡发育，BBT正值黄体期，有妊娠可能，用五子衍宗汤加减以补肾助孕。咳嗽、鼻炎症状仍明显，继续前药；加南、北沙参滋阴益气，阿胶滋阴润肺，鬼箭羽利水祛湿。

七诊：2014年5月8日。

LMP 2014年5月8日，未净，量多，血块（+），痛经（-）。鼻塞加重，腰酸，乳房胀，乳头痛，烦躁，唇周围长痤疮，咳嗽，白痰，疲乏，久行脚底痛。舌暗红嫩，苔薄黄润，脉小滑。

处方：上方加细辛3g，辛夷花6g。7剂，服法同上。

八诊：2014年7月12日。

LMP 2014年6月4日。7月11日β-HCG：5666 mIU/mL；BBT双向，已妊娠。晨起咳嗽，有黄痰，鼻炎好转，乳房胀，乳头痛，纳眠可，夜尿1次，大便1~2次/天，小便正常。舌淡苔黄，边有齿痕，脉弦。

处方：

女贞子15g	枸杞子15g	菟丝子20g	杜仲15g
巴戟天15g	黄芩10g	白芍30g	夏枯草10g
紫苏梗6g	制香附15g	川续断15g	炙枇杷叶15g
桑寄生15g	山药30g	炙甘草15g	肉苁蓉30g

7剂，每日1剂，每剂两煎，浓煎共取300mL，少量频服温服。

患者已妊娠，用五子衍宗汤加减以补肾安胎；加杜仲、巴戟天补肾阳，阴阳并补；黄芩清热又安胎；续断、桑寄生补肾安胎；山药、炙甘草益气健脾；香附、紫苏梗疏肝理气，缓解孕期紧张症状。

九诊：2014 年 7 月 28 日。

LMP 2014 年 6 月 4 日，孕 7 周余。牙龈疼痛，恶心呕吐，手足心热，纳眠可，二便调。舌暗苔薄白，脉弦滑。BBT 在高温相平稳。

7 月 28 日 P 22.4 ng/mL，E_2>1000 ng/mL，β-HCG 119191.29 mIU/mL。

处方：

党参 15g	南沙参 15g	北沙参 15g	麦冬 10g
炙甘草 15g	白芷 10g	黄芩 10g	胡黄连 6g
五味子 10g	白薇 15g	生地黄 30g	青蒿 10g
菟丝子 15g	女贞子 15g	枸杞子 15g	覆盆子 10g

7 剂，每日 1 剂，每剂两煎，浓煎共取 300mL，少量频服温服。

在固护肾中精气的同时，加用党参、南北沙参、麦冬益气健脾，黄芩、胡黄连、白薇、青蒿清虚热安胎，生地黄甘凉，滋阴凉血，助鳖甲以养阴退虚热。

十诊：2014 年 8 月 9 日。

LMP 2014 年 6 月 4 日，孕 9 周。腹泻，自减生地黄 15g，后腹泻好转。乳头痛，鼻炎，畏空调冷风，纳可，夜眠不安，夜尿 2 次，大便调。舌淡红，苔白腻，边有齿痕，脉小滑。

处方：

菟丝子 15g	覆盆子 15g	女贞子 15g	枸杞子 15g
五味子 10g	补骨脂 15g	合欢花 10g	辛夷花 6g
生黄芪 15g	防风 10g	炒白术 15g	山药 15g
制香附 15g	竹茹 10g	桑螵蛸 10g	海螵蛸 10g

7 剂，每日 1 剂，每剂两煎，浓煎共取 300mL，少量频服温服。

方用五子衍宗汤合玉屏风散加减补肾安胎、益气固表，加补骨脂补肾阳，阳中求阴；合欢花宁心安神，缓解孕期情绪；香附疏肝解郁；竹茹清热除烦止呕；海螵蛸、桑螵蛸入肝肾经，固肾益精以安胎。

十一诊：2014 年 8 月 23 日。

LMP 2014 年 6 月 4 日，孕 11 周。因亲人去世情绪低落，纳呆，眠不安，大便每日 1 次，夜尿 1~4 次。舌黯红，苔薄白，边有齿痕，脉小滑。

8 月 15 日武警医院妇科 B 超示孕 10 周加 1 天，子宫腔内见孕囊，内见胎心，胎动，164 次/分。左侧卵巢内囊性无回声团约 1.8cm×1.8cm。

处方：

百合 20g	浮小麦 30g	炙甘草 15g	辛夷花 3g
苦杏仁 10g	菟丝子 20g	女贞子 15g	枸杞子 15g
五味子 10g	覆盆子 15g	制香附 15g	金樱子 15g
锁阳 15g	桑螵蛸 15g	升麻 10g	黄芩 10g

7剂，每日1剂，每剂两煎，浓煎共取300mL，少量频服温服。

用五子衍宗汤合甘麦大枣汤加减，增强除烦生津之力，缓解孕期紧张情绪；加锁阳固精补肾安胎，升麻升提阳气，以助孕。

十二诊：2014年8月30日。

LMP 2014年6月4日。恶心，口干，喷嚏时作，纳眠可，易腹泻，小便调。舌红苔厚黄，边有齿痕，脉小滑。

处方：

党参15g	人参10g	南沙参15g	北沙参15g
升麻10g	陈皮6g	炒白术15g	山药30g
砂仁3g^(后下)	制香附10g	炙甘草15g	干姜6g
辛夷花6g	蝉蜕6g	荆芥10g	防风10g
生黄芪30g			

7剂，每日1剂，每剂两煎，浓煎共取300mL，少量频服温服。

患者出现肝胃不和，用六君子汤加减以益气健脾、疏肝和胃。加人参、南沙参、北沙参、黄芪增强益气养阴之力，配升麻升举阳气；砂仁、香附疏肝行气；干姜温经止呕；荆芥、防风散寒解表。

十三诊：2014年9月6日。

LMP 2014年6月4日，孕13周余。后背起疖子，疼痛，易急躁，纳眠可，二便调。舌红苔白，边有齿痕。脉弦滑。

2014年9月2日武警医院妇科B超示子宫腔内见孕囊，见胎儿，胎心，胎动，孕12周加6天。左侧卵巢见囊性无回声，大小约2.1cm×2.5cm×2.3cm。

处方：上方加白芍30g。7剂，每日1剂，服法同上。

后随诊患者自诉服上方症状明显改善，在此基础上加白芍养血敛阴、缓急止痛，缓解背后疖子疼痛。

【按】患者素体卫气虚弱，不能固表，卫虚腠理不密，则易为风邪所袭，故易受寒凉风邪而感冒；寒凉风邪侵袭体表，肺主皮毛，鼻为肺之窍，邪先犯鼻，故易鼻塞、流涕，久之造成慢性鼻炎。在治疗过程中，散寒通窍、益气固表治法贯穿始末，同时注意调护肺脾肾，经过一段治疗后妊娠，在妊娠时改以补肾安胎、益气健脾为主，缓解妊娠恶阻症状，全程体现辨证治疗原则。

病案二十六：恶阻

李某，女。出生日期：1983年11月。

初诊日期：2014年8月11日。节气：立秋。

主诉：怀孕8周，恶心呕吐7周。

LMP 2014年6月12日，孕8周。现恶心，呕吐，潮热，胸闷，流涕，咽痛，偶有咳嗽，无痰，脸部痤疮明显，矢气频，纳呆，眠多梦，大便2~3日一行，成形，小便调。舌淡苔薄白，边有齿痕，脉弦滑。

血清激素示 P 15.5 ng/mL，E_2 698 ng/mL，β-HCG >15000 mIU/mL。

血常规示 WBC $11×10^9$/L，RBC $3.74×10^{12}$/L，HGB 110g/L，HCT 32.1%。

中医诊断：恶阻。

西医诊断：妊娠剧吐。

证型：肾精不足，脾胃失和。

治则：补肾益气，健脾和胃。

处方：

菟丝子15g	桑寄生15g	川续断15g	女贞子15g
枸杞子15g	五味子10g	覆盆子10g	生黄芪15g
炙甘草15g	升麻10g	桑叶15g	桑椹15g
芦根30g			

7剂，每日1剂，水煎浓缩至300mL，少量频服温服。

医嘱：口服黄体酮胶囊，1丸/次，2次/天。

患者已妊娠，方用五子衍宗汤加减以补益肾精，加桑椹滋阴补血，生黄芪、炙甘草益气健脾，升麻提升阳气，桑叶宣肺止呕，芦根清热生津止呕。孕酮较低，故口服黄体酮胶囊补孕酮保胎。

二诊：2014年8月18日。

LMP 2014年6月12日，孕9周。易怒，嗳气频，口干不欲饮，轻微咳嗽，咽部少量白痰，心悸，胸闷，手麻木，腿部胀痛，纳可，眠多梦，大便每日1次，小便黄。舌黯红，苔薄黄，脉滑。

血常规示 WBC $8.60×10^9$/L，RBC $3.93×10^{12}$/L，HGB 121g/L，LY 19.8%↓，NE 74.8%↑。

处方：

桑寄生15g	川续断15g	葛根15g	炙甘草15g
浮小麦30g	苦杏仁10g	党参15g	麦冬10g
五味子10g	白芍15g	制香附15g	菟丝子15g
女贞子15g	枸杞子15g	升麻10g	南沙参30g

14剂，每日1剂，水煎浓缩至300mL，少量频服温服。

医嘱：记录基础体温（BBT）。

用五子衍宗汤合甘麦大枣汤加减以补益肾精、养心除烦，加桑寄生、川续断补肾，强筋骨，又安胎；苦杏仁止咳；南沙参益气养阴；白芍敛阴缓急，配葛根舒筋生津，缓解手麻木、腿部胀痛症状。

三诊：2014 年 8 月 25 日。

LMP 2014 年 6 月 12 日，孕 10 周。干呕，咽部有痰，易呃逆，心悸，胸闷，腰腿酸疼，纳呆，眠好转，大便 1~3 次/天，不成形，小便正常。舌淡红，苔薄黄，脉弦滑。

8 月 22 日顺义区妇幼保健院妇科 B 超检查示宫内胎儿 CRL 3.30cm，胎心搏动。

处方：

桑寄生 15g	川续断 15g	炒杜仲 15g	炙甘草 15g
葛根 15g	菟丝子 15g	覆盆子 15g	女贞子 15g
枸杞子 15g	五味子 10g	升麻 10g	生黄芪 15g
炒白术 15g	山药 15g	党参 15g	蝉蜕 6g

14 剂，每日 1 剂，水煎浓缩至 300mL，少量频服温服。

四诊：2014 年 9 月 11 日。

LMP 2014 年 6 月 12 日，孕 12 周。近两日胃疼，恶心，呕吐，鼻出血，脸部长痤疮，头胀痛，胸口刺痛，纳差，眠多梦，大便每日 1 次，量少。舌淡红，苔薄白，边有齿痕，脉弦滑。

处方：

党参 15g	陈皮 10g	炙甘草 15g	山药 15g
女贞子 15g	枸杞子 15g	麦冬 10g	五味子 10g
仙鹤草 30g	生黄芪 15g	紫苏梗 6g	砂仁 6g（后下）
肉苁蓉 30g	菟丝子 15g	生白术 15g	

14 剂，每日 1 剂，水煎浓缩至 300mL，少量频服温服。

患者近期脾胃失和严重，用六君子汤加减以益气健脾和胃，加山药平补肺脾肾，麦冬、五味子滋阴生津，黄芪补气的同时加紫苏梗、砂仁理气安胎，肉苁蓉补肾润肠，改善大便情况。

五诊：2014 年 9 月 25 日。

LMP 2014 年 6 月 12 日，孕 14 周。头疼，恶心干呕，晚上胃部痞满，气短，腿疼，时有腹胀痛，纳可，眠不安，大便不规律，小便色黄，外阴瘙痒。舌黯红苔薄白，边有齿痕，脉滑。

9 月 25 日顺义妇幼保健院检查结果显示 P 24.5 ng/mL，E_2>1000 ng/mL，β-HCG 22574.74 mIU/mL。妇科 B 超示宫内胎儿 CRL 7.1cm，NT 0.16cm。胎心搏动可见，胎盘：前壁，羊水最大深度：4.4cm。单活胎，宫内孕。血常规示 WBC $11.60×10^9$/L，RBC $3.75×10^{12}$/L，HGB 114 g/L。

处方：

炙甘草 15g	竹茹 10g	紫苏梗 6g	砂仁 6g（后下）
木香 6g	肉苁蓉 30g	罗布麻 30g	菟丝子 15g

蛇床子 10g　　　　蒲公英 15g　　　　女贞子 15g　　　　白芍 30g

14 剂，每日 1 剂，水煎浓缩至 300mL，少量频服温服。

患者脾胃失和症状进一步加重，方用炙甘草补脾益气，竹茹除烦止呕，紫苏梗、砂仁行气安胎，木香行气除满、健脾消食，罗布麻平抑肝阳，缓解头痛症状，女贞子补肾滋阴，白芍缓急止痛，蛇床子、蒲公英清热利湿，蛇床子又温肾助阳。

医嘱：营养饮食，调畅情志，注意孕期卫生。

【按】该患者素体脾胃虚弱，受孕后血聚子宫以养胞胎，子宫内实，冲脉之气较盛。冲脉起于胞宫隶于阳明，冲气循经上逆犯胃，胃失和降，反随冲气上逆而发为恶阻。《景岳全书》记载："凡恶阻多由胃虚气滞，然亦有素本不虚，而忽受胎妊，则冲任上壅，气不下行，故为呕逆等证。"以健脾和胃、降逆止呕为治法，同时兼固护肾中精气，用五子衍宗汤加减，达补肾安胎之效。

妊娠恶阻往往与精神因素有关，患者应保持乐观愉快的情绪，解除顾虑，避免精神刺激。生活上须注意调配饮食，宜清淡、易消化，忌肥甘厚味及辛辣之品，鼓励进食，少量多餐，服药应采取缓缓呷服之法，以获药力。

病案二十七：不孕症；癥瘕

何某，女。出生日期：1978 年 10 月。

初诊日期：2014 年 6 月 23 日。节气：大暑。

主诉：婚后性生活正常，未避孕 2 年未孕。

现病史：患者月经 $13\dfrac{3\sim5}{31\sim34}$，量多，色暗，痛经（-），血块（+）。G0P0，2014 年 1 月于北京大学第三人民医院行体外受精-胚胎移植技术（IVF-ET），取 11 个卵子，分别于 1 月 13 日、4 月 19 日移植均未成功。子宫肌瘤病史，未予特殊治疗。

刻下症：LMP 5 月 29 日。白带时有色黄，纳眠可，大便每日 1 次，排出不畅，小便正常，舌淡红苔白，边有齿痕。

2012 年 9 月 29 日中国人民解放军总医院输卵管造影示左侧显影通畅，右侧通而不畅。

2014 年 6 月 6 日北京复兴医院宫腔镜探查示左前壁息肉样增生。病理：增生期子宫内膜。

2013 年 12 月 31 日北京大学第三医院内分泌 4 项检查示 FSH 5.39 mIU/mL，LH 1.06 mIU/mL，E_2 121 pg/mL，P 2.39 pg/mL。2014 年 6 月 20 日北京复兴医院 B 超：子宫大小约 6.3cm×5.5cm×5.1cm，内膜厚约 1cm，宫壁多个结节，下壁前段结节 1.6cm×1.3cm，左后壁最大结节 1.5cm×1.1cm，右壁外突结节 4.3cm×3.8cm，子宫后方液暗区 6.8cm×2.5cm。

中医诊断：不孕症；癥瘕。

西医诊断：原发性不孕；子宫肌瘤。

证型：肝肾亏虚，痰凝血瘀，湿热内蕴。

治则：补益肝肾，化痰散瘀，清热利湿。

处方：

女贞子 15g	墨旱莲 15g	桂枝 10g	茯苓皮 15g
牡丹皮 10g	桃仁 10g	浙贝母 10g	煅瓦楞子 10g^(先煎)
葛根 30g	川牛膝 15g	马齿苋 30g	马鞭草 30g
当归 10g	川芎 10g	赤芍 15g	益母草 30g

水蛭粉 3g^(冲服)

14剂，每日1剂，每剂两煎，共取500mL，分早晚温服。

患者患有右侧输卵管不畅、宫腔息肉增生、子宫肌瘤、盆腔积液，皆属于气、痰、瘀凝滞结聚，故用桂枝茯苓丸加减以活血化瘀、缓消癥瘕。方中桂枝辛温，温通血脉，以行瘀滞；牡丹皮、芍药既能活血散瘀又能凉血，以退瘀久所化之热；茯苓、浙贝母、煅瓦楞子除湿化痰散结，以助消癥；再加上水蛭粉血肉有情之品增强破血逐瘀之力；用马齿苋、马鞭草以清热利湿，达到消炎、预防感染作用。患者平素月经量少，又先后多次行IVF，耗伤肝肾气血，结合舌脉，可见其气血虚弱，肝肾不足，又正值黄体期，故用四物汤合二至丸加减以补血调血、补肾助孕；当归补血活血，川芎活血行气，使补中有行，不致郁滞，赤芍活血养血益阴，调经利水；加上川牛膝、益母草增强活血调经利水之效，又引药下行，以促成熟卵子排出。

二诊：2014年6月30日。

LMP 6月29日，未净，色暗，痛经（-），血块（-）。胃部胀满不适，疲乏，畏热多汗，手脚心热，纳可，易犯困，二便调，舌淡苔黄润，边有齿痕，脉弦细。

处方：

柴胡 10g	陈皮 10g	炙甘草 15g	川芎 10g
制香附 15g	枳实 15g	赤芍 15g	白芍 15g
藿香 10g	马齿苋 30g	马鞭草 30g	三棱 10g
莪术 10g	炙鳖甲 15g^(先煎)	生地黄 30g	牡丹皮 10g
知母 10g	冬瓜皮 30g	川牛膝 15g	

7剂，每日1剂，每剂两煎，共取500mL，分早晚温服。

结合患者症状及舌脉象，故用柴胡疏肝散合青蒿鳖甲汤加减。方中枳实配柴胡，一升一降，加强舒畅气机之功，并奏调和脾胃之效；与白芍相配，又能理气和血，使气血调和。白赤芍合用，既能养血，又能活血。体内痰湿郁滞，用藿香芳香化湿，醒脾开胃，冬瓜皮增强利湿之功。又有阴虚内热症状，用炙鳖甲、生地黄、知母养阴清热，牡丹皮泄血中伏火，以透阴分伏热。炙鳖甲除清虚热外，还软坚散结，消除癥瘕，加上三棱、莪术破血消癥。全方共奏疏肝理气、破血消癥、养阴清热之功。

三诊：2014 年 7 月 14 日。

LMP 2014 年 6 月 29 日，5 天净。犯困，畏热，五心烦热，汗多，纳眠可，大便 1~2 次/天，小便正常，舌黯淡，苔薄，边有齿痕，脉滑。

7 月 8 日于北京复兴医院行 B 超检查结果显示子宫大小 5.2cm×4.8cm×4.3cm，内膜厚 0.5cm，壁下端结节 1.5cm，右侧壁外突结节 4.3cm×4.1cm。

2013 年 7 月 6 日北京复兴医院丈夫精液常规检查示液化时间 30min，精子活率 42.15%，A 级 25.65%，B 级 9.69%，C 级 6.81%，D 级 57.85%，正常精子形态 0.00%。

处方：

青蒿 15g	生地黄 20g	牡丹皮 10g	炙鳖甲 15g^(先煎)
知母 10g	浙贝母 10g	土鳖虫 10g	生龙骨 30g^(先煎)
生牡蛎 30g^(先煎)	川牛膝 15g	益母草 15g	苏木 6g
煅瓦楞子 10g^(先煎)	当归 10g	川芎 10g	赤芍 15g
穿山甲粉 3g^(冲服)			

7 剂，每日 1 剂，每剂两煎，共取 500mL，分早晚温服。

患者阴虚内燥、血瘀症状仍明显，又正值排卵期，故用青蒿鳖甲汤合四物汤加减。生牡蛎、生龙骨镇静安神、软坚散结；土鳖虫、穿山甲粉增强活血破瘀之力。众多血肉有情之品，滋补肾中真阴，取"壮水之主以制阳光"之意，助其卵子发育及排出。需要丈夫同治。

四诊：2014 年 7 月 21 日。

LMP 6 月 29 日。眼干涩，牙痛，脸部长痤疮，纳可，眠不安，入睡困难，二便调，舌淡紫，苔薄黄，脉弦滑。

处方：

菊花 15g	蒲公英 15g	蛇床子 10g	枸杞子 15g
女贞子 15g	五味子 10g	菟丝子 15g	覆盆子 15g
茺蔚子 10g	炙甘草 15g	黄连 3g	阿胶 10g^(烊化)
浮小麦 30g	麻黄根 10g	白芷 10g	桑白皮 10g
威灵仙 15g			

7 剂，每日 1 剂，每剂两煎，共取 500mL，分早晚温服。

患者正值黄体期，素体肝肾亏虚，内有湿热，故以补益肝肾，益精助孕，清热利湿为法，用五子衍宗汤合黄连阿胶汤加减。肾虚水亏，不能上济于心，心肾不交，心火上炎，不能眠，故用黄连清虚火、清心除烦，配阿胶养阴补血，以交通心肾；浮小麦、麻黄根收敛止汗，养心安神；再加上菊花、茺蔚子、蛇床子清肝明目，缓解眼部干涩、脸部痤疮症状；白芷燥湿、消肿散结，治疗痤疮；桑白皮与威灵仙合用，共奏清热利湿消斑之功。

五诊：2014 年 8 月 4 日。

LMP 7 月 30 日，4 天净，量少，色红，痛经（-），血块（+）。潮热，纳眠可，大便每日 1 次，质干，小便正常，舌紫黯，苔薄黄，边有齿痕，脉小滑。

处方：

制香附 15g	当归 10g	川芎 10g	赤芍 15g
生地黄 15g	川牛膝 15g	益母草 15g	泽兰 15g
夏枯草 24g	苏木 6g	生黄芪 15	阿胶 10g^(烊化)
鹿角霜 12g	肉苁蓉 30g	炙鳖甲 15g^(先煎)	

7 剂，每日 1 剂，每剂两煎，共取 500mL，分早晚温服。

医嘱：复查妇科内分泌六项。

患者瘀血严重，加上肝肾阴虚内热，故用四物汤加减以活血养血调经。加益母草、川牛膝、泽兰增强活血调经利水之效；夏枯草、鳖甲、苏木活血化瘀，软坚散结，消除经中血块；阿胶、鹿角霜、肉苁蓉补肾滋阴，清除虚热；此外肉苁蓉能润肠通便缓解便秘；制香附辛温走散，使补中有行，不致郁滞。

六诊：2014 年 8 月 11 日

LMP 7 月 30 日，4 天净，量可，色暗，痛经（-），血块（+）。腰椎间盘突出症病史，现右侧腰部酸痛，眼角长脂肪粒，纳眠可，大便 1~2 次/天，质干，小便正常，脉弦细。

2014 年 8 月 5 日于北京复兴医院行内分泌六项检查结果显示 FSH 7.23 mIU/mL，LH 3.70 mIU/mL，PRL 11.31 ng/mL，E_2 51 pg/mL，P 0.31 ng/mL，T 0.19 ng/mL。

处方：

桑寄生 15g	狗脊 15g	茵陈 30g	牡丹皮 10g
续断 15g	肉苁蓉 30g	生白术 30g	白芷 10g
连翘 30g	升麻 10g	羌活 10g	独活 10g
川牛膝 15g	益母草 15g	鹿角霜 12g	蛇床子 10g
蒲公英 15g			

7 剂，每日 1 剂，每剂两煎，共取 500mL，分早晚温服。

结合患者症状及舌脉象，用独活寄生汤加减，以祛风湿止痹痛，益肝肾补气血。独活、羌活同用，通利一身经气；加上狗脊、续断补肝肾强腰膝；白术配升麻，补气同时又升提阳气；茵陈、连翘、蒲公英清除一身无形湿热。

七诊：2014 年 8 月 18 日。

LMP 7 月 30 日。腰酸，眼干涩，纳眠可，大便每日 1 次，质干，小便正常。舌淡黯，苔薄白滑，脉弦滑。BBT 呈典型双相。

B超监测情况

日期	内膜厚（cm）	左卵巢优势卵泡（cm×cm）
8月12日	1.1	2.0×1.7
8月13日	1.0	2.3×1.9
8月14日	1.1	2.2×2.0
8月15日	1.0	已排

处方：上方去川牛膝、连翘，加丹参15g，石斛15g，炙鳖甲15g$^{(先煎)}$。

7剂，每日1剂，每剂两煎，共取500mL，分早晚温服。

患者服用上次方剂，体内湿热好转，故减川牛膝、连翘以免泻之太过，寒凉伤身，加上丹参补血活血，石斛、炙鳖甲滋阴清除虚热。

八诊：2014年9月1日。

LMP 7月30日，8月20日于北京大学第三医院再次行IVF，具体不详。潮热汗多，纳可，夜尿3次，眠不安，大便每日1次，质干，排出不畅，小便正常。舌黯淡，苔薄白，脉小滑。BBT呈双相，高温持续时间已大于15天。

血清激素检查情况

日期	E_2（ng/mL）	P（ng/mL）
8月13日	1266	0.7
8月14日	1006	2.08
8月18日	404	37.5

处方：

桑寄生15g	桑椹15g	菟丝子15g	桑叶15g$^{(后下)}$
覆盆子15g	女贞子15g	枸杞子10g	五味子10g
肉苁蓉30g	升麻10g	生黄芪15g	金樱子15g
锁阳15g	合欢花10g	续断15g	生白术30g

7剂，每日1剂，每剂两煎，共取500mL，分早晚温服。

考虑患者可能已妊娠，故用五子衍宗汤合补中益气汤加减，加桑叶、桑寄生、桑椹调理上中下三焦，使种子稳固，合欢花以缓解孕后精神紧张。

九诊：2014年9月15日。

LMP 7月30日。晨起咯少量黄痰，乳房触痛，发胀，畏热，纳可，嗜睡，大便干，夜尿2~3次/夜。舌淡红，苔厚白，脉滑数。

9月10日于北京大学第三医院就诊后，β-HCG 16274 mIU/mL。已妊娠。

①口服地屈孕酮片20mg，每日2次。

②处方：

党参15g	太子参15g	芦根15g	黄芩10g

肉苁蓉 30g	生白术 30g	紫菀 10g	款冬花 10g
桑椹 15g	桑寄生 15g	制香附 10g	桑叶 15g^(后下)
佛手 15g	苦杏仁 10g	金樱子 15g	升麻 10g

7剂,每日1剂,每剂两煎,浓缩共取300mL,少量频服温服。

医嘱:鉴于患者多次行IVF均未成功,考虑在其早孕期间注意平稳度过危险期,应严格注意孕期卫生,建议卧床休息,舒畅情志。

患者已妊娠,应以健脾益气,补肾养血安胎为主。患者咯黄痰,加用桑叶、紫菀、款冬花、苦杏仁润肺止咳化痰;用黄芩、芦根既能清湿热,又兼顾滋阴生津养胎,以防寒凉太过伤害胚胎;升麻与白术、党参、太子参等同用,在补气的同时又升提阳气,使胚胎稳固;香附、佛手疏肝理气,缓解乳房胀痛,以改善孕后情绪。

十诊:2014年9月29日。

LMP 7月30日,孕62天。纳可,眠不安,大便每日1次,质干好转,小便黄,夜尿1次,舌淡红,苔薄白,脉滑数。

9月29日北京大学第三医院检查结果显示 P 19.30 ng/mL,E_2 967.00 ng/mL,β-HCG 186574.85 mIU/mL。B超检查结果显示子宫前位,宫颈长3.5cm,宫腔内可见妊娠囊,见胎芽,长径1.4cm,胎心搏动可见子宫肌壁可见多个低回声结节,4.6cm×4.2cm,位于右侧壁;右卵巢大小约3.3cm×1.6cm,左卵巢大小约3.9cm×2.1cm。

处方:上方去芦根、紫菀、款冬花,加白茅根30g,生黄芪15g,葛根15g。

7~14剂,服法同上。

随访患者咯黄痰症状好转,故减芦根、紫菀、款冬花,小便黄说明有湿热,故用白茅根、葛根清热利湿,生黄芪兼补脾益气。

【按】本案为肝肾两虚,瘀热内蕴不孕,患者素体肝肾阴虚,加之多次行IVF未成功,耗伤气血,造成血海空虚,冲任无资,不能摄精受孕,久之气机失畅,痰瘀热互结,癥瘕积聚,故多用补益肝肾,清热活血药物治疗。根据现代药理学研究,当归对子宫具有双向性作用,其挥发油成分能抑制子宫,弛缓子宫肌的痉挛而止痛,其非挥发油成分则兴奋子宫肌使之收缩加强,有利于瘀血的排出,所含维生素B_{12}、叶酸,有抗贫血作用;川芎主含川芎嗪,具有改善微循环、抑制血小板集聚等作用;马齿苋、马鞭草具有消炎、抗感染作用。

此外,在诊疗过程中患者腰椎间盘突出症发作,结合症状及舌脉象,辨证为腰痛湿热证,故用独活寄生汤加减清热利湿之品,以缓解症状。妊娠后又以补肾安胎为主,兼以清热化痰。诊疗全过程体现辨证施治、对症治疗原则。

病案二十八:胚胎停育

付某,女。出生年月:1978年1月。

初诊日期：2013 年 6 月 8 日。节气：小暑。

主诉：流产 4 次，胚胎停育 1 次。

病史：患者月经 16 $\frac{2\sim4}{35}$，痛经（-），血块（-）。G5P0，2003 年孕 45 天人工流产；2008 年自然流产并行清宫术；2009 年生化妊娠一次；2010 年孕 10 周胎停育并行清宫术；2011 年初再次生化妊娠。现正在避孕。

刻下症：LMP 5 月 25 日。带下量多，纳可，眠佳，便秘，小便正常。舌淡红，苔黄糙，脉小滑。

病毒及衣原体复查正常。

丈夫精液常规正常。

2013 年 6 月 8 日于中国中医科学院门诊部行妇科 B 超检查结果显示：子宫大小 4.2cm×4.1cm×3.3cm，子宫内膜厚 0.7cm，右侧卵巢大小约 3.2cm×1.8cm，左侧卵巢大小约 2.8cm×1.2cm。

中医诊断：滑胎；胎死不下。

西医诊断：习惯性流产；胚胎停育；生化妊娠。

治则：补肝益肾，调理冲任。

处方：

生黄芪 30g	炙黄芪 30g	防风 10g	生白术 15g
茜草 15g	生龙骨 30g（先煎）	生牡蛎 30g（先煎）	枸杞子 15g
五味子 10g	杜仲 10g	巴戟天 15g	莲子心 6g
制香附 15g	郁金 10g	当归 10g	川芎 10g
赤芍 15g	生蒲黄 10g（先煎）	马齿苋 30g	

14 剂，每日 1 剂，每剂两煎，共取 500mL，分早晚温服。

医嘱：①检查内分泌六项；②记录基础体温（BBT）。

方用玉屏风散合四物汤加减，以益气固表、活血养血调经。生黄芪、防风、生白术补气固表，相辅相成，巴戟天、杜仲补肝肾，强筋骨，枸杞子补肝益精，莲子心、郁金清心安神，当归、川芎、赤芍补血活血，生蒲黄化瘀止血，马齿苋清热利湿，消炎解毒，生龙骨、生牡蛎镇惊潜阳，制香附疏肝理气，调经止痛，炙黄芪补中益气。五味子收敛固涩。全方共奏益气固表、补肾调经之功。

二诊：2013 年 6 月 22 日。

LMP 2013 年 5 月 25 日。现未避孕。近两天阴道有少量淡红色分泌物，阴道干涩，外阴瘙痒，白带量少，纳可，眠佳，二便可。舌紫尖红，苔白，脉小弦滑。

6 月 8 日内分泌六项检查示：FSH 12.17 mIU/mL，LH 41.23 mIU/mL，PRL 250.30 ng/mL，E_2 1480.00 pg/mL，P 3.47 ng/mL，T 2.33 ng/mL。

处方：

蛇床子 10g	土茯苓 15g	苦参 15g	当归 10g
川芎 10g	赤芍 15g	熟地黄 15g	川牛膝 15g
益母草 30g	茵陈 30g	牡丹皮 10g	炒栀子 6g
夏枯草 15g	知母 6g	黄柏 6g	淫羊藿 15g

14 剂，每日 1 剂，每剂两煎，共取 500mL，分早晚温服。

方中四物汤补血活血调经，蛇床子、淫羊藿温肾助阳，土茯苓、苦参燥湿杀虫解毒，茵陈利湿退黄，益母草活血调经利水消肿，川牛膝活血调经，引水下行，知母、黄柏清虚热，夏枯草软坚散结，全方共奏温肾助阳、活血调经之功。

三诊：2013 年 6 月 27 日。

LMP 2013 年 5 月 25 日。小腹不适，舌黯红，苔厚腻，脉小滑。自测排卵试纸（+），BBT 双相高温。

处方：

升麻 10g	生黄芪 30g	陈皮 10g	菟丝子 15g
覆盆子 15g	女贞子 15g	枸杞子 15g	五味子 10g
桑叶 15g	桑寄生 15g	续断 15g	黄芩 6g
白芍 30g	炙甘草 15g		

7 剂，每日 1 剂，每剂两煎，共取 500mL，分早晚温服。

医嘱：检查血 β-HCG、P、E_2，明确是否妊娠。

患者可能已妊娠，方用五子衍宗汤合寿胎丸加减。加生黄芪补气固脱，炙甘草补中益气，陈皮理气健脾，升麻升举阳气，黄芩清热安胎，桑叶走上焦宣理肺气。

四诊：2013 年 7 月 1 日。

LMP 2013 年 5 月 25 日，检查示 P 9.22 ng/mL，E_2 243 pg/mL，β-HCG 3839.16 mIU/mL，已孕。

现小腹偶有刺痛，纳可，闻异味恶心，大便 1~2 次/天。舌暗苔厚黄腻，脉弦滑。

处方：

茵陈 30g	牡丹皮 6g	黄芩 6g	炒白术 15g
女贞子 15g	枸杞子 15g	菟丝子 15g	五味子 10g
覆盆子 15g	藕节 15g	桑叶 15g	桑寄生 g
续断 15g	阿胶 10g^{烊化}	黄连 3g	升麻 10g

14 剂，每日 1 剂，每剂两煎，共取 500mL，分早晚温服。

在上方基础之上加减，加入阿胶增强补血安胎之力，炒白术健脾益气安胎，茵陈、牡丹皮清虚热，藕节收敛止血，桑叶清肺润燥，黄连清热。全方共奏补肾益精、清热安胎之功。

五诊：2013 年 7 月 8 日（丈夫代述）

白带量可色黄，阴道少量淡粉分泌物，畏寒，其余未诉明显不适。先兆流产的征兆，故滋阴止血安胎药。

处方：上方减茵陈、牡丹皮、黄芩，加仙鹤草 30g，血余炭 10g，棕榈炭 10g。

14 剂，每日 1 剂，每剂两煎，浓缩共取 300mL，少量频服温服。

六诊：2013 年 7 月 15 日。

畏寒，恶心，呕吐，大便干，舌淡紫苔白腻，脉细小滑。

血清激素检查：$P\ 18.49\ ng/mL$，$E_2\ 397\ pg/mL$，$\beta\text{-HCG}\ 92758.74\ mIU/mL$。

处方：

党参 15g	太子参 15g	人参 15g	生黄芪 15g
竹茹 10g	陈皮 10g	紫苏梗 6g	白茅根 30g
升麻 10g	制香附 15g	菟丝子 15g	女贞子 10g
枸杞子 15g	五味子 10g	炙甘草 15g	麦冬 10g

14 剂，每日 1 剂，每剂两煎，浓缩共取 300mL，少量频服温服。

患者脾胃不和，以调护脾胃为主。加党参、太子参、人参、麦冬、炙甘草健脾益气，调和脾胃，制香附疏肝理气，陈皮行气健脾，紫苏梗行气止呕，竹茹清热止呕。

七诊：2013 年 7 月 29 日。

咽痛，乏力，恶心呕吐。白带色黄，大便干，二日一行。舌淡紫，苔白腻，花剥，脉滑。

血清激素：$P\ 17.7\ ng/mL$，$E_2\ 714\ pg/mL$，$\beta\text{-HCG} >200000\ mIU/mL$。

处方：

苦杏仁 10g	生白术 30g	北沙参 30g	竹茹 10g
紫苏梗 6g	陈皮 10g	山药 15g	砂仁 6g(后下)
党参 15g	太子参 15g	人参 15g	干姜 6g
菟丝子 15g	桑寄生 15g	桑叶 15g	肉苁蓉 30g。

14 剂，每日 1 剂，每剂两煎，浓缩共取 300mL，少量频服温服。

口服黄体酮胶囊，一次 2 粒，每日 3 次。

医嘱：2 周复查 P、E_2、$\beta\text{-HCG}$。

方中生白术健脾益气安胎，山药平补脾肺肾，干姜温中止呕；菟丝子、桑寄生、肉苁蓉滋补肝肾，肉苁蓉兼能润肠通便；苦杏仁润肠通便；陈皮行气健脾，化痰燥湿；砂仁理气安胎；竹茹清热止呕；紫苏梗行气止呕；桑叶轻宣肺气，清肺润燥。全方共奏补中益气、益肾安胎之功。患者孕酮偏低，口服黄体酮胶囊，中西医并用。

八诊：2013 年 8 月 12 日。

咽部刺痛感，恶心呕吐，大便每日 2 次，质干。舌红，苔白，有裂纹，脉小滑。$\beta\text{-HCG}\ 193354.41\ IU/L$。

处方：

党参 15g	太子参 15g	北沙参 30g	玄参 10g
生黄芪 15g	炙甘草 15g	山药 15g	生白术 30g
女贞子 10g	枸杞子 10g	菟丝子 15g	覆盆子 15g
干姜 6g	竹茹 10g	紫苏梗 6g	砂仁 6g(后下)

14 剂，每日 1 剂，每剂两煎，浓缩共取 300mL，少量频服温服。

九诊：2013 年 8 月 26 日。

LMP 5 月 25 日。情绪急躁，恶心呕吐，小腹偶有冷痛，便秘，小便黄，阴道分泌物黄。舌黯苔白，中部花剥苔，脉滑。血清激素：P >40 ng/mL，β-HCG 146582.17 IU/L。

处方：

北沙参 30g	麦冬 10g	天冬 10g	阿胶 10g(烊化)
炙黄芪 30g	生白术 30g	肉苁蓉 30g	陈皮 6g
砂仁 6g(后下)	紫苏梗 6g	山药 30g	竹茹 10g
菟丝子 15g	覆盆子 15g	女贞子 15g	枸杞子 10g

14 剂，每日 1 剂，每剂两煎，浓缩共取 300mL，少量频服温服。

方用五子衍宗汤同时加北沙参、麦冬、天冬、生白术、山药养阴生津、益气健脾，白术尚可安胎；炙黄芪补中益气；肉苁蓉补肝益肾，润肠通便。

十诊：2013 年 9 月 9 日。

孕 12 周以上。恶心，偶有小腹疼，阴道分泌物多，色黄，外阴痒，纳少，眠佳，二便可。舌红苔白，脉滑涩。血清激素：β-HCG 48958 IU/L，P >40.00 ng/mL，E_2 > 1000 pg/mL。

处方：

党参 15g	生黄芪 30g	黄芩 10g	炒白术 12g
女贞子 15g	枸杞子 15g	升麻 10g	紫苏梗 6g
菟丝子 15g	覆盆子 15g	五味子 10g	阿胶 10g(烊化)
制香附 10g	炙甘草 10g	陈皮 6g	砂仁 6g(后下)

14 剂，每日 1 剂，每剂两煎，浓缩共取 300mL，少量频服温服。

十一诊：2013 年 9 月 16 日。

孕 13 周以上，偶有小腹疼痛。9 月 10 日于平阴县医院查分泌物为"霉菌性阴道炎"，现带下量多，色黄，外阴痒，纳可，眠可，二便调。舌红苔白，脉弦滑。B 超示宫内单胎，BPD 3.5cm，HC 12.6cm，FL 1.9cm，AC 9.9cm，羊水 4.7cm。左侧壁胎盘，胎心（+）。

处方：

女贞子 10g	枸杞子 10g	五味子 10g	菊花 10g
蒲公英 10g	蛇床子 10g	生白术 10g	黄柏 10g

菟丝子 15g	桑寄生 15g	续断 15g	阿胶 10g^(烊化)
白芍 30g	炙甘草 15g		

14 剂，每日 1 剂，每剂两煎，浓缩共取 300mL，少量频服温服。

外洗方：

败酱草 15g	百部 20g	土茯苓 30g	苦参 30g
鱼腥草 15g	白鲜皮 15g	蛇床子 15g	蒲公英 15g

7 剂，水煎，每剂煎取 1000mL，外洗外阴。

由于妊娠，阴道内环境发生改变，出现阴道瘙痒症状，在口服方药中加入蒲公英清热解毒，消炎抗感染。兼用外洗方，清热利湿，以达消炎作用。

十二诊：2013 年 9 月 30 日。

LMP 5 月 25 日。鼻塞，黄痰，阴痒消失，带下正常。舌淡红，苔厚腻，脉弦滑。

处方：

黄芩 6g	生黄芪 30g	防风 10g	炒白术 10g
南沙参 15g	北沙参 15g	生甘草 6g	苦杏仁 10g
黄连 3g	山药 15g	紫苏梗 6g	阿胶 10g^(烊化)
菟丝子 15g	女贞子 10g	枸杞子 10g	制香附 6g

14 剂，每日 1 剂，每剂两煎，浓缩共取 300mL，少量频服温服。

十三诊：2013 年 10 月 14 日。

LMP 5 月 25 日。阴道分泌物多，偶尔痒，鼻塞较前轻，小便黄，晨起有黄痰。舌紫有瘀点，苔白，脉弦滑。

处方：

生黄芪 30g	防风 10g	炒白术 10g	苦杏仁 10g
南沙参 15g	北沙参 15g	黄芩 6g	桑叶 15g
桑寄生 15g	菟丝子 15g	续断 15g	制香附 15g
紫苏梗 6g	竹茹 10g	桑椹 15g	砂仁 6g^(后下)
女贞子 15g			

14 剂，每日 1 剂，每剂两煎，浓缩共取 300mL，少量频服温服。

【按】患者流产多次，气血阴阳亏虚，故在治疗过程中一直以补益肝肾、益气养血为主。妊娠后一直以补肾安胎、调和脾胃为主，保胎治疗到 18 周，超过胎停育 2 周以上，防止胎再次停育。

病案二十九：不孕症

黄金，女。出生日期：1983 年 8 月。

初诊日期：2014 年 12 月 27 日。节气：大寒。

主诉：结婚 5 年，未避孕 1 年未孕。

病史：患者月经 $12\frac{7}{26\sim35}$，量可，色淡，痛经（-），血块（+）。G0P0。高泌乳素血症病史，垂体瘤大小约 1.8cm×1.7cm。

刻下症：LMP 11月6日。前几日受寒感冒，乳房胀，晨起口苦，咽干，偶有恶心，纳眠可，二便调，舌黯红，苔薄黄，中有裂纹，边有齿痕，脉小滑。

11月29日于301医院行内分泌六项检查显示：FSH 4.08 mIU/mL，LH 2.44 mIU/mL，PRL 112.39 ng/mL，E_2 12 ng/mL，P 0.4 ng/mL，T 0.96 ng/mL。

B超监测排卵情况

	内膜（cm）	左侧卵巢优势卵泡（cm×cm）
10月8日	0.9	1.7×1.3
10月11日	1.2	1.9×1.8
10月12日	0.9	2.2×1.9
10月13日	0.9	1.7×1.1（卵巢塌陷可能）

12月16日于北京大学人民行医院头颅磁共振检查（MRI）结果显示：垂体右半部类圆形占位，1.8cm×1.7cm，垂体瘤？2013年12月28日北京京北医院丈夫精液常规检查结果显示：液化时间30分钟，A级16.25%，B级14.74%，C级12.5%，D级29%。

中医诊断：不孕症。

西医诊断：原发性不孕；高泌乳素血症；垂体瘤。

证型：伤寒少阳，肝肾亏虚，瘀血阻滞，湿热内蕴。

治则：和解少阳，补益肝肾，活血散瘀，清热利湿。

处方：

柴胡 10g	黄芩 10g	党参 15g	法半夏 10g
高良姜 6g	炙甘草 15g	女贞子 15g	枸杞子 15g
当归 10g	川芎 10g	赤芍 15g	生地黄 15g
茵陈 30g	羌活 10g	川牛膝 15g	合欢花 15g

7剂，每日1剂，每剂两煎，共取500mL，分早晚温服。

患者乳房胀、口苦咽干，又有感冒病史，用小柴胡汤合四物汤加减。方中去生姜加高良姜辛热，温中散寒，配当归、赤芍、生地黄、川牛膝增强活血化瘀之力；茵陈清除虚热，合欢花解郁安神，又取其活血之力。

二诊：2015年1月31日。

LMP 1月1日。白带时有色黄，纳可，眠佳，二便调，舌黯红，苔厚白，脉弦滑。

1月17日妇科B超检查结果显示：子宫大小约 5.1cm×4.4cm×3.5cm，Em1.1cm，右侧卵巢 4.3cm×2.7cm，优势卵泡 2.0cm×1.7cm，左侧卵巢大小约 3.4cm×2.5cm。

处方：

| 柴胡 10g | 当归 10g | 川芎 10g | 赤芍 15g |

生地黄 15g	枸杞子 15g	女贞子 15g	五味子 10g
炒麦芽 30g	川牛膝 15g	炙甘草 15g	生黄芪 15g
炙黄芪 15g	制香附 15g	郁金 10g	紫石英 15g^(先煎)

7剂，每日1剂，每剂两煎，共取500mL，分早晚温服。

医嘱：①记录基础体温（BBT），复查内分泌六项；②口服甲硫酸溴隐亭片，每次半片，每日1次。

本月有优势卵泡，子宫内膜发育良好，且有同房，现在正值黄体期，故用柴胡四物汤合五子衍宗汤加减以养血补血、补肾助孕。加黄芪养阴益气；香附、郁金行气解郁；紫石英温肾助阳。

三诊：2015年2月28日。

LMP 1月31日，本月无性生活。下颌部长痤疮，纳眠可，大便每日1次，小便黄，舌黯红，苔白腻，脉小滑。

2月25日于西苑医院行内分泌六项检查结果显示：FSH 1.89 mIU/mL，LH 3.77 mIU/mL，PRL 181.50 ng/mL，E_2 940.40 ng/mL，P 44.31 ng/mL，T 0.40 ng/mL。

处方：

当归 10g	川芎 10g	赤芍 15g	生地黄 15g
桑白皮 10g	威灵仙 15g	白芷 10g	白茅根 30g
苎麻根 30g	黄连 6g	葛根 15g	川牛膝 15g
车前草 15g	茯苓 15g	炒白术 10g	石菖蒲 10g

7剂，每日1剂，每剂两煎，共取500mL，分早晚温服。

方用四物汤加减以活血补血调经，加桑白皮、威灵仙、白芷利湿消脓，缓解脸部痤疮；黄连、苎麻根清热解毒，苎麻根又安胎；白茅根、车前草清热利湿；茯苓、白术、石菖蒲健脾利湿。全方共奏补血活血、清热化湿之功。

四诊：2015年3月7日。

LMP 3月2日，未净，前3天少量咖色分泌物，第4天量稍多，色鲜红，痛经（-），血块（+）。下颌长粉刺，唇上溃烂结痂，纳眠可，大便每日1次，成形，小便色黄。舌淡红，中有裂纹，苔白腻，脉弦滑。

处方：

制香附 15g	郁金 10g	藿香 10g	佩兰 10g
当归 10g	生地黄 30g	桑白皮 10g	威灵仙 15g
升麻 10g	蒲公英 15g	川牛膝 15g	地龙 10g
赤芍 15g	枸杞子 15g	女贞子 15g	炙鳖甲 15g^(先煎)
穿山甲粉 10g^(冲服)			

7剂，每日1剂，每剂两煎，共取500mL，分早晚温服。

体内湿邪仍重，在上方基础上加藿香、佩兰芳香化湿，取升麻、蒲公英清热解毒之功，加地龙、芍药、穿山甲粉增加活血化瘀之力，枸杞子、女贞子滋阴补肾，炙鳖甲清虚热。

五诊：2015年3月21日。

LMP 3月2日，7天净。外阴瘙痒，纳眠可，大便每日1次，小便黄，舌淡黯，苔白，中有裂纹，脉小滑。

3月16日于北京京北医院行B超检查结果显示：子宫4.8cm×4.3cm×4.5cm，Em1.0cm，宫颈厚2.6cm，左卵巢内见塌陷无回声，1.3cm×1.2cm。

处方：

女贞子15g	枸杞子15g	五味子10g	车前子15g(包煎)
覆盆子15g	蛇床子10g	蒲公英15g	菟丝子15g
白芍30g	炙甘草15g	制香附15g	木香6g

7剂，每日1剂，每剂两煎，共取500mL，分早晚温服。

正值黄体期，用五子衍宗汤加减以补肾助孕；蛇床子、蒲公英清热解毒，蛇床子又有温肾壮阳；香附、木香疏肝理气。

六诊：2015年4月4日。

LMP 3月2日，已妊娠。牙疼，偶有小腹疼，腰酸，纳可，易醒，大便1~3次/天，小便黄，舌淡黯，苔白，边有齿痕，脉弦滑。BBT高温相平稳。

3月31日于西苑医院行血清激素检查结果显示：E_2 1883 ng/mL，P 118.90 ng/mL，β-HCG 610.30 mIU/mL，已孕。

处方：

党参15g	麦冬10g	五味子10g	阿胶10g(烊化)
续断15g	桑寄生15g	桑叶10g	白芷10g
桑椹15g	女贞子15g	黄连3g	吴茱萸3g
菟丝子15g	制香附10g	车前子15g(包煎)	

7剂，每日1剂，每剂两煎，浓煎共取300mL，少量频服温服。

患者已妊娠，注意补肾安胎，方用寿胎丸合五子衍宗汤加减。再加麦冬、党参，取生脉散之义，益气生津，桑椹子滋阴益气，黄连清热安胎，吴茱萸温经助阳。

七诊：2016年4月13日。

2016年1月25日顺产1男孩，身长49cm，现母乳喂养，乳汁过多、有块。产后30天恶露干净，40天左右阴道少量深红色分泌物，持续2天；产后50天再次出现阴道少量红色分泌物1天；产后11周，阴道出血4天，似月经但量少。4月2日，阴道出血量多，4天净。痛经，纳可，眠差，大便1~2次/天，成形，小便调。舌淡红有斑点，如充血样，苔薄白水滑，脉弦滑。

2016年3月11日B超：子宫前位大小约5.3cm×4.7cm×6.9cm，单层内膜厚约0.2cm，宫腔线分离，前后径约0.2cm，双侧卵巢及附件区未见异常。

处方：

女贞子 15g	墨旱莲 15g	党参 15g	生黄芪 15g
炙黄芪 15g	穿山甲粉 3g(冲服)	路路通 10g	王不留行 10g(包煎)
补骨脂 15g	黄芩 10g	炒蒲黄 30g(包煎)	生地黄 20g
当归 10g	炙甘草 15g	山药 30g	百合 20g
莲子肉 15g			

7剂，每日1剂，每剂两煎，共取500mL，分早晚温服。

妇人产后气血亏虚，方用二至丸合举元煎加减以养血益气、升提气血。加路路通、穿山甲粉、王不留行、当归、炒蒲黄增强活血化瘀之力，有利于产后瘀血的排出，在活血同时加生地黄、当归兼顾滋阴补血，同时加补骨脂、山药固护肾中精气，百合、莲子肉养心安神，缓解不良情绪。

【按】小柴胡汤为治疗伤寒少阳病证的基础方，又是和解少阳法的代表方。临床上应以往来寒热，胸胁苦满，心烦喜呕，口苦，咽干，苔白，脉弦为辨证要点。临床上只抓住前四者的一二主症，便可以用本方治疗，不必待其症候悉具。正如《伤寒论》所说："伤寒中风，有柴胡证，便见一证便是，不必悉具。"该患者近几日受寒感冒，又有咽干口苦等症状，故初诊时以小柴胡汤加减，治疗一段时间后患者症状明显缓解。患者湿邪内停，运用健脾利湿、芳香化湿、利水渗湿、清热利湿各法增强利湿之力，取得良效，之后患者妊娠，妊娠过程中补肾安胎、益气养血。产后患者气血虚弱、瘀血内停，在补益气血基础上加用大量活血化瘀之品，促进产后瘀血的排出，有助于子宫的恢复。

病案三十：不孕症；胚胎停育

钟某，女。出生日期：1982年10月。

初诊日期：2014年5月19日。节气：夏至。

主诉：结婚4年，有正常性生活，未避孕1年未孕。

现病史：患者月经 $13\dfrac{3\sim4}{30}$，量少，痛经（+），血块（-）。G1P0，2011年11月2个月胎停育药流。

刻下症：LMP 4月30日，5天净。白带正常，纳眠可，大便正常，小便频。舌淡红，苔厚黄，脉小滑。5月8日输卵管造影示：盆腔显影示右侧不畅，粘连，右侧输卵管伞部粘连。

5月19日妇科内分泌六项检查结果显示：FSH 3.15 mIU/mL，LH 4.29 mIU/mL4mL，PRL 10.24 ng/mL，E_2 94 ng/mL，P 12.2 ng/mL，T 0.360 ng/mL。

中医诊断：不孕症；胎死不下；癥瘕。

西医诊断：继发性不孕；胚胎停育；盆腔炎性疾病（输卵管炎）。

证型：肝肾阴虚，冲任失调。

治则：补益肝肾，调理冲任。

处方：

菟丝子 15g	女贞子 15g	枸杞子 15g	覆盆子 15g
五味子 10g	制香附 15g	桑寄生 15g	续断 15g
炒白术 15g	山药 15g	杜仲 15g	巴戟天 15g

7剂，每日1剂，每剂两煎，共取500mL，分早晚温服。

方用五子衍宗汤加减以补肾助孕，加杜仲、巴戟天补肾阳，阳中求阴，桑寄生、续断补肾强骨，香附理气调经，白术、山药益气健脾。

二诊：2014年5月26日。

LMP 4月30日。紧张时易手心出汗，偶有阴道疼痛，纳眠可，二便调。舌黯苔薄，脉弦滑。患者自诉子宫肌瘤大小约1.5×0.9cm；病毒抗体Ig（+），单性病毒抗体（+）；血小板 $2306×10^9$/L；BBT 36.4℃~36.5℃。

处方：

浮小麦 30g	炙甘草 15g	大枣 30g	百合 20g
生地黄 20g	菟丝子 20g	杜仲 15g	巴戟天 15g
炒白术 20g	桑寄生 15g	续断 15g	吴茱萸 6g
黄连 3g	黄芩 6g		

7剂，每日1剂，每剂两煎，共取500mL，分早晚温服。

医嘱：丈夫精液常规及形态检查，排除男方生殖问题。

患者易紧张，方用甘麦大枣汤加减，缓解情绪。浮小麦除烦止汗，百合宁心除烦，生地黄、菟丝子、杜仲、巴戟天、桑寄生、续断补肾益精，黄芩、黄连清热利湿，起消炎抗感染作用。

三诊：2014年6月12日。

LMP 5月28日，6天净，量可，色红，痛经（+），血块（+）。6月10日发热38.2℃，现咽痛，咽干，咳嗽，少痰，纳眠可，二便调。舌黯，红苔薄黄，脉小滑。

处方：

连翘 30g	白附子 10g	白芥子 10g	牛蒡子 15g
芦根 30g	白薇 15g	苦杏仁 10g	玄参 10g
桔梗 10g	南沙参 15g	北沙参 15g	地骨皮 15g
橘皮 10g	款冬花 10g	紫菀 10g	金银花 30g

7剂，每日1剂，每剂两煎，共取500mL，分早晚温服。

患者感冒发热，方用连翘、金银花、牛蒡子疏风散热，芦根清热生津，玄参、南沙参、北沙参益阴生津，缓解咽干痛症状；白附子、白芥子、紫菀、款冬花化痰止咳；苦杏仁、桔梗宣肺止咳，地骨皮、白薇清虚热。

四诊：2014年6月19日。

LMP 5月28日，体重下降3斤左右，偶咳，困倦，少痰，双手湿冷，纳眠可，二便调。舌淡红，苔中后部黄腻，脉滑。

甲状腺功能检查示 FT_4 7.52 ng/dl↓（正常值 8.25ng/dl~14.23ng/dl），FT_3 3.5 pg/mL↓（正常值 3.69 pg/mL~6.79 pg/mL）。

处方：

党参 15g	厚朴 12g	紫苏叶 15g	姜半夏 12g
麻黄根 10g	茯苓皮 15g	猪苓 15g	炒白术 30g
山药 30g	夏枯草 15g	杜仲 15g	巴戟天 15g
泽泻 10g	牡丹皮 10g	菟丝子 20g	徐长卿 30g

7剂，每日1剂，每剂两煎，共取500mL，分早晚温服。

方用五苓散加减，利水渗湿，加厚朴、紫苏叶行气止咳，姜半夏下气化痰止咳，麻黄根敛汗，徐长卿利水活血，泽泻、牡丹皮活血化瘀，夏枯草散结消肿。

五诊：2014年6月30日。

LMP 6月25日，几净，量可，色红，痛经（-），血块（+）。小腹稍有不适，腰疼，潮热，纳可，眠差，二便调。舌淡黯，苔黄腻，脉弦滑。

处方：

阿胶 10g(烊化)	桑寄生 15g	续断 15g	狗脊 15g
白薇 15g	生地黄 30g	地骨皮 15g	玄参 10g
赤芍 15g	白芍 15g	麦冬 10g	苍术 10g
穿山甲粉 3g(冲服)	皂角刺 10g	胆南星 10g	石菖蒲 10g
远志 6g			

7剂，每日1剂，每剂两煎，共取500mL，分早晚温服。

正值月经期，方用寿胎丸加减，补肾精，促进卵泡的发育，加白薇、生地黄、地骨皮清虚热；赤芍、白芍养血敛阴；皂角刺、穿山甲粉活血通络，促进卵泡的排出；石菖蒲、远志宁心安神，缓解睡眠不佳。

六诊：2014年7月14日。

LMP 6月25日，纳眠可，二便调。舌紫黯，苔薄黄，脉弦滑。7月9日自测排卵（+）。7月10日B超示已排卵。

处方：

菟丝子 15g	覆盆子 15g	女贞子 15g	枸杞子 15g
枳壳 15g	地龙 10g	浙贝母 10g	煅瓦楞子 10g(先煎)
桑叶 15g	桑寄生 15g	桑椹 15g	续断 15g
白芍 30g	炙甘草 15g	生黄芪 15g	党参 15g

7剂，每日1剂，每剂两煎，共取500mL，分早晚温服。

正值黄体期，有排卵并有同房，考虑有妊娠可能，方用五子衍宗汤加减以补肾助孕。另加枳壳通利上下气机，桑叶宣上焦肺气，桑椹养胃阴，桑寄生补肾强骨，黄芪、白芍、党参、炙甘草健脾益气，调和脾胃。

七诊：2014 年 7 月 24 日。

LMP 7 月 22 日，未净，量可，色红，痛经（-），血块（+）。易汗出，纳眠可，二便调。舌黯红，苔薄黄，脉弦细。

丈夫精液常规检查结果显示：PR 47.42%，NP 40.11%，IM 12.7%，正常精子形态 4.0%。

处方：

柴胡 10g	当归 15g	川芎 10g	赤芍 15g
生地黄 15g	穿山甲粉 3g（冲服）	皂角刺 10g	王不留行 10g
路路通 10g	川牛膝 15g	益母草 15g	马齿苋 30g
益智仁 30g	麻黄根 10g	浮小麦 30g	石菖蒲 10g

7 剂，每日 1 剂，每剂两煎，共取 500mL，分早晚温服。

正值月经期，用柴胡四物汤加减以增强活血化瘀调经之力，加穿山甲粉、皂角刺、王不留行、路路通等走窜之品，增强活血通络之力，从而促进卵泡期时卵子的排出；麻黄根、浮小麦除烦敛汗，缓解出汗症状。

八诊：2014 年 8 月 4 日。

LMP 7 月 22 日，4 天净。7 月 31 日，自测排卵（+），8 月 2 日、3 日同房，易急躁，出汗，右小腹坠痛，纳眠可，二便调。舌紫黯，苔薄白，脉弦细。

处方：

女贞子 15g	枸杞子 15g	五味子 10g	车前子 30g（包煎）
菟丝子 30g	白芍 30g	夏枯草 15g	合欢花 10g
白芷 10g	升麻 15g	麻黄根 10g	浮小麦 30g
炙甘草 15g	制香附 15g	郁金 10g	

7 剂，每日 1 剂，每剂两煎，共取 500mL，分早晚温服。

医嘱：8 月 18 日至 20 日，检查妇科内分泌六项、血沉。

考虑患者有妊娠可能，用五子衍宗汤加减，加夏枯草、合欢皮、香附、郁金疏肝解郁，缓解情绪；升麻升提阳气；白芍缓解止痛；麻黄、浮小麦、炙甘草除烦止汗。

九诊：2014 年 8 月 18 日。

LMP 7 月 22 日。乳房稍胀，外阴湿热瘙痒，纳眠可，二便调。舌紫黯，苔薄白，脉弦滑。处方：上方减麻黄根、升麻，加蛇床子 10g，蒲公英 15g。7 剂，服法同上。

十诊：2014 年 9 月 1 日。

LMP 8 月 19 日，5 天净，量可，色红，痛经（-），血块（-）。手脚心热，纳眠可，大便每日 1 次，不成形，小便正常。舌黯红，苔薄，脉弦滑。

8 月 20 日于北京妇产医院行妇科内分泌六项检查结果显示：FSH 8.23 mIU/mL，LH 3.20 mIU/mL，PRL 11.96 ng/mL，E_2 30.34 ng/mL，P 0.64 ng/mL，T 54.41 ng/mL。

8月28日于北京妇产医院行输卵管造影检查结果显示：双侧输卵管通畅，左侧散端粘连上举，右侧散端粘连。

处方：

姜黄6g	地龙10g	蝉蜕6g	葛根10g
茜草15g	忍冬藤15g	青风藤30g	海风藤30g
败酱草15g	路路通10g	王不留行10g	穿山甲粉3g^(冲服)
生黄芪30g	地骨皮30g	大腹皮15g	川牛膝15g

7剂，每日1剂，每剂两煎，共取500mL，分早晚温服。

正值排卵期，加大活血化瘀之药的应用促进卵泡的排出。加忍冬藤、青风藤、海风藤、路路通、王不留行、穿山甲粉、川牛膝活血通络，促排卵；黄芪益气健脾，调和脾胃；地骨皮清除虚热。

十一诊：2014年9月22日。

LMP 9月15日，5天净，量少，色暗，痛经（++），血块（-）。纳眠可，二便调。舌淡紫，苔白，脉小滑。

9月22日于北京市第二医院妇科B超检查结果显示：子宫前位，Em 0.4cm，左卵巢大2.3cm，右卵巢大3.0cm，优势卵泡0.9cm×0.6cm。

处方：

制香附15g	当归10g	川芎10g	赤芍15g
生地黄15g	苏木6g	土鳖虫10g	川牛膝15g
益母草15g	胡芦巴15g	补骨脂15g	骨碎补15g
蛇床子10g	蒲公英15g	生黄芪30g	枳壳15g
穿山甲粉3g^(冲服)			

7剂，每日1剂，每剂两煎，共取500mL，分早晚温服。

正值月经期，本次月经痛经严重，用四物汤养血活血调经，加香附行气调经；苏木、土鳖虫、穿山甲活血化瘀；川牛膝、益母草利水调经；胡芦巴、补骨脂、骨碎补、蛇床子温肾助阳。

十二诊：2014年9月29日。

LMP 9月15日。痤疮，恶心，纳眠可，二便调。舌红苔白，脉弦滑。

B超监测卵泡及内膜情况

日期	内膜厚度（cm）	右卵巢卵泡大小（cm×cm）
9月22日	0.4	0.9×0.6
9月25日	1.0	0.8×0.5
9月28日	0.9	1.6×1.0
9月29日	0.9	1.8×1.2

加大活血化瘀之力，促进卵泡的排出，处方：

生黄芪 15g	炙黄芪 15g	丹参 15g	地龙 10g
路路通 10g	王不留行 15g	海螵蛸 10g	蜈蚣 1 条
枳壳 15g	当归 10g	淫羊藿 15g	穿山甲粉 3g^(冲服)
川芎 10g	夏枯草 24g	赤芍 15g	连翘 15g
炙鳖甲 15g^(先煎)			

7 剂，每日 1 剂，每剂两煎，共取 500mL，分早晚温服。

十三诊：2014 年 10 月 27 日。

LMP 9 月 15 日，已孕。10 月 13 日阴道少量出血，偶有小腹疼痛，多汗，纳眠可，大便 2-3 次，不成形，小便频，夜尿 1 次。舌紫黯苔薄黄，脉小滑。

监测 P 和 β-HCG

日期	P（ng/L）	β-HCG（mIU/mL）
10 月 14 日	18.66	186.90
10 月 21 日	18.48	4392 1.6
10 月 21 日	15.4	17529.94

处方：

党参 15g	生黄芪 30g	桑叶 15g	桑寄生 15g
桑椹 15g	女贞子 15g	枸杞子 15g	五味子 10g
菟丝子 20g	覆盆子 15g	山药 30g	黄芩 10g
炒白术 15g	锁阳 15g	莲子肉 15g	仙鹤草 30g

7 剂，每日 1 剂，每剂两煎，浓缩共取 300mL，少量频服温服。

患者已妊娠，用五子衍宗汤加减，补肾安胎。方用党参、黄芪、白术益气健脾，调和脾胃，缓解恶心呕吐症状；黄芩清热安胎；锁阳固肾以安胎；莲子肉养心安神，缓解孕期情绪；仙鹤草止血以安胎。

十四诊：2014 年 11 月 20 日。

LMP 9 月 15 日。服上方后阴道少量褐色分泌物，现已净，小腹偶有刺痛，偶有头晕，纳可，眠易醒，大便每日 1 次，质干，小便频。舌紫黯，苔根黄腻，边有齿痕，脉弦滑。

11 月 15 日检查示 P 28.86 ng/mL，β-HCG 133294.40 mIU/mL。

11 月 20 日检查示 P 21.50 ng/mL，E_2>1000 ng/mL，β-HCG 119602.48 mIU/mL。

2014 年 11 月 5 日妇科 B 超检查结果显示：宫内早孕 6 周加 4 天，有胎心。

甲状腺功能检查结果显示：TSH 0.85 mIU/mL，FT4 1.19 pg/mL，TPOAb 29.80 U/mL。

处方：

菟丝子 15g	续断 15g	桑寄生 15g	桑叶 15g

桑椹 15g	女贞子 15g	枸杞子 15g	五味子 10g
覆盆子 15g	制香附 15g	南沙参 15g	北沙参 15g
麦冬 10g	山药 30g	紫苏梗 6g	砂仁 3g$^{(后下)}$

7剂，每日1剂，每剂两煎，浓缩共取300mL，少量频服温服。

方用五子衍宗汤合寿胎丸加减，加用南沙参、北沙参、麦冬益气滋阴，山药甘平，平补脾肺肾，紫苏梗、砂仁行气安胎。

【按】患者素体真阴不足，精髓亏损，初诊时用五子衍宗汤加减以滋阴补肾，填精益髓。菟丝子、五味子、女贞子、枸杞子、覆盆子偏于滋阴益肾；山药补脾益阴，滋肾固精；在大队补阴药中配伍杜仲、巴戟天补阳药，取"阳中求阴"之义，即张介宾所谓"善补阴者，必于阳中求阴，则阴得阳升而泉源不竭"之义，本方阴中求阳是其特点。

病案三十一：异位妊娠

张某，女。出生日期：1979年8月31日。

初诊日期：2014年2月20日。节气：秋分。

主诉：宫外孕术后7个月。

病史：患者月经为 $13\frac{3\sim6}{30}$。G1P0。2013年7月，宫外孕后右侧输卵管破裂，于北京朝阳区医院行输卵管修补术。宫外孕手术后月经量开始减少，色红，痛经（-），血块（+），经前腰酸痛，小腹痛。

刻下症：LMP 2月16日，未净。双目干涩，疲乏无力，自汗，心悸，腰酸无力，偶有右侧少腹疼痛。纳可，眠佳，二便调。舌红，苔黄腻，脉弦涩。

中医诊断：异位妊娠。

西医诊断：异位妊娠。

证型：肾气亏虚，瘀血阻络。

治则：补肾活血，逐瘀通络。

处方：

桑寄生 15g	续断 15g	狗脊 15g	羌活 10g
独活 10g	川牛膝 15g	益母草 15g	地龙 10g
穿山甲粉 3g^{冲服}	僵蚕 10g	蜈蚣 2条	水蛭 10g
密蒙花 15g	当归 10g	川芎 10g	赤芍 15g
炙甘草 20g			

7剂，每日1剂，每剂两煎，共取500mL，分早晚温服。

医嘱：记录基础体温（BBT）。

患者宫外孕术后，气血亏虚，肝肾不足，素有瘀血阻滞，兼夹湿热，故用独活寄生汤加续断、狗脊,以增强益肝肾、补气血之功,羌活、独活共用,祛风利湿,通利一身气机,川牛膝、益母草活血调经利水,加上地龙、僵蚕、蜈蚣、穿山甲、水蛭血肉有情之品活血化瘀通络;密蒙花润肝明目,缓解眼部干涩症状。

二诊:2014年5月8日。

LMP 4月20日,5天净,色红,血块(+)。近几日感冒,咽中有痰,色黄,难咳,质稠;两颊及颈部痤疮明显。舌黯苔白,脉弦滑。2014年4月30日行输卵管造影检查结果显示左侧通畅,迂曲;右侧阻塞。LH/FSH>2。

2014年5月8日内分泌六项检查结果显示:FSH 4.21 mIU/mL, LH 11.66 mIU/mL, PRL 37.55 ng/mL, E_2 81.00 ng/mL, P 0.40 ng/mL, T 0.37 ng/mL。

处方:

桑寄生15g	续断15g	狗脊15g	制香附15g
郁金10g	升麻15g	连翘30g	桔梗10g
苦杏仁10g	柴胡10g	当归15g	川芎10g
赤芍15g	穿山甲粉3g(冲服)	全蝎粉3g(冲服)	乌梢蛇15g

14剂,每日1剂,每剂两煎,共取500mL,分早晚温服。

患者面颈部痤疮属于肝郁气滞化火,故用香附、郁金、柴胡疏肝理气;连翘、桔梗、苦杏仁化痰利咽。此外,四物汤配合桑寄生、续断、狗脊既补肾益精,又通利经脉,再加上穿山甲、全蝎、乌梢蛇血肉有情之品的走窜之力,活血化瘀,以期改善和恢复输卵管功能。

三诊:2014年6月12日。

LMP 5月28日,6天净,量少,色红,痛经(+),血块(-)。偶有小腹疼痛,乳胀,时有恶心。纳眠可,大便每日2次,排出不畅,小便正常。舌紫黯,苔黄腻,脉小滑。

处方:

制香附15g	郁金10g	菟丝子15g	桑寄生15g
路路通10g	丝瓜络15g	地龙10g	僵蚕10g
杜仲15g	巴戟天15g	紫河车粉6g(冲服)	紫石英15g
刘寄奴15g	川牛膝15g	穿山甲粉3g(冲服)	

7剂,每日1剂,每剂两煎,共取500mL,分早晚温服。

医嘱:复查PRL。

诸症合参,可知患者肝肾亏虚,加之内有湿热,以致大便排出不畅,故以补肾益精,活血化瘀,祛湿通络为法。此时患者正值排卵期,故酌加路路通、丝瓜络促进卵泡破裂排出,杜仲、巴戟天温补肾阳,促进阴阳转换。

四诊:2014年6月19日。

LMP 5月28日。左腹痛,纳眠可,二便调,精神压力大。舌黯,苔薄白,边有齿痕,脉弦滑。6月19日检查:PRL 55.46 ng/mL↑。

处方:

桑寄生 15g	羌活 10g	独活 10g	狗脊 15g
威灵仙 15g	当归 15g	川芎 10g	赤芍 15g
生地黄 15g	熟地黄 15g	川牛膝 15g	益母草 15g
延胡索 15g	地龙 10g	乌梢蛇 10g	路路通 10g
桑白皮 15g	白芷 10g		

14剂,每日1剂,每剂两煎,共取500mL,分早晚温服。

医嘱:口服溴隐亭2.5mg,每日1次。因患者血清泌乳素值高,故加服溴隐亭。

四诊:2014年9月4日。

LMP 7月27日,孕5周余。疲乏,困倦,口苦,脚凉,小腹胀痛,纳呆,眠可,大便每日1次,排出不畅,小便黄。舌紫黯,舌下静脉曲张,苔薄白,边有齿痕。BBT稳定均在37.2℃。P:1.10 ng/mL,E_2:51.00 ng/mL,β-HCG:664.10 mIU/mL。

处方:

制香附 15g	菟丝子 20g	桑寄生 15g	续断 15g
桑椹 15g	女贞子 15g	枸杞子 15g	覆盆子 15g
五味子 10g	紫苏梗 6g	砂仁 6g(后下)	白芍 30g
炙甘草 15g	干姜 6g	肉苁蓉 30g	生白术 30g

7剂,每日1剂,每剂两煎,浓缩共取300mL,少量频服温服。

患者已孕,以补肾安胎为法,用五子衍宗汤合寿胎丸加减。患者气机不畅,气血虚弱,故用香附、砂仁、紫苏梗、炙甘草疏肝理气,调理气机,同时缓解孕期紧张情绪;干姜温中止呕;炒白术、肉苁蓉既补脾益肾,又能润肠通便。

【按】患者素体肝肾亏虚,内有瘀血,不通则痛,故见经期腰酸痛,小腹痛。肾为先天之本,主生殖,肝为女子之先天,肝肾不足,气血失于条达,因而不能保证受精卵在输卵管的顺利运输与着床,造成宫外孕。宫外孕术后,患者机体更加虚弱,瘀血更加严重,故以补肾益精,益气养血,活血化瘀,利水通络为法,改善患者体质。经过多次调理,使其气血充足,气机条达后终得孕而果。

病案三十二:不孕症

徐某,女。出生日期:1987年2月27日。

初诊日期:2014年7月7日,节气:立秋。

主诉:婚后性生活正常,未避孕1年余未孕。

病史:患者月经 $13\frac{5\sim7}{30\sim36}$,量可,色暗,痛经(-),血块(+)。孕2产0,2013年5月、2015年11月诊断生化妊娠2次。

刻下症：LMP 7月6日，未净。2014年服用枸橼酸氯米芬促排卵2次，5月、6月各一次。经前小腹坠胀。眼眶暗，头顶痛。纳可，眠多梦，二便调，舌淡紫，苔黄腻厚，边有齿痕，脉弦滑。

2014年5月15日于北京玛丽妇婴医院行妇科B超检查结果显示：子宫中位，大小4.4cm×4.8cm×4.0cm，内膜厚度约1.0cm，宫颈可见直径0.3cm无回声；右卵巢大小约2.9cm×2.1cm×2.3cm，优势卵泡1.73cm×1.42cm×1.36cm；左卵巢大小约2.2cm×1.9cm×1.1cm，卵泡<1cm。

丈夫精液常规示：液化良好，PR 52.35%，NP 15.27%。

2015年7月7日于北京玛丽妇婴医院行内分泌六项检查结果显示：FSH 5.45 mIU/mL，LH 2.67 mIU/mL，PRL 18.25 ng/mL，E_2 23 ng/mL，P 0.1 ng/mL，T 0.05 ng/mL。

中医诊断：不孕症；头痛。

西医诊断：继发性不孕；经前紧张综合征。

证型：肝郁肾虚血瘀，冲任不固。

治则：补肾疏肝活血，调理冲任。

处方：

柴胡 10g	羌活 10g	川芎 10g	蔓荆子 10g
藁本 10g	白芷 10g	当归 15g	赤芍 15g
生地黄 15g	熟地黄 15g	三棱 10g	莪术 10g
全蝎粉 3g(冲服)	川牛膝 15g	益母草 30g	麻黄 10g
丹参 30g			

7剂，每日1剂，每剂两煎，共取500mL，分早晚温服。

因患者外感风寒，故用羌活、川芎、蔓荆子、藁本、白芷疏散风寒、清利头目，用柴胡四物汤加减以补血活血调经，三棱、莪术、全蝎、丹参增强活血化瘀之力，川牛膝、益母草活血调经。

二诊：2014年8月4日。

LMP 8月3日，未净，量可，色暗，痛经（-），血块（+）。纳眠可，二便调，舌紫检查结果显示，苔白腻厚，脉弦。

B超监测排卵及内膜情况

日期	内膜厚（cm）	右侧卵巢卵泡（cm×cm×cm）	左侧卵巢优势卵泡（cm×cm×cm）
7月16日	0.80	0.60×0.60×0.50	1.79×1.33×1.38
7月17日	0.86	-	1.58×1.46×1.26
7月19日	0.96	-	已排

处方：

麻黄 10g	蛇床子 10g	蒲公英 15g	当归 10g
川芎 10g	赤芍 15g	生地黄 15g	炮姜 9g
细辛 3g	制附子 6g	川牛膝 15g	益母草 30g
马齿苋 30g	水蛭粉 3g^(冲服)	鹿角霜 12g	巴戟天 15g

5剂,每日1剂,每剂两煎,共取500mL,分早晚温服。

医嘱:记录基础体温。

患者经期血块仍量多,久郁化火,故用四物汤加水蛭粉,以活血养血调经,加蛇床子、蒲公英、马齿苋清热利湿。取四逆汤加炮姜,以温肾助阳,散寒止痛,加鹿角霜、巴戟天补肾助孕。其中,细辛入肾经,善祛肾经寒邪,并能止痛。

三诊:2014年8月21日。

LMP 8月3日,5天净,量少,色暗,痛经(-),血块(+)。8月17、19、20日,三次同房。眠可,二便调,舌淡红,苔黄腻,脉弦。

B超监测排卵及内膜情况

日期	内膜厚(cm)	右卵巢优势卵泡(cm×cm×cm)	左卵巢优势卵泡(cm×cm×cm)
8月14日	0.70	1.70×1.65×1.20	1.48×1.39×1.54
8月16日	0.93	2.03×1.93×1.84	1.77×1.60×1.60
8月18日	1.20	1.95×1.79×1.65	2.66×1.90×1.70
8月20日	1.29	已排	已排

处方:

党参 15g	炒白术 15g	山药 15g	白扁豆 10g
杜仲 15g	巴戟天 15g	鹿角胶 12g	菟丝子 15g
车前子 30g^(包煎)	茺蔚子 15g	韭菜子 10g	女贞子 10g
枸杞子 10g	蛇床子 10g	合欢花 10g	制香附 15g

7剂,每日1剂,每剂两煎,共取500mL,分早晚温服。

四诊:2014年8月28日。

LMP 8月3日。BBT典型双向。左牙龈肿,纳眠可,二便调,白带多色微黄,舌红苔黄腻,左脉弦滑,右脉弦。

处方:

白芍 30g	炒白术 30g	白芷 10g	黄芩 10g
杜仲 15g	巴戟天 15g	五味子 10g	菟丝子 30g
女贞子 30g	枸杞子 15g	覆盆子 10g	茺蔚子 10g
茵陈 30g	牡丹皮 10g	生黄芪 15g	桑寄生 15g

7剂,每日1剂,每剂两煎,共取500mL,分早晚温服。

患者月经推迟伴有同房史,考虑已妊娠,故以健脾益气、补肾益精安胎、清热利湿为法。

五诊：2014 年 9 月 4 日。

LMP 8 月 3 日，孕 4 周。时有小腹痛，白带量多，纳眠可，大便每日 1 次，不成形，夜尿 2 次。舌黯红有瘀点苔染，舌下静脉怒张，脉弦滑。

今日血清检查示 P 23.20 ng/mL，E_2 223.00 ng/mL，β-HCG 450.49 mIU/mL，已孕。

处方：

党参 15g	生黄芪 15g	炒白术 15g	山药 30g
黄芩 10g	黄柏 6g	茵陈 30g	金樱子 15g
锁阳 15g	菟丝子 15g	五味子 10g	覆盆子 15g
女贞子 15g	枸杞子 15g	白芍 30g	蛇床子 10g

7 剂，每日 1 剂，每剂两煎，浓煎共取 300mL，少量频服温服。

医嘱：全休 3 周，调畅情志，营养饮食，注意孕期卫生。

结合舌脉象，患者湿热严重，故加黄芩、黄柏、茵陈加强清热利湿之力，金樱子、锁阳收敛固涩，利于胚胎稳固。

电话随访得知患者于 2015 年 5 月剖宫产一男婴，身长 50cm，体重 7 斤；恶露 1 月干净，母乳喂养 3 月，2015 年 10 月恢复月经。

【按】 该患者为肾虚不孕，肾为先天之本，生命之源，肾虚精少，以致不孕。再加上患者上感风寒头痛，下有肾虚血瘀，脾肾阳虚，阳虚水泛，故用祛除风寒、清利头目、补肾助阳利水之品调整全身机能，血瘀久而化热，不乏马齿苋、茵陈等清热利湿之品。

病案三十三：不孕症；痛经

赵某，女。出生日期：1986 年 8 月。

初诊：2014 年 11 月 6 日。节气：大雪。

主诉：结婚 3 年，未避孕 1 年未孕。

病史：患者月经为 $13\frac{3\sim5}{28\sim31}$，量少，色浅，痛经（+），血块（+）。G1P0，2012 年孕 3 月胎停育，行清宫术。

刻下症：LMP 10 月 23 日。经前腰部酸痛、乳房胀，手脚心热，纳眠可，二便调，白带量多色黄。舌黯红，苔黄腻，边有齿痕，脉细数。

10 月 24 日秦皇岛第一医院检查示 E_2<10 ng/mL，P 0.3 ng/mL。输卵管造影检查结果显示双侧通畅，形态上举。

B 超排卵及内膜情况

日期	内膜厚（cm）	右卵巢优势卵泡（cm×cm）	左卵巢优势卵泡（cm×cm）
11 月 4 日	0.56	1.0×1.0	1.3×1.2
11 月 5 日	0.7	-	1.5
11 月 6 日	0.8	0.8×1.1	2.2×2.0

中医诊断：不孕症；痛经。

西医诊断：继发性不孕；痛经。

证型：肝肾亏虚，痰凝血瘀，湿热内蕴。

治则：补益肝肾，化痰散瘀，清热利湿。

处方：

丹参 30g	姜黄 6g	地龙 10g	路路通 10g
穿山甲粉 3g$^{(冲服)}$	王不留行 10g	川牛膝 15g	葛根 30g
马齿苋 30g	马鞭草 30g	紫河车粉 6g$^{(冲服)}$	当归 10g
炙甘草 30g	桑寄生 15g	续断 15g	茵陈 15g
杜仲 15g			

14剂，每日1剂，每剂两煎，共取500mL，分早晚温服。

医嘱：①记录基础体温（BBT）；②丈夫精液常规及形态检查，排除男方生殖障碍。

二诊：2014年11月27日。

LMP 11月25日，未净，量少，色暗，痛经（+），血块（+）。经前双侧乳房胀痛，颈肩部疼痛，遇寒则甚，盗汗，脚凉，纳可，睡眠多梦，眠不实，梦语。大便1~2次/日，偏黏腻，小便调，白带量少色白。舌紫黯，苔薄白黄，边有齿痕，脉弦滑。11月6日丈夫精液常规检查显示：A级43.78%，B级13.11%，C级9.56%，D级34.56%；形态正常0.49%。

11月26日内分泌六项检查结果显示：FSH 4.42 mIU/mL，LH 2.52 mIU/mL，PRL 15.86 ng/mL，E_2 30.00 ng/mL，P 0.40 ng/mL，T 1.21 ng/mL。

处方：

茵陈 30g	牡丹皮 10g	黄芩 6g	当归 10g
川芎 10g	赤芍 15g	生地黄 15g	川牛膝 15g
益母草 15g	小茴香 6g	木香 6g	延胡索 15g
肉桂 6g	地龙 10g	蜈蚣 1条	穿山甲粉 3g$^{(冲服)}$
葛根 30g			

14剂，每日1剂，每剂两煎，共取500mL，分早晚温服。

患者正值月经期，方用四物汤加减以活血养血调经，川牛膝、益母草利水调经，体内有寒，加小茴香、木香、肉桂温中散寒；葛根舒筋活络，缓解颈部疼痛；茵陈、牡丹皮、黄芩清虚热，加入地龙、蜈蚣、穿山甲血肉有情之品增强活血化瘀之力。

三诊：2014年12月15日。

LMP 11月25日，3天净。胃部不适，颈肩部疼痛减轻，白带量多，纳可，眠多梦，大便每日1次，黏腻，小便黄，白带量多色白。舌紫黯，苔中黄腻，边有齿痕，舌体胖大，脉弦滑。自测12月8日，排卵（+）。12月9日B超：Em 0.67cm，卵巢优势卵泡已排。

处方：

党参 15g	陈皮 10g	炙甘草 15g	干姜 6g
紫苏梗 6g	菟丝子 20g	桑椹 15g	车前子 30g(包煎)
女贞子 10g	枸杞子 10g	覆盆子 15g	五味子 10g
葛根 15g	鹿角霜 12g	紫石英 15g(先煎)	

14 剂，每日 1 剂，每剂两煎，共取 500mL，分早晚温服。

患者正值黄体期，加上脾胃虚弱，水湿内停，用五子衍宗汤合六君子汤加减以补肾助孕、益气健脾；加葛根祛寒舒筋，缓解颈部疼痛；鹿角霜、紫石英补肾助阳，阳中求阴以助孕。

四诊：2014 年 12 月 29 日。

LMP 12 月 22 日，4 天净，量少，色暗，痛经（+），血块（+）。颈部酸疼，纳可，眠多梦，大便每日 1 次，质黏腻，小便黄，外阴瘙痒。舌紫黯，苔薄白，边有齿痕，脉滑。自测 BBT 双相典型。

12 月 29 日妇科 B 超：子宫中位 7.9cm×3.5cm；Em0.6cm，内膜肌壁界限不清；左卵巢内可见 1.6cm×1.4cm 无回声，边界尚清（优势卵泡?）；左卵巢旁可见 1.3cm×1.0cm 的无回声。

处方：

蛇床子 10g	蒲公英 15g	制香附 15g	当归 10g
川芎 10g	赤芍 15g	丹参 15g	枳壳 15g
马齿苋 30g	鹿角霜 12g	川牛膝 15g	葛根 15g
苏木 6g	土鳖虫 10g	穿山甲粉 3g(冲服)	生黄芪 30g
菟丝子 20g			

14 剂，每日 1 剂，每剂两煎，共取 500mL，分早晚温服。

方用香附四物汤加减活血补血调经，加苏木、土鳖虫、穿山甲粉增强活血通络之力，马齿苋、蛇床子、蒲公英清热利湿解毒。

五诊：2015 年 1 月 22 日。

LMP 1 月 15 日，3 天净，量少，色暗，痛经（-），血块（+）。1 月 4 日感冒，现口干、轻微咳嗽，眠多梦，胃部不适，大便每日 1 次，质黏，小便色偏黄，白带色偏黄。舌淡黯，苔薄黄，根部有裂纹，脉弦滑。1 月 2 日自测排卵（+）。

处方：

金银花 30g	葛根 30g	厚朴 10g	桔梗 10g
桑叶 15g	南沙参 15g	北沙参 15g	百合 20g
苦杏仁 10g	炙甘草 15g	制香附 15g	秦艽 15g
白头翁 15g	黄芩 10g	黄连 3g	

7剂，每日1剂，每剂两煎，共取500mL，分早晚温服。

患者感冒，用金银花清疏风热，桔梗、桑叶、苦杏仁宣肺止咳，厚朴降逆止咳，南沙参、北沙参、百合滋阴润燥缓解口干症状，秦艽、白头翁、黄芩、黄连清热利湿。

六诊：2015年2月16日。

LMP 1月22日。左侧小腹牵拉痛，阴部潮湿，纳可，多梦，大便黏腻，小便黄。舌淡苔微黄，脉弦滑。

2015年1月28日妇科B超检查结果显示：子宫大小约5.1cm×4.6cm×4.1cm，肌层欠均匀，Em 0.9cm；左侧卵巢大小约2.8cm×2.7cm×2.4cm，右侧卵巢大小约2.3cm×2.0cm×1.5cm。现BBT双相，高温持续13天。

2015年2月13日检查：β-HCG 297.5 mIU/mL，E_2 134 ng/mL，P 24.10 ng/mL。

2015年2月16日检查：β-HCG 1245.51 mIU/mL，E_2 143 ng/mL，P 19.30 ng/mL。

处方：

茵陈30g	女贞子15g	枸杞子15g	菟丝子20g
覆盆子15g	车前子15g(包煎)	五味子10g	白芍30g
炙甘草15g	肉苁蓉30g	炒白术10g	黄芩10g
续断15g	桑枝15g	制香附15g	阿胶10g(烊化)

14剂，每日1剂，每剂两煎，浓缩共取300mL，少量频服温服。

患者已妊娠，用五子衍宗汤加减以补肾安胎，加茵陈、黄芩清热，白芍、炙甘草、白术增强益气健脾之功，香附缓解孕期紧张情绪。

【按】从该患者卵泡监测情况，可见优势卵泡发育正常，治疗过程中在排卵期少佐补肾滋阴促进卵泡发育的中药，而主要应用活血化瘀通络中药促进卵泡的排出，如穿山甲粉、路路通、王不留行等。卵泡发育成熟后顺利排出，通过一段时间的调理子宫，内环境也适应受精卵的着床，受孕后，要注意调理脾胃，补肾安胎，缓解孕期恶心呕吐等不适症状。

病案三十四：不孕症；月经失调

张某，女。出生日期：1987年11月16日。

初诊日期：2014年8月28日，节气：大雪。

主诉：结婚5年，性生活正常，一直未避孕未孕。

现病史：患者月经$13\dfrac{5\sim7}{30\sim40}$，量可，色红，痛经（±），血块（+）。G4P0，人流1次，具体年月不详；2009年孕10周、2010年孕10周、2013年孕8周皆胚胎停育。

刻下症：LMP 8月4日。畏寒，易烦躁，纳眠可，二便调，舌黯红，苔薄白，边有齿痕，脉弦。

2014年8月18日于五洲妇儿医院行内分泌六项检查结果显示：FSH 0.93 mIU/mL，LH 2.13 mIU/mL，PRL 18.69 ng/mL，E_2 114.00 ng/mL，P 8.4 ng/mL，T 0.28 ng/mL。

妇科 B 超检查结果显示：子宫前位，大小约 4.8cm×4.1cm×3.9cm，内膜厚度约 0.9cm；左侧卵巢大小 3.4cm×1.8cm，右侧卵巢大小约 3.5cm×2.7cm，12 个以上卵泡较大者 0.8cm×0.7cm，0.9cm×0.8cm。

中医诊断：不孕症；胎死不下；月经失调。

西医诊断：继发性不孕；胚胎停育；多囊卵巢综合征；月经失调。

证型：肾虚血瘀，肝气郁滞，湿热内蕴。

治则：补肾活血，疏肝理气，清热利湿，调理冲任。

处方：

茵陈 10g	牡丹皮 10g	炒栀子 6g	女贞子 15g
墨旱莲 15g	制香附 15g	郁金 10g	丹参 30g
姜黄 6g	当归 10g	川芎 10g	赤芍 15g
生地黄 20g	百合 20g	鬼箭羽 15g	冬瓜皮 30g

14 剂，每日 1 剂，每剂两煎，共取 500mL，分早晚温服。

医嘱：①双方染色体检查；②检查丈夫精液常规；③记录基础体温（BBT）。

患者肝肾亏虚，气滞血瘀，久而化火，故用二至丸合四物汤加减补肾活血、疏肝理气、清热利湿。方中香附、郁金疏肝理气，茵陈、牡丹皮、炒栀子、鬼箭羽、冬瓜皮清热利湿，丹参、姜黄增强活血化瘀之力，百合既能清热利湿，又有润肺、安神作用。

二诊：2014 年 9 月 11 日。

LMP 9 月 1 日，6 天净，痛经（+）。纳可，眠佳，二便调。舌淡红，苔薄白，边有齿痕，脉弦滑。解放军 263 医院丈夫精液常规检查结果显示：活率正常 88%，液化 45 分钟。

处方：

制香附 15g	当归 10g	川芎 10g	赤芍 15g
川牛膝 15g	益母草 15g	泽兰 15g	苏木 6g
穿山甲粉 3g(冲服)	生黄芪 15g	合欢花 10g	巴戟天 15g
丹参 30g	姜黄 6g	紫河车粉 6g(冲服)	

14 剂，每日 1 剂，每剂两煎，共取 500mL，分早晚温服。

患者痛经尤甚，加上益母草、泽兰活血调经，穿山甲粉、紫河车粉血肉有情之品，增强补肾活血化瘀之力，合欢花解郁安神。

三诊：2014 年 9 月 29 日。

LMP 9 月 1 日。易急躁，小腹疼痛，纳眠可，二便调，舌黯红，苔薄白，边有齿痕，脉弦滑。BBT 不典型双相，高温相>8 天。

处方：

| 制香附 15g | 女贞子 10g | 枸杞子 10g | 五味子 10g |
| 菟丝子 20g | 覆盆子 15g | 茵陈 15g | 牡丹皮 10g |

| 炒栀子 6g | 黄芩 6g | 炒白术 15g | 黑芝麻 30g |
| 卷柏 15g | 山药 15g | 巴戟天 15g | 白芍 30g |

14 剂，每日 1 剂，每剂两煎，共取 500mL，分早晚温服。

以补肾活血、清热利湿、疏肝理气为法，用五子衍宗汤加减，加黑芝麻、山药、巴戟天增强补肾益精作用，取白芍柔肝缓急，缓解小腹疼痛。

四诊：2014 年 10 月 13 日。

LMP 9 月 1 日。昨日中午阴道少量出血，色鲜红，后出血消失，左侧腰酸痛，今小腹坠痛，早上阴道有少量褐色分泌物。纳可，眠佳，大便 1 次 1 日，正常，小便调，舌淡紫，边有齿痕，苔中根部白腻，脉弦滑。

10 月 13 日检查 β-HCG <1.20 mIU/mL。

内分泌六项检查：FSH 3.83 mIU/mL，LH 2.60 mIU/mL，PRL 13.47 ng/mL，E_2 46.00 ng/mL，P 0.80 ng/mL，T 0.63 ng/mL。

处方：

五味子 10g	女贞子 15g	枸杞子 15g	菟丝子 15g
桑寄生 15g	桑椹 15g	阿胶 10g	续断 15g
炒杜仲 15g	白芍 30g	炙甘草 15g	制香附 15g
仙鹤草 30g	山药 30g		

7 剂，每日 1 剂，每剂两煎，共取 500mL，分早晚温服。

患者月经推迟，考虑有怀孕的可能，故用五子衍宗汤合寿胎丸加减，以补肾益精固胎。加上马鞭草收敛止血；白芍、炙甘草柔肝缓急，缓解腹痛；香附辛温走散，使补中有散，不致郁滞。综合患者舌脉象，加上山药平补脾肺肾。

五诊：2014 年 10 月 30 日。

LMP 10 月 13 日，6 天净，量可，色红，痛经（+），血块（+）。10 月 25 日，阴道少量出血。近两天感冒。纳眠可，大便每日 2 次，小便正常，舌麻木，舌红苔白腻，边有齿痕，脉弦滑。BBT 不典型双相。

妇科 B 超检查显示：子宫前位，大小约 5.9cm×4.1cm×3.4cm，内膜厚度约 0.8cm；右卵巢大小约 3.4cm×2.7cm，卵泡 5~6 个，较大者 0.9cm×1.17cm；左卵巢大小约 2.97cm×1.48cm，卵泡 5~6 个，较大者 0.9cm×0.7cm。

处方：

制香附 15g	茵陈 30g	牡丹皮 10g	炒栀子 10g
狗脊 15g	续断 15g	羌活 10g	川芎 10g
苍术 10g	白术 10g	当归 10g	竹叶 10g
赤小豆 30g	生甘草 6g	川牛膝 15g	益母草 15g
连翘 15g			

7 剂，每日 1 剂，每剂两煎，共取 500mL，分早晚温服。

患者内有无形之湿热，故在补肾活血、清热基础上，加上羌活、苍白术、竹叶、赤小豆、连翘增强清热利湿之功，川牛膝、益母草活血利水调经，川牛膝引热下行，使湿热从小便而去。

六诊：2014年11月6日。

LMP 10月13日。本月避孕。白带量多色黄。鼻炎，胸闷，纳眠可，二便调，舌红嫩苔黄腻，边有齿痕，脉弦滑。

处方：

茵陈 30g	牡丹皮 10g	熟大黄 10g	苍耳子 10g
细辛 3g	辛夷花 6g	紫苏叶 15g	杜仲 15g
巴戟天 15g	川牛膝 15g	益母草 15g	马齿苋 30g
制香附 15g	当归 10g	川芎 10g	赤芍 15g

14剂，每日1剂，每剂两煎，共取500mL，分早晚温服。

患者鼻炎，故加用苍耳子、细辛、辛夷花、紫苏叶清宣肺气，通窍；四物汤合茵陈蒿汤加减，活补血调经，清热利湿。

七诊：2014年12月15日。

LMP 11月22日，7天净。牙疼，纳眠可，大便调，小便色黄，舌黯红，苔白，边有齿痕，脉小沉。BBT波动大。

12月8日B超示：子宫大小约5.3cm×4.5cm×4.2cm，内膜厚度约1.0cm；右卵巢大小约2.0cm×1.9cm。

11月28日于香河县人民医院行内分泌六项检查，结果显示：FSH 7.10 mIU/mL，LH 6.93 mIU/mL，PRL 16.54 ng/mL，E_2 110 ng/mL，P 1.29 ng/mL，T 0.28 ng/mL。

处方：

茵陈 30g	牡丹皮 10g	白芷 10g	菟丝子 15g
覆盆子 15g	女贞子 15g	枸杞子 15g	五味子 10g
山药 15g	炒白术 10g	党参 15g	炙甘草 15g
蛇床子 10g	蒲公英 15g	胡芦巴 15g	紫石英 15g

7剂，每日1剂，每剂两煎，共取500mL，分早晚温服。

结合舌脉，患者肝脾肾亏虚，内有湿热，故用五子衍宗汤合四君子汤加减补脾益气，补肾益精，以促进卵泡成熟。加上蛇床子、蒲公英清热利湿，胡芦巴、紫石英补肾助阳，散寒止痛。

八诊：2015年1月19日。

LMP 12月23日，五天净，量可，色红，痛经（-），血块（+）。纳可，入睡困难，二便调。舌黯红，苔厚白，脉弦滑。自测11月8日左右排卵，BBT双相。11月7、8、9日，3天有同房。1月7日，B超监测：内膜厚度约1.1cm，左卵巢大小约2.2cm×1.7cm。1月8日，B超监测：内膜厚度约1.1cm，子宫有肠窝见1.6cm×0.6cm不规则无固声区。

处方：

女贞子 15g	车前子 15g(包煎)	枸杞子 15g	菟丝子 15g
五味子 10g	制香附 15g	黄芩 10g	炒白术 10g
续断 15g	桑寄生 15g	桑叶 15g	桑椹 15g
升麻 10g	茵陈 30g	百合 20g	生地黄 20g

7 剂，每日 1 剂，每剂两煎，共取 500mL，分早晚温服。

患者排卵期有同房史，考虑有怀孕可能，故用五子衍宗汤加减补肾益精安胎，种子后用百合缓解紧张情绪。桑叶主入肺，清宣肺气，通调水道；桑椹主入脾胃，补脾益胃；桑寄生主入肾，补肝肾，强筋骨，通利下焦；三桑并用，调理上、中、下三焦。

九诊：2015 年 2 月 26 日。

LMP 2 月 21 日，未净，量可，色红，痛经（+-），血块（+）。PMP 1 月 22 日，5 天净，量可，色红，痛经（+-），血块（+）。急躁，纳眠可，二便调。舌紫苔白，边有齿痕，脉弦滑。BBT 不典型双相。

处方：

制香附 15g	茵陈 30g	牡丹皮 6g	熟大黄 10g
郁金 10g	姜黄 6g	蝉蜕 6g	枳壳 15g
川牛膝 15g	地龙 10g	马齿苋 30g	生蒲黄 10g(包煎)
冬瓜皮 30g	厚朴 12g	石菖蒲 15g	当归 15g

14 剂，每日 1 剂，每剂两煎，共取 500mL，分早晚温服。

结合舌脉，患者体内无形之湿，用冬瓜皮、厚朴、石菖蒲化湿祛痰，加茵陈、熟大黄、马齿苋、枳壳、牡丹皮增强清热之力，取川牛膝引热下行之功，蝉蜕、地龙血肉之品清热通络之力甚。

十诊：2015 年 5 月 4 日。

LMP 4 月 2 日，已妊娠。PMP：2 月 21 日。胸闷，纳可，犯困，大便每日 1 次，小便调，白带量多。舌紫苔薄黄，边有齿痕，脉小滑。

5 月 2 日香河县人民医院检查 β-HCG：86.80 mIU/mL。

内分泌六项检查：FSH 0.64 mIU/mL，LH 2.12 mIU/mL，PRL 31.99 ng/mL，E_2 1461 ng/mL，P 16.87 ng/mL，T 0.74 ng/mL。

处方：

菟丝子 30g	女贞子 15g	枸杞子 15g	覆盆子 15g
五味子 10g	炒白术 10g	黄芩 10g	茵陈 30g
续断 15g	桑叶 15g	桑寄生 15g	桑椹 15g
制香附 10g	补骨脂 15g	百合 20g	生黄芪 30g

14 剂，每日 1 剂，每剂两煎，浓煎共取 300mL，少量频服温服。

患者已经妊娠，故用五子衍宗汤加减以补肾益精安胎，体内仍有湿热，用黄芩、茵陈清热利湿，用桑叶、桑寄生、桑椹调理上中下三焦，百合宁心安神，缓解孕后精神紧张。

电话随访得知，患者预产期2015年1月9日，产检正常。

【按】患者患有多囊卵巢综合征，平素月经不调，以肝肾亏虚，气滞血瘀，内有湿热为主，治疗过程以补肾活血，疏肝理气，清热利湿，调理冲任为法。先把湿热祛除，使气血通利，再加以补肾益精之品，通后才能补入。《医学纲目》说："求子之法，必先调经。"最终，患者月经正常，得孕而果。

病案三十五：不孕症；胚胎停育

杨某，女。出生日期：1982年6月。

初诊日期：2013年12月30日。节气：大寒。

主诉：胎停育2次。

现病史：患者月经 $12\frac{5}{24}$，量可，色暗，痛经（±），血块（+）。G1P0，胎停育1次，2014年1月，孕10周后自然流产，未行清宫术。

刻下症：LMP 12月24日，5天净。受凉后腹胀，胃胀痛，手脚冰凉，手脚心汗多。纳眠可，大便每日1~2次，小便正常。舌黯，苔白腻，边有齿痕，舌乳头充血，脉弦细。

2013年12月30日于中国中医科学院门诊部行内分泌六项检查，结果显示：FSH 9.55 mIU/mL，LH 5.05 mIU/mL，PRL 16.41 ng/mL，E_2 94 ng/mL，P 0.38 ng/mL，T 0.04 ng/mL。

中医诊断：不孕症；胎死不下。

西医诊断：继发性不孕；胚胎停育。

证型：气血虚弱，肾虚寒凝。

治则：补中益气，温中散寒，补肾活血。

处方：

柴胡10g	陈皮10g	炙甘草15g	干姜6g
炒白术15g	山药15g	厚朴12g	当归10g
川芎10g	赤芍15g	麻黄根10g	制附子3g
肉桂3g	肉苁蓉30g	决明子30g	砂仁6g(后下)

14剂，每日1剂，每剂两煎，共取500mL，分早晚温服。

医嘱：记录基础体温（BBT）。

患者素体脾气虚弱，肾阳亏虚，阴寒内生，气虚不能固汗，故用补中益气汤、附子理中丸合四物汤加减，加上麻黄根敛汗；肉桂辛温，温中散寒；决明子、肉苁蓉润肠通便。

二诊：2014年7月7日。

LMP 7月7日，5天，量正常，血块（+），痛经（-），白带正常。手心汗多，纳眠可，二便调。舌红苔薄黄，脉弦滑。

7月7日 中国中医科学院门诊部行内分泌六项检查，结果显示：FSH 4.22 mIU/mL，LH 7.47 mIU/mL，PRL 10.19 ng/mL，E_2 148 ng/mL，P 0.1 ng/mL，T 0.25 ng/mL。

妇科B超结果显示：子宫大小4.7cm×4.8cm×4.1cm，内膜厚度约0.48cm；右侧卵巢大小约2.7cm×1.3cm，左侧卵巢大小约2.3cm×1.0cm，优势卵泡1.3cm×1.2cm。

处方：

制香附15g	郁金10g	麻黄根10g	当归10g
川芎10g	赤芍15g	茵陈30g	牡丹皮10g
炒栀子6g	炒白术30g	鬼箭羽15g	冬瓜皮30g
苏木6g	生黄芪15g	炙黄芪15g	川牛膝15g

7剂，每日1剂，每剂两煎，共取500mL，分早晚温服。

结合舌脉象，患者仍有湿热，故用四君子汤合四物汤加茵陈、牡丹皮、栀子清热利湿，鬼箭羽、苏木、川牛膝增强活血化瘀之效，生黄芪、炙黄芪同用，健脾益气固表，利水消肿之力更强，冬瓜皮利水之力尤甚，香附、郁金行气解郁。

三诊：2014年7月17日。

LMP 6月28日。纳眠可，二便调。舌黯，苔黄腻，脉弦滑。

B超监测排卵情况

日期	内膜厚度（cm）	右侧卵巢优势卵泡（cm×cm）	左侧卵巢优势卵泡（cm×cm）
7月6日	0.48	1.3×1.2	-
7月9日	0.68	1.7×1.3	-
7月12日	0.79	2.1×2.0	-
7月17日	-	1.8×1.7	0.9×1.0

7月12日北京世纪坛医院丈夫精液常规：液化时间60分钟，PR42.89% NP28.44%，IM28.67%，精子活力71.33%，正常精子81.00%。

处方：

制香附15g	当归10g	川芎10g	赤芍15g
丹参15g	川牛膝15g	益母草15g	泽兰15g
穿山甲粉3g(冲服)	苏木6g	紫河车粉6g(冲服)	鹿角霜12g

7剂，每日1剂，每剂两煎，共取500mL，分早晚温服。

患者正值排卵期，妇科B超示有优势卵泡，故用四物汤加川牛膝、益母草、泽兰活血调经利水，穿山甲、紫河车血肉有情之品活血化瘀之力更甚，鹿角霜补肾助孕。

四诊：2014 年 8 月 14 日。

LMP 6 月 28 日，已妊娠 47 天。自 6 月 14 日肌肉注射黄体酮 40mg。近期感冒，咳嗽，有痰，流涕，打喷嚏，恶心，胸闷，纳呆，眠不安，入睡困难，大便每日 2~3 次，不成形，小便正常。舌紫黯，苔薄黄，脉弦滑。

8 月 13 日中国中医科学院门诊部检查示 P 23.91 ng/mL，β-HCG 66428.00 mIU/mL。

妇科 B 超检查结果显示子宫后位，大小约 5.5cm×6.8cm×6.2cm，宫内孕囊大小约 2.5cm×2.4cm×1.7cm，可见胎芽卵黄囊及原始心管搏动，胎芽 0.77cm；右侧卵巢无回声区 2.1cm×1.9cm，左侧卵巢大小约 3.1cm×1.3cm。

处方：

制香附 15g	菟丝子 15g	桑叶 15g	桑寄生 15g
桑椹 15g	苦杏仁 10g	炙甘草 15g	前胡 10g
白芍 30g	炙枇杷叶 15g	女贞子 15g	枸杞子 15g
五味子 10g	生黄芪 15g	防风 10g	炒白术 15g

7 剂，每日 1 剂，每剂两煎浓煎，共取 300mL，少量频服温服。

医嘱：既往有胎停育病史，注意孕期卫生，放松情绪，顺利度过既往胚胎停育期。

患者已妊娠，故用四君子汤合五子衍宗汤加减，以补肾益精安胎，健脾益气。因外感寒邪，故用苦杏仁、前胡、炙枇杷叶、防风疏散风寒，降逆止呕，化痰止咳。桑叶入肺经，清宣肺气；桑椹入脾胃，健脾益气；桑寄生入肾经，补肾滋阴。三桑并用，补益肺脾胃肾，通利一身经气。

电话随访得知，患者于 2015 年 3 月 17 日剖宫产一体健男婴，身长 50cm，体重 6.9 斤，母乳喂养，恶露 20 天左右净，10 月份月经恢复。

【按】结合舌脉，可见患者脾气虚弱，脾为气血生化之源，脾虚则气血不足，不能温煦四肢，故手脚冰凉，用附子理中丸加减温中散寒止痛；加上肾阳不足，阴寒内生，故用补肾助阳之品；气虚无力载血行，久而化瘀，用四物汤加减以活血化瘀。治疗期间，针对液性暗区，加入益母草、泽兰等调经利水之药。

病案三十六：不孕症；胚胎停育

安某，女。出生日期：1986 年 4 月。

初诊日期：2012 年 10 月 15 日。

主诉：结婚 5 年，性生活正常，未避孕 1 年未孕。

现病史：患者月经为 $12\dfrac{6}{25\sim26}$，G2P0。2007 年妊娠 10 周，胎停育行清宫术；2009 年 3 月，妊娠 26 周，胎停育行药物流产。

刻下症：LMP 10 月 1 日，6 天净，量多，色暗，血块多。行经前乳房胀痛，经期小腹凉痛，受凉后白带量多，腰痛。纳可，眠佳，二便可。舌红苔根部黄，脉弦滑。

内分泌六项检查结果显示：FSH 6.11 mIU/mL，LH 9.10 mIU/mL，PRL 6.82 ng/mL，E_2 181.00 pg/mL，P 1.67 ng/mL，T 0.45 ng/mL。

妇科 B 超检查结果显示：子宫后位，大小约 5.3cm×4.9cm×5.0cm，内膜厚度 1.5cm，盆腔探及液性暗区，深约 4.2cm，右侧卵巢大小约 2.8cm×1.8cm，左侧卵巢大小约 2.5cm×1.7cm。

中医诊断：不孕症；带下。

西医诊断：继发性不孕；胎停育；慢性盆腔炎。

证型：瘀血内阻，冲任失调。

治则：活血化瘀，调理冲任。

处方：

柴胡 10g	生蒲黄 10g(包煎)	五灵脂 15g	三棱 10g
莪术 10g	马齿苋 30g	马鞭草 30g	忍冬藤 15g
川牛膝 15g	浙贝母 10g	炒鸡内金 15g	桑寄生 15g
羌活 10g	独活 10g	鸡血藤 15g	茯苓皮 15g。

7 剂，每日 1 剂，每剂两煎，共取 500mL，分早晚温服。

妇科 B 超提示患者盆腔积液多，以马齿苋、马鞭草活血抗炎，改善盆腔环境；失笑散合鸡血藤活血化瘀，三棱、莪术可增强散瘀之功。

二诊：2012 年 10 月 20 日。

LMP 10 月 1 日，纳可，眠佳，二便调，腰酸痛好转，舌淡红，苔薄黄，脉弦细。

处方：

桑寄生 15g	羌活 10g	独活 10g	忍冬藤 15g
鬼箭羽 15g	败酱草 15g	当归 10g	川芎 10g
赤芍 15g	白芍 15g	生地黄 15g	熟地黄 15g
制香附 10g	马齿苋 30g	马鞭草 30g	小茴香 6g
木香 6g	肉桂 6g	生蒲黄 10g(包煎)	

7 剂，每日 1 剂，每剂两煎，共取 500mL，分早晚温服。

患者正值经前期，以四物汤加生蒲黄养血活血，小茴香、肉桂、木香温阳理气，引火归元，助经血下行。

三诊：2012 年 11 月 8 日。

LMP 10 月 25 日，6 天净，量可，色暗，血块较前减少。行经前乳房胀痛，经期腰酸困，久立后甚。纳可，眠佳，二便可，舌暗尖红，苔根部黄，脉沉细。

今日妇科 B 超检查结果显示：子宫后位，大小约 5.9cm×5.5cm×5.2cm，盆腔液性暗区深度 1.0cm，右侧卵巢大小约 2.6cm×1.6cm，左侧卵巢大小约 2.5cm×1.9cm，可见一成熟卵泡大小约 2.1cm×1.9cm。

处方：

制香附 15g	当归 10g	川芎 10g	赤芍 15g
丹参 15g	川牛膝 15g	泽兰 15g	益母草 15g
皂角刺 10g	枳壳 15g	穿山甲 10g	生蒲黄 10g(包煎)
马齿苋 30g	苏木 6g	生黄芪 30g	桑寄生 15g

7剂，每日1剂，每剂两煎，共取500mL，分早晚温服。

B超可知，患者盆腔炎性环境已经明显改善，左侧卵巢内有一优势卵泡。故在前法基础上，选用活血散结、化湿祛瘀、补肾助孕方药。皂角刺、穿山甲助卵泡排出。

四诊：2012年11月15日。

LMP 10月25日。纳可，眠佳，腰酸困，二便可，咽痛，少量痰，口干渴，舌尖红苔薄白，脉弦滑。

处方：

菟丝子 15g	桑寄生 15g	续断 15g	狗脊 15g
杜仲炭 15g	北沙参 30g	苦杏仁 10g	麦冬 10g
桑叶 15g	玄参 10g	枇杷叶 15g	蒲黄炭 10g(包煎)
枳壳 15g	升麻 10g	炙黄芪 30g	茵陈 30g

7剂，每日1剂，每剂两煎，共取500mL，分早晚温服。

五诊：2012年11月29日。

LMP 11月21日，6天净，量多，色红，血块（+），行经前乳房胀痛，腰酸困。经期小腹隐痛。感冒2周余，现仍未痊愈。纳可，眠佳，大便二三日一行，小便可。舌淡，尖红，苔白，脉弦滑。

处方：

香附 15g	土鳖虫 10g	苏木 10g	桑寄生 15g
赤芍 15g	川牛膝 15g	益母草 15g	泽兰 15g
肉苁蓉 30g	女贞子 15g	干姜 6g	丹参 30g
土茯苓 15g	忍冬藤 15g	败酱草 15g	茵陈 30g

7剂，每日1剂，每剂两煎，共取500mL，分早晚温服。

六诊：2012年12月17日。

LMP 11月21日。乳房胀痛，小腹不适，纳可，眠佳。大便干，一二日一行，小便正常，白带不多。舌尖红，苔白，脉弦滑。自测有排卵，有同房。

处方：

制香附 15g	北沙参 30g	白芍 30g	白芷 10g
女贞子 10g	枸杞子 10g	五味子 10g	山药 10g
仙鹤草 30g	生地榆 15g	茜草 15g	肉苁蓉 30g
桑寄生 15g	续断 15g	菟丝子 15g	黑芝麻 30g

7剂，每日1剂，每剂两煎，共取500mL，分早晚温服。

患者自测有排卵且及时同房，不排除妊娠可能。故以补肾益阴为主，方中桑寄生、肉苁蓉补肾润肠，改善大便。

七诊：2012年12月31日。

LMP 11月21日。乳房胀痛，小腹偶有隐痛，便秘，舌尖红，苔薄白，脉弦滑。

检查：P 17.28 ng/mL，E_2 370.00 pg/mL，β-HCG>10000.00 mIU/mL，已孕。

处方：

白芍30g	炙甘草15g	肉苁蓉30g	桑寄生15g
女贞子15g	枸杞子15g	五味子10g	麦冬10g
续断15g	炒杜仲15g	阿胶10g(烊化)	人参15g(单包)
北沙参30g	制香附15g	黑芝麻30g	桑叶15g

7剂，每日1剂，每剂两煎浓煎，共取300mL，少量频服温服。

患者已孕，补肾安胎为法。芍药甘草汤缓急柔肝，生脉饮养阴益气，桑叶通利一身气机。

八诊：2013年2月4日（丈夫代述）。

患者目前基础体温（BBT）高温相平稳持续，恶心，厌甜食，大便正常，小便频。

1月24日妇科B超检查结果显示：子宫大小约11.9 cm×7.5 cm×5.7cm，孕囊大小约为5.1 cm×5.4 cm×7.6cm，胎芽2.2cm，胎心（+），单活胎。

处方：

党参15g	太子参15g	北沙参30g	制香附10g
紫苏梗6g	砂仁6g(后下)	炒白术10g	黄芩10g
生黄芪30g	防风10g	荆芥10g	升麻10g
菟丝子15g	桑寄生15g	续断15g	蝉蜕6g

7剂，每日1剂，每剂两煎浓煎，共取300mL，少量频服温服。

随访得知，患者于2013年8月24日顺产一女婴，身长50cm，体重6斤4两。

【按】该患者曾胎停育2次，中医认为其主要病机为冲任损伤，胎元不固。西医认为与黄体功能不全、免疫因素、病毒感染等有关。临床治疗采用辨病与辨证相结合的诊疗方法，患者妇科B超结果提示，盆腔积液4.2cm，导致患者有腰困之感，且患者舌红，苔根黄，与下焦热盛有关，因此中药治疗采用补肾健脾，清热化湿之法。三诊时复查B超，盆腔积液情况已明显改善，腰困等临床症状亦得到缓解。因此，在抗炎、抗感染基础上，治疗重点转为补肾活血促卵助孕，加入穿山甲、皂角刺等活血散结，可促进卵泡破裂排出之品。患者成功妊娠后，嘱其要积极保胎治疗，且时间应超过上次胎停育2周以上。以寿胎丸为基础方，补肾安胎；生脉饮益气养阴，白芍、甘草养血柔肝、缓急止痛，香附疏肝解郁，可缓和患者紧张情绪。

病案三十七：不孕症

马某，女。出生日期：1982年1月。

初诊日期：2012年8月20日。节气：处暑。

主诉：结婚4年，性生活正常，未避孕1年未孕。

现病史：患者月经 $12\frac{7\sim10}{30\sim50}$，量少，色暗红，血块（+），痛经（-），经前乳房胀痛，经期腰疼明显、易腹泻，G0P0。

刻下症：LMP 8月14日，未净，量少，色暗，有血块；PMP 7月9日；再前一次为6月1日。现腰疼1月余，自觉胸闷气短，后背僵硬，偶有咳嗽，纳可，食后易腹胀，眠多梦，二便调。平素白带量多，质稀，外阴痒。舌红，苔根部少，脉弦。

既往史：曾于外院诊断为多囊卵巢综合征，未予规律治疗。

外院3月22日内分泌六项检查结果显示：FSH 2.94 mIU/mL，LH 3.82 mIU/mL，PRL 18.1 ng/mL，E_2 19.7 pg/mL，P 6.71 ng/mL，T 1.06 ng/mL。

B超检查结果显示：子宫前位，大小4.3cm×3.1cm×3.2cm，内膜厚度0.9cm，右侧卵巢大小约2.8cm×1.9cm，左侧卵巢大小约3.0cm×1.9cm，双侧可探及≥12个直径小于1cm卵泡。

中医诊断：不孕症；月经不调。

西医诊断：原发性不孕；多囊卵巢综合征。

证型：心肾不交，经脉瘀阻，冲任失调。

治则：交通心肾，通经化瘀，调理冲任。

处方：

女贞子 10g	墨旱莲 15g	桑寄生 15g	续断 15g
海螵蛸 15g	侧柏叶 15g	蒲黄 10g(包煎)	马齿苋 30g
马鞭草 30g	葛根 15g	麦冬 10g	生龙骨 30g(先煎)
生牡蛎 30g(先煎)	五味子 10g	党参 20g	三七粉 3g(冲服)
生地榆 15g			

7剂，每日1剂，每剂两煎，共取500mL，分早晚温服。

医嘱：记录基础体温（BBT），注意排卵样白带变化；中药第3煎可加水2000mL再煎，坐浴10~15min，若在经期，冲洗外阴即可；复查内分泌六项。

患者病史及B超检查提示其符合多囊卵巢综合征以及不孕症的诊断。现正值月经第7天，未净，以补肾养心、通经化瘀、调理冲任为原则。用生脉饮合补肾益气化瘀方药。因既往有月经淋漓难尽的情况，故以蒲黄、三七化瘀止血而不留瘀，以海螵蛸、生龙牡固涩止血；因患者阴道长期少量出血，故配以马齿苋、马鞭草抗炎止血。

二诊：2012 年 9 月 3 日。

LMP 8 月 14 日，服上方 1 剂后血止。患者近日仍情绪不佳，乳房、两胁和两少腹胀痛，有水样白带，纳食后觉胃脘胀满，眠佳，二便调。舌红苔黄，苔中部花剥，脉沉。8 月 30 日自测有排卵，但无同房。

8 月 21 日内分泌六项检查结果显示：FSH 6.51 mIU/mL，LH 5.58 mIU/mL，PRL 12.64 ng/mL，E_2 86.00 pg/mL，P 0.37 ng/mL，T 0.40 ng/mL。

处方：

柴胡 10g	当归 10g	川芎 10g	赤芍 15g
白芍 15g	生地黄 15g	熟地黄 15g	桑寄生 15g
续断 15g	狗脊 15g	陈皮 10g	香附 15g
女贞子 10g	枸杞子 10g	五味子 10g	蒲黄 10g(包煎)
马齿苋 30g			

7 剂，每日 1 剂，每剂两煎，共取 500mL，分早晚温服。

乳房、两胁及少腹为肝经循行之处，肝气不舒，则出现乳房、两胁和少腹胀痛，以柴胡疏肝散合四物汤加减疏肝理气，养血和血。柴胡、香附、陈皮理气，肝木调达，则脾土健运；熟地黄、桑寄生、续断补益肝肾，女贞子、枸杞子、五味子、马齿苋滋肝肾之阴；四物汤和蒲黄养血活血，化瘀清热。

三诊：2012 年 9 月 10 日。

LMP 8 月 14 日。近 3 天出现腹部疼痛、泻后痛减，大便每日 2 次，呈水样，小便调，纳眠佳。舌红，苔黄稍腻，脉沉滑。

处方：

柴胡 10g	当归 10g	川芎 10g	赤芍 15g
白芍 15g	生地黄 15g	熟地黄 15g	木香 6g
肉桂 6g	黄连 3g	马齿苋 30g	延胡索 15g
葛根 15g	川牛膝 15g	补骨脂 15g	桑寄生 15g

14 剂，每日 1 剂，每剂两煎，共取 500mL，分早晚温服。

以四物汤加味，柴胡、川芎、木香理气，延胡索活血行气止痛，当归、芍药养血活血，黄连、马齿苋清热燥湿，葛根升清降浊，解痉止痛，牛膝补肾活血，引药下行，肉桂引火归元。从基础体温可知患者已经从排卵期过渡到黄体期，故治疗以补肾疏肝活血为法，为孕卵着床做准备。

四诊：2012 年 9 月 24 日。

LMP 9 月 16 日，点滴未净，色红，少量血块，经期腹泻，每日 2~3 次，质黏腻、气臭秽、肠鸣音增强。腰酸，双眼干涩、发痒，易困倦，胸闷气短，纳食后胃脘胀满，眠多梦。舌红，边有齿痕，苔白，脉沉滑，BBT 呈不典型双向。

处方：

黄连 6g	白头翁 10g	秦艽 10g	阿胶珠 10g
蒲黄 10g^(包煎)	马鞭草 30g	枸杞子 15g	干姜 6g
黑附子 6g	石斛 15g	紫河车 10g	鹿角霜 10g
鬼箭羽 15g	冬瓜皮 30g	葛根 15g	桑枝 15g

10 剂，每日 1 剂，每剂两煎，共取 500mL，分早晚温服。

患者月经将净，经后血海空虚，以紫河车、鹿角霜等血肉有情之品，补肝肾填精髓，以助卵泡生长发育。取白头翁汤，加葛根、秦艽、连翘清中焦湿热不伤阴，附子、干姜既温助脾肾之阳，又制约黄连、白头翁苦寒之性。

五诊：2012 年 10 月 15 日。

患者乳房胀痛，肩膀及后背痛，晨起手麻，双眼干涩，食后胃胀，有灼热感，胸闷气短，两少腹偶尔牵拉痛，眠多梦。舌红，苔根部少苔，脉小滑。

处方：

柴胡 10g	当归 10g	川芎 10g	炒白芍 30g
香附 15g	川楝子 10g	延胡索 15g	桑枝 15g
桂枝 10g	女贞子 15g	石斛 15g	菊花 10g
五味子 10g	党参 20g	陈皮 10g	砂仁 6g^(后下)

7 剂，每日 1 剂，每剂两煎，共取 500mL，分早晚温服。

患者肝郁，在柴胡疏肝散基础上加川楝子、菊花以清肝火，桂枝、延胡索以通经络，桑枝走直上肢，以解晨起手麻。生脉合饮石斛之意益气养阴，固护胃阴，砂仁、陈皮理气健脾以防滋腻太过。

六诊：2012 年 10 月 22 日。

LMP 10 月 21 日，未净，行经前乳房胀痛、腰酸。胁胀，双眼干涩，手心热，胸闷气短，易疲乏，食后胃胀有所好转，眠多梦，肩胛疼痛。舌红，中根部少苔，脉弦滑。

10 月 22 日内分泌六项检查结果显示：FSH 5.47 mIU/mL，LH 5.68 mIU/mL，PRL 15.54 ng/mL，E_2 78.00 pg/mL，P 0.28 ng/mL，T 0.50 ng/mL。

处方：

党参 20g	陈皮 10g	干姜 6g	山药 15g
法半夏 10g	肉苁蓉 30g	葛根 15g	羌活 10g
独活 10g	丹参 30g	姜黄 6g	川牛膝 15g
石斛 15g	益母草 15g	泽兰 15g	龟板 10g
枸杞子 15g			

7 剂，每日 1 剂，每剂两煎，共取 500mL，分早晚温服。

医嘱：记录 BBT，如有排卵及时同房，排卵高温相持续 12 天后停服上方。

患者 FSH、LH 比值已正常，自测有排卵，可知多囊卵巢病情已愈。患者舌中根部少苔、双眼干涩、手心热,为肝肾阴虚表现,用龟板、石斛、枸杞子补益肝肾之阴,肉苁蓉补肾阳,益精血。阴阳双补同时要因势利导,丹参、益母草、泽兰活血化瘀促进经血下行,姜黄可破血行气,且有抗氧化、抗病毒的作用。以上诸药共助卵泡发育成熟及排出。川牛膝既活血通经,又可引药下行。羌活性烈,善治上部痹症;独活性缓,善治下部痹症,一上一下通达周身以止痛。

七诊:2012 年 11 月 22 日。

LMP 10 月 21 日,7 天净。乳房胀痛,小腹掣痛,双眼干涩减轻,白天嗜睡,胸闷气短,颈后酸痛,纳可,眠多梦,大便调,小便色黄。舌淡红,苔薄白,脉小滑。患者于 11 月 11 日至 13 日自测排卵阳性,有同房,现基础体温处于高温相。

处方:

香附 15g	北沙参 30g	葛根 15g	桑寄生 15g
桑叶 15g	枸杞子 15g	菊花 10g	石斛 15g
菟丝子 15g	女贞子 15g	五味子 10g	覆盆子 15g
白芍 30g	生甘草 10g	阿胶珠 10g	续断 15g

医嘱:①继续监测基础体温,避免剧烈活动,注意休息;②若基础体温高温相超过 16 天,需检测血清 HCG、P、E_2。

患者自测排卵阳性,并有同房史,目前 BBT 正处于高温相,为妊娠做好准备,治疗时应以补益肝肾,固护冲任为法,以寿胎丸合五子衍宗丸加减。目涩加菊花、石斛以清肝明目,重用白芍,配生甘草,柔肝缓急止痛。

八诊:2012 年 11 月 29 日。

LMP 10 月 21 日。11 月 28 日于北医三院检测血清 HCG(273.65 mIU/mL)提示已妊娠。现双眼干涩,咽痒,偶尔呕吐酸水,偶有小腹痛,口干、渴,全身皮肤干燥,纳可,眠多梦,大便可,小便黄。舌红苔白,脉小滑。BBT 处于高温相,但波动较大。

处方:

菟丝子 15g	桑寄生 15g	炒杜仲 15g	续断 15g
女贞子 15g	枸杞子 15g	五味子 15g	白芍 30g
乌梅 15g	制香附 15g	北沙参 30g	党参 15g
太子参 15g	生黄芪 30g	黄芩 6g	竹茹 10g

7 剂,每日 1 剂,每剂两煎,共取 500mL,分早晚温服。

医嘱:静养休息,调畅情志,注意孕期卫生。

处方应以补益肝肾、养阴生津、固冲安胎为法。妊娠期间,精血下注胞宫以养胎,机体处于"阴常不足,阳常有余"的状态。治疗以北沙参益气养阴,对其口干、口渴,酌加乌梅、五味子生津止渴,竹茹清热降逆止呕。因其基础体温目前波动较大,在服药期间,应避免劳累,一旦出现腰酸、阴道出血、腹痛等症状即卧床休息。

随访得知,患者于 2013 年 8 月 9 日顺产一男婴,身长 51cm,体重 7 斤 3 两。

【按】 近年来，多囊卵巢综合征的发病率呈上升趋势，多以雄激素过多和持续无排卵为临床主要特征，以月经失调、不孕、肥胖、多毛等为主要临床症状。本案患者自初潮始即出现月经失调，久病导致心肾不交，瘀血内阻，应以交通心肾，化瘀固冲为首要原则，并根据月经不同时期采取不同治法。因不孕患者长期处于精神紧张、压力较大的状态，常致肝失条达。本案患者就表现出典型的肝郁症状，除了遣方用药要疏肝养肝以外，还要注重对患者心理的疏导。

病案三十八：胚胎停育

郭某，女。出生日期：1982年3月。

初诊日期：2012年6月28日。节气：夏至。

主诉：胎停育清宫术后1月余。

现病史：患者月经情况为 $15\dfrac{7}{26\sim28}$，量可，色暗，痛经（+），血块（±）。孕1产0，怀孕时LMP 2012年2月13日，孕8周胎停育，行清宫术。

刻下症：LMP 6月6日，7天净，量可，色暗，血块（-），行经前无明显不适，经期第1、2天小腹隐痛。近期面部色斑明显，纳眠佳，大便每日1次，质偏黏稠，白带正常，舌黯红，苔黄腻，脉沉滑。

中医诊断：胎死不下。

西医诊断：胚胎停育；难免流产。

证型：湿瘀内阻，冲任失调。

治则：祛湿化瘀，调理冲任。

处方：

当归10g	川芎10g	赤芍15g	生地黄15g
苦杏仁10g	白豆蔻6g	薏苡仁30g	小茴香6g
木香6g	制香附10g	麻黄6g	玄参15g
法半夏10g	党参15g	桑白皮10g	威灵仙15g

7剂，每日1剂，每剂两煎，共取500mL，分早晚温服。

医嘱：监测基础体温（BBT），观察卵泡发育及排卵情况。

患者自诉平素无特殊不适，但其大便质地黏腻，结合舌象，属湿邪内蕴，且有化热征象，日久导致冲任气血运行不畅，故出现面部色斑，治以四物汤合三仁汤加减。苦杏仁宣利上焦肺气，气行则湿化；白蔻仁芳香化湿，行气宽中，畅中焦之脾气；薏苡仁甘淡性寒，渗湿利水而健脾，使湿热从下焦而去；三仁合用，三焦分消湿热之邪。桑白皮、威灵仙加强清热化湿、祛无形之瘀的作用。患者正处经前期，在四物汤养血和血基础上加木香、香附、小茴香理气，气行则血行。湿热去，气血畅，冲任调和。

二诊：2012 年 7 月 5 日。

LMP 6 月 30 日，将净，月经第 1 天小腹隐痛。纳眠可，面颊斑明显，大便二日一行，排便不畅，基本成形，小便正常。舌紫尖红，苔白，脉弦滑。

处方：上方减桑白皮、威灵仙，加熟大黄 10g，肉苁蓉 30g。7 剂，每日 1 剂，每剂两煎，共取 500mL，分早晚温服。

月经将净，舌苔由黄腻转为白苔，减桑白皮、威灵仙防止苦寒性燥伤阴；加熟大黄既可通便，又能活血化瘀使腑气通畅；配合肉苁蓉补肾益精、润肠通便，去腐生新。

三诊：2012 年 7 月 12 日。

LMP 6 月 30 日，6 天净。纳可，眠佳，大便一二日一行，通畅，小便调。舌红，苔根部尤其黄腻，脉小滑。

处方：

当归 10g	川芎 10g	桃仁 10g	炙甘草 15g
炮姜 6g	熟大黄 10g	苦杏仁 10g	白豆蔻 6g
炒栀子 6g	补骨脂 15g	茵陈 30g	牡丹皮 6g
薏苡仁 30g	桑白皮 10g	威灵仙 15g	肉苁蓉 30g

7 剂，每日 1 剂，每剂两煎，共取 500mL，分早晚温服。

患者舌根苔尤其黄腻，湿热内蕴形成日久，聚伏下焦，在"三仁"基础上加栀子、茵陈、桑白皮、威灵仙加强清除上、中、下三焦湿热的能力，桃仁活血化瘀，润肠通便。

四诊：2012 年 7 月 23 日。

患者目前无明显不适，纳可，眠佳，二便调。患者自诉 7 月 10 日体检妇科 B 超：宫颈纳囊，双侧附件囊肿（具体不详）。舌红，苔黄腻，脉滑。

内分泌六项检查结果显示：FSH 6.85 mIU/mL，LH 12.03 mIU/mL，PRL 237.30 ng/mL，E_2 706.1 pg/mL，P 3.79 ng/mL，T 1.40 ng/mL。

处方：

当归 10g	川芎 10g	赤芍 15g	生地黄 15g
小茴香 6g	木香 10g	肉桂 6g	川楝子 6g
延胡索 15g	香附 10g	鬼箭羽 15g	冬瓜皮 15g
肉苁蓉 30g	川牛膝 15g	益母草 30g	荔枝核 10g

7 剂，每日 1 剂，每剂两煎，共取 500mL，分早晚温服。

患者正处于经前期，以四物汤加减活血行气，因势利导，引血下行。木香、川楝子、香附理气调经，肉桂、小茴香温经散寒止痛，荔枝核软坚散结，鬼箭羽、川牛膝、益母草活血化瘀。

五诊：2012 年 7 月 30 日。

LMP 7 月 27 日，未净，量可，色红，经期第 1 天小腹痛。近日感冒，咳嗽、少痰难咳,纳可,眠佳,二便调。舌淡红,苔白厚,脉小滑。

处方:

麻黄 6g	苦杏仁 10g	生甘草 6g	桔梗 6g
橘红 10g	金银花 15g	当归 10g	炒白芍 15g
川芎 6g	羌活 10g	桑叶 10g	藿香 10g
佩兰 10g	柴胡 10g	桑白皮 10g	威灵仙 15g

7剂,每日1剂,每剂两煎,共取500mL,分早晚温服。

经期感受风寒之邪,在理气养血活血基础上,加苦杏仁与桔梗,一升一降,配合麻黄,恢复肺脏宣发肃降的功能而止咳;橘红理气宽中,燥湿化痰;藿香、佩兰乃夏季芳香化湿之品。

六诊:2012年8月6日。

LMP 7月27日,7天净。咳嗽有痰,纳眠可,二便调。舌黯尖红,苔黄,脉弦滑。

处方:

紫菀 10g	款冬花 10g	苦杏仁 10g	细辛 3g
射干 3g	当归 10g	川芎 6g	生白芍 15g
生地黄 15g	炙甘草 15g	女贞子 10g	枸杞子 10g
覆盆子 10g	炒白术 10g	炙百部 10g	前胡 10g

7剂,每日1剂,每剂两煎,共取500mL,分早晚温服。

患者咳嗽近10天,久咳伤肺阴,加紫菀、款冬花、百部润肺化痰止咳;炒白术健脾燥湿,"脾为生痰之源",脾健则痰自化。

七诊:2012年9月10日。

LMP 8月21日,7天净,量可,色暗,经期第1天痛经。咳嗽,有痰、色白,纳可,眠佳,大便时偏干,一二日一行,小便黄。舌红,苔白,脉小滑。

处方:

麻黄 6g	桂枝 12g	法半夏 10g	干姜 6g
细辛 3g	肉苁蓉 30g	桔梗 10g	炙前胡 10g
香附 10g	苦杏仁 10g	熟大黄 10g	当归 10g
鬼箭羽 15g	辛夷花 6g	玉蝴蝶 6g	怀牛膝 15g

7剂,每日1剂,每剂两煎,共取500mL,分早晚温服。

取小青龙汤之意,法半夏、干姜、细辛温肺化痰,桔梗、前胡及苦杏仁宣降肺气,辛夷花、玉蝴蝶取肺为华盖、娇脏、轻轻在上之意。

八诊:2012年10月22日。

LMP 10月11日,7天净,量较之前少,色暗,经期第1天小腹隐痛。咳嗽近两个月,服药现已愈,纳可,眠佳,二便调。舌红,苔白厚,脉弦细。

处方:

党参 15g	陈皮 10g	山药 15g	苍术 10g
白术 10g	干姜 6g	细辛 3g	苦杏仁 10g
白豆蔻 6g	薏苡仁 30g	麻黄 6g	吴茱萸 9g
桂枝 12g	法半夏 10g	当归 10g	川牛膝 15g
益母草 15g			

7剂，每日1剂，每剂两煎，共取500mL，分早晚温服。

医嘱：嘱咐患者BBT配合B超监测排卵，指导排卵日前后，调畅情志同房。

患者感冒体虚，且处于经后期，现咳嗽已愈，予党参、山药、白术健脾益肺，调理后天，"三仁"利上、中、下三焦水湿，干姜、细辛温中助阳，吴茱萸、桂枝温经通络。

十诊：2012年11月8日。

LMP 10月11日。昨日试纸自测妊娠（+）。纳可，眠佳，二便可。舌红，苔白厚，脉滑。

处方：

茵陈 30g	党参 15g	牡丹皮 6g	炒白术 10g
山药 15g	北沙参 10g	制香附 10g	生黄芪 15g
菟丝子 15g	桑寄生 15g	续断 15g	阿胶 10g（烊化）
陈皮 10g	砂仁 6g（后下）	紫苏梗 6g	太子参 15g

7剂，每日1剂，每剂两煎，浓煎共取300mL，少量频服温服。

患者曾有堕胎（难免流产）病史，寿胎丸加减补肾调冲，以固胎元。砂仁、紫苏梗、制香附理气、调畅情志安胎；茵陈、牡丹皮清湿热，化浊气，以利胚胎着床。

十一诊：2012年11月15日。

孕35天。腰酸，小腹隐痛，晨起恶心，纳可，眠佳，二便可。舌淡红，苔薄黄，脉滑。检查：P 15.75 pg/mL，β-HCG >1000.00 mIU/mL。

处方：

党参 15g	太子参 15g	北沙参 30g	生黄芪 15g
陈皮 10g	炒白术 10g	山药 15g	桑寄生 15g
续断 15g	杜仲 15g	阿胶 10g（烊化）	菟丝子 15g
砂仁 6g（后下）	制香附 6g	紫苏梗 6g	女贞子 15g

7剂，每日1剂，每剂两煎，共取500mL，分早晚温服。

医嘱：调畅情志，营养饮食，注意孕期卫生。

患者出现胎动不安之兆，因曾有堕胎病史，更加焦虑、情绪不宁。从舌脉观察，湿热之邪已除，在前方基础上减茵陈、牡丹皮清热之品，加续断、女贞子固护冲任、补肾安胎。

电话随访得知，患者于2013年7月14日顺产一女，身长50cm，体重6斤2两。

【按】 本案患者胎停育清宫术后 1 月来就诊，根据患者症状结合舌脉，有明显湿热内蕴之征，治疗时以清湿热为主，用三仁汤加减。就诊期间患者出现久咳不愈，"肺为储痰之器""脾为生痰之源"，治疗时加健脾理肺药物。患者再次成功妊娠后予保胎治疗，嘱患者心情舒畅，不可过度劳累，安全度过前次胎停危险期。

病案三十九：不孕症；胚胎停育

白某，女。出生日期：1980 年 1 月。

初诊日期：2012 年 7 月 14 日。节气：小暑。

主诉：结婚 6 年，性生活正常，未避孕 1 年余未孕。

现病史：患者月经 $12\dfrac{5\sim6}{30\sim34}$，量尚可，色红，痛经（±），血块（±）。结婚 6 年，G1P0，2010 年 2 月初正常妊娠，4 月中旬发现胚胎停育，行清宫术。从 2011 年 4 月起开始未避孕，至今未能妊娠。今年 4 月和 6 月监测排卵正常，基础体温（BBT）呈双相，分别从 4 月 6 日和 6 月 5 日基础体温开始上升。

刻下症：LMP 6 月 28 日，量可，色偏暗。纳可，眠佳，二便调。舌略红，苔花剥，尤其是根部，脉沉滑。

内分泌六项检查结果显示：FSH 9.82 mIU/mL，LH 3.44 mIU/mL，PRL 10.10 ng/mL，E_2 0.212 pg/mL，P 2.04 ng/mL，T 0.99 ng/mL。

中医诊断：不孕症；胎死不下。

西医诊断：继发性不孕；胚胎停育。

证型：肝肾阴虚，虚火内扰。

治则：补益肝肾，滋阴清热。

处方：

茵陈 30 g	牡丹皮 10g	炒栀子 6g	青蒿 10g
熟地黄 15 g	山茱萸 15 g	山药 15 g	黄精 15g
女贞子 15 g	川牛膝 15g	墨旱莲 15g	盐杜仲 10g
巴戟天 15g	枸杞子 15g	桑寄生 15g	夏枯草 15g

14 剂，每日 1 剂，每剂两煎，共取 500mL，分早晚温服。

患者平素无明显不适，根据舌象，存在肝肾阴虚，治疗时以补益肝肾，清虚热为主。茵陈、栀子、牡丹皮清热，熟地黄、山茱萸、女贞子等补益肝肾。

二诊：2012 年 8 月 4 日。

LMP 7 月 30 日，5 天净，痛经。服药后两周复查心磷脂抗体（-）。多梦，纳眠可，白带平素正常、排卵前有褐色分泌物。舌红紫，苔黄厚，脉弦滑。

处方：

茵陈 30g	牡丹皮 10g	炒栀子 6g	夜交藤 15g

香附 10g	当归 10g	川芎 10g	生蒲黄 10g(包煎)
马齿苋 30g	枳壳 15g	川牛膝 15g	益母草 15g
女贞子 15g	枸杞子 15g	桑寄生 15g	炮姜 6g

7剂，每日1剂，每剂两煎，共取500mL，分早晚温服。

月经已净，以当归、川芎、牛膝等养血活血，女贞子、枸杞子等补益肝肾，炮姜温经助阳，以助卵泡生长。

三诊：2012年8月11日。

LMP 7月30日。纳可，眠佳，二便调。舌淡红，苔薄黄，边有齿痕，脉小滑。妇科B超检查结果显示：子宫后位，大小约4.4cm×4.3cm×3.5cm，内膜厚度0.92cm；右侧卵巢大小约3.3cm×1.9cm，可探及较大卵泡，大小约1.4cm×1.0cm；左侧卵巢大小约3.3cm×1.4cm，可探及较大卵泡1.5cm×0.9cm。

处方：

香附 15 g	当归 10g	川芎 10g	赤芍 15g
丹参 20g	川牛膝 15g	益母草 15g	泽兰 15g
紫石英 15g	桑寄生 15g	山药 15g	茵陈 30g
牡丹皮 10g	鹿角霜 10g	穿山甲 10g(先煎)	枳壳 15g

7剂，每日1剂，每剂两煎，共取500mL，分早晚温服。

正值经间期，穿山甲、鹿角霜血肉有情之品促进卵泡发育，丹参、益母草等活血之品促进经间期阴阳顺利转化，以利于排卵。

四诊：2012年8月18日。

LMP 7月30日。8月12~14日白带呈拉丝样，夹有褐色分泌物。近两天右小腹隐痛，纳眠可，二便调，咽痛。舌淡红，苔薄白，边有齿痕，脉沉。

8月16日妇科B超检查结果显示：子宫后位，大小约4.4cm×4.3cm×3.5cm，内膜厚度0.92cm；右侧卵巢大小约2.9cm×2.5cm，可探及较大卵泡，大小约0.9cm×0.8cm；左侧卵巢大小约2.9cm×2.1cm，可探及较大卵泡，大小约1.3cm×1.4cm。

处方：

香附 10g	当归 10g	川芎 10g	赤芍 15g
丹参 20g	紫石英 15g	紫河车 15g	女贞子 15g
枸杞子 15g	山药 15g	枳壳 15g	墨旱莲 15g
炙甘草 15g	太子参 15g	黄连 3g	阿胶珠 10g

7剂，每日1剂，每剂两煎，共取500mL，分早晚温服。

五诊：2012年8月27日。

LMP 7月30日。8月19日自测排卵，有同房。现晨起心慌，右少腹痛，纳可，眠佳，二便调。舌黯苔黄，根部苔花剥，脉沉滑。

8月23日妇科B超检查结果显示：内膜1.0cm，左侧卵巢最大卵泡，大小约

1.6cm×1.4cm。

处方：

女贞子 15g	枸杞子 15g	五味子 10g	北沙参 30g
麦冬 20g	炙甘草 15g	菟丝子 15g	桑寄生 15g
阿胶珠 10g	百合 20g	熟地黄 20g	牡丹皮 10g
制香附 10g	续断 15g	生白芍 30g	生黄芪 15g

7剂，每日1剂，每剂两煎，共取500mL，分早晚温服。

生脉饮合百合地黄汤加减养阴清热，白芍缓急止痛。

六诊：2012年9月3日。

LMP 9月2日，未净，量可，色红。经前乳房胀痛，小腹坠痛，右侧明显。纳可，眠佳，大便稀，每日1次，小便偏黄。舌淡尖红，苔黄，脉沉滑。

处方：

当归 10g	川芎 10g	赤芍 15g	生白芍 15g
生地黄 15g	熟地黄 15g	干姜 6g	川牛膝 15g
益母草 30g	鬼箭羽 15g	冬瓜子 30g	川楝子 6g
香附 10g	小茴香 6g	木香 6g	肉桂 6g
炙甘草 15g			

7剂，每日1剂，每剂两煎，共取500mL，分早晚温服。

经期以四物汤加减养血活血；益母草、鬼箭羽、川牛膝等活血化瘀，引血下行；川楝子、香附、小茴香等行气止痛。

七诊：2012年9月15日。

LMP 9月2日，5天净。腰酸，大便稀，每日1次，小便调，纳可，眠佳。舌红边有齿痕，苔黄腻，脉沉滑。

9月14日妇科B超检查结果显示：子宫后位，内膜厚度0.5cm；右侧卵巢大小约3.0cm×1.7cm，可见4~5个卵泡，最大0.9cm×0.8cm；左侧卵巢大小约2.9cm×1.8cm，可见8~9个卵泡，最大0.5cm×0.7cm。

处方：上方去川楝子、生地黄、小茴香、木香、冬瓜子，加女贞子15g，枸杞子15g，茵陈30g，丹参20g，冬瓜皮30g。7剂，每日1剂，每剂两煎，共取500mL，分早晚温服。

将至经间期，减川楝子、小茴香、木香等行散之品，加女贞子、枸杞子补益肝肾，茵陈清热化湿、冬瓜皮利水。

八诊：2012年9月24日。

右少腹偶尔有隐痛，9月15—16日出现白带夹有血丝，纳眠佳，大便稀，每日1次，小便可。舌红苔黄根部花剥，脉沉滑。B超监测有排卵并同房。

处方：

盐杜仲 10g	巴戟天 15g	鹿角霜 10g	制香附 10g
生白芍 30g	炙甘草 15g	续断 15g	菟丝子 15g
阿胶珠 10g	桑寄生 15g	生地榆 15g	仙鹤草 15g
五味子 10g	炙龟板 10g	补骨脂 15g	北沙参 30g

7剂，每日1剂，每剂两煎，共取500mL，分早晚温服。

寿胎丸加减补益肝肾，固护冲任，生地榆、仙鹤草收敛止血。

九诊：2012年10月8日。

LMP 9月2日。今日测β-HCG提示已妊娠。现自觉畏寒，乳房胀痛，晨起反胃，二便调，纳可，眠佳。舌淡暗根部花剥，脉小滑。

处方：

女贞子 15g	枸杞子 15g	五味子 10g	菟丝子 15g
桑寄生 15g	桑椹 15g	制香附 15g	生黄芪 30g
党参 15g	太子参 15g	干姜 6g	山药 30g
生白芍 15g	炒白术 10g	升麻 10g	银柴胡 10g

7剂，每日1剂，每剂两煎，共取500mL，分早晚温服。

方中女贞子、枸杞子、五味子、菟丝子、桑椹等补益肝肾，固冲安胎；黄芪、山药、炒白术健脾安胎，香附、白芍疏肝止痛。

【按】患者平素体健，无明显不适，但从患者舌象可看出存在肾阴虚本质。治疗时以补益肝肾贯穿始终，根据月经不同时间，采用中药调周法，分期用药，指导同房。患者曾有胎停育病史，此次妊娠前两个月至关重要，处方以补肾安胎为主。

病案四十：不孕症；月经后期

董某，女。出生日期：1987年6月。

初诊日期：2012年7月9日，节气：小暑。

主诉：结婚1年半，性生活正常，未避孕未孕。

现病史：患者月经 $15\frac{3\sim4}{40\sim50}$，量可，色红，痛经（±），血块（±）。G0P0。近1年内体重增加15斤，现体重70kg，身高162cm。2012年7月5日于北京妇产医院查子宫输卵管造影，结果显示双侧输卵管通畅，形态欠佳。

刻下症：LMP 6月27日，4天净，量可，色暗红，有少量血块。经前小腹隐痛。PMP 5月19日。平素怕冷，手脚凉，易疲乏，纳可，眠佳，二便调，白带正常。舌暗，苔白，脉沉。

中医诊断：不孕症；月经后期。

西医诊断：原发性不孕；月经失调。

证型：肾虚血瘀，冲任失调。

治则：补肾活血，调理冲任。

处方：

麻黄 6g	吴茱萸 9g	桂枝 12g	当归 10g
川芎 10g	法半夏 12g	干姜 6g	厚朴 12g
细辛 3g	五味子 10g	川牛膝 15g	益母草 30g
肉桂 6g	鬼箭羽 15g	冬瓜皮 30g	川椒 6g
枳壳 15g			

7剂，每日1剂，每剂两煎，共取500mL，分早晚温服。

医嘱：①记录基础体温（BBT）；②适当运动和控制饮食以减轻体重。

肉桂、干姜助阳补火，且肉桂能引火归元，温通经脉，助气血运行；麻黄、桂枝其性升发向上，有利于卵泡的生长发育；当归、川芎、鬼箭羽活血化瘀，川牛膝引药下行；益母草活血利水、冬瓜皮利水化湿；厚朴、枳壳行气，气行则血行、水湿化。

二诊：2012年7月23日。

LMP 6月27日。手脚凉有所好转，精力较前充沛，纳眠佳，大便调，小便黄。舌暗尖红，苔根部黄，脉小滑。内分泌六项检查结果显示：FSH 3.75 mIU/mL, LH 9.06 mIU/mL, PRL 9.88 ng/mL, E_2 192 ng/mL, P 4.32 pg/mL, T 0.28 ng/mL。

处方：

当归 10g	川芎 10g	赤芍 15g	生蒲黄 10g^{（包煎）}
马齿苋 30g	干姜 6g	细辛 3g	法半夏 10g
川牛膝 15g	益母草 30g	鬼箭羽 15g	冬瓜皮 30g
五味子 10g	桂枝 10g	吴茱萸 9g	枳壳 15g

7剂，每日1剂，每剂两煎，共取500mL，分早晚温服。

患者内分泌六项结果提示LH/FSH>2，有待妇科B超检查进一步明确是否患有多囊卵巢综合征。治疗以补肾助阳，活血化湿利水为主，在前方基础上减麻黄、当归、川椒、厚朴，加赤芍、马齿苋、生蒲黄加强活血化瘀、利水的作用，促使月事按时来潮。

三诊：2012年7月30日。

患者诉自7月5日行输卵管造影术后至今未同房。现自觉乳房发胀，纳眠可，二便调，舌红，苔厚白，脉小滑。

处方：上方减枳壳，加延胡索15g。

7剂，每日1剂，每剂两煎，共取500mL，分早晚温服。

医嘱：继续记录BBT。

经前期去枳壳，加延胡索加强活血行气止痛的作用，因势利导，促进经血下行。

四诊：2012年8月13日。

LMP 8月5日，5天净，量可，色鲜红，有少量血块。纳可，眠佳，大便调，小便黄，舌淡尖红，苔薄白，脉沉滑。

妇科 B 超检查结果显示：子宫后位，大小约 3.6cm×3.5cm×3.2cm，内膜厚度 0.4cm。右侧卵巢大小约 2.2cm×2.4cm。左侧卵巢大小约 1.6cm×2.4cm，内见最大无回声 0.6cm×0.6cm。盆腔内可见液性暗区，深度 0.9cm。

处方：

香附 10 g	陈皮 10g	青皮 6 g	枳实 10g
枳壳 10g	苏木 6 g	生黄芪 30g	生蒲黄 10g（包煎）
马齿苋 30g	干姜 6g	细辛 3g	桑寄生 15g
羌活 10g	独活 10g	吴茱萸 9g	麻黄 6g

7 剂，每日 1 剂，每剂两煎，共取 500mL，分早晚温服。

患者月经适净，以桑寄生补益肝肾，黄芪健脾益气；香附、陈皮、青皮、枳实、枳壳行气破气以助气血水湿运化；苏木、马齿苋活血化瘀以助卵泡生长发育。

五诊：2012 年 8 月 27 日。

LMP 8 月 5 日。自测无排卵。全身发凉，纳眠可，大便调，小便色黄。舌红，苔黄，脉沉滑。

妇科 B 超检查：子宫后位，大小约 3.5cm×4.0cm×3.3cm，内膜厚度 0.9cm。右侧卵巢大小约 3.5cm×2.2cm，可探及一优势卵泡，大小约 1.3cm×1.5cm。左侧卵巢大小约 1.3cm×1.5cm。盆腔内可见液性暗区，深度 0.6cm。

处方：

香附 15g	鹿角霜 10g	丹参 20g	姜黄 6g
益母草 15g	川牛膝 15g	马齿苋 30g	泽兰 15g
生蒲黄 10g（包煎）	紫石英 15g	枳壳 15g	王不留行 10g
路路通 10g	肉桂 6g	吴茱萸 9g	麻黄 6g

7 剂，每日 1 剂，每剂两煎，共取 500mL，分早晚温服。

鹿角霜血肉有情之品，紫石英补肾阳，共温肾助阳；辅以活血通络丹参、姜黄、川牛膝等以助经间期阴阳转化，配路路通、王不留行通络以助卵泡排出。

六诊：2012 年 9 月 3 日。

自测 8 月 31 日排卵强阳，有同房。纳可，眠佳，大便可，小便黄，舌暗尖红，苔白，脉沉滑。

处方：

菟丝子 15g	桑寄生 15g	桑叶 15g	女贞子 15g
五味子 10g	枸杞子 15g	覆盆子 15g	党参 15g
太子参 15g	北沙参 30g	生黄芪 15g	阿胶珠 10g
胡黄连 3g	香附 10g	生白芍 15g	紫苏梗 6g

7 剂，每日 1 剂，每剂两煎，共取 500mL，分早晚温服。

患者BBT已升高,以寿胎丸合黄连阿胶汤加减补益肝肾,加强黄体的功能。菟丝子、桑寄生、女贞子等补益肝肾,党参、太子参、黄芪健脾益气,胡黄连清热,与阿胶合用清热而不伤阴,紫苏梗理气宽中。

七诊:2012年9月24日。

LMP 8月5日。经检查已妊娠,现乏力,气短,纳眠可,二便调。舌稍暗,苔薄白,脉小滑。检查:P 15.06 pg/mL,β-HCG 25686.207 mIU/mL。

处方:上方减胡黄连,加续断15g。

7剂,水煎浓缩至300mL,温服,少量频服。

医嘱:调畅情志,营养饮食,生活规律,不可过于劳累。

减胡黄连苦寒之品,加续断加强补肾安胎的作用。

【按】患者平素月经周期后错,输卵管造影提示双侧输卵管通畅,因患者体重指数BMI为26.7属超重,除使用药物治疗外,嘱患者坚持运动和控制饮食以减轻体重。治疗时注重行气活血、利水化湿,两者相辅相成。经间期适当配以路路通、王不留行、苏木等药物以促进卵泡发育成熟而排出。

病案四十一:不孕症

亓某,女。出生日期:1983年9月。

初诊日期:2012年7月28日,节气:大暑

主诉:结婚3年,性生活正常,未避孕1年未孕。

现病史:患者月经$13\frac{7}{30}$,量可,色红,痛经(+),血块(+)。G0P0。2012年6月5日于外院行双侧输卵管造影提术示:右侧通畅,左侧通而不畅。

刻下症:LMP 7月23日,未净,量可,色鲜红。行经前乳胀,急躁易怒,小腹胀,腰痛。平素怕冷,手脚凉,纳可,眠佳,白天嗜睡,大便每日2~3次,不成形,小便黄。舌紫黯边有齿痕,苔黄,脉沉细。

内分泌检查结果:FSH 7.11 mIU/mL,LH 3.34 mIU/mL,PRL 23.17 ng/mL,E_2 39.7 ng/mL,T 30.57 ng/mL。

中医诊断:不孕症。

西医诊断:原发性不孕;盆腔炎性疾病。

证型:肾虚血瘀,肝郁脾虚。

治则:补肾活血,疏肝健脾。

处方:

当归15g	川芎10g	赤芍15g	橘核10g
荔枝核10g	川楝子6g	延胡索15g	女贞子10g
枸杞子10g	五味子10g	黄精15g	山茱萸15g

补骨脂 15g　　　　胡芦巴 10g　　　　桑寄生 15g　　　　续断 15g

7 剂，每日 1 剂，每剂两煎，共取 500mL，分早晚温服。

医嘱：记录基础体温（BBT）。

患者正值经期末，经血将净，四物汤加减以补肾调经，女贞子、枸杞子、桑寄生补益肝肾，补骨脂、胡芦巴温补肾阳以改善其寒湿之症，乳胀、急躁均为肝郁气滞之症，用橘核、荔枝核、川楝子疏肝理气。

二诊：2012 年 8 月 4 日。

手、脚凉有所好转，纳少，大便每日 1~2 次，基本成形，小便调，白带多。舌红，苔白厚腻，脉小滑。

处方：

金钱草 15g　　　　海金沙 15g　　　　制香附 15g　　　　当归 10g
川芎 10g　　　　　干姜 6g　　　　　 细辛 3g　　　　　枳壳 15g
路路通 10g　　　　王不留行 10g　　　紫石英 15g　　　　紫河车 15g
山药 30g　　　　　补骨脂 15g　　　　胡芦巴 15g　　　　川牛膝 15g

7 剂，每日 1 剂，每剂两煎，共取 500mL，分早晚温服。

医嘱：妇科 B 超监测排卵，指导同房。

患者平素月经周期规律，现处于经间期，治疗要注意促进经间期阴阳转化以利卵泡生长发育和排出。方中干姜、细辛温通经络，紫河车血肉有情之品可补肾填精、益气养血以助卵泡发育，路路通、王不留行通经活络以助卵泡破裂排出。

三诊：2012 年 8 月 11 日。

LMP 7 月 23 日，7 天净。口干，腰酸，右侧小腹胀痛，纳可，眠佳，二便调，有拉丝样白带。舌淡红，苔薄白，舌尖部略粗糙，脉滑而有力。

B 超监测排卵情况

日期	内膜（cm）	右侧卵巢内卵泡大小（cm×cm）
8 月 6 日	0.6	0.9×1.0
8 月 8 日	0.66	1.16×1.19
8 月 10 日	0.9	1.44×1.49

处方：

菟丝子 15g　　　　桑寄生 15g　　　　续断 15g　　　　　阿胶珠 10g
白芍 15g　　　　　北沙参 30g　　　　香附 10g　　　　　补骨脂 15g
女贞子 10g　　　　枸杞子 10g　　　　山药 15g　　　　　生黄芪 15g
党参 15g　　　　　盐杜仲 10g　　　　巴戟天 15g　　　　炮姜 6g

7 剂，每日 1 剂，每剂两煎，共取 500mL，分早晚温服。

医嘱：继续监测卵泡发育情况，以指导同房。

B超监测可知右侧卵巢有一个优势卵泡,输卵管造影提示右侧输卵管通畅,因此要把握受孕时机。本次处方在补益肝肾的同时加黄芪、党参益气助卵泡破裂,卵子排出,佐炮姜以助经间"氤氲之时"阴阳顺利转化。

四诊:2012年8月18日。

8月13日B超监测已排卵,有同房。现口干,咽部有黄痰,腰酸,偶有头晕,纳眠佳,二便调。舌淡红,边有齿痕,苔薄白,脉沉。

处方:

菟丝子15g	桑寄生15g	续断15g	党参20g
太子参15g	生黄芪15g	防风10g	炒白术10g
苦杏仁10g	升麻10g	女贞子10g	五味子10g
枸杞子15g	白芍15g	醋香附10g	陈皮10g

7剂,每日1剂,每剂两煎,共取500mL,分早晚温服。

考虑患者有妊娠的可能性,因此处方以补肾固冲为法。

五诊:2012年8月30日。

LMP 7月23日。8月26日检查结果显示,P 27.07 ng/mL,HCG 75.87 mIU/mL;8月29日检查结果显示,P 29.33 ng/mL,HCG 336.57 mIU/mL,已孕。

现晨起有痰,久坐后觉腰酸。纳可,眠佳,入睡困难,大便每日1~2次、质稀,小便频,白带量少,色偏黄。舌淡苔白,脉小滑。

处方:

桑寄生15g	续断15g	杜仲15g	菟丝子15g
党参20g	生黄芪15g	北沙参30g	香附15g
山药15g	炒白术10g	升麻10g	陈皮10g
金樱子15g	锁阳15g	五味子10g	熟地黄20g

7剂,每日1剂,每剂两煎,共取500mL,分早晚温服。

用寿胎丸加减补肾安胎,金樱子、锁阳偏补肾阳,炒白术、山药健脾安胎,全方阴阳并补,脾肾同调,固护胎元。

【按】本例患者属原发性不孕,平素体质偏阳虚,因求子心切压力较大,导致肝失条达,气血运行不畅。在治疗时选用补阳而不助火的药物,如胡芦巴、炮姜、锁阳等,并根据月经不同时期的不同特点遣方用药,在经间期酌加紫河车、王不留行、路路通等促进卵泡发育和排出的药物,并根据基础体温或卵泡监测指导患者及时同房以助孕。借助现代医学的手段,牢牢把握阴阳转化"的候"之氤氲之机,终如愿受孕。

病案四十二:不孕症

浮某,女。出生日期:1970年8月。

初诊日期：2012年6月9日，节气：芒种。

主诉：结婚17年，性生活正常，未避孕半年未孕。

现病史：患者月经 $15\dfrac{7\sim15}{27\sim35}$。结婚17年，G4P1，分别于1995年药流1次；1996年不全流产加清宫术1次；1999年顺产1胎；2011年5月妊娠，7月份发现胎停育后行清宫术。2012年1月患者开始计划备二胎，4月份曾在外院予克罗米芬促排卵治疗，未能如愿，而后出现月经失调。

刻下症：LMP 5月31日，淋漓至今未净，色淡红。PMP 4月27日，淋漓不尽，5月11日予云南白药和黄体酮口服治疗后出血停止。腰酸痛，纳可，眠多梦、易醒，舌淡红，有瘀点，脉小滑。

中医诊断：崩漏；不孕症；胎死不下。

西医诊断：异常子宫出血；继发性不孕；胚胎停育。

证型：肾虚血瘀，冲任不固。

治则：补肾活血，止血调经。

处方：

女贞子15g	墨旱莲15g	生蒲黄10g(包煎)	海螵蛸15g(先煎)
侧柏叶15g	党参15g	生黄芪15g	五味子10g
补骨脂15g	肉苁蓉30g	桑寄生15	三七粉3g(冲服)
炒白术10g	沙苑子15g	白蒺藜15g	山药15g
生龙骨30g(先煎)	生牡蛎30g(先煎)		

7剂，每日1剂，每剂两煎，共取500mL，分早晚温服。

医嘱：①患者高龄，有不良孕产史，嘱患者记录基础体温（BBT），以了解排卵情况；②检查内分泌六项；③妇科B超。

因患者淋漓出血已十天，治疗时以止血为先。蒲黄、三七粉等可化瘀止血而不留瘀；生龙骨、生牡蛎固涩止血，且可安神，党参、黄芪益气止血，二至丸合补骨脂、肉苁蓉等补肾固本。全方塞流澄源、标本兼顾，止血不留瘀，为后续调周促排做准备。

二诊：2012年6月18日。

LMP 5月31日。服上方6剂后阴道出血止。刻下症：乏力，嗜睡，右侧腰痛，头晕、行走时明显。纳眠一般，大便每日2次，质稀，小便调，夜尿每日1次。舌黯，苔白，脉沉滑。

妇产B超检查结果显示：子宫后位，大小约 5.0cm×5.2cm×4.9cm，内膜厚度0.8cm；右侧卵巢大小约 2.4cm×1.2cm；左侧卵巢大小约 3.2cm×2.1cm，内可见一个优势卵泡大小约 1.9cm×1.2cm；盆腔可探及液性暗区，深度约 1.8cm。

内分泌六项检查结果显示：FSH 11.50 mIU/mL，LH 5.82 mIU/mL，PRL 13.32 ng/mL，E_2 94.00 ng/mL，P 4.49 pg/mL，T 0.32 ng/mL。

处方：

补骨脂 15g	骨碎补 15g	升麻 10g	葛根 15g
生蒲黄 10g（包煎）	丹参 20g	水蛭 10g	炮姜炭 6g
金樱子 15g	锁阳 15g	益智仁 30g	桑寄生 15g
狗脊 15g	柴胡 10g	黄芩 6g	法半夏 10g

7剂，每日1剂，每剂两煎，共取500mL，分早晚温服。

患者阴道出血已净，目前治疗以"复旧"为主。锁阳、益智仁偏补肾助阳，补骨脂、骨碎补、桑寄生等补益肝肾，固冲任。升麻、葛根能够升举清气，实大便。黄芩、法半夏燥湿化痰，丹参、水蛭活血化瘀，共助经间期阴阳转换促排卵。

三诊：2012年6月25日。

患者乏力、嗜睡、右侧腰疼症状好转，仍有手心发热，下肢酸软，纳可，眠佳，二便调。舌黯，苔黄腻，脉小滑。

处方：

菟丝子 15g	龟板 10g（先煎）	女贞子 15g	枸杞子 15g
桑寄生 15g	狗脊 15g	丹参 20g	牡丹皮 10g
生蒲黄 10g（包煎）	马鞭草 30g	山药 15g	炙甘草 15g
干姜 6g	升麻 10g	生白芍 15g	补骨脂 15g

7剂，每日1剂，每剂两煎，共取500mL，分早晚温服。

患者目前为经前期，阴血将下注胞宫以行经。龟板、女贞子、桑寄生、枸杞子补益肝肾，菟丝子、狗脊偏补肾阳。龟板、牡丹皮滋阴清热，丹参、马鞭草活血调经，干姜、升麻升举脾胃之气，助中焦运化。

四诊：2012年7月2日。

LMP 5月31日。患者手心发热、下肢酸软明显好转，右侧腰疼，夜间明显，纳眠可，二便调，舌紫黯，苔白腻，脉滑。

处方：上方去丹参、牡丹皮、干姜、生蒲黄、马鞭草，加五味子10g，生黄芪15g，北沙参30g，桑叶15g，续断15g。7剂，每日1剂，每剂两煎，共取500mL，分早晚温服。

患者目前月经尚未来潮，不排除妊娠可能。在上方基础上减去丹参、牡丹皮、蒲黄等活血化瘀之品，酌加五味子、黄芪、沙参以益气养阴。

五诊：2012年7月9日。

LMP 7月6日，未净，量可，经前嗜睡、腰疼。乏力，纳可，眠佳，二便调，外阴瘙痒。舌黯，苔黄，脉滑。

处方：

菟丝子 15g	五味子 10g	女贞子 15g	枸杞子 15g
阿胶珠 10g	黄连 3g	党参 15g	太子参 15g

| 桑寄生 15g | 桑叶 15g | 金银花 15g | 生黄芪 15g |
| 续断 10g | 炒白术 10g | 山药 15g | 炙甘草 15g |

7剂，每日1剂，每剂两煎，共取500mL，分早晚温服。

患者正处于经期第4天，治疗时应以固冲任为主，使胞宫经血顺畅。以菟丝子、五味子、女贞子、枸杞子"四子"补益肝肾，党参、太子参等健脾益气，先天后天并补，少佐黄连、金银花清热解毒。

六诊：2012年7月16日。

LMP 7月6日，9天净。患者偶有右侧腰痛，纳眠可，大便调，小便晨起黄。舌黯，苔黄，脉滑。

处方：

菟丝子 15g	桑寄生 15g	炮姜 6 g	桑叶 15g
党参 15g	太子参 15g	生黄芪 10g	炒白术 10g
山药 15g	蒲黄 10g（包煎）	茯苓 15g	蛇床子 10g
蒲公英 10g	狗脊 15g	续断 15g	桂枝 10g

7剂，每日1剂，每剂两煎，共取500mL，分早晚温服。

医嘱：记录基础体温，监测排卵，指导同房。

菟丝子、桑寄生、狗脊和续断补益肝肾，调理冲任；党参、黄芪、白术等健脾助肾；炮姜、桂枝温通经络；患者有不良孕产史，且有长期阴道出血异常，要预防盆腔炎症刺激，故以茯苓、蛇床子、蒲公英清热利湿，现代药理证明其均有消炎作用，可改善盆腔环境助排卵。

七诊：2012年7月30日。

LMP 7月6日，BBT示高温相已11天。患者近日感冒，咳嗽，纳眠可，二便调，舌红绛有瘀点，苔薄白，脉滑。

处方：

金银花 15g	苦杏仁 10g	防风 10g	炒白术 10 g
生黄芪 15g	麻黄 6g	桂枝 10g	炒白芍 15g
菟丝子 15g	女贞子 10g	枸杞子 10 g	五味子 10g
桑叶 15g	桑寄生 15g	续断 15g	炙甘草 10g

7剂，每日1剂，每剂两煎，共取500mL，分早晚温服。

医嘱：一周后若BBT持续在高温相，查血清激素P和HCG。

金银花、防风、桑叶疏散风热，且苦杏仁与桑叶一升一降、宣降肺气止咳。BBT处于高温相已11天存在妊娠可能，以"四子"、桑寄生及续断补肾固冲任。

八诊：2012年8月6日。

LMP 7月6日。BBT高温相已持续18天。患者感冒已愈，近几日饥饿感明显，乏力，腰酸，偶有阴痒。纳眠尚可，二便调。舌红绛，苔根腻，脉滑。

处方：上方去麻黄、桂枝、金银花、防风，加北沙参10g，制香附10g，山药15g，阿胶珠10g。7剂，每日1剂，每剂两煎，共取500mL，分早晚温服。

患者感冒已愈，减麻黄、桂枝等疏散表邪的药物。BBT高温相已持续18天，妊娠可能性极大，因患者舌红绛，为阴虚表现，故加北沙参养阴清热，方中香附可防全方过于滋腻。

九诊：2012年8月13日。

LMP 7月6日。咽喉疼、有痰，乳房胀，纳眠佳，大便调，小便较频。舌黯，苔白，边有瘀点，脉小滑。检查P 33.9 pg/mL，HCG>1000 mIU/mL，已孕。

治则：补肾健脾，固冲安胎。

处方：

党参15g	太子参15g	生黄芪15g	炒白术10g
山药15g	五味子10g	阿胶珠10g	陈皮10g
升麻10g	苦杏仁10g	制香附10g	南沙参15g
菟丝子15g	女贞子10g	枸杞子15g	覆盆子15g

7剂，每日1剂，每剂两煎，共取500mL，分早晚温服。

医嘱：注意休息，不可劳累，注意孕期卫生，调畅情志。

党参、太子参、黄芪等健脾益气安胎，方中"五子"可补益肝肾，固护冲任以安胎。升麻与苦杏仁一升一降以复肺的宣降功能，香附、陈皮理气，且使全方补而不滞。

【按】不孕症的定义以1年为界限，但此患者年龄已42岁，并有多次不良孕产史，从其FSH（11.50 mIU/mL）检查结果可知，卵巢功能下降。故其备孕半年未孕可归入不孕症。患者2个月前因使用克罗米芬促排卵后出现月经淋漓不尽，属中医"崩漏"范畴。《景岳全书·妇人规》云："崩漏不止，经乱之甚者也。"又有《医宗金鉴》载："妇人经行之后，淋沥不止，名曰经漏。经血忽大下不止，名为经崩。"崩与漏的病机基本相同，即冲任损伤，不能制约经血，使子宫藏泄失常，二者常相互转化，交替出现，属于妇科常见病，也是疑难急重症，影响生育，危害健康。治疗要灵活运用"塞流、澄源、复旧"三法，调整并建立月经周期，就此患者而言，因其有生育要求，故还要注意恢复排卵。"急则治其标""塞流"应注意止血而不留瘀，龙骨、牡蛎、海螵蛸收涩止血，配合蒲黄、三七使止血而不留瘀。在治疗的全过程中，始终不忘"复旧"，女贞子、墨旱莲、桑寄生、补骨脂、狗脊等补益肝肾，配合党参、白术、山药健脾助先天，不仅能固护冲任，同时还可促进卵子生长。经间期善用活血化瘀之品促排卵，如丹参、水蛭等。并嘱患者注意监测排卵，指导同房，以助受孕。患者于2011年曾发生胎停育，加之高龄妊娠，故而要谨慎调理，积极保胎，以防不良情况再次发生。

病案四十三：不孕症；月经后期

孟某，女。出生日期：1980年9月。

初诊日期：2012年2月4日，节气：立春。

主诉：性生活正常，未避孕1年未孕。

现病史：患者月经$15\frac{5\sim7}{30\sim60}$；G1P0，于2009年妊娠30天自然流产，之后开始出现月经失调，伴1年内体重增加20余斤，四肢和腋下汗毛明显加重。2011年因月经7、8月未来潮，曾去北京妇产医院，经过人工周期治疗三个周期，服药期间月经能按时来潮，停药后月经再次不来。丈夫查精液常规提示正常。

刻下症：LMP 11月16日。PMP：10月14日。自觉手足心热，左侧少腹痛，白带色黄，纳可，失眠，大便每日2次、质稀，小便调，舌淡红，苔黄腻部分呈花剥，脉小滑。

内分泌六项检查结果：FSH 8.74 mIU/mL, LH 4.67 mIU/mL, PRL 7.42 ng/mL, E_2 34.84 pg/mL, P 0.23 ng/mL, T 55.86 ng/mL。

中医诊断：不孕症；月经后期。

西医诊断：继发性不孕；月经失调。

证型：肝肾不足，湿热下注，冲任不调。

治则：补益肝肾，滋阴清热，调理冲任。

处方：

当归15g	川芎10g	赤芍15g	生地黄15g
生蒲黄10g(包煎)	马鞭草30g	马齿苋30g	菟丝子20g
炙鳖甲10g(先煎)	肉苁蓉30g	鹿角霜10g	川牛膝15g
益母草30g	黄精15g	知母6g	炙甘草15g

7剂，每日1剂，每剂两煎，共取500mL，分早晚温服。

医嘱：①记录基础体温（BBT），观察白带等情况；②控制饮食，加强锻炼，减轻体重，调节情绪。

根据患者内分泌六项检查结果，可知其雌激素偏低、孕激素不足，重用四物汤中当归、生地黄、赤芍养血活血。久病及肾，以肉苁蓉、菟丝子补肾益精，鹿角霜血肉有情之品温肾助阳，川牛膝补肝肾、活血调经，且可引药下行直达病所。知母养阴清热，鳖甲滋阴清热潜阳。肾虚水液运化失常，导致水湿内停，马齿苋、马鞭草活血通经，清热利湿，以助肾水代谢。黄精补脾肺肾，益气养阴，助滋阴清热之功。全方共奏补肾养血、清热活血除湿的作用。

二诊：2012年2月16日。

服药第2天月经来潮，LMP 2月6日，未净，2月8—13日量多，色红、有血块，患者出现月经量少、淋漓不净、五心烦热，烘热汗多，乳房胀痛，情绪不稳定，腰酸痛。纳眠尚可，大便稀，小便调。舌胖，苔腻、根部花剥，脉弦。BBT不稳定。

处方：

女贞子 10g	墨旱莲 15g	乌梅 15g	海螵蛸 15g(先煎)
侧柏叶 15g	生龙骨 30g(先煎)	生牡蛎 30g(先煎)	炙龟板 10g(先煎)
炙鳖甲 10g(先煎)	知母 6g	黄柏 6g	熟地黄 20g
山茱萸 20g	补骨脂 15g	骨碎补 15g	鸡内金 15g
桑寄生 15g			

7剂，每日1剂，每剂两煎，共取500mL，分早晚温服。

患者月经停闭80天来潮，现已淋漓10天仍未净，根据症状结合舌脉，辨证为阴虚内热，肾阴不足，虚热损伤胞脉，破血妄行，淋漓不尽。以大补阴丸加减，炙龟板、炙鳖甲、生龙骨、生牡蛎滋阴降火潜阳，熟地黄、山茱萸等补益肝肾，黄柏、知母清下焦虚热。二至丸补肝肾而不滋腻，且墨旱莲有凉血止血的作用，与海螵蛸、侧柏叶、生龙骨、生牡蛎收敛止血。全方合用，止血不留瘀，标本兼顾。

三诊：2012年2月23日。

LMP 2月6日，服上方2剂后，月经净。五心烦热明显减轻，腰酸、下坠感，情绪易低落。舌黯红，少苔，脉小滑。

B超监测卵泡情况

	内膜厚度（cm）	左卵巢（cm×cm）	右卵巢（cm×cm）
2月21日	1.0	—	1.4×1.2
2月23日	1.2	1.4×1.4	1.9×1.4

处方：

制香附 10g	当归 10g	川芎 10g	炮姜 6g
赤芍 15g	丹参 15g	桃仁 10g	炙龟板 10g(先煎)
制何首乌 30g	穿山甲 10g(先煎)	皂角刺 10g	川牛膝 15g
益母草 15g	泽兰 15g	桑寄生 15g	肉苁蓉 30g

7剂，每日1剂，每剂两煎，共取500mL，分早晚温服。

医嘱：监测BBT，结合B超卵泡情况，指导其在排卵12~48小时内同房以助孕。

结合患者B超与月经时间，可知目前为经间期，右侧卵巢有优势卵泡发育，故在补肾同时加入桃仁、丹参等活血药，香附疏肝理气，佐以炮姜以助经间期阴阳转化，穿山甲、皂角刺通络促排卵。

四诊：2012年3月1日。

LMP 2月6日，12天净。2月24日左侧小腹痛，B超提示有排卵，并有少量盆腔积液，且有同房。现患者诉胁肋部不适，自觉脐下小腹坠胀，嗜睡，胃脘部不适，腰酸痛。舌黯红，苔薄黄、有少量花剥，脉小滑。

处方：

生黄芪 30g	醋柴胡 10g	陈皮 10g	升麻 10g
百合 20g	乌药 20g	熟地黄 20g	山茱萸 20g
炒白芍 30g	炙甘草 15g	桑寄生 15g	制何首乌 20g
菟丝子 15g	续断 15g	阿胶珠 10g^(烊化)	党参 15g

7剂，每日1剂，每剂两煎，共取500mL，分早晚温服。

患者因月经不调，日久不受孕，情志不畅，肝脾失调，经过中药调理，可见优势卵泡发育成熟并排出。此次月经周期中有排卵且有同房，时至黄体期，组方时应注意增强黄体功能以助孕。补肾同时注意疏肝理气，既不可碍胎，又不能影响下次月经来潮。柴胡、百合、乌药疏肝行气，陈皮理气健脾。诸药合用补益不伤阴，且不滋腻。

五诊：2012年3月12日。

LMP 3月4日，7天净，量可，色暗红，有血块。自觉胃脘部坠胀并常迁延至小腹，畏热，瘙痒，多汗，手足心发热，口干咽燥、发痒。舌红，中有裂纹，苔薄黄有花剥，脉弦细。

处方：

熟地黄 20g	山茱萸 20g	山药 20g	牡丹皮 10g
泽泻 10g	茯苓皮 15g	龟板 10g^(先煎)	知母 6g
黄柏 6g	北沙参 30g	百合 20g	蜂房 30g
蝉蜕 6g	玉蝴蝶 6g	桑寄生 15g	续断 15g

7剂，每日1剂，每剂两煎，共取500mL，分早晚温服。

患者月经适净，冲任血海亏虚，阴虚症状明显，以六味地黄丸合大补阴丸加减，滋阴清热。北沙参、百合养阴润燥，玉蝴蝶疏肝和胃。蝉蜕配蜂房，起疏风解毒、定惊止痉作用。

六诊：2012年3月22日。

患者自觉口干明显，易疲乏，同房时阴道干涩不适，纳可，入睡困难、眠浅易醒，二便调。舌淡红，苔有花剥，脉小滑。

妇科B超：子宫后位，大小约5.8cm×6.0cm×5.6cm，内膜厚度0.7cm。右侧卵巢大小约1.9cm×2.4cm，可探及一个优势卵泡，大小约1.3cm×1.0cm。左侧卵巢大小约2.6cm×1.6cm，可探及一个优势卵泡，大小约1.7cm×1.4cm。盆腔可探及液性暗区，深度约0.7cm

处方：

杜仲 10g	炙龟板 10g^(先煎)	炙鳖甲 10g^(先煎)	淫羊藿 15g
巴戟天 15g	蒲黄 10g^(包煎)	马齿苋 30g	熟地黄 20g
山茱萸 20g	山药 20g	牡丹皮 10g	泽泻 10g
丹参 20g	酸枣仁 15g	柏子仁 15g	北沙参 30g

7剂，每日1剂，每剂两煎，共取500mL，分早晚温服

医嘱：监测卵泡，适时同房。

患者又至经间期，六味地黄丸加炙龟板、炙鳖甲、杜仲补肾的同时，加淫羊藿、巴戟天补肾阳，正如《景岳全书》述"善补阴者，必于阳中求阴，则阴得阳升而泉源不竭。"柏子仁、酸枣仁养心安神，以助睡眠。

七诊：2012年3月26日。

LMP 3月4日。阴道干涩好转，腰酸，口干，白带量多、质稠、色黄、有异味，伴阴痒，纳眠尚可。舌淡红，有少量花剥，苔黄，脉小滑。

妇科B超检查结果显示：子宫大小5.1cm×5.5cm×4.6cm，内膜厚度0.8cm。右侧卵巢可探及优势卵泡，大小约1.0cm×1.1cm。

内分泌六项检查结果：FSH 10.7 mIU/mL，LH 9.21 mIU/mL，PRL 7.6 ng/mL，E_2 33 pg/mL，P 0.27 ng/mL，T 0.27 ng/mL。

处方：

酸枣仁15g	炙龟板10g(先煎)	炙鳖甲10g(先煎)	熟地黄20g
山茱萸20g	山药20g	牡丹皮10g	丹参20g
柏子仁15g	蛇床子10g	菟丝子15g	桑寄生15g
狗脊15g	北沙参30g	麦冬10g	天冬10g

7剂，每日1剂，每剂两煎，共取500mL，分早晚温服。

患者雌、孕激素仍偏低，故在前方基础上加蛇床子温肾助阳、燥湿、杀虫止痒，配伍二冬养阴清热以制约其温热之性，牡丹皮、丹参清热凉血活血。丹参助鳖甲软坚散结消癥疾以助排卵。

八诊：2012年4月16日。

白带呈水样，鼻塞，口干，纳眠可，偶有恶心欲吐，大便调，小便黄。舌红，苔中部黄腻，脉弦滑。

处方：

北沙参30g	玄参10g	生地黄15g	党参20g
陈皮10g	茯苓皮15g	山药15g	黄芩6g
黄连3g	黄柏6g	菟丝子15g	桑寄生15g
桑叶15g	苦杏仁10g	金银花30g	麻黄6g

7剂，每日1剂，每剂两煎，共取500mL，分早晚温服。

患者外感风热之邪，桑叶、金银花疏散外邪，桑叶与苦杏仁一升一降，宣降肺气，佐麻黄以助发散之力。沙参、玄参与生地黄取增液汤之意，养阴生津。黄芩、黄连、黄柏清热燥湿，以除三焦湿热。全方合用使祛邪不伤正，补益而不恋邪。

九诊：2012年5月3日。

LMP 3月4日。偶有烘热汗出，口干，嗳气呃逆，心烦失眠，二便调。舌黯红，

苔黄腻，有 0.5×0.5cm 大小花剥，脉小滑。

处方：

制何首乌 15g	炙龟板 10g（先煎）	肉苁蓉 30g	菟丝子 15g
鹿角霜 10g	浮小麦 30g	炙甘草 15g	大枣 30g
苍术 10g	当归 10g	川芎 10g	赤芍 15g
紫石英 15g（先煎）	旋覆花 15g	代赭石 30g（先煎）	川牛膝 15g

7剂，每日1剂，每剂两煎，共取500mL，分早晚温服。

患者月经后期，素体阴虚，加之情绪烦躁，予甘麦大枣汤养心安神，紫石英、代赭石镇静安神。心肾相交，水火既济，两者互相联系、互为影响，心神安有利于肾主生殖的作用。结合舌象，苍术健脾燥湿、旋覆花降气利水以去除湿邪，止呃逆。

十诊：2012年5月10日。

口干，晨起空腹服用时有恶心感，白带已转正常，失眠，舌黯红，苔黄腻，脉小滑。

妇科B超检查结果显示：子宫后位，大小约5.8cm×5.9cm×4.9cm，内膜厚度1.6cm。右侧卵巢大小约3.0cm×1.9cm，可探及一个优势卵泡2.2cm×1.8cm，左侧卵巢大小约2.4cm×1.9cm。

处方：上方去紫石英、代赭石、旋覆花，加干姜6g，益母草30g，枳壳15g，泽兰15g。7剂，每日1剂，每剂两煎，共取500mL，分早晚温服。

妇科B超示右侧卵巢有一优势卵泡，但由于患者子宫内膜较厚，子宫内膜容受性不良，恐其不利孕育。故加益母草、枳壳、泽兰增强活血行气，以推助月经来潮。

十一诊：2012年5月17日。

LMP 3月4日，月经60余天未来潮。手脚心发热转轻，入睡难，多梦易醒，服药时有恶心欲吐感，纳可，小便黄，大便每日1次、质稀，白带量多、色黄、无异味。舌黯红，苔黄，中有裂纹，边有齿痕，脉小滑。5月12日前后自测排卵阳性。

处方：

炙龟板 10g（先煎）	制何首乌 15g	北沙参 10g	麦冬 10g
菟丝子 15g	补骨脂 15g	骨碎补 15g	葛根 15g
升麻 10g	竹叶 10g	竹茹 10g	生甘草 6g
夜交藤 15g	莲子肉 10g	杜仲 10g	巴戟天 15g

7剂，每日1剂，每剂两煎，共取500mL，分早晚温服。

患者月经过期不至，心情差，睡眠难安，阴虚内热症状明显，予龟板滋阴潜阳，沙参、麦冬养阴清热，以养神安眠。葛根生津，生发脾胃之气。竹叶、竹茹加强清热作用，且竹茹有降逆止呕之功。菟丝子、补骨脂、骨碎补、杜仲和巴戟天补益肾气，调理冲任，既可助黄体期受精卵着床，又补充黄体期激素顺势来潮。

十二诊：2012年5月24日。

LMP 5月23日，量多，色暗红，有血块，小腹疼、以左少腹为主，月经第1天尤甚。干咳，口干、口渴，手心轻微发热，纳差，晨起时恶心，睡眠仍欠佳。小便黄，大便调。舌红，苔白，边有齿痕，脉小滑。

处方：

延胡索 15g	当归 10g	川芎 10g	赤芍 15g
生地黄 15g	柴胡 10g	小茴香 6g	木香 6g
制香附 10g	党参 20g	陈皮 10g	生蒲黄 10g(包煎)
马齿苋 30g	干姜 6g	茯苓 15g	川牛膝 15g

7剂，每日1剂，每剂两煎，共取500mL，分早晚温服。

患者昨日月经来潮，痛经明显，以少腹逐瘀汤加减，温经散寒、通经止痛。

十三诊：2012年6月16日。

LMP 5月23日，4天净。小腹坠痛，月经后见同房时出血，腰酸，白带量多、色黄、有异味。口干渴，乏力易困，纳眠可，小便稍感浑浊，大便每日3次、不成形，排便时伴有肛门痒。舌黯红，苔黄白，脉滑。

处方：

桑寄生 15g	女贞子 15g	墨旱莲 15g	醋龟甲 10g(先煎)
鹿角霜 10g	炒蒲黄 10g(包煎)	马鞭草 30g	炒芡实 10g
炒苍术 10g	炒白术 10g	黄柏 6g	南沙参 30g
厚朴 10g	枳实 10g	青黛 10g(包煎)	车前子 30g(包煎)

7剂，每日1剂，每剂两煎，共取500mL，分早晚温服。

脾肾不足，不能固涩精微，则小便浑浊、腹泻，芡实益肾固精、健脾止泻、止带，苍术、白术健脾燥湿。车前子清下焦湿热，渗湿止泻，《本草经疏》谓"车前子……通肾气也"。

十四诊：2012年7月14日。

LMP 7月13日，量多，色红，有血块。乳房胀痛，腰酸，小便黄，大便调。舌红绛，苔薄黄，脉小滑。BBT上次排卵后呈双相，高温相持续15天后月经来潮。

处方：

当归 10g	川芎 10g	赤芍 15g	生地黄 15g
熟地黄 15g	制香附 10g	北沙参 30g	小茴香 6g
木香 6g	肉桂 3g	黄连 3g	竹叶 10g
赤小豆 30g	干姜 6g	川牛膝 15g	益母草 30g
仙鹤草 15g			

7剂，每日1剂，每剂两煎，共取500mL，分早晚温服。

组方以养血活血化瘀为主，疏肝理气温通药物以助经血下行，黄连、竹叶、赤小豆、仙鹤草加强清热以利小便排出，川牛膝引热下行并可引药直达病所。

十五诊：2012 年 7 月 21 日。

LMP 7 月 13 日，6 天净，有血块和膜样组织排出。口干，腰酸，纳可，眠多梦，小便调，大便每日 1 次、质黏稠。舌红，苔黄腻，脉小滑。

处方：

醋香附 15g	当归 10g	川芎 10g	丹参 20g
赤芍 15g	桃仁 10g	炮姜 6g	炙甘草 15g
川牛膝 15g	益母草 15g	泽兰 15g	补骨脂 15g
胡芦巴 15g	炒蒲黄 10g(包煎)	马鞭草 30g	夜交藤 15g

7 剂，每日 1 剂，每剂两煎，共取 500mL，分早晚温服。

十六诊：2012 年 7 月 28 日。

LMP 7 月 13 日，6 天净。昨日上午 10 点左右突发尿血、尿频、尿急，排尿困难，服用中成药（金银花片）后转好。现患者诉尿痛、小便浑浊，偶有小腹刺痛。纳可，眠差、入睡难、多梦，服用上服药后，大便每日 2～3 次、质稀，白带呈水样、有异味。舌淡红，苔薄黄，脉弦滑。复查血、尿常规正常。

处方：

生甘草 6g	滑石 30g	赤小豆 30g	生蒲黄 10g(包煎)
马齿苋 30g	马鞭草 30g	白茅根 30g	竹叶 10g
茯苓 15g	冬瓜皮 30g	仙鹤草 30g	川牛膝 15g
益母草 15g	北沙参 30g	百部 15g	制香附 10g

7 剂，每日 1 剂，每剂两煎，共取 500mL，分早晚温服。

湿热蕴结下焦，导致血淋发生。滑石、白茅根、冬瓜皮清热利尿，马齿苋、马鞭草清热利湿、活血止痛，蒲黄化瘀止血，还可利尿，使湿热之邪从小便而出。沙参养阴，使祛邪不伤正。

十七诊：2012 年 8 月 4 日。

口干渴，大便每日 2 次、质稀，小便转正常，纳可，眠佳。舌红，苔黄中有裂纹，脉小滑。自测 8 月 2 日排卵呈强阳性，有同房。

处方：

北沙参 30g	制香附 10g	菟丝子 15g	女贞子 15g
枸杞子 15g	五味子 10g	覆盆子 15g	玄参 10g
麦冬 10g	桑寄生 15g	续断 15g	黄连 3g
阿胶珠 10g	黄芩 6g	炒白术 10g	砂仁 6g(后下)

7 剂，每日 1 剂，每剂两煎，共取 500mL，分早晚温服。

患者 BBT 呈上升趋势，排卵时有同房，舌象提示阴虚明显，以五子衍宗丸（枸杞子、菟丝子、覆盆子、五味子、车前子）加黄连阿胶汤加减，交通心肾助孕卵着床。以黄连、黄芩、阿胶珠、沙参及玄参、麦冬滋阴清热。合寿胎丸加减补益肝肾，预培其损。

十八诊：2012 年 8 月 16 日。

LMP 7 月 13 日。昨日阴道少量出血，两侧少腹阵发性疼痛，腰酸，白带多，呈水样。口干口渴，纳可，眠差，现在大便每日 2 次，质地尚可，小便频。舌黯，苔黄腻，边有齿痕，脉沉。今日检查显示，P 31.43 pg/mL，HCG 90.37 mIU/mL。已孕。补充中医诊断：胎动不安，肝肾阴虚、冲任不调；西医诊断：先兆流产。治以补益肝肾，固冲安胎。

处方：上方去黄连、玄参，加生白芍 30g，生黄芪 30g。7 剂，每日 1 剂，每剂两煎，浓煎共取 300mL，少量频服温服。

医嘱：①静卧安胎，避免剧烈活动，调畅情志，营养饮食；②继续记录 BBT，以了解胎儿发育情况。

患者已成功妊娠，现阴道有少量出血、腰酸、阵发性少腹疼痛等症状，可诊断为早孕有先兆流产之象。治疗以上方加白芍柔肝养血，缓急止痛；黄芪补气之首，归肝、脾、肺、肾诸经，固胎元；黄芩清热安胎，炒白术健脾安胎，砂仁理气安胎，正如朱丹溪所说"黄芩、白术乃安胎圣药"。

【按】本案采用的是补肾调周法治疗，肾精盛则经水化生有源，结合活血化瘀之法，使胞脉按时满溢，种子有道。初诊时患者即表现为明显的肾阴虚症状，闭经、手足心热、舌苔花剥，治疗以补肾活血，滋阴清热为法。患者月经来潮之后根据所处于月经不同时期分别处方用药，经期主要活血行气，助经血下行；经后期主要以补肾养血为主；经间期补肾活血促排卵等。同时，嘱咐患者监测基础体温，观察白带情况，抓住排卵，适时同房，以助孕。此外，笔者对不孕的治疗注重身心同调，让肥胖患者通过控制饮食、加强锻炼以减轻体重，同时让她们放松精神，调畅情志。

病案四十四：不孕症；月经后期

梁某，女。出生日期：1978 年 5 月。

初诊日期：2012 年 4 月 16 日，节气：清明。

主诉：结婚 6 年，性生活正常，未避孕 1 年未孕。

现病史：患者月经 $11\dfrac{5\sim7}{30}$，量可，色暗，血块（+），痛经（+）。G2P0，分别于 2010 年 12 月孕 12 周和 2011 年孕 8 周发现胎停育，行清宫术。2012 年 2 月体检发现子宫肌瘤（具体不详），未予处理。颈椎病史 3 年。

刻下症：LMP 3 月 20 日，7 天净，量可，色黑，有血块，经前乳房胀痛。腰痛，劳累后或性生活后疼痛加重，纳眠可，大便三四日一行、质偏干，小便调。舌紫黯，尖红有裂沟，苔薄白，脉弦滑。

2012 年 4 月 16 日，于某中医门诊部行内分泌六项检查，结果显示：FSH 6.42 mIU/mL，LH 11.66 mIU/mL，PRL 21.29 ng/mL，E_2 115.00 pg/mL，P 5.58 ng/mL，T 0.33 ng/mL。

妇科B超检查结果显示：子宫前位，大小4.8cm×4.1cm×4.1cm，内膜厚度0.6cm。右侧卵巢大小约2.1cm×1.4cm，左侧卵巢大小约3.3cm×1.8cm。子宫前后壁均可探及低回声，最大1.2cm×0.8cm。

中医诊断：不孕症；胎死不下；癥瘕。

西医诊断：继发性不孕；胚胎停育；子宫肌瘤。

证型：肾虚血瘀，肝气郁滞。

治则：补肾活血，疏肝理气，调理冲任。

处方：

柴胡10g	陈皮10g	炙甘草15g	川芎10g
制香附10g	枳实30g	炒白芍30g	杜仲10g
巴戟天15g	当归10g	熟地黄20g	川牛膝15g
益母草30g	丹参20g	葛根15g	狗脊15g

7剂，每日1剂，每剂两煎，共取500mL，分早晚温服。

医嘱：①记录基础体温（BBT）；②配合药物养成每日排便习惯；③禁房事3~5天，丈夫检查精液常规。

以柴胡疏肝散加减疏肝理气调经，重用枳实配芍药理气而不破气通便，患者正处于经前期，以四物汤养血活血，益母草、丹参活血化瘀，川牛膝引药下行，因势利导。巴戟天、杜仲、狗脊等补益肝肾，固护冲任。

二诊：2012年4月23日。

LMP 4月19日，未净。大便已转正常，每日1次。盗汗，纳可，眠多梦，脱发。舌红嫩有裂纹、沟，苔白润，脉小滑。

处方：

炙龟板10g(先煎)	炙鳖甲10g(先煎)	女贞子10g	墨旱莲15g
生龙骨30g(先煎)	生牡蛎30g(先煎)	银柴胡10g	胡黄连6g
阿胶珠10g	肉苁蓉30g	枳实30g	厚朴10g
麦冬10g	玄参10g	桑枝15g	乌梅15g
制何首乌30g			

7剂，每日1剂，每剂两煎，共取500mL，分早晚温服。

服上方一周后患者大便恢复正常，现正处于经期第五天，阴虚症状明显。以龟板、鳖甲滋阴潜阳，退热除蒸，银柴胡、胡黄连清虚热，麦冬、玄参养阴清热，生牡蛎、生龙骨重镇安神；肉苁蓉补肾益精、润肠通便，继续巩固排便顺畅，以助腑气通畅。

三诊：2012年5月7日。

LMP 4月19日，6天净。腰酸，服用上次药后出现大便稀，停药后便秘。纳可，眠多梦，白带正常。舌体胖大，色淡红，有裂沟，苔白有花剥，边有齿痕，脉沉细。

丈夫精液常规检查结果显示：A级28.76%，B级20.82%，C级24.46%，D

级 25.97%。

处方：

当归 10g	川芎 10g	炒白芍 15g	熟地黄 20g
制何首乌 30g	茵陈 30g	牡丹皮 10g	熟大黄 10g
桑白皮 15g	乌梅 15g	黄柏 10g	炙龟板 10g(先煎)
肉苁蓉 10g	桑寄生 15g	狗脊 15g	北沙参 30g

7剂，每日1剂，每剂两煎，共取500mL，分早晚温服。

医嘱：服药期间注意观察肝肾功情况。

四物汤（当归、川芎、白芍、熟地黄）加减补肾养血，制何首乌、肉苁蓉补肾填精，茵陈清热除湿不伤阴，熟大黄泻下通便，黄柏、龟板滋阴清虚热。

四诊：2012年5月17日。

LMP 5月16日，未净，量少，色暗红，有小血块。腰酸，乳房胀，盗汗，眠差，多梦易醒，纳可，二便调。舌红，苔白有花剥、中间有裂纹，边有齿痕，脉沉细。

处方：

炙龟板 10g(先煎)	炙鳖甲 10g(先煎)	熟地黄 20g	山茱萸 20g
山药 20g	菟丝子 20g	女贞子 15g	枸杞子 15g
续断 15g	阿胶珠 10g	北沙参 30g	麦冬 10g
五味子 10g			

7剂，每日1剂，每剂两煎，共取500mL，分早晚温服。

正值经期第2日，患者阴虚症状明显，龟板、鳖甲血肉有情之品滋阴清热、潜阳安神；熟地黄、山茱萸、山药补益肝脾肾；北沙参、麦冬、五味子取生脉饮之意。

五诊：2012年5月31日。

LMP 5月16日，5天净。偶有心慌气短，手脚心热、易出汗。纳可，眠多梦，大便一二日一行，小便可，白带量少色黄，无异味。舌红，苔花剥，有裂纹，脉小滑。

处方：

炙龟板 10g(先煎)	炙鳖甲 10g(先煎)	熟地黄 20g	山茱萸 20g
山药 20g	牡丹皮 10g	茯苓 10g	泽泻 10g
浮小麦 30g	炙甘草 15g	大枣 30g	生龙骨 30g(先煎)
生牡蛎 30g(先煎)	百合 20g	生蒲黄 10g(包煎)	马齿苋 30g
桑寄生 15g			

7剂，每日1剂，每剂两煎，共取500mL，分早晚温服。

六味地黄丸（熟地黄、山茱萸、牡丹皮、山药、茯苓、泽泻）补益肝肾，浮小麦、甘草和大枣取甘麦大枣汤养心安神，且浮小麦可固涩止汗。生牡蛎、生龙骨收敛固涩，镇静安神。

六诊：2012年6月7日。

患者自测排卵不明显，手心热，自汗减轻，纳眠可，二便调。舌体胖大，色淡暗，地图舌，脉弦滑。

处方：上方去大枣、浮小麦、生蒲黄、马齿苋，加当归10g，黄精15g，知母6g，黄柏6g。7剂，每日1剂，每剂两煎，共取500mL，分早晚温服。

七诊：2012年6月14日。

腰酸，晨起流鼻血，颈部不适、手麻，大便每日1次、不成形。舌淡红，苔花剥，脉细滑。

处方：

当归10g	制何首乌30g	北沙参30g	麦冬10g
天冬10g	芒硝10g	牡丹皮6g	知母6g
川芎10g	生白芍15g	生地黄15g	炙甘草15g
桂枝10g	火麻仁10g	金银花15g	竹叶10g

7剂，每日1剂，每剂两煎，共取500mL，分早晚温服。

患者素体阴虚，现正处于经前期，阴血下注冲任胞宫，虚火上逆，导致流鼻血，在四物汤养血理血基础上加沙参、麦冬、天冬等养阴清热，牡丹皮、知母清虚热。予芒硝、火麻仁润肠通便，引火从下行。

八诊：2012年6月21日。

LMP 6月19日，未净，量可，色暗红，有血块。腰酸疼，恶心，小腹发胀，喜叹息。头皮起痤疮，足心出汗，手心热。纳眠佳，小便调，大便每日1次、质稀。舌红，苔黄花剥，有裂纹，脉细滑。

处方：

金银花15g	竹叶10g	荆芥10g	淡豆豉10g
薄荷10g^(后下)	荷叶10g	龟板10g^(先煎)	熟地黄20g
百合20g	山茱萸20g	牡丹皮10g	鳖甲10g^(先煎)
桑枝15g	狗脊15g	女贞子15g	枸杞子15g

7剂，每日1剂，每剂两煎，共取500mL，分早晚温服。

肺主皮毛，金银花、荆芥、薄荷等轻清疏散之品清透肺热，淡豆豉除烦、宣发郁热；桑枝通络，善行于肩部上肢；熟地黄、百合滋阴清热，养心安神。

九诊：2012年6月29日。

手脚心热，出汗，后颈部疼痛，纳可，眠佳，白带量可、色黄，无异味。二便调。舌红，苔白花剥，舌尖疼，脉沉细。经净第6天，体温下降，自测无排卵。

处方：

香附10g	龟板10g^(先煎)	鳖甲10g^(先煎)	金银花15g
玉竹10g	仙鹤草30g	穿山甲10g^(先煎)	皂角刺10g

葛根 15g	川牛膝 15g	泽兰 15g	桑枝 15g
羌活 15g	独活 15g	北沙参 30g	生石膏 30g$^{(先煎)}$
黄精 15g			

7剂，每日1剂，每剂两煎，共取500mL，分早晚温服。

葛根生津舒筋，羌活、独活合用止周身痛，桑枝通络、善治上肢痹症，引药上达；穿山甲祛瘀通络，皂角刺化痰促卵泡排出；生石膏甘寒，清热而不伤阴。

十诊：2012年7月5日。

LMP 6月19日。脸上痤疮增多，脚心热，出汗，腹胀，白带量多，纳可，眠佳，二便调。舌红，苔白有花剥，脉小滑。

妇科B超检查结果显示：子宫前位，大小约4.8cm×4.5cm×4.1cm，内膜厚度0.8cm。子宫后壁可探及低回声，最大约1.3cm×1.0cm。右侧卵巢大小约1.3cm×2.2cm，可探及一个优势卵泡，大小约1.8cm×1.6cm。左卵巢约2.8cm×1.5cm。

处方：去生石膏，加知母。7剂，每日1剂，每剂两煎，共取500mL，分早晚温服。

十一诊：2012年7月12日。

脱发严重，脚心热，出汗，纳可，眠佳，二便调。舌红，苔白花剥，脉小滑。

妇科B超检查结果显示：子宫前位，大小约4.9cm×4.9cm×4.4cm，内膜厚度0.7cm。子宫后壁可探及低回声，最大1.2cm×1.0cm。右侧卵巢大小约2.3cm×2.0cm，左侧卵巢大小约2.6cm×1.4cm。

处方：

熟地黄 20g	山茱萸 20g	山药 20g	制何首乌 30g
黄精 15g	玄参 10g	麦冬 10g	天冬 10g
浮小麦 30g	炙甘草 15g	百合 20g	菟丝子 15g
桑寄生 15g	女贞子 15g	枸杞子 15g	五味子 10g

7剂，每日1剂，每剂两煎，共取500mL，分早晚温服。

以养阴清热药物除虚热，补肾固本。

十二诊：2012年7月30日。

LMP 7月20日，7天净，量少，色偏黑，有血块。经期腰酸，手脚心热、出汗。脱发较前减轻，纳可，眠佳，二便调。舌红，苔白有花剥，脉滑。

处方：

制香附 10g	北沙参 30g	制何首乌 15g	女贞子 10g
墨旱莲 15g	桑寄生 15g	炙龟板 10g$^{(先煎)}$	浮小麦 30g
炙甘草 15g	卷柏 10g	枳壳 15g	苏木 6g
生黄芪 30g	黄柏 6g	知母 6g	天花粉 10g

7剂，每日1剂，每剂两煎，共取500mL，分早晚温服。

阴虚症状有所改善，以固经汤（黄柏、白芍、黄芩、炙龟板等）加减滋阴清热，二至丸（女贞子、旱莲草）合桑寄生等平补肝肾，苏木祛瘀通经以促排卵。复查肝肾功能未见明显异常，继予制何首乌补肾填精、生发乌发。

十三诊：2012 年 8 月 6 日。

手脚心出汗有所好转，夜间腹胀加重，脱发，纳眠佳，大便调，小便黄。舌体胖，苔花剥色薄黄，脉小滑。

妇科 B 超检查结果显示：子宫前位，大小约 4.9cm×4.0cm×3.6cm，内膜厚度 0.6cm。宫颈可探及数个无回声区，最大直径 0.3cm。右侧卵巢大小约 2.4cm×1.8cm，左侧卵巢大小约 2.9cm×1.5cm。子宫前后壁均可探及低回声，最大 1.0cm×0.9cm。

处方：

制何首乌 15g	龟板 10g(先煎)	鳖甲 10g(先煎)	白薇 15g
天花粉 10g	炙百部 10g	款冬花 10g	紫菀 10g
女贞子 10g	墨旱莲 15g	赤小豆 30g	竹叶 10g
桑寄生 15g	枸杞子 15g	葛根 15g	乌梅 15g

7 剂，每日 1 剂，每剂两煎，共取 500mL，分早晚温服。

白薇清虚热，乌梅、葛根生津止渴，款冬花、紫菀润肺降气，肺气降则腑气通。

十四诊：2012 年 8 月 13 日。

LMP 7 月 20 日。手脚心出汗，脱发多，睡觉时左上肢麻，纳可，眠佳，大便调，小便黄。舌红，苔白有花剥，脉沉细。

处方：

女贞子 15g	枸杞子 15g	五味子 10g	乌梅 10g
北沙参 30g	制何首乌 15g	炒白芍 15g	太子参 15g
桑寄生 15g	菟丝子 15g	续断 15g	炙甘草 15g
胡黄连 6g	阿胶珠 10g	白薇 15g	知母 6g

7 剂，每日 1 剂，每剂两煎，共取 500mL，分早晚温服。

十五诊：2012 年 8 月 18 日。

LMP 7 月 20 日，自测妊娠弱阳性。腰酸，8 月 13—16 日阴道少量出血，手脚心发汗，脱发转轻。纳可，眠差，易醒、难再入睡。服用上次药后，大便每日 2 次、质稀，小便调。舌红，苔白花剥，脉小滑。补充中医诊断：胎动不安，肝肾阴虚、冲任不固；西医诊断：先兆流产。治以补益肝肾，固冲安胎。

处方：

北沙参 30g	太子参 15g	女贞子 15g	枸杞子 15g
炙甘草 15g	五味子 10g	菟丝子 15g	桑寄生 15g
制何首乌 15g	炙黄芪 15g	升麻 10g	陈皮 10g
乌梅 14g	续断 15g	阿胶珠 10g	山药 15g

7 剂水煎，共两煎浓缩 300mL，少量频服温服。

方中女贞子、枸杞子、五味子、菟丝子补益肝肾，固护冲任，以滋胎元生长；续断、阿胶珠、桑寄生、菟丝子取寿胎丸之意，黄芪、太子参健脾益气，陈皮使诸药补而不滞，升麻升举阳气以固胎元。

电话随访得知，患者于2013年4月19日顺产一男，身长50cm，体重5斤9两，母子平安。

【按】 本案患者阴虚为主要矛盾，治疗时补肾、滋阴、清热贯穿整个治疗过程，不可妄用苦寒清热之品，以防阴更伤，故以滋阴清热之龟板、鳖甲、沙参、麦冬、知母、白薇等。患者初诊时便秘症状明显，腑气不通，与之相邻的胞宫也受之影响，治疗时兼顾通畅肠腑。同时嘱患者监测基础体温，以找准排卵，指导同房。患者曾有两次胎停病史，经治疗成功妊娠以后，予中药保胎以安全度过孕期12周尤为重要。

病案四十五：不孕症；月经后期

鲁某，女。出生日期：1985年8月。

初诊日期：2013年12月19日。节气：大雪。

主诉：月经后错10年余；婚后性生活正常，未避孕两年未孕。

现病史：患者月经$12\frac{7}{31\sim35}$，痛经（-）。经前烦躁，经期腰痛、腹泻。G0P0。2012年11月行卵巢囊肿（右侧卵巢浆液性乳头状囊腺瘤，大小约8.2cm×6.9cm）剥离术。

刻下症：LMP 12月10日，7天净，量少，色暗，血块（-）。偶尔头晕，急躁。舌紫尖红苔白，脉小滑。周身汗毛较重，血压119/68mmHg。

中医诊断：不孕症；月经后期。

西医诊断：原发性不孕；月经失调。

证型：肾虚血瘀，脾虚湿滞，冲任失调。

治则：补肾活血，健脾利湿，调理冲任。

处方：

鬼箭羽15g	厚朴12g	防己10g	苦杏仁10g
白蔻仁6g	生薏苡仁30g	三棱10g	莪术10g
地龙10g	僵蚕10g	乌蛇10g	土鳖虫10g
川牛膝15g	苏木6g	生蒲黄15g（包煎）	马齿苋30g

7剂，每日1剂，每剂两煎，共取500mL，分早晚温服。

医嘱：①检查血清内分泌六项、空腹胰岛素；②记录基础体温（BBT）；③下次月经干净后行输卵管造影术。

二诊：2013年12月23日。

LMP 12月10日。手汗多，伴脱皮，纳可，眠佳，大便每日2~3次，小便可。舌红,苔中根腻,脉小滑。

12月20日于怀柔区妇幼保健院行血清内分泌六项检查,结果显示:FSH 7.41 mIU/mL, LH 6.51 mIU/mL, PRL 252.70 uIU/mL, E_2 140.90 pmol/L, P 1.07 nmol/L, T 0.44 pg/mL。

胃癌抗原 CA724 8.43 U/mL↑。

12月20日于怀柔区妇幼保健院妇科B超检查,结果显示:子宫大小5.3cm×4.2cm×3.4cm,内膜线状,双侧卵巢及附件未见明显异常。

处方:

麻黄 10g	桂枝 12g	吴茱萸 9g	当归 10g
川芎 10g	赤芍 15g	补骨脂 15g	骨碎补 15g
生蒲黄 10g(包煎)	马齿苋 30g	马鞭草 30g	川牛膝 15g
益母草 30g	厚朴 12g	防己 10g	莲子肉 15g

7剂,每日1剂,每剂两煎,共取500mL,分早晚温服。

医嘱:患者丈夫行精液常规检查。

三诊:2014年1月2日。

LMP 12月10日。手汗多,出疹,伴痒。纳眠可,大便每日1次,排出不畅,小便可。白带量多,色黄。舌淡红,苔薄黄,脉沉细。丈夫精液常规结果显示:精液不液化,精液浓度13.7%↓,嘱其夫妇同治。

处方:

香附 15g	当归 10g	川芎 10g	川牛膝 15g
益母草 15g	泽兰 15g	马齿苋 30g	葛根 15g
肉苁蓉 30g	决明子 30g	生白术 30g	穿山甲粉 3g(冲服)
皂角刺 15g	厚朴 12g	防己 10g	白薇 15g

7剂,每日1剂,每剂两煎,共取500mL,分早晚温服。

四诊:2014年1月13日。

LMP 1月11日,未净。午饭后腹胀2~3小时。眠佳,二便调。舌淡红,苔薄黄,脉小滑。

处方:

柴胡 10g	当归 10g	川芎 10g	赤芍 15g
厚朴 10g	陈皮 10g	炙甘草 15g	香附 15g
枳实 15g	小茴香 6g	木香 6g	地龙 10g
白僵蚕 10g	乌梢蛇 10g	川牛膝 15g	益母草 30g

7剂,每日1剂,每剂两煎,共取500mL,分早晚温服。

五诊:2014年1月23日。

LMP 1月11~18日,量正常,色红,痛经(-),血块(-)。纳眠可,二便调,白带量少。舌紫红，苔根部白腻，舌下静脉怒张，脉弦滑。

处方：

香附 15g	当归 15g	川芎 10g	赤芍 15g
丹参 30g	川牛膝 15g	益母草 15g	泽兰 15g
苏木 6g	土鳖虫 10g	穿山甲粉 3g（冲服）	干姜 6g
肉苁蓉 30g	荔枝核 10g	皂角刺 10g	桂枝 12g

7剂，每日1剂，每剂两煎，共取500mL，分早晚温服。

六诊：2014年2月24日。

LMP 2月18日，基本干净，量多，色暗，痛经（+），血块（+）。第1天腰痛。纳眠可，二便调。舌红，苔黄腻，脉小滑。

处方：

桑寄生 15g	狗脊 15g	川牛膝 15g	当归 15g
川芎 10g	赤芍 15g	益母草 15g	泽兰 15g
苏木 6g	土鳖虫 10g	穿山甲粉 3g（冲服）	荆芥 10g
蛇床子 10g	蜈蚣 2 条	皂角刺 15g	

医嘱：检查黄体期血清内分泌六项。

7剂，每日1剂，每剂两煎，共取500mL，分早晚温服。

七诊：2014年3月3日。

LMP 2月18日。外阴一肿物，质硬，疼痛，易兴奋，纳眠可，二便正常。舌红，苔黄腻，脉小滑。

处方：

当归 10g	赤芍 15g	菊花 15g	蒲公英 15g
白芷 10g	皂角刺 15g	川芎 10g	川牛膝 15g
升麻 10g	败酱草 15g	连翘 15g	紫花地丁 10g
石膏 15g	红藤 15g	生薏苡仁 30g	苍术 10g

7剂，每日1剂，每剂两煎，共取500mL，分早晚温服。

患者外阴有肿物，考虑与热毒内蕴有关，故加入败酱草、连翘、紫花地丁、石膏、红藤清热解毒，利湿消肿。

八诊：2014年3月30日。

LMP 3月28日，未净，量少，色深，血块（+），痛经（+）。偶见腹痛，纳眠可，二便调，舌暗苔黄，脉小滑。丈夫精液检查正常。

处方：因患者符合课题入组标准，故嘱其月经第5天开始，口服课题用药补肾促卵冲剂。7剂，每日1剂，每剂两煎，共取500mL，分早晚温服。

九诊：2014年4月21日。

LMP 3月28日，偶有腹痛，舌黯，苔黄腻，舌乳头充血，有齿痕。脉小滑。BBT 双相,高温持续7天。

2014年3月31日检查内分泌六项,结果显示:FSH 4.99 mIU/mL,LH 2.69 mIU/mL,PRL 10.16 ng/mL,E_2 26 pg/mL,P 0.1 ng/mL,T 0.19 ng/mL。

处方:

女贞子15g	墨旱莲15g	菟丝子15g	山药30g
覆盆子15g	杜仲15g	巴戟天15g	炒白术10g
桑叶15g	桑寄生15g	续断15g	阿胶珠10g
黄柏6g	香附15g		

7剂,每日1剂,每剂两煎,共取500mL,分早晚温服。

十诊:2014年5月8日。

LMP 3月28日。已妊娠,犯困,干呕,小腹有牵拉感;5月1日发热2天,颈部、肘部及大腿湿疹明显,伴痒。小便黄,脉沉滑。4月29日检查结果显示 P 15.68 ng/mL,HCG 170.83 mIU/mL;5月7日检查结果显示 P 13.32 ng/mL,E_2 278 pg/mL,HCG 3254 mIU/mL。

处方:

菟丝子30g	女贞子15g	枸杞子15g	覆盆子15g
五味子10g	蝉蜕6g	升麻10g	荆芥10g
白芍30g	生甘草6g	玉竹10g	竹叶10g
党参15g	生黄芪15g	山药30g	炒白术10g

7剂,每日1剂,每剂两煎,浓煎共取300mL,少量多次温服。

患者已妊娠,故以补肾健脾安胎为主。患者有湿疹症状,考虑热毒内蕴,加入蝉蜕、荆芥等祛风透疹,也可用上方煎第3煎,取500~1000mL外洗湿疹患处。

电话随访得知,患者于2015年1月1日剖宫产下一男婴,身长50cm,体重7斤,母子平安。

【按】此例患者有月经不调史10余年,结合其形体肥胖,汗毛较重,舌质紫黯等症状体征,分析其不孕原因,一方面与排卵障碍有关,另一方面由于该患者有卵巢囊肿史。卵巢囊肿,属中医"癥瘕"范畴,为瘀血内阻,瘀而化热,与体内水湿痰浊胶结而成,尽管患者行手术剥离,但其盆腔内部环境仍然有湿热瘀阻,恐其对输卵管有影响,故嘱咐患者于月经干净后,行输卵管造影术,由于患者对该检查有恐惧心理,经再三思虑后,决定先进行中药调理。

中医辨证认为,该患者肾虚血瘀,湿热内蕴,故行补肾活血,清热利湿,调理冲任之法。根据辨病与辨证论治相结合的思路,初诊时,在补肾活血、清热祛瘀法的基础上,加入三棱、莪术,主要考虑该患者瘀血历时弥久,多为"宿瘀",具有顽固坚硬、不易消除的特点,一般的活血化瘀药恐力量轻微,不足以使瘀血化,而三棱、莪术破血之力较强,因而用之。另外,该患者长期湿热瘀阻,盆腔炎症不可避免,故而加入马齿苋清热解毒，地龙、白僵蚕、乌梢蛇、土鳖虫等虫类药通络散结，改善盆腔内环境，增强输卵管蠕动。二诊时，血清内分泌六项检查结果提示，雌激素水平偏低，故而在治疗时加入补骨脂、骨碎补等补肾助阳之品，可提高垂体对下丘脑的反应，改善内分泌功能及低雌激素环境，促进子宫内膜生长，提高子宫内膜容受性相关因子表达，使瘀血既去，血脉流畅，精血充足，冲任有养，从而改善子宫内膜容受性，使胚胎易于着床，提高妊娠率。根据患者月经情况，辨证治疗。月经期，在温经汤的基础上加减治疗。排卵期前，以补肾活血为基本治疗，加入穿山甲粉活血通络，促进卵泡发育成熟；加入皂角刺促进成熟的卵泡排出；肉苁蓉补肾助阳、润肠通便，促进肠道蠕动，改善盆腔内环境，增强输卵管蠕动功能。排卵后，以补肾健脾为主，增强胚胎种植的成功率。

病案四十六：不孕症；带下病

周某，女。出生日期：1979 年 7 月 8 日。

初诊日期：2015 年 4 月 2 日，节气：春分。

主诉：结婚 3 年，未避孕 2 年未孕。

现病史：患者月经 $13\dfrac{5\sim6}{30\sim35}$，量可，痛经（+），血块（±），经期第 1 天腹痛甚，得热缓解。从初潮到 21 岁，月经周期不规律。G0P0。有阑尾炎手术史；2013 年患霉菌性阴道炎，2014 年反复发作 2 次；2013 年于朝阳妇幼保健医院查中度宫颈糜烂。

刻下症：LMP 2015 年 3 月 26 日，6 天净，白带量多，色淡黄，偏黏，外阴痒。经前双侧乳房胀，消谷善饥，情绪易激动。最近口唇干裂脱裂，口唇色淡，手指、双耳脱皮，有渗出。平素怕冷，脚凉，易疲乏；纳一般，眠多梦，大便二三日一行，质干，小便晨起色黄。唇周发白，唇边不清。舌紫尖红，苔中根部黄腻，有裂纹。脉弦细。

2013 年 11 月 28 日于东直门医院行内分泌六项检查，结果显示：FSH 5.77 mIU/mL，LH 3.20 mIU/mL，PRL 10.88 uIU/mL，E_2 29 pmol/L，P 0.92 nmol/L，T 0.23 nmol/L。

2014 年 8 月 24 日于玛丽妇婴医院行 B 超检查，结果显示：子宫前位，内膜 1.11cm，回声均匀；右侧卵巢大小约 4.3cm×2.4cm×2.0cm，内见约 10 个以上回声，最大约 0.78cm×0.7cm×0.6cm，左侧卵巢大小约 3.7cm×1.9cm×1.8cm，内见 10 个以上回声，最大约 0.7cm×0.7cm×0.6cm。盆腔可见范围约 2.9cm×1.8cm 液性暗区。

2015 年 4 月 2 日于中国中医科学院中医门诊部行内分泌六项检查，结果显示：FSH 4.13 mIU/mL，LH 4.58 mIU/mL，PRL 11.17 uIU/mL，E_2 65.00 pmol/L，P 0.10 nmol/L，T 0.20 nmol/L。

2015 年 4 月 2 日于中国中医科学院中医门诊部行妇科 B 超检查，结果显示：子宫前位，大小约 6.2cm×5.1cm×3.7cm，内见 4~5 个卵泡，大者 0.6cm×0.7cm，左侧卵巢大小约 3.7cm×2.4cm，可见 2~3 个卵泡，大者 1.3cm×1.2cm。子宫直肠陷窝内可见无回声区，深度 1.5cm。

2015 年 3 月 29 日患者丈夫于北京建国医院行男性精液常规检查，结果显示：A 级 5.37%，B 级 16.11%，C 级 9.40%。丈夫 B 超检查结果显示：前列腺大小约 4.6cm× 3.7cm×2.9cm，形态规则，内部回声不均，并可见散在强回声光斑，于其正中偏后探及一大小约 0.7cm×0.4cm 囊性无回声。双侧精囊腺对称。左右睾丸大小形态正常。左侧精囊，静脉区可见迂曲扩张的管状回声，较宽内径约 0.25cm，内可见静脉血流。

中医诊断：不孕症；带下病。

西医诊断：原发性不孕；阴道炎；宫颈炎。

治则：补肾益精，调补冲任。

处方：

党参 15g	陈皮 10g	炒白术 10g	山药 15g
茯苓 15g	炙甘草 15g	枳壳 15g	黄精 15g
石斛 15g	蛇床子 10g	淫羊藿 15g	肉苁蓉 30g
巴戟天 15g	紫石英 15g(先煎)	鹿角胶 12g	紫河车粉 4g(冲服)

7 剂，每日 1 剂，每剂两煎，共取 500mL，分早晚温服。

医嘱：记录基础体温（BBT），检测排卵。

患者年过 35 岁，肾气渐衰，因多年不孕，心情差，且怕冷脚凉，带下多，疲倦，舌紫尖红，中有裂纹，考虑为肾阳虚，以蛇床子、鹿角胶、紫河车、紫石英、巴戟天温肾助阳，补先天；党参、陈皮、炒白术、山药、茯苓、炙甘草益气健脾，补后天。全方共奏补肾益精，健脾益气，调补冲任，以助孕。

二诊：2015 年 4 月 9 日。

LMP 3 月 26 日。怕冷，疲乏，同房时阴道干涩，性欲低，每天下午 17：00 左右小腹胀，纳可，眠易早醒，多梦，大便一二日一行，质干，小便黄。偶有颈部和面颊瘙痒。双耳垂部干裂，记忆力差。舌紫中有裂纹，边有齿痕，苔薄黄。脉沉细。

4 月 9 日于中国中医科学院门诊部行甲功七项检查，结果显示：T_3 1.20 ng/mL，T_4 7.25 ug/dl，TSH 3.10 uIU/mL，FT_3 3.34 ng/mL，FT_4 1.01 ug/dl，Anti-TPO 0.38 IU/mL，Anti-Tg 2.11 IU/mL。

4 月 9 日于中国中医科学院门诊部行妇科 B 超检查结果显示：子宫前位，大小约 6.6cm×5.2cm×4.3cm，内膜 1.3cm~1.5cm，左侧卵巢大小约 3.3cm×1.9cm，约见 3~4 个卵泡，最大者见 0.6cm×0.7cm；右侧卵巢大小约 3.2cm×2.0cm，约见 4~5 个卵泡，最大卵泡约 0.5cm×0.6cm。子宫直肠窝内可见无回声区，深度 1.8cm。

处方：

菟丝子 20g	桑椹 15g	桑寄生 15g	女贞子 15g
枸杞子 15g	车前子 30g(包煎)	覆盆子 15g	五味子 10g
炒白术 10g	蛇床子 10g	蒲公英 15g	白芷 10g

木香 6g	薄荷 6g(后下)	夏枯草 15g	花椒 6g

7剂，每日1剂，每剂两煎，共取500mL，分早晚温服。

患者怕冷，疲乏，同房阴道干涩考虑肾阴阳两虚；睡眠易醒多梦，为心肾不交，水火不济，桑寄生、桑椹补益肾阴；五子衍宗丸（枸杞子、菟丝子、覆盆子、五味子、车前子）补益肾精；蛇床子，温肾助阳交通心肾。

三诊：2015年4月16日。

LMP 3月26日，近几日自觉胸闷沉重，气短，纳可，入睡难，大便每日1次，偏干，小便调。舌紫黯，苔薄黄，脉沉细。

2015年4月16日门诊部行妇科B超检查：结果显示子宫前位，大小约6.4cm×5.3cm×4.5cm，肌层回声均匀，内膜厚度1.4cm～1.5cm。左侧卵巢大小约2.9cm×1.7cm，内见2~3个卵泡，大小约0.9cm×0.7cm。右侧卵巢大小约3.7cm×1.5cm，内见3~4个卵泡，大小约1.2cm×1.1cm。子宫直肠窝内现无回声区，深度1.7cm。

2015年4月13日患者丈夫于北医三院行精液常规检查，结果显示：A级19.70%，B级11.22%，C级8.48%，D级60.60%；精子活率为39.40%；正常形态精子百分率为1.96%，头部畸形精子百分率为98.04%。

处方：

全瓜蒌 30g	薤白 10g	法半夏 10g	苍术 10g
白术 10g	黄柏 10g	郁李仁 10g	夏枯草 15g
生地黄 20g	龙胆草 10g	党参 15g	陈皮 10g
炙甘草 15g	山药 15g	枳壳 15g	当归 10g
百合 20g			

7剂，每日1剂，每剂两煎，共取500mL，分早晚温服。

医嘱：①继续记录BBT；②丈夫精液异常，建议夫妻同治，增加受孕机会。

患者阴阳两虚的症状有所明显。因胸闷沉重选用瓜蒌、薤白宽胸散结；B超结果提示子宫直肠陷窝有无回声区，考虑湿邪为患，选用苍术、白术、黄柏、郁李仁燥湿利水；百合、生地黄育阴安神。

四诊：2015年4月30日。

LMP 4月23日，5天净，第1天量多，色暗，痛经（±），血块（±）。颈部皮肤痒。纳眠可，大便每日1次，稍干，小便调。舌紫黯，中有裂纹，边尖有齿痕，苔薄黄，脉弦细。

处方：

姜黄 6g	蝉蜕 6g	地龙 10g	熟大黄 10g
鱼腥草 15g	白鲜皮 15g	肉苁蓉 30g	黄精 15g
石斛 15g	生白术 30g	当归 15g	川牛膝 15g
苏木 6g	生黄芪 30g	穿山甲粉 3g(冲服)	山药 30g

7剂，每日1剂，每剂两煎，共取500mL，分早晚温服。

患者几次就诊以颈部皮肤痒为主要症状，故用蝉蜕、地龙、姜黄祛风止痒抗过敏，配以白鲜皮增强燥湿止痒之功；黄精、石斛、当归育阴养血，取血行风自灭之意；肉苁蓉润肠通便，熟大黄逐瘀下血。

五诊：2015年5月18日。

LMP 4月23日。近日腰疼，晨起口苦，自觉咽部有异物，白带量多色白，外阴瘙痒，BBT呈双向，高温3天，唇色淡红。纳可，眠多梦，大便每日1次，小便调。舌紫，苔黄腻厚，边有齿痕。脉小滑稍弦。

处方：

紫苏叶15g	黄精15g	石斛15g	百合20g
生地黄20g	党参15g	陈皮10g	山药15g
炒白术15g	桑寄生15g	桑椹15g	女贞子15g
蛇床子10g	白芷10g	续断15g	杜仲15g

7剂，每日1剂，每剂两煎，共取500mL，分早晚温服。

BBT呈双向出现高温相，黄体期选用桑寄生、桑椹、女贞子、续断、杜仲补肾益精；紫苏叶、陈皮行气化痰，散咽部异物感；黄精、石斛、党参补气养阴；百合、生地黄育阴安神；山药、炒白术健脾益气。

六诊：2015年6月18日。

LMP 5月28日，5天净，量可，色红，痛经（±），血块（-），同房后阴道分泌物明显增多。纳可，睡眠晚，大便一二日一行，质干，小便调。舌紫，边有齿痕，苔薄黄。脉弦细。

6月8日于中国中医科学院中医门诊部行妇科B超检查，结果显示：子宫前位，大小约6.5cm×5.0cm×4.0cm，内膜厚度1.3cm，右侧卵巢大小约2.6cm×1.4cm，约见3～4个卵泡，较大者约0.7cm×0.6cm，左侧卵巢大小约2.3cm×1.6cm。子宫直肠陷窝内可见无回声区，深度1.6cm。

处方：

黄精15g	生黄芪30g	党参10g	干姜6g
炒白术10g	陈皮10g	山药30g	肉苁蓉30g
补骨脂15g	马齿苋30g	蛇床子10g	地肤子10g
菟丝子30g	女贞子15g	墨旱莲15g	炙甘草30g

7剂，每日1剂，每剂两煎，共取500mL，分早晚温服。

医嘱：继续记录BBT。

根据BBT和B超监测可知患者已排卵，以补肾健脾，化湿调冲为法。处方选用女贞子、墨旱莲补肾益阴；生黄芪、党参补气养阴；炒白术、陈皮、山药健脾益气，增强水湿的运化。马齿苋解毒消炎，蛇床子、地肤子燥湿除痒。

七诊：2015 年 7 月 9 日。

LMP 7 月 1 日，5 天净，量稍多，色深红，痛经（±），血块（+）。经期巅顶头痛。出国后调整时差，晚睡。疲乏，纳差，入睡困难（凌晨一两点才有困倦感）。大便二日一行，质稍干，小便调。舌紫尖红，苔黄厚腻。脉小滑。

7 月 9 日于中国中医科学院中医门诊行妇科 B 超检查，结果显示：子宫前位，大小 6.3cm×4.9cm×3.7cm，内膜 0.7~0.9cm，左侧卵巢大小约 3.5cm×2.0cm，可见 6~7 个卵泡，较大者约 0.9cm×0.8cm，右侧卵巢大小约 3.5cm×1.8cm，可见 4 个卵泡，大小约 1.0cm×0.7cm。宫颈无回声约 0.5cm×0.7cm。

处方：

浮小麦 30g	炙甘草 15g	酸枣仁 15g	藁本 10g
川芎 10g	羌活 10g	黄精 15g	沙苑子 15g
白蒺藜 15g	菟丝子 20g	枳壳 10g	熟大黄 10g
女贞子 15g	枸杞子 15g	五味子 10g	百合 20g
生地黄 20g			

7 剂，每日 1 剂，每剂两煎，共取 500mL，分早晚温服。

方用菟丝子、枸杞子、五味子补益肝肾之精，酸枣仁补养肝血，浮小麦养心安神，生地黄、百合育阴安神，患者头痛加川芎、羌活祛风止痛，加藁本引药上行，熟大黄、枳壳理气通便。继用补肾柔肝、健脾养心、调理冲任之法。

八诊：2015 年 7 月 27 日。

LMP 7 月 1 日。7 月 22 日自测排卵试纸（+）。排卵期腹痛。口干，梅核气，时清嗓子，吹空调时自觉腿凉。纳可，入睡困难，大便每日 1 次，小便调。舌紫边有齿痕，苔黄腻。脉弦滑。BBT 处于高温相。

处方：

党参 15g	炙甘草 15g	巴戟天 15g	苍术 10g
白术 10g	黄柏 10g	紫苏叶 15g	陈皮 10g
山药 15g	百合 20g	荷叶 15g	肉苁蓉 30g
车前子 30g(包煎)	覆盆子 15g	制附子 10g(先煎)	砂仁 6g(后下)
菟丝子 15g			

7 剂，每日 1 剂，每剂两煎，共取 500mL，分早晚温服。

排卵期为氤氲之期，重阴转阳，应用菟丝子、肉苁蓉、制附子、覆盆子、巴戟天补肾温阳；苍术、黄柏、紫苏叶、陈皮行气燥湿化痰，以除梅核气。

九诊：2015 年 8 月 17 日。

LMP 8 月 6 日，6 天净，量可，色深，痛经（+），血块（±）。口干苦。疲乏，纳呆，眠差，多梦，大便二三日一行，质干，小便调。舌紫，苔黄腻，边有齿痕。脉弦。BBT 处于低温相。

处方：

柴胡 10g	黄芩 10g	党参 15g	法半夏 10g
酸枣仁 15g	柏子仁 15g	炙甘草 15g	干姜 6g
厚朴 10g	枳壳 15g	穿山甲粉 3g^(冲服)	郁李仁 10g
生白术 30g	川牛膝 15g	益母草 15g	黄精 15g

7剂，每日1剂，每剂两煎，共取500mL，分早晚温服。

口苦考虑少阳证，选用小柴胡汤清解少阳，柴胡、黄芩清解少阳；半夏、干姜化痰散结；党参、炙甘草补中益气，使中焦斡旋有力。BBT显示患者未排卵。

十诊：2015年8月27日。

LMP 8月6日。晨起胃部不适，轻微恶心。纳呆，入睡困难，大便二日一行，略干，今晨起左侧小腹胀痛，矢气多，便秘情况有所改善，小便黄。舌黯，苔白腻，边有齿痕，脉弦细。BBT处于高温相，自测有排卵，有同房。

2015年8月27日于中国中医科学院中医门诊部行妇科B超检查，结果显示：子宫前位，大小6.5cm×5.3cm×3.9cm，内膜厚度1.3cm，右侧卵巢大小约2.2cm×1.3cm，卵泡显示不清，已排？左侧卵巢大小约3.0cm×1.8cm，内可见2个卵泡，大小约0.7cm×0.6cm。

处方：

党参 15g	炒白术 15g	炙甘草 15g	山药 10g
菟丝子 30g	女贞子 15g	枸杞子 15g	五味子 10g
补骨脂 15g	骨碎补 15g	蛇床子 10g	生黄芪 15g
石斛 15g	制香附 10g	砂仁 3g^(后下)	陈皮 6g

7剂，每日1剂，每剂两煎，共取500mL，分早晚温服。

患者体温处于高温相，且测得排卵后有同房，怀孕的可能性比较大。生黄芪、党参、炒白术、炙甘草、山药健脾益气；大便干考虑精少失润，加入补养肾精，使津生肠润。患者舌有齿痕考虑脾虚，纳呆加入砂仁、陈皮，理气燥湿，使补而不腻。

十一诊：2015年9月14日。

LMP 8月6日，已妊娠。小腹胀，腰酸，纳呆，眠易早醒，大便二日一行，稍干，小便黄。外阴稍痒，面颊痒，手脚凉，乳胀。舌紫，苔薄黄，中有裂纹，边有齿痕。脉弦滑。

2015年9月14日于中国中医科学院中医门诊部检查，结果显示：HCG 1036.53 mIU/mL，P 28.4 ng/mL，E_2 227.00 pg/mL。

处方：

女贞子 15g	墨旱莲 15g	荆芥 10g	肉苁蓉 30g
黑芝麻 30g	枸杞子 15g	五味子 10g	菟丝子 20g
黄芩 10g	炒白术 10g	生黄芪 30g	党参 15g

炙甘草 15g　　　　　山药 30g

7 剂，每日 1 剂，每剂两煎，浓煎共取 500mL，少量频服。

患者已孕，应积极保胎安胎，选用二至丸（女贞子、墨旱莲）补肾养阴，枸杞子、五味子、菟丝子补肾安胎，黄芩清热安胎，炒白术健脾安胎，生黄芪、党参补气固胎。

医嘱：注意休息，调畅情志，营养饮食，不适随诊。

电话随访得知，患者于 2016 年 5 月顺利产下一女，母女平安。

【按】患者年过 35 岁，肾气渐衰，多年不孕，情绪差，丈夫精液质量不佳，更进一步增加了妊娠的难度。患者初诊时一派阴阳两虚的症状，兼有脾虚湿胜，血枯不荣肌肤。以补肾阴肾阳为主，患者怕冷的症状逐渐改善。然后健脾以滋后天，脾胃健，消化吸收能力强，水湿得以运化，则气血生化有源，肌肤得养，过敏现象改善，白带减少。待患者诸症得以缓解后，体内阴阳平衡，自然恢复排卵，故而有子。

病案四十七：不孕症；带下病

郭某，女，32 岁，出生日期：1983 年 7 月。

初诊日期：2015 年 10 月 8 日，节气：寒露。

主诉：结婚 10 余年，未避孕 5 年未孕，月经量少 2 年余。

现病史：患者月经 $12\frac{2}{30\sim37}$，量少，色暗，痛经（+），血块（++）。G4P1；19 岁时孕 30 天，行人工流产；2002 年顺产 1 女；2006 年宫外孕，保守治疗；此后有 1 次人流，具体时间不详。患者两年前因参加登山俱乐部经常剧烈运动，平素工作压力大，当时家中遭遇变故，精神受刺激后，开始出现月经量骤减，之后一直中药调理，效果不佳。现未避孕，计划生育二胎。今年 6 月因结核胸膜炎住院治疗，出院后服用抗结核药物 3 个月，现已自行停药。

刻下症：LMP 10 月 5 日，2 天净，PMP 9 月 1 日。平素怕冷，后背发凉，手脚心热，乏力，自觉气短，精神低落，精神紧张，纳尚可，眠差，偶有失眠，眠多梦，大便每日 1~2 次，成形，平时口服多糖食用菌，小便调。舌淡紫有瘀点，苔薄白，脉弦细。

中医诊断：不孕症；月经减少。

西医诊断：继发性不孕；月经减少。

证型：肾虚血瘀，冲任失调。

治则：补肾活血，调理冲任。

处方：

浮小麦 30g	炙甘草 15g	党参 15g	炒白术 10g
陈皮 10g	制香附 15g	百合 20g	生地黄 30g
青蒿 15g	炙鳖甲 15g(先煎)	牡丹皮 10g	知母 10g
生龙骨 30g(先煎)	生牡蛎 30g(先煎)	夏枯草 24g	茯神 15g

郁金 10g

7剂，每日1剂，每剂两煎，共取500mL，分早晚温服。

女子以血为先天，"气常有余，阴常不足"是其生理特点，患者孕4产1，多次人工流产及宫外孕，损伤气血，尤其损伤肾阴，故用青蒿鳖甲汤（青蒿、炙鳖甲、生地黄等）养阴透热。酌加党参、白术健脾益气，后天以补先天；百合、生地黄育阴清热，缓解抑郁情绪；茯神、香附组成交感丹，调理气机，炙甘草、浮小麦养心阴，生龙骨、生牡蛎重镇安神，以助睡眠，三组药对助患者入眠。

二诊：2015年10月22日。

LMP 10月5日，2天净，量少，痛经（-），血块（+）。白带未见异常。服药后怕冷，背凉，乏力有改善，睡眠改善，情绪改观，手脚热消失。刻下症：仍怕冷，背凉，太息。纳可，眠多梦，大便每日1~2次，成形，通畅，小便调。平日工作压力大。舌淡紫边有齿痕，尖红有瘀点，苔薄黄。脉弦细。

处方：上方去陈皮、牡丹皮，加丹参30g，葛根15g。

14剂，每日1剂，每剂两煎，共取500mL，分早晚温服。

医嘱：①月经第2~5天查内分泌六项；②每日记录基础体温（BBT）。

三诊：2015年11月26日。

LMP 10月5日。纳差，眠多梦，易醒，怕冷，后背冷，喜深呼吸，易疲劳，乏力。昨夜发烧37.4℃，大便二三日一行，成形，小便调，舌黯，苔白，舌体胖，边有齿痕，有瘀点，尖红，脉小滑。2015年11月17日检查结果显示，β-HCG>15000 mIU/mL，P 39.7 ng/mL，肝肾功能正常。已孕。

处方：

女贞子 15g	墨旱莲 15g	制香附 15g	南沙参 15g
北沙参 15g	麦冬 10g	五味子 10g	肉苁蓉 30g
菟丝子 15g	枸杞子 15g	党参 15g	炙黄芪 15g
巴戟天 15g	覆盆子 15g	生地黄 30g	地骨皮 15g
白薇 15g			

14剂，每日1剂，每剂两煎，浓煎共取300mL，少量频服。

医嘱：每日监测基础体温，卧床休息，注意孕期卫生。

患者已孕，以补肾安胎为法，女贞子、墨旱莲、麦冬、南沙参、北沙参、党参滋阴，炙黄芪补气，巴戟天、菟丝子、肉苁蓉、覆盆子、枸杞子补肾益精，地骨皮、白薇清虚热，全方从气血阴阳方面综合调理，以助孕育胎儿之力。

电话随访得知，患者于2016年7月14日，孕38周顺产一男婴，身长38cm，体重6.4斤，体健。

【按】患者多次不良孕产史，损伤肾精，曾受精神刺激，心情郁闷，低落，肝气不舒，工作压力大耗伤心血，从而生内热。肾主生殖，肾精亏损，冲任失调，故而无子；

肝气不舒，肝血不足故月经量少。患者情绪低落，焦躁紧张影响正常排卵。全方以补肾、清热、疏肝解郁为基本治疗大法，青蒿鳖甲汤既补肾又能清虚热，百合地黄汤（百合、生地黄）合甘麦大枣汤（甘草、浮小麦、大枣）育阴清热，补心安神，患者睡眠得以保障，患者自身机能得以调动，从而有子并顺利生产。

病案四十八：不孕症；带下病

姚某，女。出生日期：1982年8月18日。

初诊日期：2015年10月26日，节气：霜降。

主诉：痛经5年，调理备孕。

现病史：患者月经$15\frac{5\sim7}{28\sim32}$，量可，色暗，痛经（++），血块（±）。经前乳胀。G0P0。患者自诉2014年5月查出患有甲肝，口服中药、西药（具体不详），两个月后痊愈。2014年9月24日注射甲肝疫苗。避孕1年。

刻下症：LMP 10月5日，PMP 9月5日；素有腿疼，活动后汗多，后背颈部甚。易上火，口腔溃疡。时有恶心。双侧乳腺增生。纳可，入睡困难，大便每日1次，质干，小便黄。舌淡黯，边有齿痕，苔白，脉弦滑。

2015年10月15日海淀妇幼保健院妇科B超检查结果：子宫前位，大小约5.0cm×4.5cm×4.0cm，内膜厚度0.8cm，回声不均，左侧卵巢大小约2.8cm×1.6cm，左附件区见无回声大小1.5cm×1.2cm，右侧卵巢大小约2.9cm×1.7cm。

2015年10月15日门诊部内分泌六项检查结果：FSH 1.7 mIU/mL，LH 1.62 mIU/mL，PRL 22.58 ng/mL，E_2 141.00 pg/mL，P 13.00 ng/mL，T 0.32 ng/mL。

中医诊断：痛经；乳癖。

西医诊断：痛经；乳腺增生。

证型：肾阴亏虚，瘀血阻络。

治则：滋阴补肾，化瘀通络。

处方：

麻黄 10g	桂枝 10g	当归 10g	赤芍 15g
白芍 15g	法半夏 10g	生地黄 15g	川芎 10g
桃仁 10g	红花 10g	小茴香 6g	木香 6g
肉桂 6g	川牛膝 15g	益母草 30g	枳壳 15g
肉苁蓉 30g			

7剂，每日1剂，每剂两煎，共取500mL，分早晚温服。

医嘱：每日记录基础体温（BBT）

方中取桂枝汤中桂枝和白芍调和营卫，以汗治汗，桃红四物汤补血活血，肉桂、小茴香温里散寒，缓解痛经，肉苁蓉温肾助阳，润肠通便。

二诊：2015年11月9日。

LMP 2015年10月5日。2015年11月8日于海淀妇幼保健院检查，结果显示β-HCG 1370 mIU/mL，P 28.1 ng/mL。

服上方后自觉易汗出。纳可，眠佳，畏风寒，咳嗽，受凉后明显，夜间甚，痰少，不易咯出，质黏。小便频，大便偏干，阵发性小腹及正中隐隐不适，疼痛。无阴道出血。舌紫黯，舌体胖，边有齿痕，略腻，苔白。脉小滑。早孕感冒并有先兆流产。

处方：

炙枇杷叶15g	桑叶15g	苦杏仁10g	炙甘草15g
白芍15g	黄芩10g	肉苁蓉30g	女贞子15g
枸杞子15g	五味子10g	菟丝子15g	山药15g
生黄芪15g	防风10g	炒白术10g	

7剂，每日1剂，每剂两煎，浓煎共取300mL，分早晚温服。

医嘱：休息一周。

患者已孕，气虚有汗，去除发汗的麻黄、桂枝，应用玉屏风散（黄芪、白术、防风）敛汗固表，炙枇杷叶、桑叶、苦杏仁润肺止咳，补肾益精安胎，全方标本兼顾，驱邪而不伤正气。

三诊：2015年11月16日。

LMP 2015年10月5日，孕6周。咳嗽好转，有少量白痰，偶有恶心，小腹两侧隐痛，无阴道出血。乳房胀痛，无腰酸，脱发，颈椎发凉。纳眠可，大便每日1次，质干，服上方好转，小便频好转。舌紫黯，边有齿痕，苔根部薄黄。脉小滑。

处方：

苦杏仁10g	炙甘草15g	桑叶15g	炙枇杷叶15g
紫苏叶6g	紫苏梗6g	葛根15g	白茅根30g
党参15g	南沙参15g	北沙参15g	麦冬10g
五味子10g	肉苁蓉30g	生白术30g	黑芝麻30g

7剂，每日1剂，每剂两煎，共取500mL，分早晚温服。

医嘱：复查E_2、P、HCG。

患者大便偏干，考虑素有阴虚，而经血下聚胞宫，阴虚更甚，给予大剂量沙参、麦冬、白茅根等养阴清热之属，辅以肉苁蓉、黑芝麻补肾益精，润肠通便；患者仍咳嗽，给予苦杏仁、桑叶、炙枇杷叶以润肺化痰止咳。

四诊：2016年1月14日。

LMP 2015年10月5日。孕14周+3天。2015年12月10日至今，着凉后头痛、眼部不适。怕风。咽部自觉有痰，不易咯出。下午胃胀，晚上小腿抽筋。无小腹疼痛，恶心减轻，颈椎部发凉。1月4日于海淀妇保健院检查显示，阴道清洁度Ⅳ。外洗药、栓剂用药1周（具体不详）后自觉阴道分泌物减少，无阴痒。纳可，眠易醒，醒后难入睡，大便每日1次，成形，小便黄。舌淡黯，边有齿痕，苔薄黄。脉弦滑。检查示清洁度：Ⅳ°，滴虫、霉菌（-）。尿液分析：葡萄糖（+）15 mmol/L。2015年1月4日于海淀妇幼保健院行妇科B超检查结果显示宫内胎儿长臂长6.77cm，颈透明层0.12cm，羊水深度3.1cm，胎盘位于前壁。胎儿胎心可见，双附件无明显占位。提示宫内孕、单胎、活胎。超声孕周：13周。

处方：

白芍 30g	炙甘草 15g	女贞子 15g	枸杞子 15g
石斛 15g	菊花 10g	五味子 10g	菟丝子 15g
百合 20g	生地黄 20g	桑叶 10g	紫苏梗 6g
续断 15g	桑寄生 15g	桑椹 15g	生黄芪 30g

7剂，每日1剂，每剂两煎，浓煎共取300mL，少量频服。

医嘱：营养饮食，调畅情志，注意孕期卫生。

【按】患者激素水平基本正常，且有优势卵泡，嘱患者每日监测基础体温，并指导同房，故患者妊娠。孕前阴虚症状比较明显，孕后阴血下注胞胎，导致阴虚更甚；阴虚火热易使胎儿受到煎灼，久之易发生流产或胎死腹中。肾主生殖，全方以补肾安胎为主，肾阴充足则可化生阴血以养胞胎，脾为后天之本，补肾不忘健脾，脾胃健则生化有源。督脉行于后脊正中，患者后项发凉，提示阳虚，于补肾阴中加入肉苁蓉，既可补肾阳又可润肠通便，为孕妇便秘的常用药。

病案四十九：不孕症

吕某，女。出生日期：1984年1月2日。

初诊日期：2013年5月16日，节气：立夏。

主诉：结婚3年，正常性生活，未避孕1年未孕。

现病史：患者月经$13\frac{4}{30}$，痛经（-）；2005年曾行双侧乳腺纤维瘤剔除术。

刻下症：LMP 5月2日。纳可，眠佳，二便调，白带正常，无明显不适，脉沉细。

内分泌检查结果显示：FSH 6.06 IU/mL，LH 2.64 IU/mL，PRL 10.4 ng/mL，E_2 136 pg/mL，T 0.69 ng/mL，AND 8.16 ng/mL。

妇科B超检查结果显示：子宫大小约4.0cm×3.9cm×3.0cm，内膜厚度1.0cm；左侧卵巢大小约2.9cm×1.6cm，右侧卵巢大小约3.5cm×2.3cm。

中医诊断：不孕症。

西医诊断：继发性不孕。

证型：肾虚血瘀，肝失疏泄。

治则：补肾活血，疏肝理气。

处方：

鬼箭羽 15g	冬瓜皮 30g	生蒲黄 10g^(包煎)	马鞭草 15g
忍冬藤 15g	荔枝核 10g	橘核 10g	香附 15g
当归 10g	川芎 10g	赤芍 15g	生地黄 15g
杜仲 10g	巴戟天 15g	菟丝子 15g	鹿角霜 12g

7剂，每日1剂，每剂两煎，共取500mL，分早晚温服。

处方以补肾活血为原则，因正值月经中期，适逢阴阳转化之机，补肾温阳以利卵泡生长；因患者曾有乳腺病史，且肝脉循胁肋，故方选荔枝核、橘核、香附以疏肝理气。

二诊：2013年6月6日。

LMP 5月28日，5天净，量可，色鲜红，乳房胀，纳可，眠佳，二便调，舌暗苔黄，脉小滑。妇科B超检查结果显示：子宫前位，大小约3.9cm×3.6cm×2.8cm，内膜厚度0.4cm，右侧卵巢大小约2.4cm×1.6cm，左侧卵巢大小约3.2cm×2.1cm，卵泡大小约1.4cm×1.0cm。

处方：

龟板 10g^(先煎)	肉苁蓉 30g	菟丝子 15g	制何首乌 15g
香附 15g	鹿角霜 12g	紫河车 15g	当归 10g
川芎 10g	赤芍 15g	川牛膝 15g	益母草 15g
泽兰 15g	穿山甲 10g^(先煎)	皂角刺 10g	丝瓜络 10g

7剂，每日1剂，每剂两煎，共取500mL，分早晚温服。

患者月经方净，血海空虚，遵循"经前勿乱补，经后勿攻伐"的原则，肉苁蓉补肾阳；以鹿角霜、紫河车血肉有情之品，温肾养血，助内膜生长；以泽兰、穿山甲、赤芍等活血祛瘀生新。

三诊：2013年6月17日。

LMP 5月28日，纳可，眠佳，二便调，舌黯苔白，咽痛，扁桃体发炎，脉小滑。B超监测卵泡发育情况如下表。

日期	内膜厚度（cm）	卵泡大小（cm×cm）
6月6日	0.4	1.4×1.0
6月8日	0.4	1.6×1.1
6月17日	0.7	1.6×1.1

处方：

玄参 10g	麦冬 10g	北沙参 30g	川牛膝 15g
益母草 15g	泽兰 15g	菟丝子 20g	龟板 10g^(先煎)
肉苁蓉 30g	紫河车 15g	鹿角霜 12g	制何首乌 15g
黄连 3g	莲子心 3g	枳壳 15g	北豆根 10g

7剂，每日1剂，每剂两煎，共取500mL，分早晚温服。

方中玄参、麦冬、沙参、龟板滋阴益气，助卵泡发育；鹿角霜、紫河车温补肾气，助子宫内膜生长，为孕卵着床创造条件；益母草、泽兰活血助卵泡破裂排出。

四诊：2013年6月27日。

LMP 5月28日。纳可，眠佳，二便调，舌淡苔薄白，脉弦滑。

处方：

菟丝子15g	杜仲10g	巴戟天15g	桑寄生15g
续断15g	补骨脂15g	骨碎补15g	桑叶15g
覆盆子15g	鹿角霜12g	女贞子15g	枸杞子15g
陈皮10g	砂仁6g(后下)		

7剂，每日1剂，每剂两煎，共取500mL，分早晚温服。

患者正值黄体期，处方以补肾为法，以助孕。

五诊：2013年7月11日。

LMP 7月4日，4天净，量可，色暗，有血块，乳房胀，纳可，眠佳，二便调，脉小滑。

处方：上方去陈皮、砂仁，加当归10g，川牛膝15g，益母草15g，泽兰15g，紫河车15g。14剂，每日1剂，每剂两煎，共取500mL，分早晚温服。

月经色暗且有血块，故加当归、益母草、泽兰活血养血之品，川牛膝可引血下行。

六诊：2013年8月8日。

LMP 8月1日，5天净，量可，色暗，乳房胀，纳可，眠佳，二便调。舌黯，苔黄，脉小滑。

处方：

麻黄10g	桂枝15g	当归10g	吴茱萸9g
川芎10g	干姜6g	细辛3g	赤芍15g
山药30g	莲子肉15g	菟丝子30g	肉苁蓉30g
紫河车15g	鹿角霜12g	川牛膝15g	半夏12g

7剂，每日1剂，每剂两煎，共取500mL，分早晚温服。

七诊：2013年9月2日。

LMP 8月1日。患者已孕4周，现腹胀，大便不成形，小便可，腰酸，纳可，眠佳，舌紫苔白，脉小滑。检查结果显示：P 10.77 ng/mL，E_2 410 pg/mL，HCG 786.53 IU/mL。

处方：

菟丝子15g	桑寄生15g	续断15g	阿胶10g(烊化)
党参15g	生黄芪15g	太子参15g	补骨脂15g
山药15g	砂仁10g(后下)	黄芩6g	炒白术10g

防风 6g　　　　　　覆盆子 15g　　　女贞子 15g

7 剂，每日 1 剂，每剂两煎，浓煎共取 300mL，少量频服。

医嘱：调畅情志，营养饮食，注意休息。

患者已孕，处方以补肾健脾安胎为法。方中党参、太子参、黄芪益气；五子衍宗丸加减化裁；砂仁、黄芩清热安胎。

电话随访，患者于 2014 年 5 月 16 日剖宫产下一男婴，身长 50cm，母子平安。

【按】患者以不孕就诊，肾为先天之本，肾气充盛为孕育的先决条件，故而肾虚为基本病机，且有乳腺纤维瘤史，因肝经循胁肋，故治疗以补肾疏肝为法；根据卵泡期、排卵期、黄体期的特色，采用活血利水、补肾温阳的原则遣方用药；月经按时来潮，气血通畅，终得孕而果。

病案五十：闭经

胡某，女。出生日期：1983 年 12 月

初诊日期：2013 年 8 月 8 日，节气：立秋。

主诉：停经 2 个月。

现病史：患者月经 $16\dfrac{6\sim7}{30\sim180}$，痛经（-）。孕 1 产 0，曾行人工流产 1 次。

刻下症：LMP 6 月 28 日。纳可，眠佳，大便干，小便调，白带正常，舌红苔白，脉滑。

内分泌六项检查结果显示：FSH 10.02 mIU/mL↑，LH 13.64 mIU/mL↑，PRL 28.46 ng/mL，E_2 120 pg/mL，P 0.20 ng/mL，T 0.72 ng/mL。

中医诊断：闭经。

西医诊断：闭经；卵巢储备功能下降。

治则：补肾温阳，活血理气。

处方：

麻黄 10g	桂枝 15g	吴茱萸 9g	当归 15g
赤芍 15g	半夏 12g	干姜 9g	细辛 3g
肉苁蓉 30g	川牛膝 15g	益母草 30g	香附 15g
郁金 10g	杜仲 15g	巴戟天 15g	鬼箭羽 15g

7 剂，每日 1 剂，每剂两煎，共取 500mL，分早晚温服。

根据"肾气盛，天癸至，太冲脉盛，月事以时下"的理论，闭经当以肾虚论治。通过补肾调经，达到时调整卵巢功能，促进排卵的目的，理气活血通经为主要治疗手段。方中杜仲、巴戟天补肾温阳，麻黄、桂枝温阳通脉，干姜、细辛、吴茱萸温经散寒，香附、郁金疏肝理气。

二诊：2013 年 8 月 15 日。

LMP 6 月 28 日。易出汗，纳可，眠佳，二便调，舌红苔黄，脉小滑。

处方：

党参 15g	陈皮 10g	香附 15g	白术 15g
干姜 6g	砂仁 6g^(后下)	山药 15g	炙甘草 15g
当归 15g	川芎 10g	赤芍 15g	熟地黄 15g
川牛膝 15g	益母草 15g	紫河车粉 6g^(冲服)	水蛭 6g

7 剂，每日 1 剂，每剂两煎，共取 500mL，分早晚温服。

拟前法继治，加用水蛭破血通经。

三诊：2013 年 8 月 22 日。

LMP 6 月 28 日。现腰酸痛，乳房胀，纳可，眠佳，二便调，舌红苔白，脉小滑。

处方：

麻黄 10g	桂枝 12g	吴茱萸 9g	当归 15g
川芎 10g	赤芍 15g	干姜 6g	细辛 3g
紫河车粉 6g^(冲服)	水蛭 6g	全蝎粉 3g^(冲服)	鹿角霜 12g
川牛膝 15g	益母草 30g	厚朴 12g	香附 15g

7 剂，每日 1 剂，每剂两煎，共取 500mL，分早晚温服。

四诊：2013 年 8 月 29 日。

LMP 6 月 28 日。腰酸痛，二便可，纳可，眠佳，脉小滑。

处方：上方去水蛭、全蝎粉，加苦杏仁 10g，车前子 30g，佩兰 15g。

7 剂，每日 1 剂，每剂两煎，共取 500mL，分早晚温服。

五诊：2013 年 9 月 5 日。

LMP 6 月 28 日。现腰酸，失眠，便秘，小便黄，舌淡苔黄，脉小滑。

处方：上方去香附，加肉苁蓉 30g，生白术 30g。

7 剂，每日 1 剂，每剂两煎，共取 500mL，分早晚温服。

针对便秘情况，加肉苁蓉补肾益精，白术健脾助运，二药合用润肠通便。

六诊：2013 年 9 月 12 日。

患者晨起恶心，呕吐，纳可，失眠，小便少，舌淡苔黄。

处方：

柴胡 10g	当归 15g	赤芍 15g	川芎 15g
生地黄 15g	熟地黄 15g	半夏 12g	干姜 6g
麻黄 10g	细辛 3g	川牛膝 15g	莲子肉 12g
厚朴 12g	枳实 30g	熟大黄 10g	芒硝 10g
紫河车粉 6g			

7 剂，每日 1 剂，每剂两煎，共取 500mL，分早晚温服。

七诊：2013 年 9 月 26 日。

LMP 6 月 28 日。纳可，眠佳，二便调，舌黯苔白，体重下降，汗毛重。

处方：

鬼箭羽 15g	冬瓜皮 30g	当归 15g	川芎 10g
赤芍 15g	生地黄 15g	熟地黄 15g	香附 15g
郁金 12g	厚朴 12g	川牛膝 15g	益母草 30g
杜仲 15g	巴戟天 15g	淫羊藿 15g	紫河车粉 6g^(冲服)
鹿角霜 12g			

7 剂，每日 1 剂，每剂两煎，共取 500mL，分早晚温服。

患者月经仍未来潮，治疗仍以补肾活血，理气通经为处方原则。

八诊：2013 年 10 月 10 日。

LMP 10 月 8 日，未净，量少，色黑，外阴痒。舌黯苔黄，脉弦滑。

处方：

柴胡 10g	川芎 15g	当归 15g	赤芍 15g
生地黄 15g	熟地黄 15g	川牛膝 15g	益母草 15g
泽兰 15g	郁金 12g	车前子 30g^(包煎)	泽泻 15g
牡丹皮 10g	知母 10g	鬼箭羽 15g	冬瓜皮 30g
厚朴 12g			

7 剂，每日 1 剂，每剂两煎，共取 500mL，分早晚温服。

月经来潮，以四物汤加活血利水之品以助经血排出，川牛膝引血下行。

九诊：2013 年 10 月 24 日。

LMP 10 月 8 日。10 月 19 日起阴道出血 5 天，感冒，流涕，黄痰，怕冷，疲乏，舌红苔黄，脉小滑。

处方：

麻黄 10g	苦杏仁 10g	炙甘草 15g	石膏 30g
桂枝 10g	赤芍 15g	干姜 6g	细辛 3g
半夏 10g	川牛膝 15g	益母草 15g	党参 15g
南沙参 15g	北沙参 15g	穿山甲粉 3g^(冲服)	苏木 6g
生黄芪 15g			

7 剂，每日 1 剂，每剂两煎，共取 500mL，分早晚温服。

十诊：2013 年 11 月 7 日。

LMP 11 月 7 日。白带量多色黄，咳嗽，大便不成形，小便黄，舌红苔黄，脉小滑。

处方：

| 柴胡 10g | 当归 10g | 川芎 10g | 赤芍 15g |
| 白芍 15g | 生地黄 15g | 熟地黄 15g | 款冬花 10g |

百部 10g	紫菀 10g	苦杏仁 10g	丹参 10g
姜黄 6g	川牛膝 15g	益母草 30g	紫河车粉 6g（冲服）
鹿角霜 12g	鬼箭羽 15g		

7剂，每日1剂，每剂两煎，共取500mL，分早晚温服。

月经方至，四物汤合丹参、益母草活血化瘀，川牛膝引血下行；柴胡疏肝理气；紫河车、鹿角霜温补肾阳，助内膜生长；因近来咳嗽，故加苦杏仁、百部、款冬花止咳。

十一诊：2013年11月21日。

LMP 11月7日。腰痛，乳头痛，舌红苔黄，脉小滑。

处方：

香附 15g	郁金 10g	荔枝核 10g	橘核 10g
白芍 30g	炙甘草 15g	车前子 30g（包煎）	菟丝子 15g
补骨脂 15g	骨碎补 15g	蛇床子 10g	胡芦巴 10g
杜仲 15g	巴戟天 15g	紫河车粉 6g（冲服）	川牛膝 15g

7剂，每日1剂，每剂两煎，共取500mL，分早晚温服。

十二诊：2013年11月28日。

LMP 11月7日。腰酸，乳头痛，大便黏，白带正常，舌淡，苔黄，脉小滑。

内分泌六项检查结果显示：FSH 9.32 mIU/mL，LH 13.25 mIU/mL，PRL 34.17 ng/mL，E_2 153 pg/mL，P 0.34 ng/mL，T 0.66 ng/mL。

处方：

麻黄 10g	桂枝 10g	吴茱萸 9g	当归 10g
川芎 10g	赤芍 15g	生地黄 15g	干姜 6g
细辛 3g	五味子 10g	法半夏 12g	莲子心 15g
炒山楂 30g	炒麦芽 30g	炒神曲 30g	香附 15g
鬼箭羽 15g	冬瓜皮 30g		

7剂，每日1剂，每剂两煎，共取500mL，分早晚温服。

方中麻黄、桂枝温经通脉，四物汤活血养血，干姜、细辛、吴茱萸散寒除湿，鬼箭羽、冬瓜皮利水祛湿，健脾理气。

十三诊：2013年12月12日。

LMP 11月7日。偶尔腰酸，纳可，眠佳，二便可，舌黯苔白，脉滑。

处方：上方去炒山楂、炒神曲、炒麦芽，加厚朴 12g，防己 10g。

十四诊：2013年12月19日。

LMP 11月7日。偶有腰酸，乳头痒，大便二三日一行，小便正常。纳可，眠不实，舌红，苔薄黄，脉小滑。BBT双相，高温相已持续16天。

处方：

香附 15g	白芍 30g	生白术 30g	肉苁蓉 30g
菟丝子 15g	桑寄生 15g	桑叶 15g	续断 15g
夜交藤 15g	五味子 10g	女贞子 15g	枸杞子 15g
山药 15g	黄芩 6g	党参 15g	紫苏梗 6g

7剂，每日1剂，每剂两煎，共取500mL，分早晚温服。

月经未如期来潮，且高温相已持续16天，考虑妊娠可能，故处方以补肾健脾为法，桑叶、紫苏梗、黄芩理气清热，助孕安胎。

十五诊：2013年12月26日。

LMP 11月7日。3天净，量少，色浅，纳可，眠佳，二便调，舌红苔黄，脉小滑。

血清激素：P 10.5 ng/mL，E_2 367 pg/mL，β-HCG 362.14 mIU/mL，已孕。

处方：

女贞子 15g	墨旱莲 15g	仙鹤草 30g	菟丝子 15g
桑寄生 15g	阿胶 10g(烊化)	续断 15g	白芷 30g
白术 30g	肉苁蓉 30g	炙甘草 10g	香附 15g
金樱子 15g	芡实 10g		

7剂，每日1剂，每剂两煎，浓煎共取300mL，少量频服。

医嘱：调畅情志，营养饮食，注意孕期卫生。

患者已孕，二至丸合菟丝子、桑寄生、续断补益肝肾，金樱子、芡实固肾健脾，固胎。

电话随访得知患者于2014年9月3日16时25分剖腹宫下一男婴，身长54cm，体重4.3kg，母子平安。

【按】患者曾有流产史，可知冲任已有所损伤。所谓经水，阴水也，属冲任二脉，出自肾中，为至阴之精，而有至阳之气，肾为先天之本，肾气充盛为孕育根本。因本案患者已停经2个月，且从内分泌检查结果可知，其卵巢储备功能已经有所下降。种子必先调经，当务之急是恢复月经和排卵，因肾虚为主要病机，故处方以补肾活血，理气调冲任为要。一诊处方处以四逆散化裁，在活血同时驱散胞宫内寒湿之邪，另加杜仲、肉苁蓉、巴戟天等补肾温阳之品以改善胞宫内环境。后经过两个月的调理，恢复排卵，月经来潮，周期渐次正常。在不同时期，灵活辨证，选用活血化瘀、补肾益气等药，促进卵泡发育、排出及精卵结合，并顺利着床成胎。

病案五十一：癥瘕

张某，女，37岁，出生日期：1976年5月

初诊日期：2014年5月26日，节气：芒种。

主诉：胚胎停育史。

现病史：患者月经 13 $\frac{5\sim7}{25\sim28}$，量先多后少，血块（+），痛经（−）。G3P0，三次均行清宫术。2008 年胚胎停育，孕 75 天，阴道流血，无胎心胎芽。2009 年 8 月，孕 2 月余，有胎心，保胎后，难免流产。2012 年 5 月，在当地医院行微创子宫肌瘤剔除术。2012 年 6 月 11 日，夫妇在军区总医院进行封闭抗体治疗，已治疗 2 个疗程。2013 年 11 月生化妊娠。

刻下症：LMP 5 月 21 日，5 天净。生活不规律，每年出国 1~3 次，面色萎黄，来潮前水肿，乳房胀，易乏力。白带量少，色透明；纳眠可，舌黯苔黄，有瘀点，脉弦滑。

2014 年 3 月 12 日妇科 B 超检查结果显示：子宫大小约 5.1cm×4.2cm×4.8cm，内膜厚度约 0.7cm；左侧卵巢大小约 4.5cm×3.6cm×3.4cm，暗区 2.4cm×1.7cm；右侧卵巢大小约 3.5cm×2.1cm×2.1cm，暗区 1.5cm；积液暗区 5.3cm×4.0cm。

2014 年 3 月 13 日查 CA125 54.9IU/mL↑。抗结核抗体：（±）。

2014 年 3 月 17 日其丈夫精子畸形率为 98%↑，PR 27.8%↓。

中医诊断：胎死不下；癥瘕。

西医诊断：胚胎停育；复发性流产；子宫肌瘤。

证型：肝气郁滞，气虚血瘀。

治则：疏肝理气，活血化瘀，补益气血。

处方：

生黄芪 30g	升麻 10g	陈皮 10g	柴胡 10g
炒白术 15g	炙甘草 15g	党参 15g	桑白皮 15g
威灵仙 15g	丹参 30g	姜黄 6g	马齿苋 30g
马鞭草 30g	青黛 10g	制香附 15g	郁金 10g

14 剂，每日 1 剂，每剂两煎，共取 500mL，分早晚温服。

患者经过多次流产清宫，导致气血亏虚，加之肝气郁滞，气机不畅，血行不畅以致血瘀，久郁化火，故用补中益气汤加减以补中益气、升阳举陷。加上马齿苋、马鞭草、青黛清热利湿；威灵仙、桑白皮利水之力强，减轻宫腔积液；制香附、郁金疏肝解郁；丹参、姜黄、三棱、莪术活血行气，通经止痛。全方共奏疏肝理气、活血化瘀、益气补血调经之功。

二诊：2014 年 6 月 11 日。

LMP 5 月 21 日。早餐服用糯米，鸡蛋，肉类后腹泻。纳眠可，二便调，舌红苔黄腻，有瘀点，边有齿痕，脉弦滑。2015 年 5 月 27 日行 B 超检查结果显示：子宫前位，大小约 6.2cm×4.2cm×3.4cm，内膜厚度约 0.2cm；右侧卵巢大小约 3.2cm×2.0cm，其内可见 1.8cm×2.0cm 无回声；左侧卵巢大小约 3.4cm×1.8cm，3~4 个卵泡，较大者大小约 1.2cm×1.4cm，子宫后方见 1.8cm×1.5cm 无回声。

处方：上方加当归 15g。14 剂，每日 1 剂，每剂两煎，共取 500mL，分早晚温服。

患者症状基本未改变，体内血瘀仍较重，故加当归，以增强补血调经、活血止痛之功。

三诊：2014 年 6 月 16 日。

LMP 6 月 13 日。未净，量多，血块（＋），纳眠可，二便调，舌红苔黄，两侧瘀斑，有齿痕，脉弦滑。

患者未见好转，仍需继续调理，处方同上。

四诊：2014 年 6 月 23 日。

LMP 6 月 13 日。纳眠可，二便调，舌紫黯，苔黄腻，有瘀斑，边有齿痕，脉弦滑。基础体温在月经期未下降。2014 年 6 月 20 日妇科 B 超检查结果显示：子宫后位，大小约 5.0cm×5.4cm×4.8cm，内膜厚度约 0.3cm；右侧卵巢长径 3.0cm；左侧卵巢长径 3.2cm，囊腔大小 2.4cm×1.9cm×1.3cm，腔内细点状回声；子宫后方见液性暗区后径约 1.2cm。

处方：

葛根 30g	紫河车粉 6g（冲服）	鹿角霜 12g	刘寄奴 15g
川牛膝 15g	马齿苋 30g	败酱草 15g	当归 15g
川芎 10g	赤芍 15g	三棱 10g	莪术 10g
生蒲黄 15g（包煎）	五灵脂 15g	生黄芪 15g	党参 15g

7 剂，每日 1 剂，每剂两煎，共取 500mL，分早晚温服。

患者经过调理，症状明显好转，子宫内膜 0.3cm，故加紫河车粉、鹿角霜填精益髓；四物汤加减以滋阴补血，以资先天养后天；葛根、马齿苋、败酱草清热解毒，活血调经止痛；失笑散（蒲黄、五灵脂）加三棱、莪术、刘寄奴、川牛膝增强活血逐瘀，行气止痛之力。

五诊：2014 年 6 月 30 日。

LMP 6 月 13 日。疲乏无力，纳眠可，二便调，舌紫黯，苔黄腻，有斑点，脉弦滑。

处方：上方去三棱、莪术，加丹参 30g，姜黄 6g。

14 剂，每日 1 剂，每剂两煎，共取 500mL，分早晚温服。

患者瘀血情况好转，故去三棱、莪术活血破血之品，加丹参补益气血，活血化瘀；姜黄破血行气，通经止痛，乃治疗妇人血瘀痛经良药。方中寓补于泻，补泻兼施，共奏补肾益髓，活血调经之功。

六诊：2014 年 7 月 17 日。

LMP 7 月 10 日。4 天净，量少，色红，痛经（－），血块（－）。小腹已暖，腰疼，纳眠可，二便调，舌紫黯，苔黄腻，有瘀斑，边有齿痕，脉弦滑。7 月 16 日妇科 B 超检查结果显示：子宫前位，大小约 5.0cm×4.4cm×3.7cm，内膜厚度约 0.6cm，肌层前后壁对称，后壁可见 2.1cm×1.7cm 回声减低区；左侧卵巢大小约 3.6cm×2.7cm×

1.7cm，内深及囊性回声最大直径2.0cm，卵泡1.0cm；右侧卵巢大小约2.8cm×3.2cm×2.7cm，卵泡1.2cm×0.9cm。

处方：6月23日处方去三棱、莪术、生蒲黄、五灵脂，加益母草15g，泽兰15g，苏木6g，穿山甲3g。7剂，每日1剂，每剂两煎，共取500mL，分早晚温服。

患者子宫内膜明显增厚，左侧卵巢有优势卵泡；血瘀症状好转，故去三棱、莪术、生蒲黄、五灵脂活血化瘀峻药，加上益母草、泽兰、苏木、穿山甲活血促排卵。

七诊：2014年7月21日。

LMP 7月10日。纳眠可，二便稠，舌紫黯，苔黄腻，有斑点，脉弦滑。7月21日妇科B超检查结果显示：子宫水平位，大小约4.5cm×4.2cm×4.5cm，内膜厚度约0.6cm；后壁可探及低回声2.7cm；左侧卵巢大小约3.0cm×1.7cm×2.3cm，卵泡1.2cm×0.5cm；左侧卵巢囊性回声2.3cm×1.2cm；右侧卵巢大小约3.5cm×2.7cm×1.5cm，卵泡1.2cm×1.0cm；子宫直肠窝可探及液性暗区4.5cm×1.6cm×1.4cm。

补充中医诊断：癥瘕；西医诊断：卵巢囊肿。

处方：

制附子6g	茯苓15g	猪苓15g	泽泻10g
炒白术30g	马齿苋30g	马鞭草30g	红藤30g
鸡血藤30g	败酱草15g	当归10g	赤芍15g
川牛膝15g	益母草30g	三棱10g	莪术10g

7剂，每日1剂，每剂两煎，共取500mL，分早晚温服。

患者卵巢囊肿属于瘀血内阻，故用五苓散与四物汤加减以通经利水，活血调经。

八诊：2014年7月31日。

LMP 7月10日。纳眠可，二便调，舌紫黯，苔黄腻，脉弦滑。

妇科B超检查结果显示：子宫后位，大小约4.6cm×4.9cm×4.6cm，内膜厚度约0.6cm；右侧卵巢大小约3.9cm×2.8cm×1.9cm，卵泡1.4cm×1.3cm；左侧卵巢大小约2.6cm×2.2cm×1.9cm，卵泡1.4cm×1.2cm；右附件探及囊性回声最大1.5cm。

处方：

制香附15g	当归10g	川芎10g	赤芍15g
丹参15g	川牛膝15g	益母草15g	泽兰15g
苏木6g	穿山甲粉3g^(冲服)	茯苓皮15g	猪苓15g
鹿角霜12g	蒲公英15g	蛇床子10g	紫河车粉6g^(冲服)

14剂，每日1剂，每剂两煎，共取500mL，分早晚温服。

患者正值排卵期，故用四物汤加减活血调经，川牛膝、益母草、泽兰、茯苓皮、猪苓利水通经，消除积液；苏木、穿山甲、鹿角霜、紫河车补肾助孕，促进卵子排出；香附疏肝行气，使补中有行；蒲公英、蛇床子防止滋补之品化热。

九诊：2014 年 8 月 14 日。

LMP 8 月 5 日。5 天净，量可，色红，痛经（-），血块（-）。近期感冒，纳眠可，疲乏无力，二便调，舌紫黯，苔白，边有齿痕，有瘀点，脉弦滑。

妇科 B 超检查结果显示：子宫后位，大小约 5.4cm×5.0cm×4.5cm，内膜厚度约 0.7cm；左侧卵巢大小约 2.9cm×2.0cm，2 个卵泡，最大者 0.9cm；右侧卵巢大小约 3.6cm×2.4cm，5 个卵泡，最大者 1.5cm×0.8cm。

处方：

制香附 15g	连翘 15g	黄芩 10g	茵陈 30g
牡丹皮 10g	炒栀子 6g	马齿苋 30g	川牛膝 15g
益母草 15g	泽兰 15g	苦杏仁 10g	生蒲黄 10g（包煎）
生黄芪 15g	桔梗 10g	辛夷花 6g	射干 6g

7 剂，每日 1 剂，每剂两煎，共取 500mL，分早晚温服。

近日感冒鼻塞，故用连翘、黄芩、茵陈、牡丹皮、栀子、马齿苋清热，射干、苦杏仁化痰之力强，桔梗载药上行，清热利咽通窍，川牛膝、益母草、泽兰、蒲黄活血化瘀。

十诊：2014 年 11 月 24 日。

LMP 11 月 8 日，量可。乏力，纳眠佳，大便每日 1 次，成形，质黏，小便色偏黄，舌黯瘀斑，有瘀点，苔根部白厚腻，脉沉细。

11 月 10 日抗体检查结果显示：抗精子抗体（-），抗子宫内膜抗体（-），抗心磷脂总抗体（-），抗卵巢抗体（-）。

11 月 14 日妇科 B 超检查结果显示：子宫后位，宫体三径正常，子宫后壁可见大小为 1.6cm×1.2cm 低回声团块，边界清晰，内回声不均，内膜 0.5cm；右侧卵巢大小正常，右侧附件有一个无回声包块，大小为 3.1cm×1.2cm 壁薄，透声欠佳；左侧卵巢内见多个囊性无回声区，最大 1.8cm×1.2cm，透声欠佳。

丈夫精液常规检查结果显示：完全液化，PR：36.6%，N：35.2%，M：41%，正常形态 4.8%。

11 月 14 日内分泌六项检查结果显示：FSH 6.53 mIU/mL，LH 2.28 mIU/mL，PRL 393.2 ng/mL，E_2 30.43 pg/mL，P 1.99 ng/mL，T 0.95 ng/mL

处方：

当归 10g	川芎 10g	桃仁 10g	炙甘草 15g
炮姜 9g	桂枝 10g	茯神 15g	牡丹皮 10g
鹿角霜 12g	杜仲 15g	巴戟天 15g	补骨脂 15g
制香附 15g	三棱 10g	莪术 10g	浙贝母 10g

7 剂，每日 1 剂，每剂两煎，共取 500mL，分早晚温服。

结合舌脉象、妇科 B 超综合分析，患者痰瘀互结，故用生化汤加减以温经活血；

患者正值黄体期，加用鹿角霜、杜仲、巴戟天、补骨脂补肾助孕。

十一诊：2015年2月9日。

LMP 1月5日。孕32天。外院予以地屈孕酮片，每次10mg，每日2次；黄体酮胶囊每次50mg，每日2次；固肾安胎丸已服3天。偶有左小腹跳痛，嗜睡，偶有恶心呕吐，厌恶油腻。纳可，眠易醒，大便每日1次，排便不爽，质偏黏，小便频，夜尿1~2次，色偏黄，有异味，舌紫黯，有瘀斑瘀点，苔白厚腻，脉滑。

2015年1月23日内分泌六项检查结果显示：FSH 4.76 mIU/mL，LH 1.19 mIU/mL，PRL 10.30 ng/mL，E_2 65.33 pg/mL，P 5.80 ng/mL。

2015年2月6日检查结果显示：P 11.89 ng/mL，E_2 111.77 pg/mL，TSH 1.62 mIU/mL，β-HCG 2050.9 mIU/mL。

处方：

党参15g	生黄芪15g	菟丝子15g	女贞子15g
枸杞子15g	五味子10g	车前子30g(包煎)	补骨脂15g
制香附15g	肉苁蓉30g	黑芝麻30g	黄芩10g
炒白术12g	升麻10g	陈皮6g	砂仁6g(后下)

7剂，每日1剂，每剂两煎，浓煎共取300mL，少量频服。

医嘱：营养饮食，调畅情志，注意孕期卫生。

患者已怀孕，孕酮偏低，外院予以地屈孕酮片、黄体酮胶囊；现用五子衍宗汤合四君子汤加减以补肾益精，补脾益气，安胎；肉苁蓉、黑芝麻补肾通便，共奏通利大便之功；车前子、黄芩清热利湿；陈皮、砂仁行气，使补中有散，不致化热。

【按】患者流产多次，气血亏虚，先以补益气血为主，故用补中益气汤加减，加之补肾助孕之品。妇科B超显示有卵巢囊肿、盆腔积液，由于痰饮瘀血互结于胞宫，故用活血化瘀、破血行气、利水之品，如三棱、莪术、蒲黄活血化瘀，猪苓、茯苓、泽泻等利水通经。现代药理研究表明，马齿苋、马鞭草、败酱草有消炎、抗感染作用，治疗盆腔积液、卵巢囊肿有良好效果。

病案五十二：不孕症；经间期出血

周某，女。出生日期：1982年8月19日

初诊日期：2013年4月25日，节气：谷雨。

主诉：结婚两年，未避孕2年未孕；阴道不规则出血5天。

现病史：患者月经$12\frac{8}{35}$，量可，色红，痛经（-），血块（+）。经前小腹坠，腰疼，体重3个月内增加12斤。G0P0。有甲减史，窦性心律过速。2014年12月1日于北京大学第一医院行凝血检查结果显示：APTT 39.5sec（↑） APTTR 1.32Ssec（↑）。2015年3月13日于该院做试管，取卵12个，配成5个，尚未移植。

刻下症：LMP 3月31日，8天净。4月14日~18日，阴道少量出血。小腹胀，便秘，小便可，纳可，失眠，舌红嫩，胖大，苔薄黄，脉弦滑。

妇科B超检查结果显示：子宫前位，大小约4.7cm×4.6cm×3.4cm，Em 0.5cm，宫颈探及数个无回声，其中最大者约0.5cm。盆腔液性暗区，深约1.0cm。右侧卵巢大小约3.3cm×2.1cm，卵泡约1.2cm×1.2cm，左侧卵巢大小约3.3cm×2.1cm，卵泡约0.9cm×0.8cm。

中医诊断：经间期出血；不孕症。

西医诊断：经间期出血；原发性不孕。

证型：肾虚血热，冲任失调。

治则：滋肾益阴，调理冲任。

处方：

香附 10g	当归 10g	川芎 6g	生白芍 15g
熟地黄 15g	生蒲黄 10g(包煎)	五灵脂 15g(包煎)	马齿苋 30g
马鞭草 30g	杜仲炭 10g	党参 15g	生龙骨 30g(先煎)
生牡蛎 30g(先煎)	巴戟天 15g	麦冬 10g	五味子 10g

7剂，每日一剂，每剂两煎，共取500mL，分早晚温服。

患者在月经中期阴道出血，应为经间期出血，此期重阴转阳，若阴阳不调和则易出血。本方根据患者的基本情况，选用生龙骨、生牡蛎镇静潜阳安神，以助睡眠；马齿苋、马鞭草解毒利湿；杜仲炭、巴戟天补肾阳，引导阴阳转化；党参、麦冬、熟地黄滋阴生液，治疗便秘。

二诊：2015年4月9日。

LMP 3月31日。现纳可，入睡困难，眠易醒，情绪烦躁，大便二三日一行，小便调，尿频，腰酸疼，腿凉。舌有味有异物。舌紫黯，边有齿痕，瘀点，苔黄腻。脉弦细。4月2日于北京大学第一医院行甲功检查，结果显示：T_3 1.80 ng/mL，T_4 140.80ug/dl（↑），FT3 3.23 pg/mL（↓），FT4 14.06ng/dl，TSH 2.20 uIU/mL。4月3日于该院行内分泌六项检查，结果显示：FSH 4.42 mIU/mL，LH 0.21 mIU/mL，PRL 6.73 uIU/mL，E_2 24pmol/L，P 0.07 nmol/L，T 0.29 nmol/L。4月7日于北京大学第一医院行B超检查，结果显示：子宫后位，大小约6.1cm×4.1cm×3.6cm，Em 0.48cm，左侧卵巢大小约3.8cm×2.7cm×1.9cm，右侧卵巢大小约4.6cm×3.4cm×2.9cm，12个以上，直径为0.2~0.9cm无回声囊区；后陷凹内可见游离性暗区深度约2.4cm。补充诊断：多囊卵巢综合征；甲状腺功能异常。

处方：

青蒿 15g	炙鳖甲 15g(先煎)	生地黄 30g	牡丹皮 10g
茯神 15g	百合 20g	肉苁蓉 3g	冬瓜皮 30g
浮小麦 30g	炙甘草 15g	柏子仁 15g	酸枣仁 15g

灯心草 15g　　　益智仁 30g　　　石菖蒲 10g　　　生龙骨 30g$^{(先煎)}$
生牡蛎 30g$^{(先煎)}$

14 剂，每日 1 剂，每剂两煎，共取 500mL，分早晚温服。

患者辅助生殖后阴虚潮热重，故选用青蒿鳖甲汤加减养阴透热。生龙骨、生牡蛎镇静安神，潜阳敛阴，浮小麦、柏子仁养心安神，共同作用于心，促进睡眠；肉苁蓉补肾益精，润肠通便。

三诊：2015 年 4 月 20 日。

LMP 3 月 23 日。纳可，眠不安，易醒，烦躁和惊恐，自觉咽部不适，晨起时有白或黄白色痰，大便每日 1 次，排便不爽，小便调。白带量少色黄质稠，腿凉，腰酸疼。性欲低。舌紫，边稍有齿痕，苔黄腻，脉弦滑。

处方：

麻黄 10g　　　桂枝 10g　　　吴茱萸 9g　　　当归 10g
川芎 10g　　　赤芍 15g　　　法半夏 10g　　　厚朴 10g
炮姜 6g　　　细辛 3g　　　苦杏仁 10g　　　川牛膝 15g
益母草 30g　　　炙鳖甲 15g$^{(先煎)}$　　　紫苏叶 15g　　　茯神 15g

7 剂，每日 1 剂，每剂两煎，共取 500mL，分早晚温服。

患者排便不爽，咽部不适并有白痰，怕冷，性欲低，脉弦滑，说明患者体内寒湿阻滞，应温经除湿。处以半夏厚朴汤燥湿化痰，行气利咽；辅以吴茱萸、桂枝、细辛温阳；川牛膝引水下行；麻黄、苦杏仁一升一降，以利水湿之运化。

四诊：2015 年 4 月 27 日。

LMP 4 月 25 日，未净，量少，色暗，痛经（-），血块（-）。4 月 25—26 日腰疼。纳可，眠浅易醒，夜间烦躁，盗汗，大便每日 1 次，有排不尽感，小便稍黄。晨起痰量减少，口干。舌紫，边有齿痕，苔黄腻，脉弦细。

处方：

炙鳖甲 15g$^{(先煎)}$　　　青蒿 15g　　　生地黄 30g　　　牡丹皮 10g
知母 10g　　　车前子 30g　　　黄连 3g　　　阿胶 10g$^{(烊化)}$
女贞子 15g　　　枸杞子 15g　　　当归 10g　　　川芎 10g
川牛膝 15g　　　益母草 15g　　　肉桂 6g　　　生大黄 6g$^{(后下)}$

7 剂，每日 1 剂，每剂两煎，共取 500mL，分早晚温服。

嘱其每日中午服用定坤丹，每次 1 丸。

患者正值经期应因势利导，使经血排出，方用当归、川芎、川牛膝、益母草活血调经，引血下行；青蒿鳖甲汤养阴透热，辅以女贞子、枸杞子、车前子补益肝肾；黄连、阿胶交通心肾，使水火既济则能安眠。

五诊：2015 年 5 月 18 日。

LMP 4 月 25 日，7 天净。烦躁，犯困，纳可，眠浅易醒，大便每日 1 次，排便不爽，小便调。舌紫，苔黄腻，边有齿痕，脉弦滑。

5月5日于北京大学第一医院行B超检查结果显示：子宫后位，大小约6.3cm×3.7cm×3.2cm，Em 0.67cm，左侧卵巢大小3.7cm×2.9cm×15cm，卵泡直径约0.2~0.9cm，>12个卵泡，右侧卵巢大小3.7cm×3.0cm×1.7cm，卵泡直径约0.2~1.0cm，>12个卵泡。

4月27日于北京大学第一医院行内分泌六项检查结果显示：FSH 5.14 mIU/mL，LH 4.37 mIU/mL，PRL 8.47 uIU/mL，E_2 75 pmol/L，P 0.08 nmol/L，T 0.39 nmol/L。

处方：

炙龟板10g(先煎)	炙鳖甲15g(先煎)	肉苁蓉30g	菟丝子20g
女贞子15g	枸杞子15g	五味子10g	覆盆子15g
车前子30g(包煎)	防己10g	厚朴10g	赤小豆30g
白茅根30g	黄连3g	马齿苋30g	紫河车4g(冲服)

7剂，每日1剂，每剂两煎，共取500mL，分早晚温服。

方中炙龟板、炙鳖甲、紫河车、五子衍宗丸补益肝肾，促进卵泡的生长；厚朴、防己、赤小豆利水消肿以减肥。

六诊：2015年5月25日。

LMP 4月25日。小腹坠，乳胀，纳可，入睡困难，眠浅易醒，大便每日1次，排便不爽，小便黄、频。上颚烫伤，口腔溃疡，上周腰酸疼，现好转。嗓子疼，上周口服消炎药（头孢）。舌紫苔薄黄，脉沉细。5月21日于北京第一中西医结合学院行B超检查结果显示：子宫后位，5.5cm×5.2cm×4.6cm，Em 1.4cm，左侧卵巢大小约3.5cm×2.1cm，右侧卵巢大小约3.9cm×2.9cm，卵泡1.8cm×1.3cm。盆腔积液深约2.0cm。

处方：

女贞子15g	墨旱莲15g	黄连3g	吴茱萸6g
菟丝子15g	枸杞子15g	覆盆子15g	五味子10g
葛根30g	黄芩10g	肉苁蓉30g	生白术30g
续断15g	巴戟天15g	益智仁30g	

7剂，每日1剂，每剂两煎，共取500mL，分早晚温服。

五子衍宗丸补肾益精，巴戟天、续断补肾温阳。排便不爽，口腔溃疡，小便频黄，热泄热痢，用黄连、吴茱萸辛开苦降，清肝热，治热痢；肉苁蓉润肠通便，益智仁补肾固精缩尿；葛根、黄芩可治热泻热痢。

七诊：2015年6月8日。

LMP 2015年5月26日，7日净，量可，色红，痛经（-），血块（+）。纳可，眠易醒，大便每日1次，排出不畅，小便频。舌暗红，边有齿痕，苔薄黄腻。脉小滑。6月5日于北京市第一中西医结合学院行B超检查结果显示：子宫后位，大小约4.8cm×

5.0cm×3.7cm，Em 0.7cm，左侧卵巢大小约 3.4cm×1.9cm，右侧卵巢大小 3.5cm×2.1cm，两侧卵泡 1.0cm×0.7cm。

处方：

制香附 15g	当归 15g	川芎 10g	赤芍 15g
生地黄 15g	川牛膝 15g	益母草 15g	泽兰 15g
厚朴 10g	枳壳 15g	防己 10g	穿山甲粉 3g（冲服）
皂角刺 10g	蜈蚣 1 条	紫河车粉 4g（冲服）	肉苁蓉 30g

7 剂，每日 1 剂，每剂两煎，共取 500mL，分早晚温服。

月经过后经血蓄积，选用当归、川芎、赤芍、生地黄补血活血，肉苁蓉、紫河车温肾益精；厚朴、枳壳通肠下气以助排便。

八诊：2015 年 6 月 18 日。

LMP 2015 年 5 月 26 日，怕冷，纳可，眠易醒，大便每日 1 次，排出不畅，小便频。舌黯红苔黄腻，边有齿痕，脉小滑。B 超监测情况如下：

时间	内膜（cm）	右侧卵巢卵泡（cm×cm）	左侧卵巢卵泡（cm×cm）
6 月 15 日	0.5	1.2×0.8	
6 月 18 日	0.6	1.4×1.0	1.0×0.5

处方：

麻黄 10g	制香附 15g	当归 10g	川芎 10g
赤芍 15g	穿山甲粉 3g（冲服）	蜈蚣 1 条	干姜 6g
肉桂 6g	细辛 3g	川牛膝 15g	益母草 15g
泽兰 15g	桂枝 10g	紫石英 15g（先煎）	紫河车粉 3g（冲服）

7 剂，每日 1 剂，每剂两煎，共取 500mL，分早晚温服。

干姜、细辛、肉桂、桂枝温经散寒，紫石英暖宫散寒；川牛膝、益母草、泽兰利水消肿，麻黄提壶揭盖；穿山甲粉、蜈蚣通络散结，以消潜在的瘀滞。

九诊：2015 年 6 月 25 日。

LMP 5 月 26 日。怕冷，纳眠可，大便每日 1 次，排出不畅，小便调。腰酸。舌暗苔黄白腻。脉沉小。

处方：

制附子 6g	泽泻 10g	肉桂 6g	当归 10g
川芎 10g	赤芍 15g	生地黄 15g	桃仁 10g
红花 10g	炮姜 6g	桑寄生 15g	续断 15g
狗脊 15g	怀牛膝 15g	紫石英 15g（先煎）	鹿角霜 12g（先煎）

7 剂，每日 1 剂，每剂两煎，共取 500mL，分早晚温服。

制附子、紫石英温肾助阳，肉桂引火归元；桑寄生、续断、怀牛膝、狗脊补肝肾，强腰膝；生化汤加减可引导经血下行，因势利导。

十诊：2015年7月2日。

LMP 6月25日，7日净。量少，色暗，痛经（-），血块（+）。腰酸，纳可，眠易醒，大便每日1次，小便调。舌紫，边有齿痕，苔根黄腻。脉小滑。

处方：

桑寄生 15g	续断 15g	杜仲 15g	巴戟天 15g
生龙骨 30g（先煎）	生牡蛎 30g（先煎）	石菖蒲 10g	远志 6g
黑芝麻 30g	紫河车 4g（冲服）	女贞子 15g	墨旱莲 15g
仙茅 10g	仙鹤草 15g	肉苁蓉 30g	狗脊 15g
炙鳖甲 15g（先煎）			

7剂，每日1剂，每剂两煎，共取500mL，分早晚温服。

每日早晚服用定坤丹，每次1丸。

患者月经量少，是经血不足的表现，用桑寄生、续断、杜仲、巴戟天、仙茅、狗脊补肾益精，强腰膝；女贞子、生地黄、墨旱莲补肾益精，滋而不腻；紫河车、黑芝麻养血益精；石菖蒲、远志化痰开窍；生龙骨、生牡蛎镇静安神，潜阴敛阳。

十一诊：2015年8月3日（丈夫代述）

患者于月经第3天，7月21日开始打促排卵针，并于8月1日移植两个冻胚，移植后出现腰痛，右侧腰甚连及大腿根部，纳可，眠差，大便每日1次，排便不畅，小便调。双侧乳房胀。体温：8月2日，36.9℃；8月3日，36.71℃。

处方：

桑寄生 15g	桑叶 15g	桑椹 15g	女贞子 15g
枸杞子 15g	菟丝子 20g	覆盆子 15g	五味子 10g
续断 15g	肉苁蓉 30g	生白术 30g	黄芩 10g
升麻 10g	生黄芪 15g	制香附 10g	

14剂，每日1剂，每剂两煎，共取500mL，分早晚温服。

医嘱：畅情志，忌精神紧张，注意休息，每日记录基础体温，复查HCG、P、E_2。

移植冻胚后应积极补益肝肾以保胎，处以五子衍宗丸加味。桑叶、桑椹、桑寄生通调补益三焦；生白术、黄芩安胎；生黄芪补气固脱，升麻升阳解毒。

十二诊：2015年8月17日（丈夫代述）。

8月1日于北大产妇医院移植2个冻胚。左右侧少腹疼痛感，偶有下坠感，胸有压痛，口渴，纳可，眠多梦，大便每日1次，小便频。8月14日测血压值为92/58 mmHg，8月16日测血压值为88/54 mmHg。矢气频，腹胀，舌淡，苔根部厚腻。2015年8月14日北大一院检查结果显示：E_2 413.00 pg/mL，P 40.00 ng/mL，β-HCG 116.08 mIU/mL。

处方：

生黄芪 30g	升麻 10g	白芍 30g	炙甘草 15g
女贞子 15g	枸杞子 15g	党参 15g	太子参 15g
菟丝子 30g	覆盆子 15g	炒白术 10g	山药 15g
制香附 15g	益智仁 30g	五味子 10g	南沙参 15g
北沙参 15g			

7剂，每日1剂，每剂两煎，共取500mL，分早晚温服。

升麻升阳解毒，白芍、炙甘草可缓解免疫排斥；党参、太子参、南沙参、北沙参气阴双补；女贞子、枸杞子、菟丝子、覆盆子、五味子补肾益精固胎元。

十三诊：2015年9月7日。

2015年8月26日，早上有出血，色鲜红，5~6滴。8月29日—9月2日，北大一院肌注HCG 2000 IU，日1次；肌注后小腹左右侧胀痛。9月2日北大一院妇科B超检查结果显示：子宫后位，增大，形态规则；宫腔内可探及胎囊样回声，大小约1.3cm×1.6cm×1.1cm，囊内可探及胎芽，长约0.24cm，可探及胎心搏动，可探及卵黄囊，直径约0.32cm。右侧卵巢大小约3.6cm×2.9cm×2.3cm，旁可探及一无回声囊区，边界清，大小1.3cm×1.2cm×1.9cm，与右侧卵巢关系密切。左侧卵巢大小约3.4cm×3.0cm×1.7cm。后陷凹内可探及液性暗区，深度1.9cm。提示：宫内早孕（6周），盆腔积液，系膜囊肿。刻下症：纳可，眠差，入睡难，易醒，尿频，有痰，难咯出，右侧小腹隐痛，时有酸胀或抽痛，舌淡，苔白腻，舌体胖，脉沉细。补充诊断：胎动不安；证属脾肾两虚，胞元失养。

处方：

党参 15g	生黄芪 15g	人参 10g	炙甘草 15g
炒白术 10g	太子参 15g	桑寄生 15g	桑叶 15g
桑椹 15g	制香附 15g	补骨脂 15g	菟丝子 20g
女贞子 15g	枸杞子 15g	五味子 10g	麦冬 10g

7剂，每日1剂，每剂两煎，浓煎共取300mL，少量频服。

医嘱：调畅情志，营养饮食，注意孕期卫生。

本方以气阴双补，补肾益精为主；制香附行血中之气，防止滋补过多而壅滞。佐以安胎之药白术、桑寄生。

【按】患者宫颈有多个囊肿，盆腔积液多，有炎症，久致不孕，治以健脾温阳利水，为孕育胎儿提供一个良好的环境。患者凝血指标偏高，是血瘀证的一个重要表现，调经种子需活血化瘀。不规则阴道出血，辨证为血热动血，运用滋阴清热的方法，不可加寒凉之品。患者进行试管婴儿，用了大量的促排卵和促卵泡生长的激素后阴虚内热的症状明显，方用青蒿鳖甲汤加减，以滋阴、透热、活血、利湿为法，调理盆腔环境，为接受胚胎打好基础。待内分泌指标和全身症状好转后进行胚胎移植，全程贯以补肾活血固胎之法。

病案五十三：不孕症；癥瘕

邹某，女。出生年月：1980年7月22日。

初诊日期：2015年1月19日，节气：春分。

主诉：结婚3年，性生活正常，未避孕1年半未孕。

现病史：患者月经 $12\dfrac{4\sim6}{30\sim33}$，量可，色红，痛经（-），血块（-），伴经前乳胀。G2P0，2013年1月人流1次；2014年9月12日孕34天，生化妊娠。2012年11月5日于北京医院行腹腔镜转开腹术（浆膜下剔除子宫肌瘤大小约6.5cm×5.9cm×5.6cm，右侧巧克力囊肿4cm×5cm×4cm剥离）。因盆腔积液（深9.9cm），2013年3月—2014年7月间断口服桂枝茯苓丸。2013年5月脐部出淡黄色或黄脓色分泌物，瘙痒。2014年7月31日协和医院妇科B超检查结果显示：子宫大小约5.6cm×5.9cm×5.1cm，内膜厚1.2cm，肌层回声均匀，后壁下段见一低回声直径1.0cm，形态规则，边界清，周边见条形血流信号。右侧卵巢大小约3.2cm×1.7cm，左侧卵巢大小约3.9cm×2.4cm，双侧附件未见明显囊实性包块。盆腔见游离液性暗区，范围约5.9cm×4.6cm。

刻下症：LMP 1月8日，5天净。PMP 12月11日，5天净。小腹冰凉，唇色暗，易口干口渴，腰酸痛，偶有肚脐渗液（黄水或脓状），纳眠可，大便每日1次，不成形，小便正常。舌红，中有裂纹，边有齿痕，苔白腻，脉涩细。

2015年1月19日于中国中医科学院门诊部行内分泌六项检查，结果显示：FSH 3.33 mIU/mL，LH 11.06 mIU/mL，PRL 15.32 ng/mL，E_2 358.00 pg/mL↑，P 0.10 ng/mL，T 0.26 ng/mL。

中医诊断：不孕症；癥瘕。

西医诊断：继发性不孕；子宫肌瘤；子宫内膜异位症；盆腔积液。

证型：肾阳不足，脾虚失运，阴寒内阻。

治则：温阳散寒，健脾益气，活血化瘀。

处方：

制附子6g	干姜6g	炙甘草15g	山药30g
炒白术10g	石斛15g	黄精15g	生黄芪30g
马齿苋30g	马鞭草30g	败酱草15g	蛇床子10g
蒲公英15g	当归10g	川芎10g	鸡血藤15g

7剂，每日1剂，每剂两煎，共取500mL，分早晚温服。

医嘱：每日记录基础体温（BBT）。

患者小腹冰凉，结合舌脉，属于阳气衰微，阴寒内盛。附子与干姜同用，一温先天以生后天，一温后天以养先天，相须为用，相得益彰，温里回阳之力大增；炙甘草甘缓干姜、附子峻烈之性，又能配黄芪、白术、山药增强健脾益气之功；患者盆腔积液严重故用马齿苋、马鞭草、败酱草、当归、川芎、鸡血藤等清热利湿、活血化瘀之药以促进盆腔积液吸收。

二诊：2015年1月26日。

LMP2015年1月8日。自测1月20-21日有排卵，有同房。偶有耳鸣，纳可，眠多梦易醒，大便每日1~2次，小便正常。舌黯红，苔黄腻，中有裂纹，边有齿痕，脉小滑。

处方：

葛根30g	茜草15g	马齿苋30g	马鞭草30g
升麻10g	败酱草15g	菟丝子20g	续断15g
桑寄生15g	女贞子15g	枸杞子15g	五味子10g
覆盆子15g	车前子30g(包煎)	制香附15g	山药30g

7剂，每日1剂，每剂两煎，共取500mL，分早晚温服。

正值黄体期，本月同房有效，考虑有妊娠可能，在清热利湿消除盆腔积液基础上，用五子衍宗汤加减以补肾助孕，葛根有类激素样作用，增强子宫内膜容受性；香附使补中有行，以防郁滞。

三诊：2015年2月9日。

LMP 1月8日。BBT持续高温相。已孕32天。腰酸胀，耳鸣如蝉，脚凉，睡前易干咳，胃胀，胃口较前差，眠易醒，醒后难入睡，大便每日1次，成形，小便频，带下量增多色白。舌黯，苔黄厚腻，中有裂纹，脉弦滑。

处方：

党参15g	黄芩10g	炒白术15g	炙甘草15g
款冬花10g	紫菀10g	制香附15g	砂仁6g(后下)
陈皮6g	菟丝子20g	覆盆子20g	女贞子15g
枸杞子15g	五味子10g	升麻10g	生黄芪15g

7剂，每日1剂，每剂两煎，浓煎共取300mL，少量频服温服。

医嘱：①卧床休息，注意情绪，孕期卫生；②复查P、E_2、β-HCG；③口服黄体酮胶囊50mg，每日两次。

患者已妊娠，用补中益气汤合五子衍宗汤加减，党参、白术、炙甘草、陈皮等健脾益气，配合砂仁，调理脾胃，缓解孕期胃部不适；升麻升提一身之气，有利于固胎；女贞子、枸杞子、五味子等补肾安胎；款冬花、紫菀润肺止咳，对症治疗。

四诊：2015年2月16日。

LMP 1月8日，孕38天。腰酸，偶有恶心，胃胀，呃逆，纳可，眠浅，多梦，大便每日1次，时成形时不成形，小便不爽。舌淡紫，苔薄黄，脉小滑。2月13日因肛周脓肿于广安门肛肠科住院行手术治疗（表皮麻醉，未用其他药物），脓肿大小约3cm×4cm，现引流布引流，位于左大腿内侧距肛门2cm左右处，放脓量80mL。2015年2

月3日北京大学第一医院检查β-HCG 26.34 mIU/mL；2月16日中国中医科学院门诊部检查 P 15.10 ng/mL，E₂ 149 pg/mL，β-HCG 3977.77 mIU/mL。

处方：

生黄芪20g	炙黄芪20g	升麻10g	黄芩10g
制香附15g	党参15g	连翘15g	女贞子15g
墨旱莲15g	桑叶15g	炙甘草15g	白芍30g
白花蛇舌草15g	生甘草6g	菟丝子20g	车前子15g（包煎）
砂仁6g（后下）			

7剂，每日1剂，每剂两煎，浓煎共取300mL，少量频服温服。

上方补肾安胎组方原则不变，加连翘清心火以改善睡眠；白花蛇舌草、桑叶清热利水，促进肛周脓液排出；白芍缓急止痛。

五诊：2015年3月2日。

LMP 2015年1月8日。孕53天。恶心，纳眠可，二便调。舌红，苔中黄腻，边有齿痕，脉小滑，BBT高温相平稳。3月2日中国中医科学院门诊部检查示：P 13.10 ng/mL，E₂ 157 pg/mL，β-HCG 25192.91 mIU/mL。

处方：上方去墨旱莲、连翘、白芍，生甘草，加黄精15g，覆盆子15g，枸杞子15g，五味子10g。7剂，每日1剂，每剂两煎，浓煎共取300mL，少量频服温服。口服黄体酮胶囊10mg，每日2次。

肛周脓肿已愈，心火得去，睡眠好转，故去连翘、白芍、生甘草；患者有不良孕产史，现孕酮低，故中西医共治，中医补肾安胎为法，配以黄体酮胶囊。

【按】此患者特征是盆腔积液严重，又有肚脐渗出淡黄色或黄脓色分泌物以及肛周囊肿，故治疗始末均注重加用马齿苋、马鞭草、败酱草等清热利水渗湿之品，以达到消炎抗感染作用。因其有过2次不良孕产史，故在其妊娠后加用黄体酮保胎，运用中西医结合治疗，发挥各自优势。有关遣方具体用药原则及思想，已在案例分析过程中详细描述，故不再赘述。

病案五十四：不孕症；痛经

阮某，女。出生日期：1982年8月23日。

初诊日期：2014年9月25日，节气：霜降。

主诉：结婚4年，性生活正常，未避孕9个月未孕。

现病史：月经$12\frac{7}{30\sim32}$，量可，色红，痛经（+），血块（+），经前腹痛。G0P0。甲亢病史（高中）。2014年2月输卵管造影术提示：双侧输卵管通畅，左侧形态尚可，右侧形态欠佳。

刻下症：LMP 9月2日。心烦，手心热，潮热，易怒，胃胀，恶心，疲乏无力，纳可，眠多梦，大便每日1次，小便频黄。舌黯红，苔薄白，脉弦数。

2014年9月25日于中国中医科学院门诊部行妇科B超检查，结果显示：子宫前位，大小约6.1cm×4.2cm×3.6cm，Em：1.3cm；右侧卵巢大小约2.9cm×2.5cm，优势卵泡1.0cm×0.9cm；左侧卵巢大小约2.7cm×1.8cm，优势卵泡0.5cm×0.6cm；子宫直肠窝可见无回声区3.1cm×2.0cm。

9月25日于中国中医科学院门诊部行内分泌六项检查，结果显示：FSH 2.18 mIU/mL，LH 5.21 mIU/mL，PRL 15.78 ng/mL，E_2 58 pg/mL，P 2.3 ng/mL，T 0.49 ng/mL。

肿瘤标志物CA125：10.90 U/mL。

中医诊断：不孕症；痛经；瘿病。

西医诊断：原发性不孕；痛经；甲状腺功能亢进；盆腔积液。

证型：肝肾阴虚，痰凝血瘀，湿热内蕴。

治则：养阴透热，化痰散结，清热利湿。

处方：

炙鳖甲15g(先煎)	青蒿15g(后下)	生地黄20g	牡丹皮10g
夏枯草15g	赤芍15g	白芍15g	茯神15g
路路通10g	知母10g	酸枣仁15g	马齿苋30g
马鞭草30g	蛇床子10g	蒲公英15g	败酱草15g
地龙10g			

7剂，每日1剂，每剂两煎，共取500mL，分早晚温服。

医嘱：记录基础体温（BBT）。

患者阴虚内热症状明显，故用青蒿鳖甲汤养阴透热，祛除阴分伏邪，滋清兼备，标本兼顾，清中有透，养阴而不恋邪，祛邪而不伤正；加夏枯草散结消肿以治瘿病；盆腔积液严重，加马齿苋、马鞭草、蛇床子、蒲公英、败酱草等清热利湿以达到消炎作用；茯神、酸枣仁改善睡眠症状；另外，赤芍偏于活血化瘀，白芍偏于柔肝缓急痛，两者共用取"通则不痛"之意，缓解痛经症状，同时配地龙、路路通、姜黄增强活血化瘀之力，从而促进子宫供血，改善盆腔环境。

二诊：2014年10月9日。

LMP 10月9日，未净。10月7—8日阴道少量分泌物，脸上长痤疮，易急躁，小腹凉，纳眠可，大便干1~2次/天，排出不畅，小便正常，夜尿1次。舌淡红中有裂纹，舌下静脉怒张，苔薄白，脉弦细。

9月27日北京怀柔医院行甲功检查，结果显示：T_3 1.78ng/dl，T_4 115.96ug/dl，FT_3 4.57 pg/mL，FT_4 10.54ng/dl，TSH 1.130 mIU/mL。

处方：

当归10g	川芎10g	赤芍15g	生地黄15g
熟地黄15g	小茴香6g	木香6g	肉桂6g

白芷 10g	生白术 30g	肉苁蓉 30g	川楝子 6g
延胡索 15g	川牛膝 15g	益母草 30g	马齿苋 30g
胡黄连 6g			

14 剂，每日 1 剂，每剂两煎，共取 500mL，分早晚温服。

医嘱：①月经干净后复查 B 超，监测排卵；②甲状腺功能异常，建议西医就诊治疗。

正值月经期，当以活血化瘀调经为主，故用四物汤加减以补血活血调经；合金铃子散（川楝子、延胡索）疏肝邪热，加白芷以缓解面部痤疮；因小腹寒凉加用小茴香、木香、肉桂温经散寒；川牛膝、益母草、马齿苋调经利水。

三诊：2014 年 11 月 27 日。

LMP 10 月 9 日。孕 7 周。1 周前出现小腹痛，前往当地医院，后服用固肾安胎丸、孕酮，现已好转。感冒 1 周，流鼻涕，咽干，口苦，偶流鼻血，晨起恶心，今晨腹泻，痤疮，纳可，易饥，大便每日 1 次，小便频。舌淡黯，苔黄腻，脉沉小滑。

11 月 20 日 P 45.55 ng/mL，HCG-BETA>10000 mIU/mL；

11 月 21 日 P 68.05 ng/mL，HCG-BETA 42546.00 mIU/mL。

11 月 20 日妇科 B 超检查结果显示：子宫前位，大小约 5.1cm×5.1cm×4.9cm，宫内暗区 1.0cm×0.6cm，子宫后方见约 4.1cm×3.1cm×3.1cm 无回声，边界清，形态规则，左侧卵巢 2.9cm，回声未见异常。

处方：

党参 15g	陈皮 6g	紫苏梗 6g	炙甘草 15g
黄芩 6g	炒白术 10g	山药 30g	女贞子 15g
枸杞子 15g	菟丝子 20g	续断 15g	桑寄生 15g
桑叶 15g	桑椹 15g	金樱子 15g	阿胶 10g（烊化）

14 剂，每日 1 剂，每剂两煎，浓煎共取 300mL，少量频服温服。

黄体酮胶囊，口服，每次 1 粒，每日 2 次，连服 14 天。

患者已妊娠，但 B 超未见胎囊、胎心搏动，中药用四君子汤合寿胎丸加减以益气健脾，补肾养胎；加陈皮、紫苏梗健脾理气；桑叶走上焦清调肺气，桑椹走中焦益气和胃，桑寄生走下焦补肝肾，三桑通利一身之气；金樱子补肾固涩安胎。

四诊：2014 年 12 月 11 日。

LMP 10 月 9 日，孕 9 周。恶心呕吐，口苦，心悸，矢气频，纳眠可，大便每日 1~2 次，小便频，夜尿 2~3 次。舌淡嫩苔白，中有裂纹，边有齿痕，脉弦滑。

12 月 11 日 中国中医科学院门诊部检查显示：P 16.30 ng/mL，E_2>1000 pg/mL，β-HCG 145109.26 mIU/mL。

处方：

| 党参 15g | 太子参 10g | 生黄芪 15g | 南沙参 15g |

北沙参 15g	炒白术 15g	山药 15g	紫苏梗 6g
竹茹 10g	炙甘草 15g	菟丝子 20g	覆盆子 15g
金樱子 15g	益智仁 15g	补骨脂 15g	麦冬 10g
五味子 10g			

14剂，每日1剂，每剂两煎，浓煎共取300mL，少量频服温服。

治疗用药仍以上方为主，加黄芪、太子参、南沙参、北沙参、麦冬增强滋阴益气健脾之力，竹茹降逆止呕。

五诊：2014年12月25日。

LMP 10月9日，孕11周2天。情志急躁，腰酸，恶心，纳眠可，夜尿2次，二便调。舌淡嫩，苔薄白，中有裂纹，边有齿痕，脉弦滑。

12月15日于北京怀柔医院行妇科B超检查，结果显示：子宫前位，宫体增大，肌层回声均匀，宫内胎囊大小约4.6cm×2.0cm，囊内见胚芽长1.9cm，可见胎心搏动。

处方：

制香附 15g	桑寄生 15g	续断 15g	菟丝子 15g
女贞子 15g	枸杞子 15g	五味子 10g	竹茹 10g
紫苏梗 6g	砂仁 6g(后下)	木香 6g	南沙参 15g
北沙参 15g			

14剂，每日1剂，每剂两煎，浓煎共取300mL，少量频服温服。

医嘱：调畅情志，营养饮食，注意孕期卫生。

用五子衍宗汤合寿胎丸加减以固肾安胎，香附、竹茹、紫苏梗、砂仁、木香宽胸行气、降逆止呕，南沙参、北沙参益气养阴健脾。

【按】患者有甲亢病史，属于阴虚阳亢证，肝肾阴虚火旺用青蒿鳖甲汤加减，调理后症状好转，再按"月经期-排卵期-黄体期"分阶段治疗，平素易急躁，肝郁气滞，月经期重用活血调经、疏肝理气之药，缓解痛经症状。"调经种子"，自然受孕后以固肾安胎、疏理气机之法，对症治疗。

病案五十五：不孕症；滑胎

李某，女。出生日期：1979年1月27日。

初诊日期：2015年4月9日，节气：清明。

主诉：结婚10年，未避孕5年未孕。

现病史：患者月经 $14\frac{5天}{35天\sim5月}$，量可，色暗，痛经（±），血块（+），经前乳胀；G4P0，2009年左侧宫外孕，保守治疗；2011年3月孕40天左右，自然流产，未清宫；2014年12月孕40天左右自然流产，未清宫。2014年4月于北医三院试管，取卵8个，配成3次，第一次移植2个，未着床，第2次移植1个，生化妊娠。2015年3

月于北医三院行封闭抗体治疗。2014年2月7日丈夫精液常规检查结果显示：A级2%，B级18%，C级10%，D级70%。

刻下症：LMP 2015年4月5日，未净，4月4日阴道少量褐色分泌物。PMP 2015年3月11日。3月9日、10日阴道少量褐色分泌物。腰酸，怕冷，有时两少腹疼痛，小腹凉。腿凉，纳可，眠不实，易醒，白天犯困，大便每日1次，有时不成形，小便调。舌黯红，中有裂纹，边有齿痕苔白。正在北医三院进行免疫治疗，4月18日结束。

2014年9月4日于门诊部行内分泌六项检查结果显示：FSH 5.30 mIU/mL，LH 3.03 mIU/mL，PRL 19.84 uIU/mL，E_2 24 pmol/L，P 0.10 nmol/L，T<0.13 nmol/L。

中医诊断：不孕症；滑胎。

西医诊断：继发性不孕；习惯性流产。

证型：脾肾阳虚，冲任不调。

治则：补脾益肾，调经助孕。

处方：

姜黄 6g	蝉蜕 6g	地龙 10g	熟大黄 10g
知母 10g	牡丹皮 10g	当归 10g	川芎 10g
赤芍 15g	鹿角霜 12g	炮姜 6g	紫河车粉 4g(冲服)
肉桂 6g	细辛 3g	川牛膝 15g	泽兰 15g

7剂，每日1剂，每剂两煎，共取500mL，分早晚温服。

医嘱：每日记录基础体温（BBT）。

患者为宫外孕、自然流产后继发性不孕，肾精亏虚，紫河车粉、鹿角霜补肾温阳，炮姜、细辛、肉桂温经散寒，姜黄、蝉蜕、地龙抗过敏，熟大黄祛瘀清热，以生新血。

二诊：2015年4月23日。

LMP 4月5日—11日，量可，色红，痛经（+），血块（-）。纳可，眠易醒，消谷善饥，大便每日1次，小便黄。昨天阴道少量褐色分泌物，腰酸，口渴。舌紫黯，边有齿痕，苔黄腻。脉小滑。

处方：

女贞子 15g	枸杞子 15g	石斛 15g	生龙骨 30g(先煎)
生牡蛎 30g(先煎)	百合 20g	生地黄 20g	黄精 15g
鹿角霜 12g(先煎)	续断 15g	杜仲 15g	巴戟天 15g
丹参 30g	灯心草 15g	车前草 30g	牡丹皮 10g
紫河车粉 4g(冲服)			

14剂，每日1剂，每剂两煎，共取500mL，分早晚温服。

以补肾益精温阳，辅以养阴药物，阴阳双补，生龙骨、生牡蛎潜镇敛阳。

三诊：2015年4月30日。

LMP 4月5日。4月26日感冒发热37.8℃，鼻塞流涕。现咳嗽有痰，难以咯出，烧已退。4月29日起阴道少量褐色分泌物，纳眠可，大便每日1~2次，不成形，小便黄。舌黯红，苔黄腻，脉弦细。北医三院免疫治疗结束。

处方：

紫菀 10g	款冬花 10g	百部 10g	紫苏叶 15g
法半夏 10g	厚朴 10g	茯神 15g	当归 10g
川芎 10g	赤芍 15g	生地黄 30g	女贞子 15g
墨旱莲 15g	菟丝子 30g	仙鹤草 30g	补骨脂 15g

7剂，每日1剂，每剂两煎，共取500mL，分早晚温服。

以紫菀、百部、款冬花润肺止咳，紫苏叶、法半夏、厚朴、茯神行气化痰，当归、川芎、赤芍、生地黄养血活血，女贞子、墨旱莲、菟丝子滋肾益精，仙鹤草收敛止血。

四诊：2015年5月7日。

LMP 2015年4月30日—5月4日，量可，色红，痛经（-），血块（+）。舌紫黯，苔白，脉弦。5月1日开始于北医三院进行促排卵治疗。

5月5日妇科B超检查结果：左侧卵泡1.3cm×1.2cm，右侧卵泡1.2cm×1.1cm，Em 0.8cm。

处方：

炙甘草 15g	炙枇杷叶 15g	桑叶 15g	浮小麦 30g
大枣 5枚	酸枣仁 15g	柏子仁 15g	芡实 10g
金樱子 15g	炙鳖甲 15g（先煎）	生地黄 30g	牡丹皮 10g
知母 10g	茯神 15g	生龙骨 30g（先煎）	生牡蛎 30g（先煎）
紫河车粉 4g（冲服）			

7剂，每日1剂，每剂两煎，共取500mL，分早晚温服。

炙鳖甲、生地黄、牡丹皮、知母养阴清热透邪，炙枇杷叶、桑叶清热泄肺，浮小麦、大枣、酸枣仁、柏子仁养心安神，生龙骨、生牡蛎镇静潜心安神，芡实、金樱子固精止带。

五诊：2015年6月25日。

LMP 6月25日。6月17日妇科B超后，阴道少量出血。纳可，眠多梦，不安，大便一二日一行，小便调，口干。舌黯红，苔薄黄，脉弦滑。

处方：

姜黄 6g	炙鳖甲 15g（先煎）	青蒿 15g	熟大黄 10g
知母 10g	牡丹皮 10g	当归 10g	川芎 10g
赤芍 15g	紫河车粉 4g（冲服）	鹿角霜 12g（先煎）	炮姜 6g
肉桂 6g	细辛 3g	川牛膝 15g	泽兰 15g

7剂，每日1剂，每剂两煎，共取500mL，分早晚温服。

方用熟大黄祛瘀清热，使瘀血去，新血生；青蒿鳖甲汤养阴透热，紫河车、鹿角霜、炮姜、肉桂、细辛，补肾益精散寒。

六诊：2015 年 7 月 6 日。

LMP 2015 年 6 月 25 日，8 天净，量可，色红，痛经（±），血块（-）。纳可，眠浅易醒，大便每日 1 次，小便稍黄。口干，易怒。舌黯红，苔黄腻，脉沉细。

处方：

赤小豆 30g	升麻 10g	连翘 15g	佛手 15g
郁金 10g	炙鳖甲 15g(先煎)	炙龟板 10g(先煎)	生龙骨 30g(先煎)
生牡蛎 30g(先煎)	当归 10g	川芎 10g	赤芍 15g
生地黄 30g	知母 10g	穿山甲 10g(先煎)	酸枣仁 15g
柏子仁 15g			

7 剂，每日 1 剂，每剂两煎，共取 500mL，分早晚温服。

方中炙鳖甲、炙龟板滋补肾阴，潜阳壮骨；佛手、郁金行气解郁；生龙骨、生牡蛎镇静潜阳安神；酸枣仁、柏子仁养心益肝安神；当归、川芎、赤芍、生地黄补血活血；赤小豆利湿，连翘清热解毒，升麻升阳解毒。

七诊：2015 年 7 月 20 日。

LMP 7 月 18 日，未净，量少，色红，痛经（-），血块（-），PMP 6 月 25 日。纳可，易醒，多梦，大便每日 1 次，小便调，脱发。舌暗红，边有齿痕，苔薄白。脉弦滑。

处方：

当归 10g	川芎 10g	赤芍 15g	生地黄 30g
青蒿 15g	炙鳖甲 15g(先煎)	牡丹皮 10g	知母 10g
黑芝麻 30g	黄精 15g	山茱萸 15g	生黄芪 15g
穿山甲 10g(先煎)	百合 20g	合欢花 10g	怀牛膝 15g

7 剂，每日 1 剂，每剂两煎，共取 500mL，分早晚温服。

处于月经期，应因势利导，选用当归、川芎、赤芍、生地黄，川牛膝活血化瘀，引血下行；经期过后血海空虚，黄精、山茱萸、黄芪、炙鳖甲以养阴血益肝肾，黑芝麻止脱发。

八诊：2015 年 8 月 20 日。

LMP 7 月 18 日-25 日。已妊娠，纳可，眠易醒，大便每日 1 次，不成形，小便黄。腰酸，小腹疼。舌黯红，苔薄黄，脉小滑。

8 月 19 日于海淀妇幼检查，结果显示 P 11.4 ng/mL，E_2 88.3 pg/mL，β-HCG 19.21 mIU/mL。

处方：

菟丝子 30g	续断 15g	炒杜仲 15g	覆盆子 15g
枸杞子 15g	女贞子 15g	五味子 10g	制香附 15g

| 补骨脂 15g | 党参 15g | 炙甘草 15g | 桑叶 15g |
| 桑椹 15g | 桑寄生 15g | 升麻 10g | 生黄芪 15g |

14 剂，每日 1 剂，每剂两煎，共取 500mL，分早晚温服。

医嘱：嘱其服地屈孕酮 2 丸/天，每日 1 次。两周后复查 P、E_2、HCG。

患者已孕，P 和 HCG 均低，需中西医同治。方选五子衍宗丸加炒杜仲、桑椹、桑寄生，加强补益肝肾强腰膝的作用，党参、黄芪，补气育阴固脱。

【按】患者 36 岁，卵巢的生育功能下降，况且有不良孕产史，多次流产更加损伤肾精肾气，以致患者不孕，法当补肾益精，活血助孕。患者阴道不规则褐色分泌物提示有离经之血，法当祛瘀生新，瘀血日久导致内热，选用青蒿鳖甲汤养阴透热，使邪去而不伤正。调理后患者内环境改善，故有子。虽已孕，P 和 HCG 均低，需中西医同治。

病案五十六：月经后期，闭经

李某，女。出生日期：1989 年 8 月。

初诊日期：2015 年 8 月 3 日，节气：大暑。

主诉：月经后错 10 余年，闭经 5 个月。

现病史：患者月经 $16\dfrac{5\text{天}}{35\text{天}\sim5\text{月}}$，量少，色红，痛经（-），血块（±）。经前乳胀，腰疼。G0P0。结婚 2 年，工具避孕，调理后准备妊娠。2015 年 7 月 16 日北京军区总医院行 B 超检查，结果显示：子宫前位，3.9cm×3.8cm×3.1cm，内膜 0.5cm，左卵巢大小：3.8cm×1.9cm×2.8cm，卵泡个数>12 个，最大卵泡 0.9cm；右侧卵巢大小：3.5cm×2.0cm×2.8cm，卵泡个数>12 个，最大卵泡 0.9cm。

刻下症：LMP 3 月 12 日，PMP 1 月底。乳胀，纳呆，眠可，大便每日 1 次，小便调。外阴稍痒。心悸。面颊部痤疮。五心烦热。舌红，边有齿痕，苔黄，脉沉细。

2015 年 8 月 3 日中医门诊部内分泌六项检查，结果显示：FSH 3.13 mIU/mL，LH 14.56 mIU/mL↑，PRL 18.81 ng/mL，E_2 461 pg/mL↑，P 3.6 ng/mL，T 0.42 pg/mL。

中医诊断：月经后期；闭经。

西医诊断：月经后期；闭经；多囊卵巢综合征。

证型：肾虚肝郁，冲任亏虚。

治则：补肾疏肝，调理冲任。

处方：

女贞子 15g	墨旱莲 15g	仙茅 10g	淫羊藿 15g
生地黄 30g	炙鳖甲 15g（先煎）	牡丹皮 10g	丹参 15g
当归 10g	川芎 10g	赤芍 10g	桑白皮 15g
威灵仙 15g	白芷 10g	白芥子 10g	生薏苡仁 30g

7 剂，每日 1 剂，每剂两煎，共取 500mL，分早晚温服。

女贞子、墨旱莲滋补肝肾，凉血清热；生地黄、炙鳖甲、牡丹皮滋阴潜阳清虚热，引虚火归元；配以仙茅、淫羊藿温肾壮阳，祛风除湿，阳中求阴，以防滋腻太过；女子以血为先天，四物汤养血调血，作为基础用药。桑白皮性凉归肺经，泻肺利水，威灵仙性温归膀胱经，祛风湿，通络止痛；白芷燥湿，消肿排脓，白芥子温肺利气散结，通络止痛，生薏苡仁渗湿清热排脓，除痔疮。全方共奏调理阴阳、清热利湿、通络排脓消肿之功。

二诊：2015 年 8 月 10 日。

LMP 8 月 8 日，量少，色黯，痛经（+），血块（-），伴经前及经期腰痛，小腹窜痛，经前乳房胀痛。手心发热，纳呆，眠尚可，入睡困难，大便每日 1 次，质稀，小便调。舌紫尖红，苔薄黄。脉沉细。

①处方：

生地黄 30g	炙鳖甲 15g^(先煎)	牡丹皮 10g	银柴胡 10g
当归 10g	川芎 10g	赤芍 15g	川牛膝 15g
益母草 15g	续断 15g	胡黄连 6g	阿胶珠 10g
桑白皮 15g	威灵仙 15g	白芷 10g	炙甘草 15g

14 剂，每日 1 剂，每剂两煎，共取 500mL，分早晚温服。

②定坤丹每日 1 次，每次 1 丸，每日中午服用。

医嘱：每日检测 BBT，可以不避孕，准备妊娠。

患者服药后月经来潮，当因势利导，以川牛膝引血下行，益母草活血调经；患者阴虚发热症状明显，以炙鳖甲、生地黄、牡丹皮滋阴清热，配阿胶珠加强滋阴之力；银柴胡、胡黄连增加清虚热之功。

三诊：2015 年 8 月 27 日。

LMP 8 月 8 日，4 天净，量少，色暗，痛经（+），血块（+）。手脚心发热服药后有缓解，近几日又加重。大便不顺畅，小便调。月经来潮期间面部痤疮好转。近期情绪急躁。纳可，入睡困难，白天嗜睡。舌红，舌体瘦，苔薄白，脉弦滑。

处方：

白芷 10g	白芥子 10g	白附子 10g	姜黄 6g
地龙 10g	白僵蚕 10g	荆芥 10g	熟大黄 10g
生地黄 30g	当归 15g	赤芍 15g	川芎 10g
连翘 15g	赤小豆 30g	升麻 10g	炙鳖甲 15g^(先煎)

14 剂，每日 1 剂，每剂两煎，共取 500mL，分早晚温服。

全方以祛痰通络，行气利湿为法治疗。方用白芥子、白附子燥湿化痰，地龙、僵蚕通络止痛，炙鳖甲软坚散结，连翘、赤小豆清热利湿，姜黄活血行气，通经止痛。

四诊：2015 年 9 月 14 日。

LMP 9 月 13 日，未净，量较前增多，色红，痛经（±），血块（±）。面部痤疮、五心烦热稍好转，纳可，眠好转，大便每日 1 次，小便调。腰疼缓解，稍有急躁。舌红边有齿痕,中有裂纹,苔薄黄。脉小滑。

①处方:

当归 10g	川芎 10g	赤芍 15g	生地黄 15g
桃仁 10g	红花 10g	桑白皮 10g	威灵仙 15g
连翘 30g	葛根 30g	川牛膝 15g	益母草 30g
续断 15g	杜仲 15g	生黄芪 30g	肉桂 6g

14 剂,每日 1 剂,每剂两煎,共取 500mL,分早晚温服。

②定坤丹 1 丸/次,每天中午服用。

患者正值经期,以桃红四物汤养血活血,重在活血,使月经通畅而又不耗伤太过。川牛膝引血下行,益母草活血利水,二者合用加强活血通经之力。桑白皮泄肺热,威灵仙祛湿通络,连翘清热解毒,为疮家圣药,三者联用共治面部痤疮。以续断、杜仲补肝肾强腰膝。生黄芪补气又能托疮毒。肉桂引火归元。

五诊:2015 年 9 月 24 日。

LMP 9 月 13 日,3 天净,量较以前增多,色红,痛经,好转,血块(-)。白带少,无异味。近日心烦,入睡困难,多梦,醒后精神欠佳,纳可,大便每日 1 次,不成形,小便调。舌尖红,边有齿痕,苔黄,脉小滑。

处方:

石菖蒲 10g	远志 6g	桑白皮 15g	威灵仙 15g
赤小豆 30g	连翘 30g	麻黄 10g	当归 10g
川芎 10g	赤芍 15g	生地黄 15g	青蒿 15g
炙鳖甲 15g(先煎)	补骨脂 15g	制香附 15g	生龙骨 30g(先煎)
生牡蛎 30g(先煎)			

7 剂,每日 1 剂,每剂两煎,共取 500mL,分早晚温服。

用麻黄连翘赤小豆汤合青蒿鳖甲汤滋阴清热,祛瘀热退黄;辅以桑白皮、威灵仙增强祛湿功效;石菖蒲、远志化湿开窍醒神;生龙骨、生牡蛎镇静安神。

六诊:2015 年 10 月 12 日。

LMP 9 月 13 日,白带未见异常,未见透明拉丝白带,无乳房胀,无腹痛,略有腰痛,不明显。近一周内手脚发凉,偶有头疼,面部痤疮反复发作,背长痘无油腻感,食欲可,入睡易,仍多梦,醒后困顿。情绪好转。大便一二日一行,不通畅,成形,质黏。舌瘦,边尖红,有齿痕,苔薄黄。脉弦滑。

①处方:

当归 10g	川芎 10g	赤芍 15g	生地黄 15g
桃仁 10g	苦杏仁 10g	生白术 30g	川牛膝 15g
益母草 15g	葛根 30g	徐长卿 30g	制香附 15g
桑白皮 15g	威灵仙 15g	白芷 10g	沙苑子 15g

白蒺藜 15g

7剂，每日1剂，每剂两煎，共取500mL，分早晚温服。

②口服定坤丹，每日1次。

患者BBT处于低温相，在原方的基础上稍做调整。患者大便不畅，选用桃仁、苦杏仁润肠通便，生白术亦通便，香附疏肝解郁，白芷、白蒺藜祛风止头痛，徐长卿能安神解郁。

七诊：2015年11月9日。

LMP 9月13日。白带量少，未见透明拉丝白带。无腰酸，乳房胀。纳眠可，面部及颈部痤疮明显，情绪佳，困倦。大便每日1次，成形，小便调。舌瘦黯红，苔黄腻，脉小滑。

①处方：

麻黄 10g	制附子 6g	细辛 3g	干姜 6g
杜仲 15g	巴戟天 15g	鬼箭羽 15g	冬瓜皮 30g
地龙 10g	僵蚕 10g	葛根 15g	桑枝 15g
丹参 30g	高良姜 6g	川牛膝 15g	天麻 10g

7剂，每日1剂，每剂两煎，共取500mL，分早晚温服。

②口服定坤丹，每次1丸。

患者BBT单相，月经2月未至，且无将来迹象，本月未排卵，方用麻黄、制附子、细辛、干姜温通一身元阳，杜仲、巴戟天补肾助阳，调动肾气；冬瓜皮性质寒凉以利水，丹参、川牛膝、鬼箭羽活血引动经水下行；面部痤疮增多，地龙、僵蚕搜剔经络化痰散结，天麻化痰，三药合用以治疗面部痤疮。

八诊：2015年11月30日。

LMP 9月13日。纳可，近日睡眠欠佳，眠浅，多梦，情绪差，大便一二日一行，成形，质干，小便调，白带量不多，舌暗淡，苔薄黄，脉弦滑。

①处方：

生地黄 15g	地骨皮 15g	玄参 10g	白芍 15g
麦冬 10g	阿胶珠 10g	香橼 10g	木香 6g
白芷 10g	胡黄连 6g	桑白皮 15g	威灵仙 15g
杜仲 15g	巴戟天 15g	肉苁蓉 30g	黑芝麻 30g

7剂，每日1剂，每剂两煎，共取500mL，分早晚温服。

②口服黄体酮胶囊1次1丸，每日2次，连服6天。

2月余月经未至，情绪焦虑，不利妊娠，故中西医同治。中药以养血清热调经为主，患者大便干加用肉苁蓉、黑芝麻补肾助阳，润肠通便。西药予以黄体酮撤退出血。

九诊：2015年12月21日。

LMP 12月7日，3天净，量较前增多，色红，痛经（-），血块（±）。经前乳胀7

天。纳可，眠浅易醒，经前、经期面部、前腰、背部痤疮严重。上肢起疖子伴痒。大便两日一行，质干不畅，小便黄。舌暗红有裂纹，边有齿痕，苔黄白，脉弦细。

处方：

麻黄 10g	制附子 6g	细辛 3g	升麻 10g
连翘 30g	赤小豆 30g	葛根 15g	羌活 10g
姜黄 6g	地龙 10g	僵蚕 10g	蝉蜕 6g
荆芥 10g	肉苁蓉 30g	白芷 10g	决明子 30g

14剂，每日1剂，每剂两煎，共取500mL，分早晚温服。

方用麻黄连翘赤小豆汤加减。制附子、细辛振奋一身元阳以助运化；羌活祛风湿通络止痛，地龙、僵蚕、地龙解毒，蝉蜕、荆芥祛风透疹消疮；决明子清热泻火，消肿散结；肉苁蓉润肠通便。

十诊：2016年1月11日。

LMP 2015年12月7日。白带量多，色黄，外阴瘙痒。腰痛1周，喜揉喜按，面部痤疮。纳可，入睡困难，眠浅，多梦。大便干，每日1次，量少，小便黄。舌红绛，边有齿痕，苔薄黄，脉弦滑。

处方：

麻黄 10g	白芥子 10g	白附子 10g	连翘 30g
桑白皮 10g	威灵仙 15g	白芷 10g	生白术 30g
肉苁蓉 30g	郁李仁 10g	当归 10g	赤芍 15g
生地黄 20g	百合 10g	狗脊 15g	丹参 30g

14剂，每日1剂，每剂两煎，共取500mL，分早晚温服。

睡眠欠佳，在通络散结祛痘基础上酌加生地黄、百合滋阴安神；肉苁蓉、郁李仁润肠通便，利水消肿，使下焦气机得通，以利于睡眠。

十一诊：2016年2月1日。

LMP 2015年12月7日。腰疼减轻，外阴稍痒，口稍干，汗毛重。纳眠可，大便一二日一行，质干，小便稍黄。舌黯尖红，边有齿痕，水滑，苔黄腻，脉弦细。

①处方：上方去郁李仁，加厚朴10g，合欢皮6g。7剂水煎服，2日1剂，早晚分两次温服。

②口服定坤丹，每次1丸。

患者大便仍不通，因大便干，去郁李仁加厚朴下气除满，加合欢皮解郁安神，以助睡眠。

十二诊：2016年2月29日。

LMP 2月21日，4天净，前3天量可，第4天净，第5天提重物后又有阴道出血，经色淡，第一天痛经（++），血块（-）。PMP 2015年12月7日。白带量少。手凉，经前乳房胀痛，腰酸，经前面部未长痘，后背长。纳眠可，大便每日1次，不成形，质黏,通畅,小便黄。有口气,舌黯红苔少,薄黄,脉弦细。

处方:

葛根 15g	连翘 15g	麻黄 10g	细辛 3g
赤小豆 30g	白芥子 10g	生薏苡仁 30g	炮姜 8g
肉桂 6g	桑白皮 15g	威灵仙 15g	白芷 10g
穿山甲粉 3g^(冲服)	皂角刺 10g	巴戟天 15g	胡芦巴 15g

14 剂,每日 1 剂,每剂两煎,共取 500mL,分早晚温服。

患者现处于卵泡期,在祛湿通络药物的基础上加入穿山甲粉、皂角刺促进卵泡发育及排出,为受孕做准备。

十三诊:2016 年 3 月 21 日。

LMP 2 月 21 日,患者近期感冒。近 20 天,面部额头,下巴痘明显,乳房触痛。纳可,眠尚可,大便每日 1 次,不成形,黏腻,小便晨起略黄。舌暗红,边有齿痕,根苔黄。脉弦滑。

处方:

连翘 30g	前胡 10g	桔梗 10g	南沙参 15g
北沙参 15g	炙甘草 15g	白芍 30g	生甘草 6g
炙枇杷叶 15g	女贞子 15g	枸杞子 15g	五味子 10g
菟丝子 15g	生黄芪 30g	白薇 15g	防风 10g
炒白术 10g			

14 剂,每日 1 剂,每剂两煎,共取 500mL,分早晚温服。

医嘱:嘱患者自测排卵情况。

患者近日感冒,以南沙参、北沙参补肺阴,前胡、桔梗宣肺化痰,炙枇杷叶润肺止咳化痰;生黄芪、防风、炒白术益气固脱,防止感冒;患者疑似排卵且有同房,加入女贞子、枸杞子、五味子、菟丝子补益肝肾,提高黄体功能,若有受孕则可以安胎。

十四诊:2016 年 4 月 25 日。

LMP 3 月 23 日,4 天净,量可,色红,痛经(-),血块(+),白带未见异常。前胸后背长痘,头皮、背部痒。口眼干。纳眠可,大便每日 1 次,略干,不通畅,小便黄。舌瘦红,苔黄少津,脉弦滑。

处方:

当归 10g	川芎 10g	赤芍 15g	生地黄 30g
姜黄 6g	蛇床子 10g	蝉蜕 6g	荆芥穗 15g
麻黄 10g	连翘 30g	赤小豆 30g	川牛膝 15g
皂角刺 3g	泽兰 15g	肉苁蓉 30g	穿山甲粉 3g^(冲服)

14 剂,每日 1 剂,每剂两煎,共取 500mL,分早晚温服。

②中午口服定坤丹,每日 1 丸。

患者痘痒，为湿热蕴肤，用麻黄连翘赤小豆汤，清热除湿，蝉蜕、荆芥穗祛风止痒，四物汤补血活血调经，泽兰、川牛膝活血引经，肉苁蓉助阳通便。

十五诊：2016 年 5 月 30 日。

LMP 3 月 23 日，白带未见异常，未见透明拉丝白带。无乳房胀痛，无腰酸痛，无腹痛。手脚心干热无汗，夜间甚，无心烦。晨起身热，头背部汗出。后背部有痤疮。面部痤疮好转。纳可，眠差，大便一二日一行，略干，不通畅，小便黄。舌体瘦，舌红，苔黄，脉小滑。已孕。

2016 年 5 月 30 日于中国中医科学院门诊部行内分泌六项检查，结果显示：FSH 1.29 mIU/mL，LH 2.38 mIU/mL，PRL 15.58 ng/mL，E_2 147.00 pg/mL，P 13.20 ng/mL，T 0.55 pg/mL。β-HCG 检查示 47.29 IU/mL。

①处方：

桑叶 15g	桑寄生 15g	桑白皮 15g	苦杏仁 10g
白芷 10g	女贞子 15g	枸杞子 15g	生地黄 15g
熟地黄 15g	五味子 10g	菟丝子 15g	肉苁蓉 30g
阿胶珠 10g	胡黄连 6g	黄芩 10g	白薇 15g
白茅根 30g			

14 剂，每日 1 剂，每剂两煎浓煎，共取 300mL，少量频服温服。

②口服黄体酮胶囊每次 1 丸，每日 2 次。

医嘱：全休一周。

患者 HCG 指标说明已妊娠，孕酮偏低。妊娠后夜间觉干热，大便干，小便黄，阴虚症状明显，选熟地黄、枸杞子、五味子、女贞子、菟丝子平补肝肾以安胎，阿胶珠、胡黄连、生地黄、白薇滋阴清热，白茅根清热生津，桑叶、桑寄生、桑白皮平补三焦，全方共奏滋补肝肾、清热安胎之功。

十六诊：2016 年 6 月 16 日。

LMP 3 月 23 日，白带量多色黄。服药后腹泻，近 2 周恶心，呕吐。手脚心有好转，心下痞，周身不适。眠浅，多梦。偶有腰痛，无腹痛，无阴道出血。大便干，每日 1 次。小便调。舌红苔黄，舌体瘦，脉小滑。

医嘱：①B 超监测胚胎发育情况，定期复查 P、HCG、E_2；②口服黄体酮胶囊，每次 1 丸，每日 2 次；③中药继服；④调畅情志，营养饮食，注意孕期卫生。

【按】本案为闭经、多囊卵巢综合征患者，具有稀发排卵功能的特点，LH/FSH 比值异常，子宫偏小提示肾气不足，易潮热汗出心烦，提示阴虚体质，因此滋肾益阴清热贯穿治疗的始终，在滋肾阴同时配合补阳药，如附子、细辛、仙茅、淫羊藿等，取"阳中求阴，则阴得阳升则源泉不竭"之意。患者颜面部及后背痘疮反复发作，病久瘀热阻络，在清虚热同时通络、祛风、透疹、退黄之法灵活使用，终得孕而果。

病案五十七：闭经，月经后期，痛经

顾某，女。出生日期：1985 年 3 月 15 日。

初诊日期：2014 年 6 月 26 日，节气：夏至。

主诉：月经后期 1 年。

现病史：患者月经 $12\dfrac{7\sim8}{30\sim100+}$，量可，色暗，痛经（+），血块（+），经前乳胀，小腹坠痛。G1P0，药流 1 次。2013 年开始阴道不规则出血，7 月血清泌乳素水平升高，间断不规律服用溴隐亭；有慢性胃炎病史。

6 月 16 日妇科 B 超示子宫前位，大小约 4.7cm×5.0cm×2.7cm，内膜厚度 0.5cm，右侧卵巢大小约 2.5cm×1.4cm，优势卵泡最大直径 0.5cm；左侧卵巢大小约 2.4cm×1.6cm，优势卵泡 0.9cm×0.8cm。

6 月 9 日丈夫精液常规及形态检查结果显示：不液化，活力：36.45%（≥40%），浓度 14.83%（≥15.10%），形态 64.1%。

刻下症：LMP 2014 年 6 月 5 日，7 天净。PMP 1 月底。纳眠可，偶有便秘，小便调。舌红，边有齿痕，边有瘀点，苔薄黄，脉弦滑。

6 月 9 日于东直门医院行内分泌六项检查结果显示：FSH 8.04 mIU/mL，LH 3.90 mIU/mL，PRL 93.25 ng/mL↑，E_2 29 pg/mL，P 0.11 ng/mL↓，T 0.30 ng/mL。

头颅 MRI 结果显示：垂体蝶鞍部正常。

中医诊断：闭经；月经后期；痛经。

西医诊断：闭经；高泌乳素血症；痛经。

证型：肝郁气滞，瘀血内阻。

治则：疏肝解郁，活血化瘀。

处方：

制香附 15g	郁金 10g	浮小麦 30g	炙甘草 15g
生白术 30g	决明子 30g	川牛膝 15g	丝瓜络 15g
路路通 10g	王不留行 10g(包煎)	皂角刺 10g	百合 20g
台乌药 20g	木香 6g	佛手 15	蝉蜕 6g

7 剂，每日 1 剂，每剂两煎，共取 500mL，分早晚温服。

医嘱：①记录基础体温（BBT）；②丈夫口服龟龄集，每次 1 丸，每日 2 次，空腹淡盐水送服。

患者经前乳胀、痛经等症状明显，结合舌脉，以香附、郁金、木香、佛手、乌药等疏肝行气；以丝瓜络、路路通、王不留行、皂角刺等活血通络，促进卵泡排出，同时改善子宫供血，达到助孕功效，另外，还能缓解痛经，"通则不痛"。

二诊：2014 年 7 月 7 日。

LMP 6 月 5 日，腹胀，腹凉，腰酸，纳眠可，饭后胃部不适，大便调，小便黄。舌红苔薄，有齿痕，有瘀点，脉弦滑。7 月 3 日头颅 MRI 结果显示：垂体右侧见异常低强化区，0.4cm×0.4cm，不除外微腺瘤。

处方：

制香附 15g	郁金 10g	合欢花 10g	党参 15g
当归 10g	川芎 10g	赤芍 15g	生地黄 20g
百合 20g	乌药 20g	小茴香 6g	木香 6g
肉桂 6g	延胡索 15g	丹参 30g	羌活 10g

14 剂，每日 1 剂，每剂两煎，共取 500mL，分早晚温服。

头颅 MRI 结果显示怀疑微腺瘤。继用香附、郁金、合欢花解郁行气之品缓解情绪紧张；以乌药、小茴香、肉桂等一派辛温芳香之品，行气疏肝，散寒止腹痛，取"天台乌药散"之功，同时以四物汤加减补血活血调经。

三诊：2014 年 7 月 21 日。

LMP 6 月 5 日，小腹疼痛，乳胀，胃有上升热感，纳眠可，大便 1~2 日一行，便秘，小便正常。舌暗红苔薄白，边有齿痕，脉弦滑。BBT 呈典型双向，高温相已持续 10 天。

2014 年 7 月 21 日中国中医科学院门诊部检查，结果显示：P 11.1 ng/mL，E_2 186 pg/mL，β-HCG<1.2 mIU/mL。

处方：上方去百合、台乌药、川芎、赤芍，加肉苁蓉 30g，竹茹 10g。7 剂，每日 1 剂，每剂两煎，共取 500mL，分早晚温服。

患者上诉症状明显好转，又出现胃上逆热感，便秘，故以竹茹清胃热降逆，肉苁蓉补肾润肠通便。

四诊：2014 年 7 月 28 日。

LMP 7 月 25 日，未净，量多，色暗，痛经（+），血块（+）。纳眠可，偶有便秘。舌红，体胖大，苔白，有瘀点，边有齿痕，脉弦滑。

处方：

菟丝子 15g	桑寄生 15 g	续断 15 g	枸杞子 15 g
女贞子 10 g	鸡血藤 15 g	泽兰 15 g	生蒲黄 10 g^(包煎)
当归 10 g	川牛膝 15 g	益母草 15 g	赤芍 15 g
丹参 15 g			

7 剂，每日 1 剂，每剂两煎，共取 500mL，分早晚温服。

患者肝郁血瘀症状明显好转，治疗重点为促排助孕。菟丝子、桑寄生、续断、枸杞子等补益肾精，促进卵泡发育；鸡血藤、泽兰、蒲黄等活血中药，促进卵泡成熟及排出，改善盆腔环境，增加子宫供血，以达促孕之效。

五诊：2014 年 8 月 11 日。

LMP 7 月 25 日。8 月 7—10 日少腹胀痛。脚凉，纳可，入睡困难，大便二日一行，小便正常。舌红苔白，边有齿痕有瘀点，脉弦滑。

8 月 3 日血清泌乳素 3.83 ng/mL，已经正常。

8 月 9 日 B 超检查结果显示：子宫前位，大小 4.9cm×4.1cm×3.7cm，内膜厚度 1.2cm，右侧卵巢优势卵泡，大小约 1.1cm×0.6cm。

处方：

制香附 15g	肉苁蓉 30g	白芍 30g	夏枯草 15g
女贞子 10g	枸杞子 10g	菟丝子 20g	车前子 30g(包煎)
五味子 10g	炙甘草 15g	党参 15g	麦冬 10g
生黄芪 15g	合欢花 10g	蛇床子 10g	蒲公英 15g

14 剂，每日 1 剂，每剂两煎，共取 500mL，分早晚温服。

经过治疗，泌乳素降至正常，已有优势卵泡发育，用五子衍宗汤加减以补肾促排卵助孕。蛇床子温煦肾阳，缓解畏寒症状；加党参、麦冬、生黄芪补气益阴，制香附疏肝理气，调经止痛。全方共奏补肾益精、调经助孕之功。

六诊：2014 年 8 月 25 日。

LMP 8 月 24 日，未净，量可，色暗，痛经（++），血块（+）。纳可，入睡困难，大便每日 1 次，小便正常。舌淡暗，边有齿痕，中部散在有瘀点，苔薄白。脉弦滑。

处方：

柴胡 10g	当归 10g	川芎 10g	赤芍 15g
川牛膝 15g	益母草 15g	制香附 15g	郁金 10g
夏枯草 15g	肉苁蓉 30g	合欢花 10g	夜交藤 15g
水蛭粉 3g(冲服)			

14 剂，每日 1 剂，每剂两煎，共取 500mL，分早晚温服。

以四物汤加减补血活血调经，配川牛膝、益母草增强活血调经，水蛭粉为血肉有形之品，破血逐瘀效力强；加柴胡、香附疏肝行气；夜交藤、合欢花解郁安神助眠。

七诊：2014 年 9 月 11 日。

LMP 8 月 24 日，自测 9 月 6 日有排卵，有同房。乳房胀，畏寒，晚上下半身冷，纳眠可，大便二日一行，小便黄，白带正常。舌红黯，苔白，脉弦细。BBT 典型双相。

处方：

菟丝子 20g	桑椹 15g	桑叶 15g	桑寄生 15g
白芍 30g	川续断 15g	女贞子 15g	枸杞子 15g
合欢花 10g	牡丹皮 6g	百合 20g	生地黄 20g
五味子 10g	炙黄芪 15g	肉苁蓉 30g	

14 剂，每日 1 剂，每剂两煎，共取 500mL，分早晚温服。

用五子衍宗汤合寿胎丸加减以补肾助孕，加合欢花安神解郁，配百合、生地黄育阴清心安神。全方共奏补肾益精、育阴安神之功。

八诊：2014 年 9 月 29 日。

LMP 9 月 21 日，5 天净，量可，色暗，痛经（+），血块（+）。经前 10 天乳房胀，纳眠可，二便调。舌红苔白，边有齿痕，有瘀点，脉弦滑，BBT 明显双向。

处方：

制香附 15g	佛手 15g	炒麦芽 30g	当归 10g
川芎 10g	赤芍 15g	生地黄 15g	路路通 10g
穿山甲粉 3g（冲服）	王不留行 10g（包煎）	木瓜 15g	川牛膝 15g
益母草 15g	小茴香 6g	高良姜 6g	细辛 3g

7 剂，每日 1 剂，每剂两煎，共取 500mL，分早晚温服。

医嘱：复查内分泌六项。

正值卵泡期，以四物汤加减以补血活血调经，配川牛膝、益母草增强活血调经之效；以小茴香、细辛、高良姜温经散寒，缓解痛经；以路路通、穿山甲粉、王不留行通经活络。

九诊：2014 年 10 月 13 日。

LMP 9 月 21 日。晨起头晕，恶心，纳可，近 1 个月食量减，体重近 2 个月下降 6~7 斤，入睡难，多梦，若睡得晚则小腹坠疼，便秘二三日一行，阴道分泌物多，透明不黏，外阴偶尔痒。舌淡嫩苔薄黄，边有齿痕，脉弦滑。BBT 呈不典型双向，高温相 15 天左右波动明显。已孕？

10 月 13 日检查结果显示：FSH 1.31 mIU/mL，LH 2.40 mIU/mL，PRL 2.95 ng/mL，E_2 757.00 pg/mL，P >40.0 ng/mL，T 0.50 ng/mL，β-HCG 15.66 mIU/mL。

处方：

女贞子 15g	枸杞子 15g	五味子 10g	覆盆子 15g
菟丝子 15g	肉苁蓉 30g	党参 15g	生黄芪 15g
炙甘草 15g	白芍 30g	升麻 10g	生白术 20g
桑寄生 15g	制香附 15g	桑椹 15g	桑叶 15g

7 剂，每日 1 剂，每剂两煎，浓煎共取 300mL，少量频服。

医嘱：①复查 E_2、P、β-hcG、PRL；②调畅情志，营养饮食，注意孕期卫生。

血清激素水平提示患者已经妊娠，以五子衍宗汤合补中益气汤加减以补肾安胎。以女贞子、枸杞子、五味子、覆盆子等固护肾气，补益肾精；以生黄芪、党参、生白术、甘草等健脾益气，调理脾胃，缓解妊娠期间脾胃不和症状；加肉苁蓉补肾润肠通便，缓解孕期便秘症状。

电话随访得知患者于 2015 年 6 月 19 日，剖宫产下一体健女婴，身长 50cm，重 7.4 斤，母乳喂养；母亲恶露 40 天净。

【按】该患者患有高泌乳素血症,情绪易紧张焦虑,故治疗先调理其情绪,重调经助孕。经过调理,患者肝郁气滞所致诸多临床症状明显好转,PRL 实验室检查降至正常,根据月经周期,即月经期、卵泡期、排卵期、黄体期,分期调护,指导其同房,最后成功妊娠。妊娠后,除必要的补肾安胎调理外,特别叮嘱患者注意 PRL 的定期复查,定期产检,必要时结合西医治疗。

病案五十八:月经后期;胚胎停育

彭某,女。出生日期:1981 年 5 月。

初诊日期:2009 年 8 月 17 日。节气:立秋。

主诉:胚胎停育行清宫术后 1 月余。

现病史:患者月经 $12\dfrac{5\sim7}{30\sim45}$。2008 年和 2009 年胎停育 2 次,均在妊娠 2 个月左右。2009 年 7 月 4 日行清宫术。目前血清内分泌六项检查失调,FSH 低,E_2 高。TORCH 病毒检查发现病毒(+)。体重明显增加。血压偏低。

刻下症:LMP 8 月 10 日,6 天净。偶有心慌气短,性情急躁。纳可,眠佳,大便每日 1~2 次,小便黄。白带正常。舌淡红,苔薄白,脉沉。

中医诊断:月经后期;胎死不下。

西医诊断:月经失调;复发性流产(胚胎停育)。

治则:养血健脾,疏肝清热。

处方:

柴胡 10g	陈皮 10g	炙甘草 15g	川芎 9g
赤芍 10g	白芍 10g	当归 10g	茯苓 10g
熟地黄 15g	生地黄 15g	炒白术 15g	炮姜 6g
薄荷 3g(后下)	茵陈 30g	牡丹皮 10g	制香附 6g
佛手 15g	郁金 6g		

7 剂,日一剂,每剂两煎,共取 500mL,早晚温服。

患者处于经后期,处于阴血滋长之时,且患者性情急躁,以调补肝肾入手,以逍遥散为基础方加减。

二诊:2010 年 3 月 25 日。

LMP 2 月 16 日。3 月 16 日小腹不适。小便黄,无其他不适。舌紫有瘀点,苔白。脉弦滑。

处方:

阿胶珠 10g	桑寄生 15g	续断 15g	杜仲 15g
菟丝子 15g	党参 20g	炙黄芪 30g	黄芩 10g
炒白术 10g	砂仁 6g(后下)	制香附 6g	竹茹 10g

白茅根 15g

7剂，日一剂，每剂两煎，共取500mL，早晚温服

患者处于黄体期，以补肾助孕为主，寿胎丸加减。

三诊：2010年4月8日。

LMP 2月16日。早孕，β-HCG 36655.9 mIU/mL。恶心呕吐，腰酸，畏寒，咽痛，舌黯红，苔黄，脉沉。

处方：

桑寄生 15g	续断 15g	菟丝子 15g	阿胶珠 10g
生黄芪 30g	炒白术 10g	山药 15g	升麻 10g
紫苏梗 6g	砂仁 6g(后下)	制香附 6g	杜仲 10g
陈皮 10g	党参 15g		

患者已妊娠，以寿胎丸加减，加黄芪、白术、山药、升麻、陈皮、党参健脾益气安胎之效。

四诊：2010年4月22日。

LMP 2月16日。孕9周+2天。恶心，吐酸水，双侧小腹抽痛连及阴道。舌淡红苔白，脉弦滑。

处方：

党参 15g	炒白术 15g	黄芩 10g	竹茹 10g
紫苏梗 6g	砂仁 6g(后下)	制香附 15g	白芍 30g
生甘草 6g	桑寄生 15g	菟丝子 15g	阿胶珠 15g
续断 15g			

7剂，日一剂，每剂两煎，浓煎共取300mL，少量频服

五诊：2010年5月6日。

LMP 2月16日。孕11周+2天。小腹正中有针刺样疼痛，髂骨有压痛感。恶心，2~3h吐食物，眠可，大便调，夜尿4次。舌淡红，苔少，脉滑。

处方：

党参 15g	陈皮 10g	茵陈 15g	黄芩 6g
黄连 3g	炒白术 15g	山药 15g	紫苏梗 6g
砂仁 6g(后下)	桑寄生 15g	续断 15g	菟丝子 15g

7剂，日一剂，每剂两煎，浓煎共取300mL，少量频服

六诊：2010年8月23日。

LMP 2月16日。孕27周+6天。血红蛋白97 g/L，心悸，偶有下午脚肿。纳可，眠佳，大便调，小便频。舌淡红，脉小滑。中期妊娠轻度贫血。

处方：

| 党参 15g | 生黄芪 30g | 炒白术 10g | 山药 15g |

炙甘草 15g	白扁豆 10g	生薏苡仁 15g	砂仁 6g^(后下)
桔梗 6g	白芍 30g	枸杞子 15g	女贞子 10g
太子参 15g	制何首乌 30g	熟地黄 20g	

7剂，日一剂，每剂两煎，浓煎共取 300mL，少量频服。

医嘱：建议补充铁剂。

患者即将进入妊娠中晚期，有贫血、水肿的症状，以补肾健脾利湿为主，扁豆、生薏苡仁、砂仁健脾利湿，党参、黄芪、白术、山药健脾益气助生血。

七诊：2010 年 9 月 6 日。

LMP 2 月 16 日。孕 28 周+6 天。肢体肿胀好转。晚上心慌气短，血红蛋白 97 g/L。舌黯红，苔薄白，脉小滑。

处方：

党参 15g	太子参 15g	北沙参 30g	生黄芪 30g
麦冬 10g	五味子 10g	益智仁 30g	山药 15g
仙鹤草 15g	炙甘草 15g	大枣 15g	制香附 15g
炒白术 10g	白芍 15g	女贞子 15g	桑寄生 15g

7剂，日一剂，每剂两煎，浓煎共取 300mL，少量频服。

医嘱：补充铁剂纠正贫血。调畅情志，注意孕期卫生。

【按】 患者有 2 次胎停育史，中医称为"胎死不下"，西医称为"稽留流产"。临证治疗应注意防重于治，预培其损的重要性，做到早期预防、早期治疗，消除引起胎停育的因素。患者初诊时，胎停育清宫后 1 月余，且患者精神情绪紧张，为肝郁血虚，内有郁热之证，以加味逍遥散加减。患者早孕后，嘱咐患者积极保胎治疗，治疗时间一般需超过既往流产时间的 2 周以上，并做好围产期保健，力求母子平安。正如《明医杂著·妇人半产》云："其有连堕数次，胎元损甚者，服药频多，久则可以留。"本患者采用寿胎丸加味治疗，寿胎丸源于《医学衷中参西录》，方中菟丝子补肾，肾旺自能荫胎；桑寄生、续断补肾安胎，使胎气强壮；阿胶养血滋阴。全方补肾养血，固冲安胎。该方加黄芪、白术、山药、升麻、陈皮、党参益气养血，健脾固胎；加紫苏梗、砂仁、竹茹和胃止呕；加香附疏肝行气解郁。妊娠中晚期，患者出现肢体肿胀、贫血现象，相当于妊娠肿胀、妊娠合并贫血。患者脾肾阳虚，水湿不化，故而出现妊娠肿胀、妊娠贫血。临床治疗本着治病与安胎并举的原则，从肝脾肾三脏并治，运化水湿，养血安胎。党参、黄芪、白术、山药、甘草甘温补脾益气，熟地黄、枸杞子、女贞子滋肾益阴，白扁豆、生薏苡仁、砂仁健脾利湿，桔梗开宣肺气，通利二便，具有"提壶揭盖"之义。制何首乌、桑寄生滋肾养血安胎，炙甘草既和中又可调和诸药。

病案五十九：不孕症，带下

温某，女。出生日期：1984 年 11 月 22 日。

初诊日期：2014年11月27日，节气：冬至。

主诉：结婚2年余，性生活正常，未避孕1年余未孕。

现病史：患者月经 $12\frac{7}{26\sim35}$，量可，色红，痛经（+），血块（+），经前乳房胀痛（右侧），经前1周偏头痛，右侧著；G0P0；有阴道炎病史，自诉2014年体检发现甲状腺单发结节1.2cm×1.3cm（甲功正常）。

刻下症：LMP 10月26日，7天净，11月4—5日阴道有少量褐色分泌物。纳可，眠佳，大便每日1次，成形，小便色黄，白带量多色白，偶有外阴痒。舌紫红苔薄白，脉弦滑。

11月27日于中国中医科学院门诊部行内分泌六项检查，结果显示：FSH 5.46 mIU/mL，LH 4.05 mIU/mL，PRL 12.65 ng/mL，E_2 31.00 pg/mL，P 1.20 ng/mL，T 0.20 ng/mL。

11月27日中国中医科学院门诊部B超示：子宫前位，大小约6.0cm×4.1cm×3.2cm，内膜0.8~1.0cm；右侧卵巢大小约2.3cm×1.4cm，其内可见2~3个卵泡，较大者0.5cm×0.4cm；左侧卵巢大小约2.1cm×1.4cm，其内可见3~4个卵泡，大者0.4cm×0.4cm；子宫直肠窝内见无回声深1.6cm游离液。

中医诊断：不孕症；带下；瘿病。

西医诊断：原发性不孕；阴道炎；盆腔积液；甲状腺结节。

证型：肾虚血瘀，肝气郁滞，湿热内蕴。

治则：补肾活血，疏肝理气，清热利湿。

处方：

柴胡 10g	当归 10g	川芎 10g	羌活 10g
生地黄 15g	杜仲 15g	巴戟天 15g	鹿角霜 12g
蔓荆子 15g	藁本 15g	炒麦芽 30g	川牛膝 15g
益母草 30g	马齿苋 30g	马鞭草 30g	蛇床子 10g

7剂，每日1剂，每剂两煎，共取500mL，分早晚温服。

二诊：2014年12月29日。

LMP 11月28日，7天净。12月24日自测已妊娠。现已孕4周，阴道少量褐色分泌物，腰痛，小腹胀。有甲状腺结节病史（近期检测大小1.9cm×1.0cm）。近几日感冒低热37.3~37.5℃，声嘶，纳眠可，二便调。舌紫红苔薄黄，舌乳头充血，脉弦滑。BBT典型双相，高温平稳。

12月26日首都医科大学附属复兴医院检查：P 37.79 ng/mL，β-HCG 400.49 mIU/mL。

处方：

白薇 15g	女贞子 15g	续断 15g	南沙参 15g
北沙参 15g	枸杞子 15g	夏枯草 15g	菟丝子 15g
五味子 10g	覆盆子 15g	黄芩 10g	白芍 30g

胡黄连 3g　　　　　仙鹤草 30　　　　炙黄芪 15g　　　　阿胶 10g^(烊化)

桑寄生 15g

7 剂，日一剂，每剂两煎，浓煎共取 300mL，少量频服

医嘱：营养饮食，调畅情志，注意孕期卫生。

电话随访得知：患者于 2015 年 8 月 13 日顺产一体健男婴，身长 50cm，重 6 斤，混合喂养。母亲恶露 50 天左右净，11 月份月经恢复。

【按】一诊因患者经久不孕，结合症状及舌脉，以四物汤为基础加川牛膝、益母草增强养血活血调经之力。现正值黄体期，加杜仲、巴戟天、鹿角霜温补肾阳以助孕；柴胡、炒麦芽疏肝解郁行气，以止经前乳胀；蔓荆子、羌活、藁本清利头目，疏散风邪以止经前头痛；用马齿苋、马鞭草、蛇床子清热利湿以止外阴瘙痒，同时蛇床子又有补肾阳之力。方中补肾养血药中配伍行气活血药，补中寓泻，以泻助补，共奏补肾活血、疏肝理气、清热利湿之功。二诊分析基础体温可见 12 月 8、9、10 日体温明显下降并各有同房，此后高温相一直平稳。患者有少量阴道出血、腰酸、腹胀等先兆流产症状，故用五子衍宗汤合寿胎丸加减以补肾安胎；加白薇、胡黄连、黄芩、南沙参、北沙参养阴以清透阴分之热，同时黄芩又能安胎；仙鹤草收敛止血，又有补虚之功，配合炙黄芪加强补气益血之力以防流产。全方共奏补肾安胎、养阴清热之功。同时嘱咐患者卧床休息，注意孕期卫生，保持良好心情，密切关注胚胎发育情况。

病案六十：胚胎停育

王某，女。出生日期：1979 年 11 月。

初诊日期：2012 年 10 月 11 日。节气：寒露。

主诉：胚胎停育 1 次。

现病史：患者月经 $13\frac{6}{28\sim60}$，痛经（-）。结婚 9 年，G3P0。2011 年 11 月孕 7 周左右胎停育 1 次。人流 2 次。

刻下症：LMP 9 月 15 日，6 天净，量可，色暗。经期前后腰酸。PMP 7 月 11 日。小腹隐痛，腰酸，手脚心热。纳可，眠多梦，易醒。大便不成形，每日 1 次。小便黄。舌紫尖红苔白，脉沉细。

今日 B 超示：子宫前位，4.5cm×4.4cm×3.1cm，内膜 0.6cm；宫颈数个无回声，最大 0.9cm×0.5cm；右卵巢 2.6cm×1.5cm，优势卵泡 1.6cm×1.2cm；左卵巢 2.0cm×1.1cm。

中医诊断：胎死不下。

西医诊断：胚胎停育。

治则：滋补肝肾，调理冲任。

处方：

女贞子 15g	墨旱莲 15g	仙茅 10g	淫羊藿 15g
补骨脂 15g	山药 30g	当归 10g	香附 15g
川芎 10g	赤芍 15g	丹参 15g	炮姜炭 6g
川牛膝 15g	益母草 15g	泽兰 15g	穿山甲 10g(先煎)
皂角刺 10g			

7 剂，日一剂，每剂两煎，共取 500mL，早晚分服

患者手脚心热，夜寐不安为阴虚内热，故用女贞子、墨旱莲滋补肝肾之阴。多次流产，情绪紧张压力较大，故用当归、川芎、赤芍养血调经，香附疏肝行气。仙茅、淫羊藿、补骨脂、山药补肾助阳促进月经来潮；丹参、牛膝、益母草、泽兰活血化瘀，引血下行之效，炮姜炭可以温经散寒，疏通经络。穿山甲、皂角刺为血肉有情之品，有破血通经之效。

二诊：2012 年 10 月 15 日。

LMP 9 月 15 日。刻下症：纳可，眠佳，二便可。舌红苔黄，脉弦滑。

妇科 B 超显示：子宫前位，大小约 4.4cm×3.9cm×3.4cm，内膜厚度 0.63cm。宫颈可见多个无回声，最大直径 0.6cm。右侧卵巢大小约 3.6cm×2.1cm，内见无回声 1.6cm×1.0cm。左侧卵巢大小约 1.9cm×1.0cm。

丈夫精液常规检查正常，A 级 38.61%，B 级 17.33%，C 级 25.75%，D 级 19.31%。

处方：

柴胡 10g	黄芩 6g	党参 20g	法半夏 10g
炙甘草 15g	大枣 15g	杜仲炭 15g	巴戟天 15g
三棱 10g	莪术 10g	水蛭 10g	龟板 10g(先煎)
桑寄生 15g	鳖甲 10g(先煎)	百合 20g	熟地黄 20g
肉苁蓉 30g	生姜 3 片		

7 剂，日一剂，每剂两煎，浓煎共取 500mL，早晚分服。

患者本应月经来潮而未至，情绪紧张，故用小柴胡汤中柴胡、黄芩、党参、半夏、甘草和解表里，疏肝解郁。百合、熟地黄取百合地黄汤之义，用熟地黄而非生地黄，一方面可补血养阴，填精益髓，另一方面恐生地黄性味过凉。杜仲、巴戟天、桑寄生、肉苁蓉补肾助阳，龟板、鳖甲滋补肝肾之阴。三棱、莪术、水蛭为血肉有情之品，破血通经，疏通经络。

三诊：2012 年 10 月 25 日。

LMP 9 月 15 日。服上药后，眠多梦，易醒，脸上长痘。腹胀气，矢气频、臭，前几日乳胀。大便不成形，每日 1~2 次。小便可。舌淡红，苔白。脉小滑。

处方：

菟丝子 15g	桑寄生 15g	续断 15g	阿胶 10g^(烊化)
五味子 10g	升麻 10g	生黄芪 15g	柴胡 10g
香附 15g	砂仁 6g^(后下)	桔梗 6g	炒白术 10g
茵陈 30g	山药 15g	生白芍 30g	生甘草 6g

7 剂，日一剂，每剂两煎，浓煎共取 500mL，早晚分服。

方中菟丝子、桑寄生、续断补肾助阳，阿胶补血滋阴，白芍养血敛阴，五味子补肾宁心，由于患者腹胀气，气机阻滞，故用柴胡、香附、砂仁、桔梗舒畅气机，升麻升举阳气；治病求本，脾气亏虚，气机不畅，故用白术、山药健脾益气。

四诊：2012 年 11 月 1 日。

LMP 10 月 25 日。量少，色红。行经前腰腹痛。纳可，眠多梦，易醒。二便可。舌红苔白，脉弦。

处方：

桑寄生 15g	狗脊 15g	续断 15g	茵陈 30g
牡丹皮 10g	炒栀子 10g	女贞子 10g	墨旱莲 15g
仙茅 10g	淫羊藿 15g	生龙骨 30g^(先煎)	生牡蛎 30g^(先煎)
五味子 10g	枸杞子 10g	菟丝子 10g	覆盆子 10g

7 剂，日一剂，每剂两煎，浓煎共取 500mL，早晚分服。

经期刚过，故用桑寄生、狗脊、续断、仙茅、淫羊藿、枸杞子、菟丝子、覆盆子补肝肾，强筋骨，促进血海充盛；牡丹皮、栀子清热凉血，活血祛瘀；女贞子、墨旱莲滋补肝肾之阴；生龙骨、生牡蛎重镇安神，宁心定志，治疗患者夜寐多梦易醒。

五诊：2012 年 11 月 6 日。

LMP 10 月 25 日，4 天净。刻下症：脸上长痘，偶尔小腹隐痛，纳可，眠佳，小便调，大便不畅，每日 1 次。舌淡红，苔薄黄，脉弦滑。

处方：

制香附 15g	当归 15g	川芎 10g	赤芍 15g
丹参 15g	炮姜 6g	桃仁 10g	炙甘草 15g
川牛膝 15g	益母草 30g	生蒲黄 10g^(包煎)	茵陈 30g
牡丹皮 10g	桑白皮 10g	威灵仙 15g	熟大黄 10g

7 剂，日一剂，每剂两煎，浓煎共取 500mL，早晚分服。

经后期以香附疏肝行气，当归、川芎、赤芍养血和血，丹参、桃仁、川牛膝、益母草、生蒲黄、牡丹皮活血化瘀，炮姜温经散寒。湿热内蕴脸上长痘，故以茵陈、桑白皮、威灵仙、熟大黄清热利湿，通便荡浊。

六诊：2012 年 11 月 15 日。

LMP 10 月 25 日。汗多，便稀，每日 3~4 次。肠鸣音重。白带可，色黄。前几天小腹隐痛。纳可，眠多梦、浅。小便可。舌红苔黄，脉弦滑。

处方：

浮小麦 30g	炙甘草 15g	大枣 30g	金樱子 15g
锁阳 15g	白芍 30g	制香附 15g	当归 10g
川芎 10g	川牛膝 15g	益母草 15g	泽兰 15g
酸枣仁 15g	桃仁 15g	桑白皮 10g	威灵仙 15g

7剂，日一剂，每剂两煎，浓煎共取500mL，早晚分服。

方中浮小麦固表止汗；金樱子、锁阳补肾助阳，涩肠止泻；当归、川芎、牛膝、益母草、泽兰、桃仁活血化瘀，养血和血；香附疏肝行气；酸枣仁养心安神敛汗；桑白皮、威灵仙健脾利水渗湿。

七诊：2012年11月22日。

LMP 10月25日。乳胀，因智齿原因牙龈肿痛，纳可，眠可，夜尿1次，二便可。舌暗苔黄，边有齿痕，脉弦滑。

处方：

菟丝子 15g	桑寄生 15g	续断 10g	阿胶珠 10g^(烊化)
胡黄连 6g	白芷 10g	五味子 10g	麦冬 10g
北沙参 30g	香附 15g	炒白芍 30g	生甘草 6g
牡丹皮 10g	知母 6g	山药 15g	炒白术 10g

7剂，日一剂，每剂两煎，浓煎共取500mL，早晚分服。

患者经期即至，方中用菟丝子、桑寄生、续断补肾助阳；阿胶珠补血养血；胡黄连、知母清退虚热；五味子、麦冬、北沙参为生脉散，滋阴清热；牡丹皮清热凉血；白芷通窍止痛，治牙龈肿痛；山药、白术益气健脾；香附疏肝行气，补而不滞。

八诊：2012年11月29日。

LMP 11月25日，4天净，量少，色红，血块（+），痛经（±）。现小腹隐痛，纳可，眠佳，夜尿1次，大便黏稀，二日一行，小便可。舌红苔黄，脉弦滑。

处方：

知母 10g	黄柏 10g	香附 15g	当归 15g
川芎 10g	赤芍 15g	白芍 15g	丹参 15g
炮姜炭 6g	延胡索 15g	土鳖虫 10g	苏木 10g
泽兰 15g	皂角刺 10g	穿山甲 10g^(先煎)	川牛膝 15g
生黄芪 30g			

7剂，日一剂，每剂两煎，浓煎共取500mL，早晚分服。

知母、黄柏滋阴清热，生黄芪、当归、川芎、赤芍益气养血和血，丹参、苏木、皂角刺、牛膝活血化瘀，香附疏肝行气。炮姜温经散寒止痛，延胡索、白芍养阴止痛，土鳖虫、山甲破血通经。

九诊：2012 年 12 月 6 日。

LMP 11 月 25 日。纳可，眠佳，大便黏，每日 1 次。小便正常。今日排卵期白带呈拉丝状，有同房史。舌黯红苔薄黄。脉弦滑。B 超：子宫前位，4.9cm×4.1cm×3.5cm，内膜 10.6cm，子宫颈 0.7cm×0.5cm。右卵巢大小 2.3cm×2.0cm，右卵泡大小 1.2cm×1.2cm。左卵巢大小 2.1cm×1.1cm。

处方：

补骨脂 15g	骨碎补 15g	川牛膝 15g	泽兰 15g
益母草 15g	苏木 10g	土鳖虫 10g	鹿角胶 12g(烊化)
金樱子 15g	阿胶 10g(烊化)	益智仁 30g	锁阳 15g
香附 15g	枳壳 15g	夜交藤 15g	杜仲炭 10g
巴戟天 15g			

7 剂，日一剂，每剂两煎，浓煎共取 500mL，早晚分服。

患者已有卵泡发育，补肾活血为法。方中补骨脂、骨碎补、杜仲、巴戟天补肾助阳；牛膝、泽兰、益母草、苏木活血化瘀，引血下行；土鳖虫、鹿角胶为血肉有情之品，滋补肾阴，破血通经；阿胶补血滋阴养血；金樱子、锁阳补肾助阳，涩肠止泻；益智仁温补脾肾；夜交藤安神定志；香附、枳壳疏肝行气，使诸补药补而不滞。

十诊：2012 年 12 月 13 日。

LMP 11 月 25 日。刻下症：牙龈肿，纳可，眠佳，大便黏，一二日一行，小便可。舌红苔黄，脉弦滑。自测已排卵。

处方：

浮小麦 30g	炙甘草 15g	北沙参 30g	制香附 15g
阿胶 10g(烊化)	鹿角胶 12g(烊化)	黄连 6g	黄芩 6g
肉苁蓉 30g	黑芝麻 30g	白芍 30g	女贞子 10g
枸杞子 10g	桑寄生 15g	桑椹 15g	桑叶 15g

7 剂，日一剂，每剂两煎，浓煎共取 500mL，早晚分服。

患者已排卵，牙龈肿痛，阴虚内热上扰阳明。方中黄连、黄芩清中上焦之热，浮小麦养心固表止汗，阿胶补血养血，鹿角胶、肉苁蓉、黑芝麻、女贞子、枸杞子、桑寄生、桑椹滋补肾中阴阳。

十一诊：2012 年 12 月 20 日。

LMP 11 月 25 日。腹胀，矢气频，肠鸣音多。咽干、干咳，夜间甚。纳可，眠佳，小腹隐痛，乳胀。大便黏，少，每日 1 次，小便可。舌暗苔白，脉弦滑。

处方：

制香附 15g	白芍 30g	生甘草 6g	南沙参 15g
北沙参 15g	党参 15g	陈皮 10g	白术 15g
山药 15g	黄芩 6g	菟丝子 15g	桑寄生 15g

续断 15g	砂仁 6g（后下）	紫苏梗 6g	苦杏仁 15g
桑叶 15g			

7剂，日一剂，每剂两煎，浓煎共取500mL，早晚分服。

患者腹胀，矢气频，肠鸣音多为气机不畅，脾不运化，湿浊内阻，气机阻滞。方中香附、砂仁疏肝行气，陈皮、白术、党参、山药健脾益气。咽干、干咳，夜间甚为阴虚内热之象，故以南沙参、北沙参滋阴润肺止咳，桑叶、苦杏仁取自桑杏汤之义，清热润肺止咳。菟丝子、桑寄生、续断补肾助阳，调理助孕。

十二诊：2013年1月5日。

LMP 11月25日。两少腹阵发性隐痛。12月22日、1月3日阴道少量流血。口苦干。纳可，易醒。大便黏，一二日一行。小便频。舌胖暗苔白，边有齿痕。脉弦滑。

妇产医院内分泌检查示：HCG 27434.90 mIU/mL，P 23.20 ng/mL，已孕。

①处方：

仙鹤草 15g	炙甘草 15g	白芍 30g	北沙参 30g
阿胶 10g（烊化）	黄连 6g	黄芩 6g	菟丝子 15g
山药 30g	五味子 6g	女贞子 10g	制香附 15g
枸杞子 10g	桑寄生 15g	桑椹 15g	酸枣仁 15g

7剂，日一剂，每剂两煎，浓煎共取300mL，少量频服。

②黄体酮胶丸 100 mg/次，3/日，口服。

【按】患者月经失调，故治疗以"调经种子"为原则。患者属于肾精不足，阴虚内热证，故在治疗中用滋补肾阴、补肾助阳、活血化瘀之品，以血肉有情之品破血通经。经过调理用药，经期逐渐正常，在此基础上，用补肾活血之品促进卵泡发育成熟，促排助孕。

病案六十一：不孕症；痛经；月经后期

袁某，女，30岁。

初诊日期：2012年10月18日。

主诉：结婚4年，未避孕，有正常性生活，至今未孕。

现病史：17岁月经初潮，自初潮起，月经后期，周期6~7/40~90天，痛经（+）。G0P0。2008年曾行阑尾切除术。LMP 9月21日（服黄体酮来潮），7天净，量正常，色红，少量血块。行经前后，左少腹、左腰疼。PMP 8月13日，经期痛经。白带可。

今日B超示子宫前位，3.0cm×3.4cm×2.6cm，内膜0.8cm；右卵巢未显示，左卵巢 1.8cm×1.0cm。

刻下症：嗓子哑有痰，胸闷月余，脚凉，纳可，眠多梦，二便多。舌红苔黄，脉小滑。

中医诊断：不孕症；痛经；月经后期。

西医诊断：原发性不孕症；痛经。

治则：益气养血，补肾柔肝，温经化瘀。

处方：

麻黄 6g	桂枝 12g	吴茱萸 9g	当归 10g
川芎 10g	法半夏 10g	干姜 6g	细辛 3g
川牛膝 15g	葛根 15g	莲子肉 10g	南沙参 30g
小茴香 6g	木香 6g	制香附 15g	肉桂 6g

7剂，日一剂，每剂两煎，共取 500mL，早晚分服。

患者外感风寒，内有痰饮，取小青龙汤之义，用麻黄、桂枝发散风寒，干姜、细辛温肺化饮，半夏燥湿化痰，和胃降逆。桂枝、吴茱萸、当归、川芎取自温经汤，可温经散寒，养血祛瘀，治疗冲任虚寒、瘀血阻滞之痛经，其中吴茱萸、桂枝温经散寒，通利血脉，当归、川芎活血祛瘀，养血调经。另外吴茱萸、小茴香、木香行气止痛，牛膝活血化瘀、引血下行，肉桂引火归元，南沙参养阴益胃，莲子肉补肾固精，葛根可升举阳气，香附疏肝行气。

二诊：2012 年 10 月 25 日。

LMP 9 月 25 日。嗓哑，有痰，腹胀气，肠鸣音重，脚凉。纳可，眠多梦。二便可。舌红苔黄，脉弦滑。

处方：

柴胡 10g	当归 10g	川芎 10g	赤芍 15g
生地黄 15g	苦杏仁 10g	白蔻仁 6g	生薏苡仁 30g
肉桂 6g	制附子 6g	干姜 6g	紫苏叶 6g
北沙参 30g	丹参 30g	姜黄 6g	麦冬 10g

7剂水煎服。

经前期，以柴胡、当归、川芎、赤芍、生地黄养血活血，疏肝行气；苦杏仁、白蔻仁、生薏苡仁取自三仁汤，其中苦杏仁宣利上焦肺气，气行则湿化，白蔻仁芳香化湿，行气宽中，畅中焦之脾气，薏苡仁淡渗利水而健脾，使湿热从下焦而去；肉桂、干姜、附子补火助阳，温通经脉，肉桂可引火归元；紫苏叶行气宽中；北沙参、麦冬可养阴润肺，治疗阴虚肺燥有热之咳嗽；丹参、姜黄活血化瘀，通经止痛。

三诊：2012 年 11 月 1 日。

LMP 9 月 25 日。嗓哑，有痰，口唇干，口渴，左侧腰痛，纳可，眠多梦，二便可。舌红绛苔黄，脉弦滑。

处方：

青果 10g	龟板 10g（先煎）	鳖甲 10g（先煎）	南沙参 30g
天门冬 10g	麦门冬 10g	黄精 15g	女贞子 15g
墨旱莲 15g	鹿角霜 10g	紫河车 15g	川牛膝 15g

益母草 30g　　　　夜交藤 15g　　　　吴茱萸 9g　　　　麻黄 6g

胖大海 10g^(单包单煎,代茶饮)

7剂，日一剂，每剂两煎，共取500mL，早晚分服。

青果清热解毒、生津利咽、化痰止咳；南沙参、麦冬、天冬可养阴润肺化痰，黄精既能补益肺肾之阴，又可润肺化痰，治疗肺肾阴虚之劳嗽久咳。龟板、鳖甲滋阴潜阳，治阴虚内热之口唇干、舌红绛等。女贞子、墨旱莲滋补肝肾，鹿角霜、紫河车补肾助阳，川牛膝、益母草活血化瘀。吴茱萸、麻黄解表散寒，温通经络。胖大海泡水服用可以清肺化痰，利咽。

四诊：2012年11月8日。

LMP 9月25日。白带量多，质稠色黄，无异味。口唇干，音哑。左侧小腹、腰酸痛。脚凉。纳可，夜寐多梦。二便调。舌淡红，中有裂纹，苔薄白，脉小滑。

处方：

龟板 10g^(先煎)　　鳖甲 10g^(先煎)　　当归 10g　　　川芎 10g
生白芍 15g　　　赤芍 15g　　　　麦冬 10g　　　天冬 10g
五味子 10g　　　牡丹皮 10g　　　熟地黄 20g　　山茱萸 20g
丹参 30g　　　　山药 20g　　　　鹿角霜 12g　　桑寄生 15g
紫河车 15g　　　杜仲炭 15g

7剂，日一剂，每剂两煎，共取500mL，早晚分服。

经水未来，龟板、鳖甲滋补肝肾之阴；桑寄生、紫河车、杜仲、鹿角霜补肾助阳；熟地黄、山茱萸、山药为六味地黄丸中肾肝脾"三补"，加五味子为都气丸，可滋肾纳肺，治疗肺肾虚咳；天冬、麦冬滋补肾阴，润肺生津；丹参、牡丹皮清热凉血，活血化瘀，瘀血得去，新血自生；当归、川芎、白芍、熟地黄取自四物汤之义，补血调经。

五诊：2012年11月15日。

LMP 9月25日。白带正常，口唇干，音哑，小腹偶疼好转，偶尔胸闷。纳可，眠佳，二便调。舌红苔薄黄，脉弦滑。

处方：

熟地黄 12g　　　百合 20g　　　　生地黄 20g　　玄参 10g
山茱萸 15g　　　山药 15g　　　　牡丹皮 10g　　泽泻 10g
茯神 10g　　　　当归 10g　　　　川芎 10g　　　赤芍 15g
川牛膝 15g　　　益母草 30g　　　玉蝴蝶 6g　　　南沙参 30g

7剂，日一剂，每剂两煎，共取500mL，早晚分服。

方中熟地黄、山茱萸、山药、牡丹皮、泽泻、茯苓为六味地黄丸，滋补肝肾之阴；患者数月经水未来，情志抑郁，故用滋阴清热之百合地黄汤缓解患者情绪；当归、川芎、赤芍、熟地黄补血调经；川牛膝、益母草活血化瘀，疏通脉道；玉蝴蝶、南沙参养阴润肺，清利咽喉。

六诊：2012 年 11 月 22 日。

LMP 9 月 25 日。音哑，晨起疼，纳可，眠多梦，二便可。舌红苔黄，脉小滑。

B 超：子宫前位 3.0cm×3.6cm×2.3cm，内膜 0.7cm；右卵巢 2.4cm×1.5cm，最大无回声 1.1cm×0.8cm。

处方：

香附 15g	郁金 10g	南沙参 30g	土鳖虫 10g
苏木 10g	路路通 10g	皂角刺 10g	王不留行 10g
金银花 30g	鹿角霜 12g	紫河车 15g	川牛膝 15g
泽兰 15g	益母草 15g	玉蝴蝶 6g	阿胶珠 10g

7 剂，水煎服。

方中香附、郁金疏肝行气，活血通经；苏木、路路通、皂角刺、王不留行通利血脉。鹿角霜、紫河车补肾助阳；川牛膝、泽兰、益母草活血化瘀，土鳖虫为血肉有情之品，可破血逐瘀；金银花清热解毒，玉蝴蝶清利咽喉，南沙参、阿胶珠滋阴润肺，治疗阴虚所致咽喉炎症。

七诊：2012 年 11 月 29 日。

LMP 9 月 25 日。因工作压力大，全身酸疼，腰疼，眼干涩。左侧牙龈肿痛（智齿）。脱发多。纳可，眠可。自测 11 月 25 日排卵（±），舌红苔黄，脉弦滑。

11 月 25 日怀柔区妇幼保健院 B 超检查：子宫前位，大小约 4.2cm×4.2cm×2.5cm，内膜呈"Y"型；左侧卵巢内最大无回声约 1.1cm×0.8cm，透声差；右侧卵巢大小约 2.2cm×1.1cm，右卵泡 1.1cm×0.9cm；左侧卵巢大小约 1.6cm×1.0cm，左卵泡 1.0cm×0.9cm。

处方：

枸杞子 15g	黄精 15g	南沙参 30g	麦冬 10g
桑叶 15g	石膏 30g^(先煎)	白芷 10g	女贞子 10g
墨旱莲 15g	仙茅 10g	淫羊藿 15g	制何首乌 30g
黑芝麻 30g	杜仲 10g	巴戟天 15g	玉蝴蝶 6g

7 剂，水煎服。

方中枸杞子、黄精、制何首乌补肾益精；玉蝴蝶清利咽喉，白芷辛温通窍，南沙参、麦冬滋阴润肺，桑叶清宣肺燥，石膏清泻肺热，取清燥救肺汤之义，可以清燥润肺，养阴益气；女贞子、墨旱莲、黑芝麻滋肝肾，仙茅、淫羊藿、杜仲、巴戟天补肾阳。

八诊：2012 年 12 月 6 日。

LMP 9 月 25 日。白带多，色黄，腹胀气，肠鸣音，纳可，眠佳。二便可。舌红绛苔薄黄，有裂纹，脉弦细。

处方：

当归 10g	川芎 10g	赤芍 15g	熟地黄 20g

山茱萸 20g	山药 20g	牡丹皮 10g	南沙参 30g
黄柏 6g	知母 6g	玉蝴蝶 6g	蛇床子 10g
桑白皮 15g	川牛膝 15g	益母草 15g	

7剂，水煎服。

方中熟地黄、山茱萸、山药、牡丹皮滋补肝肾之阴，加黄柏、知母可滋阴降火。南沙参、玉蝴蝶养阴润肺，清热利咽。蛇床子杀虫止痒，桑白皮泄肺平喘，牛膝、益母草活血化瘀，当归、赤芍、川芎养血和血。

九诊：2013年12月13日。

LMP 9月25日。左少腹胀，纳可，眠多梦，二便可。舌红苔黄，脉弦滑。

①处方：

女贞子 10g	墨旱莲 15g	仙茅 10g	淫羊藿 15g
浮小麦 30g	炙甘草 15g	大枣 30g	当归 10g
川芎 10g	赤芍 15g	生地黄 20g	川牛膝 15g
益母草 30g	鹿角胶 10g	阿胶 10g^(烊化)	车前子 30g^(包煎)

7剂，水煎服。

②口服黄体酮胶丸1片/次，2次/日，连服6天，以助月经来潮。

女贞子、墨旱莲滋补肝肾之阴；仙茅、淫羊藿补肾助阳，阴阳双补；浮小麦、大枣、甘草益气养阴；当归、川芎、赤芍、生地黄补血调经；川牛膝、益母草活血化瘀；鹿角胶、阿胶补血养血；车前子利水渗湿。

十诊：2012年12月20日。

LMP 9月25日。刻下症：纳可，眠多梦，后背疼。大便稀，每日1次，小便可。舌红苔黄，脉弦滑。

处方：

银柴胡 10g	当归 10g	川芎 10g	赤芍 15g
白芍 15g	生地黄 15g	熟地黄 15g	杜仲 10g
吴茱萸 3g	菟丝子 20g	巴戟天 15g	葛根 15g
羌活 10g	独活 10g	车前子 30g^(包煎)	川牛膝 15g
益母草 30g	桑叶 15g	南沙参 30g	

7剂，日一剂，每剂两煎，共取500mL，早晚分服。

患者肾阴亏虚，当归、川芎、赤芍、熟地黄、白芍、生地黄滋阴养血。久则因虚致热，银柴胡滋阴清热。杜仲、巴戟天、菟丝子补肾助阳。葛根、羌活、独活祛风除湿，葛根长于疏通项背筋脉。川牛膝、益母草活血化瘀。桑叶、南沙参滋阴润肺，清热利咽。吴茱萸温通经脉。车前子利水渗湿。

十一诊：2012年12月31日。

LMP 9月25日。服用黄体酮时乳胀，易困。左侧小腹胀疼，腰酸痛。纳可，眠差，入睡难，多梦，性情烦躁。二便调，舌红苔薄白，脉弦滑。

处方：

桑寄生 15g	续断 15g	阿胶 10g（烊化）	菟丝子 20g
女贞子 10g	五味子 10g	枸杞子 10g	桑叶 15g
夜交藤 15g	人参 15g	生黄芪 15g	山药 30g
黄芩 9g	生甘草 6g	胡黄连 6g	吴茱萸 6g

7剂，日一剂，每剂两煎，共取 500mL，早晚分服。

月经超过3月未潮，故加服西药黄体酮，促进月经来潮，保护子宫和卵巢功能。方中桑寄生、续断、菟丝子补肾助阳；女贞子、枸杞子、山药滋补肝肾。阿胶补血养阴，桑叶清肺润燥，五味子、夜交藤补肾宁心安神，人参、黄芪大补元气，黄芩清热泻火，胡黄连滋阴清热，吴茱萸温经散寒。

十二诊：2013年1月10日。

LMP 1月8日晚7点月经来潮，量多，色红，伴左侧腰痛。白带量多。性情急躁，口干脱皮，脉弦细。

处方：

香附 15g	郁金 12g	当归 10g	川芎 10g
赤芍 15g	丹参 15g	紫河车 15g	南沙参 15g
北沙参 15g	川牛膝 15g	益母草 15g	泽兰 15g
土鳖虫 10g	苏木 10g	皂角刺 10g	玉蝴蝶 6g
黄精 15g			

7剂，日一剂，每剂两煎，共取 500mL，早晚分服。

月经期间，以活血调经，去旧生新治疗。方中香附、郁金疏肝解郁；当归、川芎、赤芍养血和血；丹参、益母草、泽兰活血化瘀；南沙参、北沙参滋阴养阴；土鳖虫为血肉有情之品，破血逐瘀；苏木、皂角刺疏通脉络；玉蝴蝶清热利咽；黄精滋补肝肾，紫河车补肾助阳。

十三诊：2013年1月17日。

LMP 1月8日。6天净，量可，色深，血块（-），经期左腰、左少腹酸痛。昨日鼻涕较多，量多，近几天刷牙时牙龈出血。纳可，眠佳，二便可。舌红，苔黄，脉弦滑。BBT 已经有不典型双相，自测无排卵。

处方：

金银花 30g	竹叶 10g	牛蒡子 10g	荆芥 10g
淡豆豉 10g	北沙参 15g	麦冬 10g	生甘草 6g
玉蝴蝶 6g	南沙参 15g	川牛膝 15g	益母草 15g
泽兰 15g	土鳖虫 10g	苏木 10g	淫羊藿 15g

7剂，日一剂，每剂两煎，共取 500mL，早晚分服。

治以滋肾助阳，行气活血，促进卵子发育成熟，金银花、竹叶、牛蒡子、荆芥、淡豆豉解表清热，生津止渴，沙参、麦冬滋阴润肺，玉蝴蝶清热利咽，牛膝、益母草、泽兰、苏木活血化瘀，土鳖虫破血逐瘀，淫羊藿补肾助阳。

十四诊：2013 年 2 月 7 日。

LMP 1 月 8 日。左侧腰酸疼痛，白带色黄。眼干涩，大便稀。舌红苔薄黄，脉弦滑。1 月 28 日自测已排卵，BBT 仍在低温转高相。

处方：

女贞子 15g	墨旱莲 15g	桑寄生 15g	续断 15g
狗脊 15g	补骨脂 15g	骨碎补 15g	炙龟板 10g(先煎)
制何首乌 15g	仙鹤草 15g	百合 20g	荷叶 10g
南沙参 15g	桑叶 15g	胡芦巴 10g	鹿角霜 12g

7 剂，日一剂，每剂两煎，共取 500mL，早晚分服。

十五诊：2013 年 2 月 21 日。

LMP 1 月 8 日。感冒 7 天。咳嗽，白天重，有痰，质稀，色白。乳头疼 5 天，白带多，气味微酸，色白。左少腹、左腰部胀痛，纳可，眠佳，二便可，舌红苔黄，脉弦滑。

处方：

女贞子 10g	枸杞子 10g	五味子 10g	菟丝子 15g
桑寄生 15g	桑叶 15g	苦杏仁 10g	炒白术 10g
南沙参 15g	制香附 15g	金银花 15g	阿胶 10g(烊化)
炙甘草 15g	炙枇杷叶 15g	麦冬 10g	续断 15g

7 剂，水煎服。

十六诊：2013 年 2 月 28 日。

纳可，眠佳，二便调，舌红苔薄黄，脉滑。BBT 双相典型，高温相超过 16 天。

处方：

菟丝子 15g	枸杞子 15g	女贞子 10g	五味子 10g
覆盆子 10g	桑寄生 15g	续断 15g	阿胶 10g(烊化)
黄芩 6g	黄柏 6g	百合 20g	熟地黄 20g
桑叶 15g	南沙参 15g	麦冬 10g	苦杏仁 10g

7 剂，水煎服。

方中菟丝子、枸杞子、女贞子、覆盆子、五味子、桑寄生、续断可滋补肝肾助胎之效，阿胶补血养阴，黄芩、黄柏清热泻火，百合、熟地黄缓解情志抑郁，桑叶、南沙参、麦冬、苦杏仁滋阴清热，润肺止咳。

十七诊：2013 年 3 月 17 日。

LMP 1 月 8 日。已妊娠。乳胀，左侧腰酸，腹胀，头痛 1 天，纳可，眠佳，二便可,舌红苔黄,脉滑。BBT 双相典型,高温相平稳。

检查:HCG 4458.01IU/L,P 22.82 ng/mL,E_2 115.00 pg/mL,已孕。

处方:

桑寄生 15g	续断 15g	炒杜仲 15g	白芍 15g
制香附 15g	北沙参 30g	黄芩 6g	山药 15g
女贞子 10g	墨旱莲 15g	阿胶 10g(烊化)	太子参 15g
生黄芪 15g	竹叶 10g	生甘草 6g	升麻 10g

7 剂,日一剂,每剂两煎,浓煎共取 300mL,少量频服。

医嘱:畅情志,饮食起居有节,注意孕期卫生。

患者临床诊断妊娠,故治疗以安胎为主。方中桑寄生、杜仲、续断补肾助阳,且桑寄生、杜仲有安胎之效。香附疏肝行气解郁,北沙参滋阴益胃生津,黄芩、竹叶清热泻火,治疗阴虚内热之脾胃不和。山药、女贞子、墨旱莲滋补肝肾,阿胶养血,太子参、黄芪益气养阴,升麻升举阳气固胎,有安胎之效。

随访得知 2013 年 11 月 6 日,患者剖宫产一女儿,体重 6 斤 6 钱,身高 50cm,母女健康。

【按】患者数月经行一次,为月经后期,辨证属肾阴亏虚,血海空虚。日久不解,可使肝血不足,肝木失养,同时可令心火独亢,心肾不交,又致脉道滞涩,血行瘀阻,从而由肾虚累积心肝,由虚致热致瘀。故治疗中多采用补肾养阴之品,配合活血化瘀、疏肝行气之方同用。

病案六十二:不孕症;带下

刘某,女,31 岁。

初诊日期:2013 年 3 月 25 日。节气:春分。

主诉:曾流产 2 次,近 1 年余性生活正常,未避孕未孕。

现病史:患者月经 $12\frac{5}{24\sim30}$。每次月经前后头疼,以太阳穴两侧跳痛为甚,曾于 2011 年 8 月、2011 年 11 月分别怀孕 42 天,胎停育,完全流产。LMP 3 月 18 日,5 天净,量可,色暗,血块(±)。

刻下症:白带多,色黄,外阴痒。久行后大腿根部疼,腰痛,纳可,眠佳,二便可。舌黯苔白,胖大,脉小滑。

中医诊断:不孕症;带下。

西医诊断:继发性不孕;阴道炎。

证型:肾精亏虚,湿热下注。

治则:补肾填精,理气止痛,清热利湿。

处方：

葛根 15g	川芎 10g	羌活 10g	川牛膝 15g
桑寄生 15g	续断 15g	生蒲黄 10g(包煎)	马齿苋 30g
马鞭草 30g	狗脊 15g	忍冬藤 15g	白芷 10g
藁本 10g	制香附 15g	茵陈 30g	牡丹皮 10g

7剂，日一剂，每剂两煎，共取500mL，早晚分服。

二诊：2013年4月1日。

颈椎不适，酸软无力。阴痒夜间尤甚，纳可，眠佳，二便调。舌暗边有齿痕。脉弦滑。

处方：因湿已去，经脉不通。上方去茵陈、牡丹皮，加青风藤30g、海风藤30g。

三诊：2013年4月15日。

LMP 4月15日。行经前太阳穴跳痛，乳房稍胀，大便排出不畅，不成形，纳呆，眠易醒。小便可，经前阴道痒，夜间甚，腰酸。舌红胖大，苔黄，脉弦滑。

处方：

柴胡 10g	当归 10g	川芎 10g	赤芍 15g
白芍 15g	熟地黄 15g	生地黄 15g	羌活 10g
桑叶 15g	狗脊 15g	制香附 15g	川牛膝 15g
益母草 30g	马齿苋 30g	干姜 6g	细辛 3g
蛇床子 10g	桑寄生 15g		

7剂，日一剂，每剂两煎，共取500mL，早晚分服。

四诊：2013年4月25日。

LMP 4月15日，5天净，量少，色黑，血块（+）。白带多色黄，外阴痒，纳可，眠多梦。大便不调，小便可。全身筋疼，下肢麻，无力。舌红苔黄，胖大，脉弦滑。

①处方：

鬼箭羽 15g	冬瓜皮 30g	炙龟板 10g(先煎)	制何首乌 15g
苦杏仁 10g	白蔻仁 6g	生薏苡仁 30g	川牛膝 15g
益母草 30g	泽兰 15g	丹参 15g	夜交藤 15g
生蒲黄 10g(包煎)	马齿苋 30g	羌独 10g	独活 10g
麻黄 10g	桂枝 15g		

14剂，每日1剂，每剂两煎，水煎共取500mL，早晚分服。

②水煎外洗：

土茯苓 30g	苦参 30g	蛇床子 15g	贯众 15g
鱼腥草 15g	白鲜皮 15g	川椒 10g	枯矾 10g

7剂，水煎1000mL，熏洗后坐浴。月经期只熏洗，每日1次，每剂可用3天。

五诊：2013年5月13日。

白带多，阴痒。眠佳，纳可，小便有味，舌红苔薄黄，脉滑。

处方：上方减桂枝15g，加忍冬藤15g。

六诊：2013年6月6日。

LMP 5月22日，5天净，量可，色红，血块（+），块大。同房后腰疼，下肢无力。纳可，眠佳。肛门坠胀，二便可。舌紫暗苔白，胖大，脉弦滑。

处方：4月15日方去川牛膝、益母草、马齿苋，加菊花15g，佩兰15g，徐长卿30g。14剂，水煎服。

七诊：2013年7月1日。

LMP 6月26日，5天净。太阳穴疼痛，情绪急躁，腰酸，纳可，舌红苔薄白，脉弦。

处方：

制香附15g	郁金10g	天麻10g	钩藤20g(后下)
丹参30g	高良姜6g	姜黄10g	羌活10g
川芎10g	藁本10g	白芷10g	防风10g
生蒲黄10g(包煎)	茯苓15g	桂枝15g	川牛膝15g

14剂，日2剂，每剂两煎，浓煎共取500mL，早晚分服。

八诊：2013年7月29日。

已怀孕。恶心，大便泄泻，多汗，发热，舌红苔白滑。予以固肾安胎，降逆止呕。

处方：

桑寄生15g	桑叶15g	续断15g	菟丝子15g
五味子10g	女贞子10g	枸杞子10g	覆盆子10g
制香附15g	升麻10g	陈皮10g	生黄芪15g
北沙参30g	竹茹10g		

7剂，日一剂，每剂两煎，浓煎共取300mL，少量频服。

因孕酮水平低，另口服黄体酮胶丸，每日2次，每次1粒。

【按】该患者已有2次流产史，现有阴道炎，故清下焦湿热同时，补肾填精，理气止痛，调补冲任二脉。古人曰："胞脉者系于肾"。冲任二脉皆起于胞中，胎儿居于母体之内，全系母体肾以系之。故治疗时预培其损，补肾填精为主，使其安全度过曾经的流产月份，安全妊娠，母儿健康。

病案六十三：不孕症；崩漏

薛某，女，33岁。

初诊日期：2013年3月14日。节气：寒露。

主诉：不良孕产史，伴阴道不规则出血1年。

现病史：曾妊娠6次，人工流产2次，药流3次，自然流产1次。近1年未避孕未孕，阴道不规则出血。

刻下症：LMP 1月22日。3月6日阴道少量出血，色深红，至今未净。舌胖大，苔白润，脉弦细。

中医诊断：不孕症；崩漏。

西医诊断：继发不孕症；功能失调性子宫出血。

证型：冲任虚损，肾虚血瘀。

治则：固冲摄血，补肾调冲。

①处方：

党参20g	太子参15g	补骨脂15g	骨碎补15g
山药15g	杜仲15g	巴戟天15g	鹿角霜12g
胡芦巴15g	菟丝子30g	车前子30g^(包煎)	当归15g
白芍15g	肉苁蓉30g	吴茱萸6g	麻黄6g。

7剂，日一剂，每剂两煎，共取500mL，早晚分服。

②口服黄体酮胶丸每次1粒，每日2次，共用6天。

黄体酮胶丸可帮助修复子宫内膜，起到药物性刮宫作用。

二诊：2013年3月21日。

服药后阴道出血3天止。妇科B超：子宫大小约5.2cm×5.5cm×4.9cm，内膜厚度1.3cm，右侧卵巢大小约3.2cm×2.1cm，左侧卵巢大小约3.1cm×2.2cm。荨麻疹好转，纳可，眠佳，二便调。舌胖淡紫，脉弦滑。

处方：

麻黄10g	桂枝10g	当归10g	川芎10g
吴茱萸9g	法半夏10g	干姜6g	细辛3g
川牛膝15g	益母草30g	升麻10g	连翘15g
蜂房30g	茯苓皮15g	莲子肉30g	牡丹皮10g

7剂，日一剂，每剂两煎，共取500mL，早晚分服。

三诊：2013年4月11日。

LMP 3月31日，7天净，痛甚，纳可，眠佳，二便可。舌紫尖红苔黄，脉弦细。4月10日B超：子宫前位大小约4.6cm×4.7cm×4.3cm，后壁较前明显增厚，前壁约1.4cm，后壁约3.4cm，肌壁间回声不均，探及低回声，大小约3.2cm×2.6cm，内膜厚度0.6cm，后壁探及低回声，大小约0.7cm×0.5cm。

处方：

葛根15g	川牛膝15g	桑寄生15g	续断15g
当归10g	川芎10g	赤芍15g	生蒲黄10g^(包煎)
五灵脂15g^(包煎)	三棱10g	莪术10g	蜂房30g

| 蝉蜕 6g | 升麻 10g | 连翘 15g | 鸡内金 15g |

7剂，日一剂，每剂两煎，共取 500mL，早晚分服。

四诊：2013 年 4 月 15 日。

LMP 3 月 31 日。口腔溃疡，舌红，晨起黏稠有块，鼻干，纳可，眠佳，二便调。舌黯红苔黄腻，脉弦滑。

处方：

制香附 15g	当归 10g	川芎 10g	牡丹皮 10g
丹参 15g	川牛膝 15g	益母草 15g	泽兰 15g
苏木 6g	生黄芪 30g	苦杏仁 10g	赤芍 15g
桑叶 15g	枇杷叶 15g	南沙参 30g	麦冬 10g

7剂，日一剂，每剂两煎，共取 500mL，早晚分服。

五诊：2013 年 4 月 18 日。

LMP 3 月 31 日。纳佳，眠佳，二便可。舌红，苔白，胖大，脉滑。体温 36.6 度，持续 6 天。

B 超：子宫前位大小约 4.6cm×4.7cm×4.3cm，后壁较前壁明显增厚，前壁 2.0cm，后壁 2.9cm，肌壁回声不均，3.0cm×2.5cm，内膜厚度 0.7cm，后壁探及回声 0.9cm×0.7cm，宫颈探及无回声，直径 0.3cm。

处方：

白茅根 30g	制香附 15g	茯苓 15g	牡丹皮 10g
桂枝 10g	赤芍 15g	桃仁 10g	荆芥 10g
升麻 10g	葛根 15g	鸡内金 15g	川牛膝 15g
生蒲黄 10g(包煎)	五灵脂 15g(包煎)	丹参 30g	姜黄 6g

7剂，日一剂，每剂两煎，共取 500mL，早晚分服。

六诊：2013 年 4 月 25 日。

LMP 3 月 31 日。纳可，眠佳，二便可。舌黯苔白，有瘀点，胖大，脉弦滑。

处方：

连翘 15g	升麻 10g	生龙骨 30g(先煎)	生牡蛎 30g(先煎)
葛根 15g	川牛膝 15g	当归 10g	赤芍 15g
夏枯草 15g	紫草 15g	蝉蜕 6g	白花蛇舌草 15g
蜂房 30g	三棱 10g	莪术 10g	土茯苓 15g
水蛭 10g			

7剂，日一剂，每剂两煎，共取 500mL，早晚分服。

七诊：2013 年 5 月 16 日。

LMP 5 月 9 日，6 天净，量可，色红，血块（++），块大，痛经。纳可，眠佳，二便可。舌黯尖红，苔黄，脉弦滑。

处方：

当归 10g	川芎 10g	赤芍 15g	丹参 15g
川牛膝 15g	益母草 30g	香附 15g	佛手 15g
香橼 15g	沉香 6g	生蒲黄 10g^(包煎)	马齿苋 30g
枳壳 15g	升麻 10g	蝉蜕 6g	紫草 15g

7剂，日一剂，每剂两煎，共取500mL，早晚分服。

八诊：2013年6月6日。

自测有排卵，乳房胀痛，发热，纳可，眠佳，二便调，舌暗紫苔薄白，脉弦滑。

处方：

菟丝子 15g	覆盆子 15g	女贞子 10g	枸杞子 15g
五味子 10g	制香附 15g	白芍 15g	生地黄 15g
地骨皮 15g	北沙参 30g	麦冬 10g	阿胶 10g^(烊化)
桑寄生 15g	白薇 15g		

7剂，日一剂，每剂两煎，共取500mL，早晚分服。

九诊：2013年6月13日。

LMP 5月9日。晨起恶心，小腹发紧，纳可，眠佳，舌暗有瘀点，脉弦。检查示：HCG 589 mIU/mL，P 15.6 pg/mL，诊断妊娠。

处方：

制香附 15g	白芍 30g	炙甘草 15g	北沙参 30g
桑寄生 15g	桑叶 15g	女贞子 15g	枸杞子 15g
覆盆子 15g	菟丝子 15g	五味子 10g	百合 20g
生地黄 20g	地骨皮 15g	阿胶 10g	黄连 3g

7剂，日一剂，每剂两煎，浓煎共取300mL，少量频服。

【按】此患者多次流产，久则伤及冲任二脉，肾气亦损，不能固摄胞胎，现今又由于六淫、七情等原因，肝气郁结，气滞则血瘀，故治疗时补肾为本，固冲之血，行气化瘀为标。正如《妇科玉尺》曰："半产者，则犹之采折新粟，碎其肤壳，损其皮膜，然后取得其实；以其胎脏伤损……总以补血生肌养脏，生新祛瘀为主。"经调后恢复排卵，适时同房后妊娠。

病案六十四：崩漏

武某，女，38岁。

初诊日期：2012年3月26日。节气：春分。

主诉：阴道淋漓出血17天余。

现病史：13岁初潮，周期20+天/30天，痛经。LMP 3月9日，淋漓不尽，量多，色红，血块（+）。PMP 2月8日。孕1产1。2004年剖宫产。1993年诊断多囊卵巢综合征。

2011年9月23日内分泌六项检查结果：FSH 3.09 mIU/mL，LH 10.34 mIU/mL，PRL 9.57 ng/mL，E_2 701.6 pg/mL，P 24.95 ng/mL，T 1.52 ng/mL；

肿瘤标记物 CA125 36.59U/mL↑，血常规 Hb 73g/L。

刻下症：外阴痒，湿疹。头晕、耳鸣、乏力，后脚跟疼。纳可，失眠，二便可。舌淡苔白，边有齿痕。

中医诊断：崩漏；痛经；虚劳。

西医诊断：功能性子宫出血；子宫肌腺症；贫血。

证型：气阴两虚，湿热下注。

治则：急则治其标，当下益气养阴，清热利湿、化瘀止血。

处方：

当归 10g	生黄芪 30g	女贞子 10g	墨旱莲 15g
葛根 15g	海螵蛸 15g	侧柏叶 15g	炒蒲黄 10g(包煎)
银柴胡 10g	马齿苋 30g	马鞭草 30g	生龙骨 30g(先煎)
生牡蛎 30g(先煎)	党参 20g	山药 30g	炒白术 10g
升麻 10g	三七粉 3g(冲服)		

14剂，日一剂，每剂两煎，共取 500mL，早晚分服。

二诊：2012年4月9日。

服药后3天阴道出血止。足跟痛、手脚肿、小便少、阴道痒均减轻。纳可，眠佳。乏力。舌淡红胖大，苔薄白。脉弦滑。

血常规示 RBC 3.32×10^{12}/L↓，WBC 6.80×10^9/L，HGB 82g/l↓，PLT 368×10^9/L↑。

①处方：

生黄芪 30g	党参 20g	太子参 15g	红参 30g(另包)
升麻 10g	柴胡 10g	葛根 15g	桑寄生 15g
海螵蛸 15g	侧柏叶 15g	炒蒲黄 10g(包煎)	马鞭草 30g
陈皮 10g	山药 30g	茯苓 15g	生龙骨 30g(先煎)
生牡蛎 30g(先煎)			

7剂，日一剂，每剂两煎，共取 500mL，早晚分服。

②福乃得 1片/次，1日/次，纠正贫血。

三诊：2013年3月11日。

经过1年调养，患者诸症皆减。LMP 2月14日，17天净。经前乳房胀，急躁。手脚胀。纳可，眠佳。二便调。舌红苔白。脉弦滑。

今日检查内分泌六项：FSH 2.01 mIU/mL，LH 2.92 mIU/mL，PRL 13.50 ng/mL，E_2 204.00 pg/mL，P 13.57 ng/mL，T 0.37 ng/mL。

肿瘤标记物 CA125 24.04U/mL；血常规示 RBC 4.24×10^{12}/L，WBC 8.60×10^9/L，

HGB 103g/L↓，PLT 372×10⁹/L↑。

①处方：

柴胡 10g	当归 10g	川芎 10g	赤芍 15g
熟地黄 15g	生地黄 15g	桑枝 20g	葛根 15g
党参 20g	川牛膝 15g	益母草 30g	桑寄生 15g
狗脊 15g	续断 15g	益智仁 30g	石菖蒲 10g
生龙骨 30g(先煎)	生牡蛎 30g(先煎)		

7剂，日一剂，每剂两煎，共取500mL，早晚分服。

②口服福乃得，每日1次，每次1片，继服。

四诊：2013年4月15日。

LMP 3月17日，7天净。自昨天开始阴道少量淡粉色分泌物。近3天胃灼热，反流。纳可，眠佳。二便可。舌红胖大，中间两边无苔，苔白，脉沉细。

血常规示 RBC 4.45×10¹²/L，WBC 7.20×10⁹/L，HGB 117g/L。

处方：

旋覆花 15g	代赭石 30g(先煎)	赤石脂 30g	党参 20g
太子参 15g	法半夏 10g	竹茹 10g	干姜 6g
炙甘草 15g	浮小麦 30g	大枣 30g	女贞子 10g
墨旱莲 15g	生龙骨 30g(先煎)	生牡蛎 30g(先煎)	茯神 15g
生薏仁 30g			

7剂，日一剂，每剂两煎，共取500mL，早晚分服。

后调理气血化瘀理气半年，月经正常，贫血已经纠正。

【按】异常子宫出血是妇科常见病，也是疑难病，属中医学"崩漏"范畴，病程长，缠绵难愈，临床治疗颇为棘手。该患者38岁，根据其病史、症状、体征，当属气阴两虚型，由于长期阴道淋漓出血，还出现贫血、阴道炎症等并发症，故治疗以益气养阴为主，辅以清热利湿。方中当归、生黄芪、党参、山药、炒白术以健脾益气，补气摄血生血；女贞子、墨旱莲补肝肾之阴以固其本；海螵蛸、侧柏叶、炒蒲黄、三七粉固涩止血、塞其流；马齿苋、马鞭草清下焦湿热。诸药合用，使新血得生，冲任得固，离经之血得归，共奏塞流、澄源、复旧之效，各项检查指标恢复正常。

病案六十五：月经过少

王某，女，36岁。

初诊：2012年8月23日。

主诉：月经过少2年余。

现病史：患者月经 $14\dfrac{5}{22\sim50}$，痛经（-）。结婚12年，G5P1。2002年顺产1次。

2000 年-2010 年间人流 4 次。LMP 6 月 15 日，5 天净，量少，色暗。PMP 5 月 10 日。白带正常。

刻下症：汗毛重，痤疮重，急躁，烘热汗出。纳可，眠少，浅而易醒。大便一二日一行，夜尿每晚 3~4 次。舌紫苔白，脉沉细。

内分泌六项检查：FSH 107.33 mIU/mL，LH 29.67 mIU/mL，PRL 11.76 ng/mL，E_2 136 pg/mL，P 0.32 ng/mL，T 0.14 ng/mL。

妇科 B 超：子宫前位，内膜厚度 0.5cm；宫内可见节育器回声上界距宫底 1.7cm；右侧卵巢回声未见异常。左侧卵巢显示不满意。

中医诊断：月经过少；滑胎。

西医诊断：卵巢早衰；习惯性流产。

证型：冲任虚损，肾阴亏虚。

治则：补肾填冲任。

处方：

女贞子 10g	墨旱莲 15g	仙茅 10g	淫羊藿 15g
浮小麦 30g	炙甘草 15g	大枣 30g	肉苁蓉 30g
鹿角霜 10g	紫河车 15g	龟板 10g（先煎）	鳖甲 10g（先煎）
百合 20g	生地黄 20g	川牛膝 15g	益母草 30g

7 剂，日一剂，每剂两煎，共取 500mL，早晚分服。

患者守方，服上方 1 月余。

二诊：2012 年 9 月 29 日。

LMP 6 月 15 日。纳可，眠多梦而易醒，夜尿 2 次，二便可，舌红苔白。白带多色黄，脉弦滑。

①处方：

龟板 10g（先煎）	鳖甲 10g（先煎）	熟地黄 20g	山茱萸 20g
山药 20g	茯苓 10g	鹿角霜 10g	紫河车 15g
肉苁蓉 30g	白芍 15g	锁阳 15g	金樱子 15g
川牛膝 15g	生蒲黄 10g（包煎）	马齿苋 30g	生龙骨 30g（先煎）
生牡蛎 30g（先煎）			

7 剂，日一剂，每剂两煎，共取 500mL，早晚分服。

②黄体酮胶囊，1 粒/次，每日 2 次，服 6 天。

三诊：2012 年 10 月 20 日。

LMP 10 月 10 日，7 天净，前 3 天少，后 4 天量正常。眼睑腺炎。纳可，眠多梦较前好转，二便调。舌淡红苔薄白，脉沉细，白带多。

处方：

龟板 10g（先煎）	鳖甲 10g（先煎）	熟地黄 20g	山茱萸 20g

山药 20g	茯苓 10g	鹿角霜 10g	紫河车 15g
肉苁蓉 30g	白芍 15g	五味子 10g	生牡蛎 30g(先煎)
生龙骨 30g(先煎)	生蒲黄 10g(包煎)	马齿苋 30g	荆芥 10g
当归 10g			

7剂，日一剂，每剂两煎，共取500mL，早晚分服。

四诊：2012年11月3日。

LMP 10月22日，7日净，量少，色淡红。怕冷，纳可，眠佳。小便调，便稀1~3次/日。舌淡红，苔薄白，脉小滑。

①口服安宫黄体酮，每日2次，每次2粒，连服10天。

②克龄蒙。

③处方：

女贞子 10g	墨旱莲 15g	党参 20g	生黄芪 30g
海螵蛸 15g	侧柏叶 15g	五味子 10g	生龙骨 30g(先煎)
生牡蛎 30g(先煎)	炒蒲黄 10g(包煎)	血余炭 10g	马齿苋 30g
黄连 3g	艾叶炭 15g	补骨脂 15g	麦冬 10g
炒白芍 15g			

7剂，日一剂，每剂两煎，共取500mL，早晚分服。

五诊：2012年11月10日。

LMP 11月4日。白带多色黄，有异味。小腹隐痛，腰酸胀。偶尔头痛，畏冷，眼干涩。纳可，眠差，入睡难，多梦。二便调。舌红，苔薄。脉弦滑。

处方：

熟地黄 20g	山茱萸 20g	山药 20g	牡丹皮 10g
茯神 15g	泽泻 10g	枸杞子 10g	菊花 15g
当归 10g	白芍 30g	狗脊 15g	生龙骨 30g(先煎)
生牡蛎 30g(先煎)	生蒲黄 10g(包煎)	马齿苋 30g	石斛 15g
桑寄生 15g			

7剂，日一剂，每剂两煎，共取500mL，早晚分服。

六诊：2012年11月17日。

LMP 11月4日，未净，量、色正常，有少量血块，小腹隐痛。纳可，眠差。大便稀，每日2~3次，小便可。舌淡红，边有齿痕，苔薄白。脉弦细。

处方：

生黄芪 30g	升麻 10g	陈皮 10g	炒白术 10g
炙甘草 15g	炮姜 6g	地榆炭 15g	茜草 15g
葛根 15g	炒蒲黄 10g(包煎)	马齿苋 30g	马鞭草 30g
骨碎补 15g	补骨脂 15g	党参 20g	生龙骨 30g(先煎)

生牡蛎 30g^(先煎)　　　山药 30g　　　三七粉 3g^(冲服)

7剂，日一剂，每剂两煎，共取 500mL，早晚分服。

七诊：2012 年 11 月 24 日。

LMP 11 月 4 日，7 天净。白带多，色黄，有异味。偶尔心慌，心烦。口干，脱发多。纳可，眠佳。大便干，一二日一行，小便可。舌淡红，苔薄白，脉弦滑。

处方：

女贞子 10g	墨旱莲 15g	黑芝麻 30g	卷柏 15g
侧柏叶 15g	麦冬 10g	五味子 10g	炙甘草 15g
肉苁蓉 30g	胡麻仁 10g	苦杏仁 10g	生蒲黄 10g^(包煎)
马鞭草 30g	忍冬藤 15g	败酱草 15g	枸杞子 15g

7剂，日一剂，每剂两煎，共取 500mL，早晚分服。

八诊：2012 年 12 月 1 日。

LMP 11 月 4 日，7 天净。白带多，色黄，有异味。偶尔心慌，心烦。口干，脱发多。纳可，眠佳。大便干，一二日一行。小便可。舌淡红，苔薄白，脉弦滑。

处方：

①口服安宫黄体酮，每日 2 次，每次 2 粒，连服 10 天。

②处方：

制何首乌 30g	黑芝麻 30g	女贞子 10g	墨旱莲 15g
仙茅 10g	淫羊藿 15g	菟丝子 15g	鹿角霜 10g
当归 10g	川芎 10g	赤芍 15g	熟地黄 20g
浮小麦 30g	炙甘草 15g	大枣 30g	山药 30g

7剂，日一剂，每剂两煎，共取 500mL，早晚分服。

九诊：2013 年 1 月 5 日。

LMP 2013 年 1 月 4 日，未净。口干，怕冷，手脚凉。喑哑。纳可，眠佳，二便调。舌淡红，苔薄白，脉弦滑。

处方：

当归 10g	川芎 10g	赤芍 15g	白芍 15g
熟地黄 20g	肉苁蓉 30g	川牛膝 15g	益母草 30g
木蝴蝶 6g	小茴香 6g	木香 6g	肉桂 6g
南沙参 30g	炙甘草 15g	羌活 10g	

7剂，日一剂，每剂两煎，共取 500mL，早晚分服。

十诊：2013 年 1 月 12 日。

LMP 1 月 4 日。手脚凉，胸闷，腰酸，纳可，眠多梦。二便调，白带正常。舌红苔黄，脉沉细。

处方：

女贞子 15g	墨旱莲 15g	仙茅 10g	淫羊藿 15g
桑白皮 15g	威灵仙 15g	瓜蒌 30g	法半夏 10g
桑寄生 15g	续断 15g	杜仲 15g	巴戟天 15g
怀牛膝 15g	薤白 10g	夜交藤 15g	熟大黄 10g

7剂，日一剂，每剂两煎，共取500mL，早晚分服。

十一诊：2013年2月18日。

LMP 1月4日，7天净，量可，色暗血块。纳可眠佳，二便调。舌红苔黄，脉小滑。

处方：

麻黄 10g	桂枝 10g	吴茱萸 9g	当归 10g
川芎 10g	赤芍 15g	桑白皮 10g	威灵仙 15g
白芷 10g	法半夏 12g	川牛膝 15g	莲子肉 15g
党参 15g	淫羊藿 15g	肉苁蓉 30g	鹿角胶 12g（烊化）

7剂，日一剂，每剂两煎，共取500mL，早晚分服。

十二诊：2013年3月2日。

LMP 3月1日，量可，色红，血块（+），PMP 1月4日。行经前小腹痛。现小腹仍痛，面色黄。纳可，眠佳。大便干，每日1次，小便可。舌红苔黄，脉弦滑。

处方：

麻黄 10g	桂枝 10g	当归 10g	川芎 10g
法半夏 10g	干姜 6g	细辛 3g	五味子 10g
莲子肉 15g	川牛膝 15g	益母草 15g	赤芍 15g
浮小麦 30g	肉苁蓉 30g	女贞子 15g	鹿角胶 12g（烊化）

7剂，日一剂，每剂两煎，共取500mL，早晚分服。

【按】患者36岁，做过4次人流，之后月经量减少。《素问·上古天真论》云："女子七岁，肾气盛，齿更发长；二七而天癸至，任脉通，太冲脉盛，月事以时下，故有子……七七任脉虚，太冲脉衰少，天癸竭，地道不通，故形坏而无子也。"说明肾气旺盛，任通冲盛对月经的来潮有着极为重要和直接的作用。《傅青主女科》谓"经水出诸肾"，亦说明肾中精气的盛衰是保证月经正常来潮的基础。人流术属中医金创之伤，直接作用于胞宫，冲任二脉起于胞中，"胞络者，系于肾""冲任之本在肾"，多次人流损伤了"肾-天癸-冲任-胞宫生殖轴"的功能，导致冲任、胞脉瘀滞，耗伤肾之元气精血，导致肾气亏虚，精血不足，冲任血海不充，使得胞宫无血以下而致月经过少。加之手术损伤胞宫，致瘀血内阻，经脉不畅，冲任阻滞，发为月经过少。治疗之法应遵循《内经》"谨守病机"及"谨察阴阳所在而调之，以平为期"的宗旨，以补肾填精为主，佐以活血化瘀。根据本病的病机应从"肾"着手，方用二至丸、龟板、鳖甲补肾阴，二仙汤、肉苁蓉补肾阳，甘麦大枣汤养心安神，鹿角霜、紫河车补肾填精，川牛膝、益母草活血化瘀。再补肾养血，以四物汤、六味地黄汤加减。中西医治疗3个月后，先补后通，补通结合，切中病机，患者逐渐恢复月经，诸症亦减。

病案六十六：不孕症

高某，女，30岁。

初诊日期：2011年4月25日。

主诉：结婚1年，一直未避孕而未孕。

现病史：患者月经 $14\frac{4}{30\sim32}$，痛经。

刻下症：白带多。纳可，失眠多梦，难入睡。LMP 3月28日，痛经，四肢厥冷，虚脱冷汗，发抖，伴恶心呕吐。行经前乳房胀。头顶痛，太阳穴及后头痛。二便调，舌淡红，苔白，边有齿痕，脉弦滑。

中医诊断：不孕症；痛经。

西医诊断：继发性不孕；痛经。

证型：肝气郁结。

治则：疏肝解郁，理血调经。

处方：

柴胡 10g	羌活 10g	川芎 10g	蔓荆子 10g
沙苑子 15g	白蒺藜 15g	藁本 10g	当归 10g
赤芍 15g	白芍 15g	生地黄 15g	熟地黄 15g
小茴香 6g	木香 6g	香附 10g	生龙骨 30g(先煎)
生牡蛎 30g(先煎)	川牛膝 15g	肉桂 6g	生蒲黄 10g(包煎)

7剂，日一剂，每剂两煎，共取500mL，早晚分服。

二诊：2012年7月23日。

LMP 7月18日，未净，经期痛经，出冷汗，腹泻，有血块。头痛，手脚心热。双眼干涩，口干。舌淡暗，边有齿痕，苔黄，脉弦滑。

处方：

川芎 10g	羌活 10g	藁本 10g	柴胡 10g
党参 15g	法半夏 10g	干姜 6g	炙甘草 15g
黄连 3g	枸杞子 15g	菊花 15g	山药 30g
肉桂 3g	龟板 10g(先煎)	阿胶珠 10g	怀牛膝 15g

7剂，日一剂，每剂再煮，共取500mL，早晚分服。

三诊：2012年7月30日。

今日体温下降明显，自测排卵（±），腹泻。右侧腰痛，巅顶痛，手脚心热。舌淡红，苔薄白润。脉弦滑。

今日妇科 B 超：子宫前位，大小约 5.4cm×4.5cm×3.6cm，内膜厚度 1.0cm。右侧卵巢大小约 2.6cm×1.3cm。左侧卵巢大小约 3.2cm×1.9cm，内可见一优势卵泡大小约 1.6cm×1.4cm。

处方：

香附 15g	当归 10g	川芎 10g	赤芍 15g
丹参 20g	川牛膝 15g	益母草 15g	泽兰 15g
穿山甲 10g(先煎)	皂角刺 10g	紫石英 15g	鹿角霜 10g
制何首乌 15g	枳壳 15g	王不留行 10g	路路通 10g

7 剂，日一剂，每剂两煎，共取 500mL，早晚分服。

四诊：2012 年 8 月 6 日。

平时腹胀，偶有头痛。有时便秘。手心热。腰酸。舌淡红边有齿痕，苔薄白。脉小滑。BBT 不稳定。8 月 2 日 B 超：子宫前位，5.4cm×4.5cm×3.6cm，内膜 1.2cm。左卵巢 3.2cm×1.9cm，内可见一优势卵泡 2.0cm×1.7cm。

处方：

百合 20g	熟地黄 20g	香附 15g	北沙参 30g
浮小麦 30g	炙甘草 15g	大枣 30g	肉苁蓉 30g
制何首乌 30g	黑芝麻 30g	麦冬 10g	五味子 10g
枸杞子 15g	菊花 10g	石斛 15g	山茱萸 15g

7 剂，日一剂，每剂两煎，共取 500mL，早晚分服。

五诊：2012 年 8 月 13 日。

乏力，多汗。恶心。大便干，小便黄。白带不多，乳白色。舌淡红，边有齿痕，苔薄黄。脉小滑。

处方：

党参 15g	太子参 15g	北沙参 30g	香附 15g
陈皮 10g	阿胶珠 10g	菟丝子 15g	女贞子 15g
砂仁 6g(后下)	生白芍 15g	枸杞子 15g	五味子 10g
升麻 10g	生黄芪 15g	桑寄生 15g	续断 15g

7 剂，日一剂，每剂两煎，共取 500mL，早晚分服。

六诊：2012 年 8 月 20 日。

8 月 16-18 日阴道少量出血。动后多汗。纳可，眠佳。二便调。舌淡紫，苔薄白。脉弦滑。P：0.4 ng/mL，HCG 0 g/L。腰痛，全身冷汗。BBT 低下，升三天后又下降。

处方：上方减生白术，加浮小麦 30g。7 剂，日一剂，每剂两煎，共取 500mL，早晚分服。

七诊：2012 年 8 月 27 日。

LMP 8 月 16 日，3 天净。烦躁易怒，右侧太阳穴痛，手心热。纳呆，眠佳，便秘。舌暗苔黄，边有齿痕，脉弦滑。自测无排卵。

处方：

天麻 10g	钩藤 20g	川芎 10g	羌活 10g
香附 15g	北沙参 30g	丹参 20g	姜黄 6g
郁金 10g	生黄芪 30g	升麻 10g	生白芍 30g
阿胶珠 10g	银柴胡 10g	胡黄连 6g	沙苑子 15g
白蒺藜 15g			

7 剂，日一剂，每剂两煎，共取 500mL，早晚分服。

八诊：2012 年 9 月 3 日。

LMP 8 月 16 日。8 月 28 日自测排卵时头痛。烦躁。大便干，小便黄。舌淡黯，苔薄白，脉弦滑。

处方：

香附 15g	郁金 10g	藁本 10g	川芎 10g
白芷 10g	防风 10g	菟丝子 15g	桑寄生 15g
女贞子 15g	覆盆子 15g	五味子 10g	山药 30g
炒蒲黄 10g(包煎)	马齿苋 30g	天麻 10g	钩藤 20g

7 剂，日一剂，每剂两煎，共取 500mL，早晚分服。

九诊：2012 年 9 月 10 日。

LMP 8 月 16 日。手脚心热，易饿。头痛较前好。腰晨起偶尔痛，口腔溃疡。纳可，眠佳。大便可，小便黄。舌淡红，边有齿痕，苔黄，脉滑。

处方：

女贞子 15g	枸杞子 15g	菟丝子 15g	桑寄生 15g
五味子 10g	阿胶珠 10g	黄连 3g	香附 15g
天麻 10g	龟板 10g(先煎)	制何首乌 15g	钩藤 20g
生白芍 30g	山药 30g	知母 6g	黄柏 6g

7 剂，日一剂，每剂两煎，共取 500mL，早晚分服。

十诊：2012 年 9 月 24 日。

LMP 9 月 15 日。9 月 20 日输卵管碘海醇造影，双侧通畅。经前头痛，有饥饿感。体重下降 2 斤。纳可，眠佳，二便调。舌淡红，边有齿痕，苔薄黄，脉小滑。

处方：

天麻 10g	钩藤 20g	川芎 10g	羌活 10g
白芷 10g	延胡索 15g	香附 10g	郁金 10g
柴胡 10g	当归 15g	生白芍 15g	枳壳 15g

女贞子 15g　　　　茵陈 30g　　　　牡丹皮 10g　　　　炒栀子 6g

7 剂，日一剂，每剂两煎，共取 500mL，早晚分服。

十一诊：2012 年 10 月 8 日。

头痛，排卵期明显。体重下降 5 斤。大便干，小便黄。舌淡红，边有齿痕，苔薄黄，脉弦滑。

处方：

香附 15g　　　　女贞子 10g　　　　枸杞子 10g　　　　五味子 10g
肉苁蓉 30g　　　麦冬 10g　　　　　北沙参 30g　　　　生白芍 30g
生甘草 6g　　　　山药 15g　　　　　炒白术 10g　　　　黄芩 6g
竹叶 10g　　　　陈皮 10g　　　　　干姜 6g　　　　　　藁本 10g

7 剂，日一剂，每剂两煎，共取 500mL，早晚分服。

十二诊：2012 年 10 月 15 日。

LMP 9 月 15 日。左侧太阳穴痛减轻。纳呆，眠浅、易醒，手心热，腹胀，二便可。舌淡红，苔白，脉小滑。

处方：

熟地黄 20g　　　山茱萸 20g　　　　山药 20g　　　　　牡丹皮 10g
泽泻 10g　　　　茯苓 10g　　　　　黄柏 6g　　　　　　知母 6g
当归 10g　　　　川芎 10g　　　　　柴胡 10g　　　　　厚朴 12g
川牛膝 15g　　　益母草 30g　　　　天麻 10g　　　　　钩藤 20g

7 剂，日一剂，每剂两煎，共取 500mL，早晚分服。

十三诊：2012 年 10 月 22 日。

LMP 10 月 15 日，5 天净，量可，色深，有血块，经期头痛，腰酸。入睡难。纳呆，腹胀较轻。二便可。舌尖红，苔白，脉弦滑。

妇科 B 超：子宫前位，4.9cm×4.2cm×3.6cm，内膜 0.5cm。右卵巢 2.2cm×1.9cm，内可见一优势卵泡 1.3cm×1.0cm。左卵巢 2.7cm×1.3cm。

处方：

香附 15g　　　　羌活 10g　　　　　川芎 10g　　　　　当归 10g
赤芍 15g　　　　丹参 30g　　　　　川牛膝 15g　　　　益母草 15g
泽兰 15g　　　　生白芍 30g　　　　炙甘草 15g　　　　穿山甲 10g（先煎）
皂角刺 10g　　　鹿角霜 10g　　　　吴茱萸 9g　　　　　肉桂 6g

7 剂，日一剂，每剂两煎，共取 500mL，早晚分服。

十四诊：2012 年 11 月 5 日。

LMP 10 月 15 日。排卵期头痛。近几日腰痛。纳可，眠佳。二便可。舌中后疼，舌红苔白，边有齿痕。脉小滑。

妇科 B 超：10 月 19 日内膜厚度 1.2cm，右侧优势卵泡大小约 2.2cm×1.8cm。10

月 31 日内膜厚度 1.2cm，右侧优势卵泡大小约 1.6cm×1.5cm。

处方：

桑寄生 15g	阿胶 10g	黄连 6g	枸杞子 15g
女贞子 10g	墨旱莲 15g	生甘草 6g	香附 15g
熟地黄 20g	山茱萸 20g	山药 20g	牡丹皮 10g
桑叶 15g	生白芍 30g	菟丝子 10g	覆盆子 10g

7 剂，日一剂，每剂两煎，共取 500mL，早晚分服。

十五诊：2012 年 11 月 12 日。

LMP 10 月 15 日。白带量少，色正常。腰酸痛。偶尔太阳穴痛，口苦，畏冷。纳可，眠佳，二便调。舌淡红，边有齿痕，苔薄白，脉弦滑。

处方：

桑寄生 15g	续断 15g	女贞子 15g	乌梅 15g
五味子 10g	覆盆子 10g	菟丝子 15g	生白芍 30g
炙甘草 15g	麦冬 10g	北沙参 30g	香附 15g
山药 30g	干姜 6g	炒白术 10g	熟地黄 20g

7 剂，日一剂，每剂两煎，共取 500mL，早晚分服。

十六诊：2012 年 11 月 19 日。

LMP 10 月 15 日，今日检查示 P 19.27 ng/mL，HCG >1000 IU/L。BBT 双相，高温 19 天，稍腰酸。太阳穴偶痛，口苦，便秘。舌淡红苔白，脉滑数，已孕。

处方：

北沙参 30g	太子参 15g	麦冬 10g	五味子 10g
白芍 30g	炙甘草 15g	香附 15g	乌梅 15g
菟丝子 15g	桑寄生 15g	续断 15g	杜仲 15g
黑芝麻 30g	制何首乌 15g	肉苁蓉 30g	女贞子 10g

7 剂，日一剂，每剂两煎，浓煎共取 300mL，少量频服

医嘱：①注意孕期卫生；②畅情志。

【按】中医认为，肾藏精主生殖，为生殖之本；肝藏血主疏泄，为女子之先天。肾藏精，为卵泡发育成熟、排卵提供物质基础；肝藏血，为"血海"，肝血充盈，肝之余血方可纳入冲脉，使冲脉盛满，月盈应时，排卵才能正常。同时肝主疏泄，调畅气血，有助于月经的按时来潮及卵子的顺利排出。本案患者长期情绪抑郁，急躁易怒，以致冲任不能相资，月事不潮，排卵不畅，则不能摄精成孕。治疗时疏肝解郁一直贯穿治疗始末，最终怀孕。

病案六十七：多囊卵巢综合征，痛经；不孕症

李某，女。出生日期：1987 年 9 月。

初诊：2013 年 10 月 21 日。节气：寒露。

主诉：结婚 2 年余，未避孕 2 年未孕。

现病史：患者月经 $12\dfrac{4\sim7\text{天}}{45\text{天}\sim\text{半年}}$，痛经（+++）。G1P0，2010 年曾人流 1 次。因结婚 2 年余，未避孕 2 年不孕就诊。LMP 9 月 18 日，经量可，经色红，有血块。平素腹痛，怕冷，急躁，多毛，纳可，眠佳，二便调。舌红舌面多裂纹苔白，脉小滑。曾经患有月经后期，甚或闭经及甲状腺功能异常疾病。

今日性激素检查结果显示 FSH 7.84 mIU/mL，LH 15.67 mIU/mL，PRL 38.27 ng/mL，E_2 160 pg/mL，P 7.55 ng/mL，T 0.19 ng/mL，HCG 0 mIU/mL。

B 超检查示：双侧卵巢均有超过 10 个以上小于 0.4~0.6cm 的小卵泡。

中医诊断：月经后期；痛经；不孕症。

西医诊断：多囊卵巢综合征；痛经；继发性不孕症。

治则：养血活血，温经散寒，化痰散结。

处方：

柴胡 10g	当归 10g	川芎 10g	赤芍 15g
白芍 15g	生地黄 15g	熟地黄 15g	夏枯草 15g
木瓜 10g	乌梅 30g	鸡内金 15g	生龙骨 30g(先煎)
生牡蛎 30g(先煎)	小茴香 6g	木香 6g	香附 15g
三棱 10g	莪术 10g	延胡索 15g	

7 剂水煎，分 2 次温服；第三煎加水 2000mL 煎煮待温度适宜后足浴；药渣温敷下腹部，嘱其监测基础体温。

柴胡合四物汤养血活血，疏肝理气，调冲任，重在调经；香附，小茴香，木香，延胡索温经散寒，调经止痛；患者痛经严重，血块多，块下痛减，故用三棱、莪术破血祛瘀，散结止痛；夏枯草、木瓜、乌梅、鸡内金消积散痞，除宿疾不伤正。

二诊：2013 年 10 月 28 日。

LMP 9 月 18 日，月经超过 10 天仍未来潮，现乳房胀痛，左腹隐痛，小腹胀坠，目涩，盗汗，皮肤瘙痒抓后有划痕现象。舌红边有齿痕，舌质中部有裂纹，苔白，脉小滑。基础体温呈双相。

处方：

菟丝子 15g	女贞子 15g	枸杞子 15g	五味子 10g
香附 15g	白芍 30g	乌梅 30g	菊花 15g
荆芥 10g	蝉蜕 6g	炒白术 15g	山药 15g
白扁豆 10g	北沙参 30g	麦冬 10g	炙甘草 15g

14 剂水煎，分 2 次早晚温服；第三煎加水 2000mL，待温度适宜后足浴，药渣温敷下腹部。

患者月经仍未来潮，基础体温双相，高温相超过 11 天，故用菟丝子、女贞子、枸杞子、五味子补肾益精，养肝宁心，平补阴阳，调理冲任，促进孕卵种植；香附、白芍、乌梅、菊花疏肝调经，养肝明目；白术、山药、白扁豆补气健脾，淡渗利水，养阴益肺、北沙参、麦冬、炙甘草针对阴虚，滋阴清热，透邪（热）外出，是扶正祛邪之意。

三诊：2013 年 11 月 11 日。

月经未潮，基础体温双相，高温相超过 18 天，LMP 9 月 18 日，牙龈出血，口中异味，纳差，右少腹偶尔疼，右乳房偶尔刺痛，明显增大，小便黄，大便干，舌红苔薄黄，脉滑。当日检查示 HCG 17841.2 mIU/mL，P 12.26 ng/mL，E_2 499 pg/mL，诊断早孕，但孕酮水平明显低。

①处方：

香附 15g	菊花 15g	枸杞子 15g	女贞子 15g
菟丝子 15g	白芍 30g	炙甘草 15g	覆盆子 15g
五味子 10g	仙鹤草 15g	阿胶 10g(烊化)	黄连 3g
白术 30g	肉苁蓉 30g	北沙参 30g	黄芩 6g

14 剂，水煎，日一剂，每剂两煎，浓煎共取 300mL，少量频服

②黄体酮胶丸，1 粒/次，每日 2 次。

医嘱：注意孕期卫生，畅情志，继续监测基础体温的变化。

香附、菊花、白芍理气解郁，养阴安胎；菟丝子、覆盆子、女贞子、枸杞子、五味子补肾养肝，固精安胎；阿胶、黄连、黄芩、北沙参、仙鹤草滋阴清热，凉血止血；白术、肉苁蓉补肾健脾，益精血，润肠通便。

电话随诊得知 2014 年 7 月 14 日 15：44 因漏斗骨盆行剖宫产，产女婴，身高 52cm，体重 7.8 斤，母女平安，一直母乳喂养。后期一直跟踪随访，患者身体健康，女婴体格发育良好，鲜少生病。

【按】本案是月经后期，多囊卵巢综合征，无排卵导致的继发性不孕症。在治疗过程中，应随时关注卵巢卵子的发育情况，虽然患者月经仍未来潮，但基础体温双相，高温相超过 11 天，要考虑到患者出现排卵情况，所以予以补肾益精，养肝宁心，平补阴阳，调理冲任之品，促进孕卵种植。三诊月经未来潮，基础体温双相，高温相超过 18 天，HCG 17841.2 mIU/mL，P 12.26 ng/mL，E_2 499 pg/mL，临床诊断早孕，但孕酮水平明显低，所以中西结合保胎治疗。中医药补肾固胎，孕酮补充两周后，孕酮升至正常，停用西药。结合基础体温和产检，中医辨证调理 3 月余。

病案六十八：多囊卵巢综合征，痛经；不孕症

郝某，女，出生日期：1984 年 12 月。

初诊：2013 年 6 月 6 日。节气：芒种。

主诉：结婚 1 年余，未避孕 1 年未孕。

现病史：患者月经 $13\frac{4}{28\sim39}$，痛经（++），经前和经期腰酸痛，乳胀痛。LMP 5月8日。平素纳可，眠佳，多毛，大便干，白带黄，有口气，舌暗红苔薄黄，脉弦细。

性激素检查示 FSH 9.5 mIU/mL↑，LH 14.98 mIU/mL↑，PRL 7.81 ng/mL，E_2 42.3 pg/mL↓，P 0 ng/mL↓，T36 ng/mL；B 超提示：双侧卵巢多囊样变。

中医诊断：痛经；不孕症。

西医诊断：多囊卵巢综合征；卵巢功能低下；原发性不孕症。

治则：补肾活血，化痰通络，行气止痛，调理冲任。

处方：

柴胡 10g	当归 10g	川芎 10g	赤芍 15g
白芍 15g	女贞子 10g	墨旱莲 15g	仙茅 10g
淫羊藿 15g	麻黄 6g	半夏 10g	干姜 6g
细辛 3g	肉苁蓉 30g	白术 30g	丹参 30g
姜黄 6g			

7 剂水煎，分 2 次温服；第三煎加水 2000mL 煎煮，待温度适宜后足浴；药渣温敷下腹部，嘱其监测基础体温。

柴胡合四物汤养血活血，疏肝理气；女贞子、墨旱莲补益肝肾，明目润肺，仙茅、淫羊藿温肾壮阳，除湿强骨，阴阳双补；麻黄、半夏、干姜、细辛、白术宣肺解表，化痰通络，调节卵巢性激素分泌；丹参、姜黄增强方中活血养血的作用；肉苁蓉补肾阳，益精血，润肠通便。

二诊：2013 年 6 月 17 日。

LMP 5 月 8 日，月经一直未潮，晨起口干，纳可，眠佳，乳房胀，大便秘，畏寒，小便可，舌暗苔黄，脉小滑，基础体温呈单相。

妇科 B 超检查结果显示：子宫大小约 5.5cm×5.9cm×4.8cm，内膜厚度 1.3cm；右侧卵巢大小约 2.9cm×1.3cm，左侧卵巢大小约 2.4cm×1.8cm。

处方：

柴胡 15g	当归 10g	川芎 10g	赤芍 15g
白芍 15g	生地黄 15g	熟地黄 15g	山药 15g
厚朴 10g	枳实 15g	熟大黄 10g	川牛膝 15g
益母草 30g	香附 15g	小茴香 6g	木香 6g
延胡索 15g	白术 30g		

7 剂水煎，分 2 次温服；第三煎加水 2000mL 煎煮，待温度适宜后足浴；药渣温敷下腹部。

患者月经过时不来，柴胡合四物汤养血活血，疏肝理气，调冲任，重在调经；香附、小茴香、木香、延胡索温经散寒，调经止痛；白术、山药益气养阴，补脾润肺，补后天；厚朴、枳实、熟大黄燥湿除满、下气消积、消痰散痞，除宿疾；川牛膝、益母草补肾活血，引药下行。

三诊：2013 年 6 月 27 日。

服药 5 天后，6 月 22 日月经来潮，疼痛明显减轻，第 2 天完全消失。近日感觉口干，心慌，纳可，眠欠佳，二便调，舌淡边有齿痕，苔黄腻，脉小滑，基础体温呈不典型双相。

处方：

北沙参 30g	麦冬 10g	五味子 10g	香附 15g
茯神 15g	半夏 10g	厚朴 10g	紫苏叶 6g
丹参 30g	川牛膝 15g	益母草 15g	泽兰 15g
当归 10g	川芎 10g	赤芍 15g	紫河车粉 3g(冲服)

7 剂水煎，早晚分 2 次温服；第三煎加水 2000mL 煎煮，待温度适宜后足浴，药渣温敷下腹部。

月经来潮，阴血下行，阴血虚不能上承滋养，以北沙参清肺养阴，益胃生津，麦冬养阴清肺，益胃生津，清心除烦，五味子、茯神敛肺滋肾，宁心安神；厚朴、半夏、紫苏叶下气除满、消积消痰；川牛膝、益母草、泽兰、丹参补肾活血，以促进阴阳转化；紫河车血肉有情之品，补肾益精，益气养血，调节卵巢功能，增加子宫内膜厚度，为卵子发育成熟、排出、着床做好准备。

四诊：2013 年 7 月 8 日。

患者 7 月 5 日，阴道少量出血，基础体温明显下降，小腹右侧隐痛，烦躁，全身起荨麻疹，纳可，眠佳，大便调，小便黄，舌淡红苔薄白，脉弦。妇科 B 超：子宫 5.6cm×5.2cm×3.8cm，内膜 0.8cm，宫腔内可见强回声团 1.0cm×0.4cm；右卵巢 3.2cm×2.2cm，内见 0.9cm 大小的卵泡；左卵巢 3.3cm×1.8cm，内见 0.9cm 大小的卵泡；子宫直肠窝可见液性暗区 1.3cm。予以解毒疏风，凉血止痒，化湿清热。

处方：

柴胡 10g	升麻 10g	蝉蜕 6g	荆芥 10g
紫草 15g	蒲公英 15g	菊花 15g	连翘 15g
车前子 15g(包煎)	生甘草 6g	赤小豆 30g	金银花 15g
地龙 10g	僵蚕 10g	蜂房 15g	赤芍 15g

7 剂水煎，分 2 次温服；第三煎加水 2000mL 煎煮，待温度适宜后洗浴止痒。

患者在排卵期前后阴道少量出血，加上起居不慎等原因，免疫力较差，遂全身出现荨麻疹，故采用解毒祛风止痒之品。此外，嘱患者继续监测基础体温及 B 超，以观察卵子继续发育的情况。

五诊：2013 年 7 月 15 日。

阴道少量出血 1 天自然消失，基础体温开始缓慢上升，7 月 12 日自测有排卵（+）

并同房。过敏症状明显减轻,燥热面赤,唇肿,大便 2 次/天,小便黄,目赤,舌淡红边有齿痕苔薄黄,脉弦细。

处方:

地肤子 10g	菊花 15g	蝉蜕 6g	荆芥 10g
女贞子 15g	芦根 15g	白茅根 30g	当归 15g
白芍 30g	乌梅 15g	木瓜 10g	夏枯草 15g
白薇 15g	麦冬 10g	五味子 10g	南沙参 30g

7 剂水煎,分 2 次温服;第三煎加水 2000mL 煎煮,待温度适宜后洗浴止痒。

地肤子、菊花、蝉蜕、荆芥解毒,疏风,止痒;乌梅敛肺生津,夏枯草、白薇清虚热,配合上药巩固抗过敏;当归、白芍、木瓜养血柔肝,通络调经;南沙参、麦冬、五味子滋肾益胃生津,宁心安神除烦;女贞子、芦根、白茅根养肝润肺,清热利尿。

六诊:2013 年 7 月 29 日。

今天月经来潮,疼痛消失,稍感腰酸,经前感冒已愈,过敏消失,舌淡红边有齿痕,苔薄白,脉小滑。基础体温呈典型双相,但高温相呈爬坡样。由于患者口服中药汤剂近 2 月,不忍其味苦,再者该患者符合我们"补肾活血治疗排卵障碍性不孕"课题的纳入标准,遂将患者纳入研究课题,予补肾促卵冲剂口服。

处方:月经第 5 天开始第一次服用补肾促卵冲剂,1 袋/次,3 次/日,连续服用 14 天。

医嘱:注意监测基础体温,出现排卵现象时,自测结合 B 超监测卵泡发育及排卵情况。

七诊:2013 年 8 月 12 日。

LMP 7 月 29 日,6 天净,月经将净时有疼痛,经后阴道少许分泌物,烦热,脱发,纳可,眠佳,大便干,小便可,舌黯有苔薄黄,脉小滑。

处方:

鬼箭羽 15g	冬瓜皮 10g	菟丝子 20g	制何首乌 15g
龟板 10g(先煎)	肉苁蓉 30g	川牛膝 15g	当归 15g
益母草 15g	泽兰 15g	丹参 15g	苏木 6g
生黄芪 15g	黄精 15g	山药 15g	山茱萸 15g

7 剂水煎,早晚分 2 次温服;第三煎加水 2000mL 煎煮,待温度适宜后足浴,药渣温敷下腹部。

患者现为月经中期,自测基础体温未见排卵,B 超监测卵泡未成熟,故用菟丝子、山茱萸、制何首乌、龟板、肉苁蓉补肾养肝,乌须润肠,平补阴阳,促进卵子发育;黄芪、山药补气健脾,益肺利水;川牛膝、益母草、泽兰、丹参、苏木补肾活血,促进优势卵泡继续发育并适时排出。

八诊：2013 年 8 月 22 日。

LMP 7 月 29 日，B 超卵泡成熟并排出，排卵后乳房胀，腹痛，畏寒，腰酸，便干，舌暗红苔黄，脉沉细。

处方如下：

杜仲 15g	巴戟天 15g	鹿角霜 12g	紫河车粉 6g^(冲服)
续断 15g	桑寄生 15g	仙茅 10g	淫羊藿 15g
肉苁蓉 30g	炮姜 6g	山药 30g	炒白术 12g
女贞子 10g	墨旱莲 15g	香附 15g	银柴胡 10g

7 剂水煎，早晚分 2 次温服；第三煎加水 2000mL 煎煮，待温度适宜后足浴，药渣温敷下腹部。

杜仲、续断、淫羊藿、巴戟天、桑寄生补肾助阳，柔肝强筋，祛风除湿，鹿角霜、紫河车粉补肾益阳，填精益阴，体现张景岳"善补阳者，必于阴中求阳，则阳得阴助而生化无穷；善补阴者，必于阳中求阴，则阴得阳升而泉源不竭"之意；白术、山药、炮姜补气健脾，温经利水；肉苁蓉补肾阳，益精血，润肠通便；女贞子、墨旱莲、香附、银柴胡补益肝肾，疏肝明目，养阴清热。

九诊：2013 年 8 月 29 日。

LMP 7 月 29 日，基础体温呈明显双相，腰酸，纳可，二便调，白带多，舌淡红边有齿痕苔薄白，脉小滑。

处方：上方减炮姜、银柴胡、墨旱莲。加党参 15g，覆盆子 15g，菟丝子 15g。

7 剂水煎，分 2 次温服；第三煎加水 2000mL 煎煮，待温度适宜后足浴，药渣温敷下腹部。

由于患者在黄体期，基础体温呈双相，故以补肾益气固胎为主，患者无阴道出血等临床表现，故去炮姜、银柴胡、墨旱莲等药；加上党参以补中益气，生津养血；菟丝子补肾固精，养肝明目，平补阴阳；覆盆子固精缩尿，益肾养肝，全方以加强孕卵着床的机会。

十诊：2013 年 10 月 10 日。

LMP 10 月 10 日。PMP 9 月 4 日，5 天净，经期腰酸，小腹胀发凉，舌暗红苔白，脉小滑。

处方：

桑寄生 15g	续断 15g	柴胡 10g	当归 10g
川芎 6g	熟地黄 15g	山茱萸 15g	山药 15g
小茴香 6g	木香 6g	肉桂 6g	延胡索 15g
杜仲 10g	巴戟天 15g	紫河车粉 6g^(冲服)	川牛膝 15g

7 剂水煎，早晚分 2 次温服；第三煎加水 2000mL 煎煮，待温度适宜后足浴，药渣温敷下腹部。

柴胡合四物汤养血活血，疏肝理气，调冲任，重在调经；肉桂、小茴香、木香、延胡索温经散寒，调经止痛；山茱萸、山药益精养肝，补脾益气；杜仲、巴戟天、紫河车、桑寄生、续断补肾壮阳，益精强腰，调补督任；川牛膝补肾活血，引药下行。前次月经周期基础体温呈明显双相，说明患者有优势卵泡发育，但不足之处在于没有继续监测成熟的卵泡是否排出。

十一诊：2013年10月28日。

LMP 10月10日，5天净，量可，有血块（+），腰酸，小腹胀，舌暗红苔白，有齿痕，脉消滑。患者谨遵医嘱发现，自测基础体温有明显双相，B超监测优势卵泡发育至2.0cm×2.1cm，并排出，排卵后48h内有同房。

处方：上方减小茴香、木香、肉桂、延胡索、川牛膝，加菟丝子20g，女贞子15g，炙甘草15g，五味子10g。

14剂水煎，分2次温服；第三煎加水2000mL煎煮，待温度适宜后足浴，药渣温敷下腹部。

患者已经排卵并有同房，故去除小茴香、木香、肉桂、延胡索、川牛膝等行气化瘀止痛之品；加菟丝子补肾养肝，平补阴阳；女贞子补益肝肾，明目润肺；五味子敛肺滋肾，宁心安神；炙甘草益气滋阴，在补肾的基础上不忘健脾，全方共奏益胎元的作用。

十二诊：2013年11月9日。

LMP 10月10日，纳呆，恶心，嗜睡失眠，腰酸，口苦，舌淡红苔黄，脉小滑。近日检查示 P 20.87 ng/mL，E_2 361 pg/mL，HCG 163.59mIU/mL，确诊早孕。

处方：

菟丝子20g	续断15g	桑寄生15g	阿胶10g（烊化）
五味子10g	女贞子15g	枸杞子15g	覆盆子15g
炒白术10g	山药15g	黄芩6g	黄连3g
炙甘草15g	南沙参15g	北沙参15g	夜交藤15g
酸枣仁15g			

14剂，浓煎，分温频服啄饮。

医嘱：继续监测基础体温。

患者已经受孕，予以寿胎丸固肾摄胎，养血安胎；女贞子、枸杞子、五味子、覆盆子与菟丝子配伍使用，益肾养肝，固精养胎；黄芩、白术补气健脾，安胎要药；山药益气养阴，补脾肺，益后天，助胎元生长；南沙参、北沙参清肺养阴，益胃生津；酸枣仁养心安神，润肠通便。

经过数月调理，患者2014年7月3日顺产一女，母女安康。产后随访，患者身体健康，乳汁充沛，女儿身体发育良好。

【按】此患者为原发性不孕症，其排卵障碍与多囊卵巢综合征有关，且患者性激素检查：雌孕激素水平较低，提示患者卵巢功能呈衰退状态。中医辨证分析其属肾虚血瘀，兼有痰湿内阻证。采用补肾活血、化痰通络、调理通络之法，柴胡四物汤养血活血，疏肝理气；仙茅、淫羊藿、肉苁蓉、丹参、姜黄等补肾活血，改善"下丘脑-垂体-卵巢-子宫轴"的生理功能，促进卵巢孕激素分泌，调节卵泡发育及卵子的排出，促进妊娠的成功。在患者妊娠后，予寿胎丸加减，补肾健脾安胎。

病案六十九：胚胎停育

徐某，女，出生日期：1982年10月4日。

初诊：2012年11月8日。节气：立冬。

主诉：结婚2年，胎停育行清宫术后2月就诊。

现病史：患者月经 $14\frac{5}{30\sim35}$，痛经（-）。G1P0。2012年9月26日，因胚胎停育（6周）行清宫术。检查：胚胎染色体结果未返；丈夫精液检查正常；双方优生优育检查正常。术后恢复月经，LMP 10月29日，至今未净，有2~3天量多，色红，有少量血块，现在淋漓不净，来潮前小腹胀，经期小腹隐痛，腰酸。怕冷，手脚凉，工作压力大，容易紧张，眠多梦，舌红苔黄，脉弦滑。

中医诊断：胎萎不长；月经失调。

西医诊断：胚胎停育；异常子宫出血。

治则：补肾疏肝，宁心安神，化瘀止血。

处方：

女贞子 10g	墨旱莲 15g	北沙参 30g	香附 15g
生黄芪 30g	麦冬 10g	五味子 10g	海螵蛸 15g
侧柏叶 15g	生龙骨 30g(先煎)	生牡蛎 30g(先煎)	浙贝母 10g
葛根 15g	升麻 10g	炒蒲黄 10g(包煎)	三七粉 3g(冲服)

7剂，水煎500mL，早晚分2次温服

女贞子、墨旱莲、北沙参、麦冬补肝肾，滋阴清热止血；黄芪、升麻补气升阳举陷；五味子敛肺滋肾，生津敛汗，宁心安神，与北沙参、麦冬同用益心脉，引血归经；炒蒲黄化瘀止血，葛根退热生津解痉，生龙骨、生牡蛎重镇安神，平肝潜阳，收敛固涩止血；海螵蛸、侧柏叶收涩止血，三七粉化瘀止血不留瘀。

二诊：2012年12月13日。

服药后阴道出血止，LMP 11月29日，8天干净。本次来潮前小腹胀痛，眠浅易醒，醒后难入睡，大便1~2日一行，白带多，外阴痒，舌黯苔白，脉弦滑，正在避孕。

处方：

女贞子 15g	墨旱莲 15g	党参 15g	生黄芪 15g
海螵蛸 15g	侧柏叶 15g	生龙骨 30g(先煎)	生牡蛎 30g(先煎)

五味子 10g	炒蒲黄 10g（包煎）	马齿苋 30g	白芍 30g
炙甘草 15g	升麻 10g	肉苁蓉 30g	香附 15g
北沙参 30g			

7剂，水煎500mL，早晚分2次温服。

女贞子、墨旱莲滋肾阴；党参、黄芪补气升阳，固中焦，防滋腻；生龙骨、生牡蛎、五味子平肝潜阳，安神收敛，助睡眠；炒蒲黄、马齿苋化瘀清热，与白芍、北沙参同用养血柔肝，调经止痛；肉苁蓉补肾阳，益精血，润肠通便。

三诊：2013年8月1日。

胚胎染色体结果正常，近半年月经基本正常，遂未来就诊。近日乏力心悸，有时多汗。LMP 7月26日，6天干净。现来潮前乏力严重，情绪低落，乳胀，纳可，眠佳，二便调，舌红苔白，脉小滑。

7月20日甲功检查示 TSH 1.1 uIU/mL，T3 2.1 ng/mL，T4 125.6 ng/mL，FT3 4.6 pmol/L，FT4 16.7 pmol/L，ANTI-TG 192.7I U/mL，ANTI-TPO 600↑。

嘱其调畅情志，注意休息，避免工作紧张，生活规律。内分泌科进一步明确诊治方案开始监测基础体温先了解排卵情况。

四诊：2013年8月12日。

开始不避孕，但对既往胎停育仍有恐惧心理。LMP 7月26日。纳可，眠一般，二便调，舌红苔黄，脉小滑。

8月2日内分泌检查示 FSH 7.12 mIU/mL，LH 6.93 mIU/mL，PRL 12.67 ng/mL，P 0.31 ng/mL，E_2 125 pg/mL，T 0.35 ng/mL。

继续监测基础体温，嘱其调理情绪、规律生活，准备妊娠，必要时门诊随诊。

五诊：2014年1月2日。

近半年未避孕未妊娠，月经基本正常。LMP 12月29日，未净，量可，色红，腰酸，头皮屑多，头发出油多，月经周期不规律，纳呆，眠可，二便调，舌淡苔薄白，脉小滑。

10月27日复查甲功示 TSH 1.12 uIU/mL，T3 1.6 ng/mL，FT3 4.3 pmol/L，T4 99.7 nmol/L，FT4 15.6 pmol/L，ANTI-TG 153.3 IU/mL↑，ANTI-TPO 500.6 IU/mL↑。

甲状腺B超示右叶可见0.5cm×0.3cm低回声，提示甲状腺左叶结节。

月经第2天性激素示 FSH 13.21 mIU/mL，LH 9.59 mIU/mL，PRL 17.39 ng/mL，E_2 102 pg/mL，P 0.46 ng/mL，T 0.2 ng/mL。

处方：

夏枯草 24g	木瓜 10g	乌梅 30g	白芍 30g
鸡内金 15g	升麻 10g	生龙骨 30g（先煎）	生牡蛎 30g（先煎）
浙贝母 10g	当归 10g	川芎 6g	生地黄 15g
制何首乌 15g	卷柏 10g	皂角刺 10g	桑寄生 15g

续断 15g

7剂，水煎 500mL，早晚分 2 次温服。

由于甲状腺功能异常是胚胎停育的原因之一，因此注重调节甲状腺功能是治疗该患者时尤其应重视的一点。乌梅、白芍、夏枯草、木瓜、鸡内金、升麻、皂角刺等化痰散结之品共用，可缓解甲状腺宿疾，调节甲状腺功能；生龙骨、生牡蛎重镇安神，平肝潜阳；桑寄生、续断、首乌、卷柏补肝肾，强筋骨，乌发养颜。

六诊：2014 年 1 月 9 日。

服药后精神愉快，LMP 12 月 29 日，6 天净。纳眠可，白带量多，舌红苔白，脉小滑。

处方：

香附 15g	当归 10g	川芎 10g	赤芍 15g
川牛膝 15g	泽兰 15g	益母草 15g	升麻 10g
夏枯草 24g	木瓜 10g	苏木 6g	土鳖虫 10g
穿山甲粉 3g(冲服)	生蒲黄 10g(包煎)	马齿苋 30g	桂枝 10g

11 剂，水煎 500mL，早晚分 2 次温服

患者基础体温呈单相，尚未排卵，治疗以补肾活血为主。香附、当归、赤芍、川芎疏肝、养血、活血；夏枯草、木瓜、苏木、土鳖虫、山甲粉舒筋活络，破血散结，促进卵子发育成熟及排出；生蒲黄、马齿苋清热利湿、化瘀消肿排脓；桂枝发汗解肌，温通经脉；川牛膝、益母草、泽兰补肾活血，引药下行，促进子宫内膜生长，以助孕卵着床。

七诊：2014 年 1 月 20 日。

LMP 12 月 29 日，量多，色红，有血块，小腹痛，6 天净。伴腰酸，晨起鼻干有血丝，纳可，夜眠多梦，盗汗，眠浅，白带量多，舌淡红苔黄腻，脉小滑。

B 超检查：子宫 5.7cm×5.1cm×4.1cm，内膜 1.3cm；右侧卵巢 2.9cm×2.4cm，卵泡 0.6cm；左侧卵巢 3.1cm×2.6cm，卵泡 2.0cm×1.8cm，盆腔积液 1.6cm。

处方：

桑寄生 15g	狗脊 15g	续断 15g	炒杜仲 15g
女贞子 15g	枸杞子 15g	南沙参 15g	北沙参 15g
炙甘草 15g	炙枇杷叶 15g	桑叶 15g	苦杏仁 10g
白蔹 15g	生地黄 15g	夏枯草 15g	白芍 30g
百合 20g			

7 剂，水煎 500mL，分 2 次温服；药渣外敷小腹 30 分钟，每日 1 次。

桑寄生、续断补肝肾，强筋骨，祛风湿；女贞子、枸杞子、白芍补肝肾，调经血；二者共奏补肾活血之功，以促进卵泡的排出，使得卵子成熟排出与子宫内膜生长二者相互匹配，促进孕卵着床成功。南沙参、北沙参与炙枇杷叶、桑叶、苦杏仁合用清肺

润肺，益胃生津；炙甘草益气滋阴，通阳复脉，百合清火润肺安神，夏枯草解毒散结治疗甲状腺宿疾。

八诊：2014年1月27日。

LMP 1月26日，未净，纳可，夜眠不安，易醒，舌红苔黄，脉小滑。

处方：

银柴胡 10g	当归 10g	川芎 10g	赤芍 15g
白芍 15g	生地黄 15g	熟地黄 15g	川牛膝 15g
益母草 15g	夜交藤 15g	酸枣仁 15g	柏子仁 15g
南沙参 15g	北沙参 15g	香附 15g	生蒲黄 10g (包煎)
马齿苋 30g	续断 15g	生甘草 6g	

7剂，水煎500mL，分2次温服；药渣外敷小腹30分钟，每日1次。

银柴胡与四物滋补清热，养血活血，南沙参、北沙参清肺养阴，炙甘草、酸枣仁、柏子仁通心脉，安心神，通大便，生蒲黄、马齿苋清热利湿，解毒消肿，化瘀消肿，川牛膝、益母草补肾活血，引药下行。

九诊：2014年2月10日。

LMP 1月26日，6天净。近日感冒，嗓子哑，眠多梦，白带量多，水样便，舌黯苔白腻，脉小滑。

东直门医院B超：子宫4.5cm×3.1cm，内膜1.4cm，宫腔内有0.5cm×0.6cm的强回声团，周围血流丰富，怀疑息肉？右卵巢卵泡2.0cm×1.3cm，左卵巢卵泡<1cm，盆腔积液0.7cm。

处方：

南沙参 15g	北沙参 15g	炙枇杷叶 15g	炙桑叶 15g
益母草 15g	泽兰 15g	赤芍 15g	丹参 15g
枳壳 15g	蜈蚣 2条	苏木 6g	川牛膝 15g
鹿角霜 12g	茵陈 30g	牡丹皮 10g	紫河车粉 6g (冲服)

7剂，水煎500mL，分2次温服；药渣外敷小腹30分钟，每日1次。

南沙参、北沙参、炙枇杷叶、炙桑叶清肺养阴，生津利咽，止咳；川牛膝、益母草、泽兰、枳壳补肾活血，化痰消积；鹿角霜、紫河车温肾益精，益气养血。牡丹皮、蜈蚣、苏木通络助卵。茵陈可清热利湿，对有胚胎停育史的患者疗效甚佳。

十诊：2014年2月17日。

LMP 1月26日。感冒转好，面部疖肿热痛，纳可，眠佳，二便调，舌红苔薄黄，脉小滑。

处方：

菟丝子 15g	女贞子 15g	枸杞子 15g	五味子 10g
覆盆子 15g	夜交藤 15g	桑叶 15g	升麻 10g

| 狗脊 15g | 桑寄生 15g | 续断 15g | 合欢皮 10g |
| 白薇 15g | 芡实 10g | 山药 30g | 炒白术 10g |

7剂水煎500mL，分2次温服；药渣外敷小腹30分钟，每日1次。

菟丝子、女贞子、枸杞子、五味子、覆盆子益肾养肝宁心安神，调理冲任；桑寄生、续断、狗脊补肝肾，强筋骨，固摄胎元；白术、山药健脾益气，补脾肺；夜交藤、桑叶、升麻、合欢皮、白薇清肺热，安心神。

十一诊：2014年3月6日。

LMP 1月26日。刻下症：孕6周，起夜，多梦，乳房胀，起豆，阴道流出黄色液体，舌淡苔薄黄，脉小滑。基础体温呈典型双相，高温超过16天。

2月27日检查 P 29.8 ng/mL，β-HCG 755mIU/mL.16。3月6日复查 P 28.5 ng/mL，E_2 415 pg/mL，β-HCG 9658.09mIU/mL，确诊妊娠。

患者恐惧胎停育，要求保胎。

处方：

桑叶 15g	桑寄生 15g	桑椹 15g	女贞子 15g
枸杞子 15g	升麻 10g	阿胶 10g(烊化)	黄连 3g
金樱子 15g	锁阳 15g	茵陈 30g	菟丝子 15g
五味子 10g	生黄芪 15g	北沙参 30g	生甘草 6g

7剂，浓煎300mL，分温频服啄饮。

医嘱：继续监测基础体温。

菟丝子、桑寄生、金樱子、锁阳益肝肾，强筋骨，固摄安胎；女贞子、枸杞子、桑椹、五味子滋肝肾，固精宁心，安胎；黄芪、升麻补气升阳，北沙参清肺生津，益胃养阴，甘草益气滋阴，通阳复脉。共行补冲任、安胎元之功。

2014年3月26日B超提示：宫内胎囊4.1cm×3.9cm×2.4cm3，胎芽1.7cm，胎心（+），孕8周+1天。患者全家非常高兴，嘱其畅情志，注意孕期卫生，合理饮食，劳逸结合。

2014年8月5日电话随访，已经孕28$^{(-3)}$周，孕妇胎儿一切正常。2014年11月4日电话随访，于2014年10月30日22时剖宫产，女婴，6.9斤，产后乳汁充。

【按】该患者有胎停育清宫史，因此再次备孕时进行染色体、性激素、TORCH及甲状腺功能等检查。检查结果：染色体检查正常，性激素检查提示卵巢功能减退，TORCH检查正常，甲状腺功能抗体异常。中医辨证为肾虚血瘀，兼肝郁证。因此采用补肾疏肝，化瘀止血，宁心安神之法。同时监测基础体温（BBT）观察排卵情况。在妊娠成功后，根据胚胎停育病史，需用保胎超过原流产时间的两周以上的原则，采用补肾安胎之法。

第四部分 学科研

一、中医妇科疾病诊疗指南研究设计及案例

在研究"中医妇科疾病诊疗指南"时,要明确"研究目的与意义""研究范围和主要技术内容""指南编写负责人在相关领域行业团体、标准化专业技术组织任职情况""参加研究的团队在项目所属专业领域工作基础与具体条件情况"等内容。下面以"经行乳房胀痛中医诊疗指南"进行举例说明。

(一) 经行乳房胀痛中医诊疗指南

1. 研究目的与意义

经行乳房胀痛是以经期或行经前后,周期性出现乳房胀痛,或乳头胀痒作痛,甚至痛不可触碰为主要表现的月经类疾病,多因肝郁气滞,痰湿阻滞所致。临床特点为:多见于育龄妇女;经期或行经前后,乳房或乳头胀痛;多于经前1周左右或行经时出现,一般在经后消失,可伴情绪紧张,烦躁,头痛等症;伴随月经周期呈规律性发作;乳房内未触及肿块,个别可有界限不甚清楚的结块但于经后消失。本病属西医经前期综合征(Permenstrual Syndrome,PMS)。其发生率据报道其中30%~90%有轻度症状,20%~30%有中至重度症状,2%~10%症状严重影响日常生活。目前,PMS的病因、发病机制、病理变化,以及诊断标准尚不明确。治疗药物多以性激素、达那唑、促性腺激素释放激素增效剂、抗抑郁剂、抗焦虑剂、前列腺素抑制剂、溴隐亭、醛固酮受体拮抗剂-安体舒通等,严重者采用手术或放射措施。经行乳房胀痛在治疗上中医有明显的疗效,但尚未建立规范的中医诊疗指南。

中医以辨证论治为主,中医治疗经行乳房胀痛的方法和疗效已经得到医学界的广泛认同,有助于改善患者的症状,中医药因其确切的疗效、合理的价格、方便的操作方法、无不良反应等优势,也受到广大患者的欢迎。但对疗效的评价尚有不同的反应,研究证实科学合理的中医诊疗指南或规范是非常必要的。

随着社会的进步,医学模式的转变和疾病谱的改变,出现了不同医学和文化的相互渗透,加速了医学全球化的进程。中医学要适应这一发展趋势,必须加强系统的评价标准研究。本项目的研究,旨在修订经行乳房胀痛的中医诊疗指南,继续探索符合现代医学的评价标准,及体现出中医药学辨证论治和整体调节的特色和优势的科学体

系。这是中医治疗学标准化研究的探索性工作，对于传承中医、发扬中医、促进中医学走向世界，都具有积极的现实意义和深远的历史意义。

2. 研究范围和主要技术内容

在学习"经行乳房胀痛中医诊疗指南"相关资料的基础上，进一步进行文献研究，分析最新相关文献资料，组织专家调查，收集专家的修改意见，进行分析处理，对诊疗指南进行修改。召开专家会议，对修改稿进行讨论，征求专家意见，讨论审定"经行乳房胀痛中医诊疗指南"。

2.1 文献研究

努力遵循循证医学原则，查找可靠的已发表的医学文献，按证据强度标准对已有研究进行分类，做出系统评价或荟萃分析。总结古代及现代经行乳房胀痛有关治疗的论述，以及中医治疗经行乳房胀痛的论述、病案、方剂等。希望通过文献研究，更新从古到今有关经行乳房胀痛的中医中药、其他疗法等。

文献查找：利用检索工具，采取人工检索和计算机检索、网络检索相结合的方法查询相关文献。选出经行乳房胀痛的中医治疗方法、治疗药物、治疗标准的资料，以及有关治疗经行乳房胀痛的科研课题总结报告。系统搜集经行乳房胀痛中医采用严格的随机对照临床试验（RCT）方法进行的临床试验报告、半随机对照临床试验（CCT）方法进行的临床试验报告：①1950—1979年的文献利用《中文科技资料目录》为主要参照进行手检；②1979年至今的中文文献利用CBMdisc光盘、中国期刊网检索；③查询检索《中国科学技术成果数据》以及《中国专利》；④请国际国内的临床试验资料库提供资料。

文献筛选：根据研究目的确定纳入标准和排除标准，选择合格的文献，并以此为依据对收集的临床试验进行筛选。详细阅读全文，对可能合格的文献资料，逐一阅读和分析。对有疑问和有分歧的文献数据必须与作者联系，获得有关信息后再决定取舍或在以后的选择过程中说明分析。

纳入标准：①每型病例在36例以上；②同期比较的两种或多种措施；③采取了随机（即依据随机数字表、计算机随机排序、抛硬币法等分组）或半随机（即依据入院顺序、住院号等交替分配到试验组或对照组）方法。

排除标准：①一切无对照的试验；②非随机临床对照试验；③历史性对照（两个不同时期进行的研究结果相比较）；④疾病组与非疾病组的对照；⑤病例复习和回顾性研究。

此外，依据循证医学要求，"按病人特点（性别、年龄、疾病严重程度、不同病因、地区分布情况等）进行分配的临床试验"应排除在外，但中医学的特点恰在"辨证论治""因时制宜、因地制宜、因人制宜"，因此，凡依据随机或半随机方法的按病人特点进行分配的临床试验仍作为纳入研究的对象，拟对此类文献进行专门研究，分析其临床价值。

评估文献质量：拟采用临床流行病学评价文献质量的原则和方法，对文献质量进行评估。主要包括偏倚的预防，如选择性偏倚（Selection Bias/Allocation Bias）、实施偏倚（Performance Bias）、失访偏倚（Attrition Bias）和测量偏倚（Measurement Bias/Detection Bias/Ascertainment Bias）。即对文献要考虑入选的患者是否真正随机地分配到了治疗组或对照组，观察者和患者在分配前都不知道患者将分在哪一组；是否除所要研究的干预措施以外，无其他混杂因素；是否有过多的失访病例；是否采用了盲法判断疗效；是否由两名以上研究者独立进行盲法评估疗效等。评估内容必须包括是否为真正随机；其随机分配方案完善与否；影响研究结果的重要因素组间是否可比；是否对研究对象、治疗方案实施者、研究结果测评者采用盲法；是否对研究对象的失访、退出做恰当处理。

收集并提取数据：由于工作量大，提取资料的过程很容易发生错误，为保证质量，由两人一组单独进行资料提取，然后进行交叉核对，如有错误立即更正。文献中需要提取的数据可以分为：①一般资料，如研究题目、作者姓名、原始文献来源、研究或试验日期等；②研究内容，如治疗疾病名称、干预手段的名称、剂量、疗程，处理组和对照组的患者人数、年龄、性别、治愈人数、好转人数、无效人数、死亡人数、失访人数等，必须记录具体的人数以便今后分析；③研究特征，如研究的设计方案和质量、纳入和排除指标、偏倚的防止措施等。如果在发表的文章中，缺乏所需要的数据，应与作者联系以补充完善。

2.2 统计学处理

对中医的治法、治疗原则、中药、方剂、其他疗法、治疗方案进行重点分析，分类进行统计学处理。按照统计学原理，对于提取的数据可采用定性或定量的方法进行分析处理。定性分析主要是采用描述的方法，将每个临床研究的特征按对象、干预措施、结果等进行总结合成并且解释结果，主要包括Meta-分析、敏感性分析等。

2.3 专家调查

参照德尔菲法（Delphi）进行专家调查。

①第一轮调查表发给国内30名专家。按正高级职称、从事妇科临床工作20年以上、对本病有一定研究的要求遴选调查专家。邀请他们根据自己的经验，提出经行乳房胀痛的治疗方案。对专家反馈的调查表汇总整理，形成初步草案；与课题组通过文献研究获得的有关经行乳房胀痛治疗的信息资料相结合，将这两者进行分析处理，提出中医治疗经行乳房胀痛可供选择的各种疗法，作为第二轮调查表的基础。

②第二轮调查表发给专家，由专家对第二轮调查表做出分析评价，提出意见。收集专家填好的调查表进行汇总整理，对专家意见作统计处理，形成中医经行乳房胀痛的修订初稿，作为第三轮调查表的基础。

③将第三轮调查表发给专家，让专家对其进行分析评价，提出意见。收集专家填

好的调查表进行汇总整理，对专家意见做统计处理，形成修订"经行乳房胀痛中医诊疗指南"初稿。

④将第四轮调查表发给专家，收集他们的修改意见，进行分析处理，形成"经行乳房胀痛中医诊疗指南"的初定稿。

2.4 专家会议

①第一次会议。本课题中标后，召开第一次专家会议，学习、培训研究方法，制定研究方案，明确分工，讨论制定第一轮问卷调查表。

②第二次会议。在形成"经行乳房胀痛中医诊疗指南"初稿后，组织一批国内著名中医妇科专家，召开专家论证会。收集整理专家对初稿的意见，由课题负责人修改初稿。

③第三次会议。邀请10名左右国内著名的中医妇科专家，召开专家论证会，就"经行乳房胀痛中医诊疗指南"修改稿征求专家意见，讨论审定"经行乳房胀痛中医诊疗指南"。

3. 指南编写负责人在相关领域行业团体、标准化专业技术组织任职情况

马堃，主任医师，中医妇科学博士，中药学博士后。博士生导师，博士后合作导师，二级研究员，享受政府特殊津贴，全国优秀中医临床人才。

任职：中国中医药信息学会妇科分会会长；中国民族医药学会妇科专业委员会副主任委员；中国中西医结合学会生殖医学专业委员会副主委；中国中医药研究促进会妇产科与辅助生殖专业委员会副主任委员；中国中医药研究促进会妇科流派分会副会长；北京中西医结合妇产科委员会副主委。中国中西医结合学会妇产科委员会常务委员（第九届）；中华中医学会妇科委员会常委委员；世界中医药学会联合会中医药临床研究数据监查工作委员会常务理事；世界中联专业委员会生殖医学专业委员会理事；《中国中药杂志》编委；《中国针灸》杂志编委；《中华医学百科全书》中医妇科学卷编委；《中医杂志》审稿专家。中国妇女发展基金会——关爱中国女性健康专项基金专家委员会委员。2009年夏季达沃斯论坛（大连）、2010年夏季达沃斯论坛（天津）传统中医中药论坛的特约嘉宾；北京养生堂栏目、CCTV4中华医药专家。中医药标准化培训项目授课专家。国家中医药管理局中医药文化科普巡讲团巡讲专家。中国生殖健康产业协会理事会专家委员。中国中医药促进会妇科流派分会副会长，燕京地域妇科流派研究牵头人。在国内核心期刊发表90余篇（部），承担国家、省部科研课题24项；获中国中医科学院科学技术奖（中医药科技进步）三等奖4项；中华中医药学会一等奖1项；中国博士后科学基金1项；中国中西医结合学会科学技术三等奖1项；中国中西医结合学会第九届妇产科专业委员会学术大会一等奖1项。入选F5000论文2篇。国家自然基金项目和多省自然基金项目等评审专家。

主要研究方向：中医药在妇科生殖内分泌失调及其相关疾病方面的临床作用机理研究，包括功能失调性子宫出血、闭经、痛经、多囊卵巢综合征、高雄激素性血症、高泌乳素性血症、子宫内膜异位症、子宫肌瘤、排卵障碍、卵巢早衰（卵巢功能减退)、不孕不育(胚胎停育)、习惯性流产、围绝经期综合征等。中药材及中成药的安全性研究。中医药与针灸对照研究。曾主持多项中医、中西医诊疗指南的制定工作，对指南方案的起草制定工作、开展临床病例观察及指南编写的程序及方法有着扎实的标准化工作基础。在丰富的科研工作和标准化工作基础上，带领团队深入研究中医标准化问题，探索符合现代医学的评价标准，研究体现出中医药学辨证论治和整体调节的特色和优势的科学体系，对传承中医、发扬中医、促进中医学走向世界，都具有积极的现实意义和深远的历史意义。

4. 参加研究的团队在项目所属专业领域工作基础与条件具体情况说明（重点学科、重点专科专病、重点研究室、中医临床研究基地、中医药标准研究推广基地建设情况）

中国中医科学院是我国中医药科学研究中心及医疗、教学重要基地，下设13个研究所，6个附属临床医院，院士6名，博士导师186名。是国家新药（中药）临床试验研究中心、国家新药安全评价实验室（中药）筹建单位，已建成38个国家局级三级实验室及国家中医药信息检索中心。承担了国家重点课题和部级重点课题，截止2017年在研项目1267项，为本项目的研究奠定了重要基础。

（二）经行风疹块中医诊疗指南

1. 研究目的与意义

经行风疹，又称经行瘾疹，其特点是每月行经前或行经期间或月经将净时，症见皮肤瘙痒，搔之起疹如粟或起团起块，周身皮肤可出现红色或苍白色疹块、风团，发无定处，时隐时现，瘙痒异常，消退后不留痕迹，每月随月经周期反复发作，病情迁延数月以上，西医称为"月经疹"，严重影响患者日常生活工作，本病属西医经前期综合征。据报道其中30%~90%有轻度症状，20%~30%有中至重度症状，2%~10%症状严重影响日常生活。目前，PMS的病因、发病机制、病理变化以及诊断标准尚不明确。西医多采用抗组胺药、类固醇皮质激素等，但不良反应作用明显，且易复发、不易根治。

在经行风疹块治疗上中医有明显的疗效，但尚未建立规范的中医诊疗指南。中医治疗以辨证论治为主，中医治疗行风疹块的方法和疗效已经得到医学界的广泛认同，有助于改善患者的症状，中医药因其确切的疗效、合理的价格、方便的操作方法、无不良反应等优势，也受到广大患者的欢迎。但对疗效的评价尚有不同的反应，研究证实科学合理的中医诊疗指南或规范是非常必要的。

随着社会的进步，医学模式的转变和疾病谱的改变，出现了不同医学和文化的相互渗透，加速了医学全球化的进程。中医学要适应这一发展趋势，必须加强系统的评价标准研究。本项目的研究，旨在制定经行风疹块的中医诊疗指南，探索符合现代医学的评价标准，以及体现中医药学辨证论治和整体调节的特色和优势的科学体系。这是中医治疗学标准化研究的探索性工作，对于传承中医、发扬中医、促进中医学走向世界，都具有积极的现实意义和深远的历史意义。

2. 范围和主要技术内容

2.1 文献研究

努力遵循循证医学原则，查找可靠的已发表的医学文献，按证据强度标准对已有研究进行分类，做出系统评价或荟萃分析，总结古代及现代经行风疹块有关治疗的论述，以及中医治疗经行风疹块的论述、病案、方剂等。希望通过文献研究，初步收集从古到今有关经行风疹块的中医中药、其他疗法等。

文献查找：利用检索工具，采取人工检索和计算机检索、网络检索相结合的方法查询相关文献。选出经行风疹块的中医治疗方法、治疗药物、治疗标准的资料，以及选择有关治疗经行风疹块的科研课题总结报告。系统搜集经行风疹块中医采用严格的随机对照临床试验（RCT）方法进行的临床试验报告、半随机对照临床试验（CCT）方法进行的临床试验报告：①1950—1979年的文献利用《中文科技资料目录》为主要参照进行手检；②1979年至今的中文文献利用CBMdisc光盘、中国期刊网检索；③查询检索《中国科学技术成果数据》以及《中国专利》；④请国际国内的临床试验资料库提供资料。

文献筛选：根据研究目的确定纳入标准和排除标准，选择合格的文献，并以此为依据对收集的临床试验进行筛选。详细阅读全文，对可能合格的文献资料，逐一阅读和分析。对有疑问和有分歧的文献数据必须与作者联系，获得有关信息后再决定取舍或在以后的选择过程中说明分析。

纳入标准：①病例在36例以上；②同期比较的两种或多种措施；③采取了随机（即依据随机数字表、计算机随机排序、抛硬币法等分组）或半随机（即依据入院顺序、住院号等交替分配到试验组或对照组）方法。

排除标准：①一切无对照的试验；②非随机临床对照试验；③历史性对照（两个不同时期进行的研究结果相比较）；④疾病组与非疾病组的对照；⑤病例复习和回顾性研究。

此外，依据循证医学要求，"按病人特点（性别、年龄、疾病严重程度、不同病因、地区分布情况等）进行分配的临床试验"应排除在外，但中医学的特点恰在"辨证论治""因时制宜、因地制宜、因人制宜"，因此，凡依据随机或半随机方法的按病人特点进行分配的临床试验仍作为纳入研究的对象，拟对此类文献进行专门研究，分析其临床价值。

评估文献质量：拟采用临床流行病学评价文献质量的原则和方法，对文献质量进行评估。主要包括偏倚的预防，如选择性偏倚（Selection Bias/Allocation Bias）、实施偏倚（Performance Bias）、失访偏倚（Attrition Bias）和测量偏倚（Measurement Bias/Detection Bias/Ascertainment Bias）。对文献要考虑入选的患者是否真正随机地分配到了治疗组或对照组，观察者和患者在分配前都不知道患者将分在哪一组；是否除所要研究的干预措施以外，无其他混杂因素；是否有过多的失访病例；是否采用了盲法判断疗效；是否由两名以上研究者独立进行盲法评估疗效等。评估内容必须包括是否为真正随机；其随机分配方案完善与否；影响研究结果的重要因素组间是否可比；是否对研究对象、治疗方案实施者、研究结果测评者采用盲法；是否对研究对象的失访、退出做恰当处理。

收集并提取数据：由于工作量大，提取资料的过程很容易发生错误，为保证质量，由两人一组单独进行资料提取，然后进行交叉核对，如有错误立即更正。文献中需要提取的数据可以分为：①一般资料，如研究题目、作者姓名、原始文献来源、研究或试验日期等；②研究内容，如治疗疾病名称、干预手段的名称、剂量、疗程，处理组和对照组的患者人数、年龄、性别、治愈人数、好转人数、无效人数、死亡人数、失访人数等，必须记录具体的人数以便今后分析；③研究特征，如研究的设计方案和质量、纳入和排除指标、偏倚的防止措施等。如果在发表的文章中，缺乏所需要的数据，应与作者联系以补充完善。

2.2 统计学处理

对中医的治法、治疗原则、中药、方剂、其他疗法、治疗方案进行重点分析，分类进行统计学处理。按照统计学原理，对于提取的数据可采用定性或定量的方法进行分析处理。定性分析主要是采用描述的方法，将每个临床研究的特征按对象、干预措施、结果等进行总结合成并且解释结果，主要包括 Meta-分析、敏感性分析等。

2.3 专家调查

参照德尔菲法（Delphi）进行专家调查。

①第一轮调查表发给国内 30 名专家。按正高级职称、从事妇科临床工作 20 年以上、对本病有一定研究的要求遴选调查专家。邀请他们根据自己的经验，提出经行风疹块的治疗方案。对专家反馈的调查表汇总整理，形成初步草案；与课题组通过文献研究获得的有关经行风疹块治疗的信息资料相结合，将这两者进行分析处理，提出中医治疗经行风疹块可供选择的各种疗法，作为第二轮调查表的基础。

②第二轮调查表发给专家，由专家对第二轮调查表做出分析评价，提出意见。收集专家填好的调查表进行汇总整理，对专家意见做统计处理，形成"经行风疹块中医诊疗指南"的初稿，作为第三轮调查表的基础。

③将第三轮调查表发给专家，让专家对其进行分析评价，提出意见。收集专家填好的调查表进行汇总整理，对专家意见作统计处理，形成"经行风疹块中医诊疗指南"初稿。

④将第四轮调查表发给专家，收集他们的修改意见，进行分析处理，形成"经行风疹块中医诊疗指南"的初定稿。

2.4 专家会议

①第一次会议。本课题中标后,召开第一次专家会议,学习、培训研究方法,制定研究方案,明确分工,讨论制定第一轮问卷调查表。

②第二次会议。形成"经行风疹块中医诊疗指南"初稿后,组织一批国内著名中医妇科专家,召开专家论证会。收集整理专家对初稿的意见,由课题负责人修改初稿。

③第三次会议。邀请10名左右国内著名的中医妇科专家,召开专家论证会,"经行风疹块中医诊疗指南"修改稿征求专家意见,讨论审定"经行风疹块中医诊疗指南"。

3. 指南编写负责人在相关领域行业团体、标准化专业技术组织任职情况

同经行乳房胀痛中医诊疗指南。

4. 参加研究的团队在项目所属专业领域工作基础与条件具体情况说明(重点学科、重点专科专病、重点研究室、中医临床研究基地、中医药标准研究推广基地建设情况)

同经行乳房胀痛中医诊疗指南。

二、中医临床科研方案设计及案例

(一)益母草注射液在流产(药物、人工)中应用的多中心随机对照临床研究方案

1. 研究背景简介

早期人工流产包括手术流产和药物流产,人工流产和药物流产是避孕失败最常用的补救措施之一,是妇产科最常用的终止早期妊娠的常用方法。其中,药物流产方法简便、不需宫内操作、无创伤性,是一种妊娠49日内终止早孕的避孕失败的补救措施,其终止早孕完全流产率达90%以上。虽然操作简易,但由于妊娠子宫软而富血液,术后易发生并发症,阴道流血是最主要并发症之一。药物流产的不良作用除了服药过程中可能会出现的恶心、呕吐、腹痛、腹泻外,主要为流产后出血时间长和出血量多。少数妇女药物流产后甚至出现贫血、生殖道感染、月经紊乱、继发不孕等继发病症,给流产妇女带来严重的身心伤害。相对而言,人工流产后出血量较少,成功率高,但还是有早孕孕妇因为恐惧疼痛、恐惧手术而选择药物流产。近年来,将麻醉药镇痛用于人工流产起到了良好的效果,但是其对医疗条件要求高,手术费用相对也高。目前临床上各种方法在不同层次、级别的医院均有使用,各有优缺点。基层医院因条件限制采用无痛人流术较少一些。

2. 益母草注射液功效和作用

益母草是传统的缩宫调经药物,在《神农本草经》《本草纲目》中均有记载,从古到今在妇产科用药中都占有重要的位置。现代药理作用研究证明其具有调经止血的作用,此外还有保护心肌缺血再灌注损伤、抗血小板聚集、降低血液黏度等作用。在

临床上常用来治疗流产后出血、冠心病、心肌缺血、高黏血症、痛经等疾病。益母草活血调经、祛瘀生新的作用，有利于流产后子宫内膜创伤的恢复再生。益母草全草中含的生物碱类具有较强的子宫兴奋作用，能增加子宫收缩幅度、频率及张力，可以促进流产后子宫的复旧和减少流产后出血，同时无升压等不良反应。

益母草注射液为我国独有的中药益母草提取物制成的静脉注射液，是用于预防产后出血的药物。纯化后的益母草注射液，比口服效果更明显，效果维持时间长，注射后约2分钟左右起效，半衰期长达6小时，具有抗肾上腺素升压作用，可用于产科孕高症产妇。本品可防止LPO损伤血管，具有祛瘀生新的功效，利于人流、药流术后子宫复旧，减轻手术对内膜的损伤。2006年成果鉴定，益母草注射液指纹图谱省市科技进步奖，获得发明专利2项。

3. 临床研究

3.1 临床研究基础

2005—2008年成一药业完成临床3000例多中心再评价研究。全国15家以上医院进行多中心随机、盲法、阳性药物对照临床试验，入组共计1009例，试验显示益母草联合缩宫素治疗剖宫产后出血、各时段出血的出血率均低于单用缩宫素组。四川省9家医院参加的益母草注射液防治人工流产术中，术后出血的有效性及安全性研究统计结果无差异。

益母草注射液在减少麻醉人工流产术后出血中的应用显示，高剂量组（注射2mL）的阴道流血平均出血时间最短（3.72 ± 2.11）天，其次为低剂量（注射1mL）组（4.78 ± 2.65）天．最后为空白对照组（6.30 ± 3.14）天，在缩短出血时间和减少出血量方面均有效且存在量效关系。益母草注射液用于人工流产后出血患者，对照组为缩宫素组（10u，肌注3次），均采用臀部肌肉注射。结果显示益母草组（肌注1mL/12h，给药3次）子宫出血持续时间为（5.33 ± 0.91）天，缩宫素组为（8.92 ± 1.05）天，两组比较差异具有统计学意义（$P<0.05$），说明益母草注射液能显著降低人工流产术后的出血时间；出血量和平时月经量比较：多、中等和少在治疗组分别为11天（12.22%）、28天（31.11%）、51天（56.67%），对照组为26天（28.9%）、32天（35.55%）、32天（35.55%），治疗组少于平时月经量明显少于对照组（$P<0.05$），等于平时月经量例数两组无明显区别（$P>0.05$），而多于平时月经量对照组明显多于治疗组（$P<0.05$）。该结果显示益母草注射液能明显降低人工流产术后的子宫出血量。

益母草注射液用于人工流产术后减少术后阴道流血，采用益母草注射液（2mL）宫颈注射治疗122例，同期对照观察118例使用缩宫素（10u）宫颈注射，术后两组阴道流血持续时间：治疗组95.1%阴道流血在1周内干净，而对照组阴道流血在1周内干净仅61.9%，可见人工流产术后使用益母草宫颈注射术后阴道流血时间比使用缩宫素明显缩短，两者比较差异有统计学意义（$P<0.05$）。

3.2 试验研究目的

评价益母草注射液在流产中应用后出血情况的有效性和安全性,为益母草注射液的推广使用提供循证医学证据。

3.3 试验内容

3.3.1 研究设计

采用多中心、随机、对照试验方法。

3.3.2 研究对象

因非意愿妊娠要求进行流产终止妊娠的育龄妇女作为研究对象。按照意愿和入选排除标准,分别纳入队列1药物流产、队列2人工流产、队列3全麻无痛人流三个队列。在征得知情同意后,按研究方案筛选符合要求的受试者,入选者随机分入试验组或对照组,试验组和对照组比例为×××,共计划入组×××例,其中治疗组×××例,对照组×××例。先实施预试验,在预试验完成后由统计师按照队列分类分别计算样本量。

表1 预试验拟进行的观察样本量

试验组(例)					对照组(例)
队列1-药物流产		队列2-人工流产		队列3-无痛人流	36
试验A	试验B	试验A	试验B	试验组	
36	36	36	36	36	
180					36

3.3.3 研究分组

队列1、队列2的研究对象随机分为试验组A组、试验B组和对照组。队列1试验A组在孕囊排出后即时给予臀部肌注益母草注射液2mL。自第2天开始1mL/次,每天2次,连续3天。试验B组36例在孕囊排出后即时给予肌注益母草注射液2mL,即用药1次。对照组在孕囊排出或人流术后即时不给任何药物。队列2试验A组36例在人流术后即时给予子宫颈注射益母草注射液2mL。自第2天开始臀部肌肉注射1mL/次,每天2次,连续3天。试验B组36例在人流术后即时给予子宫颈肌注益母草注射液2mL,即用药1次。对照组在孕囊排出或人流术后即时不给任何药物。队列3分两个组,试验组在麻醉人流术后即时给予子宫颈肌注益母草注射液2mL。自第2天开始1mL/次,每天2次,连续3天。队列1、队列2、队列3的对照组在孕囊排出或人流术后即时不给任何药物,即空白对照,共36例。

3.3.4 药品名称和规格

(1)试验药:益母草注射液,规格20mg/mL/支,2支/盒,有效期2年。由申办者免费提供。

(2)对照药:注射用水或空白。

3.3.5 用药方法：

（1）药物流产队列采用臀部肌肉注射；人工流产和无痛人工流产术在手术完成后即刻采用益母草注射液宫颈注射治疗，第二天后均采用臀部肌肉注射方法。

（2）所有病例在试验期间不得合并使用会影响本病疗效的、影响出血功能的中西药物。观察期间必须加服其他内服药或进行其他治疗的，必须通过研究者同意后，并在观察表中做记录（包括药名、剂量、用法）。

（3）在给予药物后所有的观察对象于流产后14天、30天（或6周）时返院复诊，回收月经卡，了解药物流产后出血时间、出血量、计划外就诊、感染和流产后首次月经恢复情况。

3.3.6 病例选择与退出

3.3.6.1 药物流产

（1）纳入标准

1）孕周在49天内，确诊宫内妊娠，孕囊直径在18~20mm之间，自愿要求使用药物终止妊娠的初产妇和经产妇。

2）高危人流的对象，如生殖器官畸形（残角子宫除外）、严重骨盆畸形、子宫极度倾屈、宫颈发育不全或坚韧子宫、瘢痕子宫、多次人工流产等。

3）年龄为18~40岁的妇女，身体健康。

4）月经周期21~35天，周期规律（前后波动<7天），经期3~7天。

5）血红蛋白≥100 g/L。

6）同意签署知情同意书。

（2）排除标准

1）米非司酮禁忌证：肾上腺、糖尿病、甲状腺等内分泌疾患、肝肾功能异常、妊娠期皮肤瘙痒史、血液病和血管栓塞病史、与甾体激素有关的肿瘤。

2）前列腺素禁忌证：心血管系统疾病，如二尖瓣狭窄、高血压、低血压、青光眼、胃肠功能紊乱、哮喘、癫痫等，或对前列腺素过敏者。

3）过敏体质者，妊娠剧吐者。

4）带器妊娠者。

5）吸烟超过10支/天或酗酒者。

6）宫外孕或葡萄胎者。

7）生殖道炎症者。

8）不能及时就诊随访者。

3.3.6.2 人工流产

（1）纳入标准

1）妊娠在10周内，术前确诊妊娠（B超提示为宫内妊娠），要求进行人工流产的初产妇和经产妇。

2）18～40岁的妇女，身体健康。

3）月经周期21～35天，周期规律，经期3～7天。

4）血红蛋白≥80 g/L。

5）此次妊娠过程正常，无先兆流产或感染征象。

6）同意参加本试验，并签署知情同意书者。

（2）排除标准

1）各种疾病的急性阶段。

2）生殖器炎症，如阴道炎、急性或亚急性宫颈炎、急慢性盆腔炎、性传播疾病等，未经治疗者。

3）高血压患者，血压在20/13.3KPa，术前体温在37.5°以上者，医生认为有其他原因不能胜任手术者。

3.3.6.3 无痛人流（应用麻醉镇痛技术实施负压吸宫术）

（1）入选标准

1）妊娠在10周内自愿要求麻醉镇痛终止妊娠者。

2）因某种疾病（包括遗传疾病）不宜继续妊娠、自愿要求麻醉镇痛终止妊娠者。

3）无负压吸宫术、麻醉药及全身麻醉禁忌证者。

4）美国麻醉医师协会（ASA）术前情况评估标准Ⅰ-Ⅱ。

5）同意签署知情同意书。

（2）排除标准

1）各种疾病的急性阶段。

2）生殖器炎症，未经治疗者。

3）全身状况不良，不能耐受手术和麻醉者。

4）有麻醉禁忌证者（过敏体质、过敏性哮喘史、麻醉药及多种药物过敏使者）。

5）术前未禁食、禁饮者。

6）妊娠孕周大于10周或估计手术困难者。

3.3.7 试验过程与工作步骤

（1）筛选：（-2d～0d）研究对象接收：签署知情同意书、询问人口学资料、病史，进行体检和妇科检查，初步筛查；检查血常规（RBC、HGB、PLT、WBC）；尿常规（pH、GLU、PRO、BIL、RBC）；血生化（ALT、AST、BUN、CREA）；凝血四项（PT、APTT、TT、FIB）；白带常规；B超。

（2）入组：（0d）给药当日：对所有的入组研究对象按照国家常规实施药物流产和人工流产术（包括无痛及有痛人流术）。药流孕囊排出后或者人流术后，按照干预组别的要求给予相应剂量的试验用药，门诊观察时间为2小时以上。告知患者可能出现的各种术后情况、相关注意事项，以及出现发热、腹痛、多量出血时须及时返诊。发放月经保健卡并教会患者使用，包含登记流产后1个月内有无出血及出血量分值、观察其他体温变化及其他异常情况。不良事件及合并用药记录。

（3）随访：2 周~1 月或 6 周效果观察：进行体检和妇科检查，包括白带、血常规、B 超（必要时），期外就诊记录，回收月经卡，核实出血量，复经情况记录，其他处理办法记录、不良事件及合并用药记录。

1）队列 1：药物流产者用药 2 周后随访，观察出血量，出血月经量时应做 B 超等，诊断不全流产者行清宫处理。用药 6 周后复查，询问出血停止日期、复经、出血情况并转载于 CRF 上。

2）队列 2：术后 14 天仍有阴道出血应复诊、检查并治疗，1 个月随诊。

3）队列 3：术后 14 天仍有阴道出血应复诊、检查并治疗，1 个月随诊。

表 2 临床观察的内容

	访视 1 筛选-2~0 天 （接收时）	访视 2 入组 0 天 （流产当天）	访视 3 第 14 天	访视 4 1 个月 （队列 2、3）	6 周 （队列 1）
妇科检查	√	√	√	√	√
白带常规	√		√	√	√
血常规	√		√	√	√
尿常规	√				
尿 HCG	√				
生化（肝功、肾功）*	√				
凝血四项	√				
B 超	√		√	√	√
期外就诊情况			√		
发放及回收月经卡		√		√	√
给予试验用药		√			
不良事件		√	√	√	√
合并用药		√	√	√	√

3.3.7 临床观察指标

（1）观察指标

主要指标：阴道出血量。

次要指标：阴道出血时间、月经恢复时间。

（2）评价标准

1）阴道出血量

出血量的测量：采用月经失血图评分法。

月经失血图法：每一张卫生巾使用完毕后，由受试者自行放入塑料袋内存放，同时对月经血量按月经失血图法评分、填表。将存放在塑料袋中的卫生巾收集后由科研人员核实数量，重新分类、评分、填表。

表3 月经失血图法评分标准

失血	程度	详细内容	分值
卫生巾的血染程度	轻度	血染面积≤整个卫生巾面积的1/3；	1
	中度	血染面积占整个卫生巾面积的1/3~3/5；	5
	重度	血染面积基本为整个卫生巾	20
血块大小	小血块	<1元硬币为小血块	1
	大血块	≥1元硬币为大血块	5

注：遗失血量无法用血块表示，则估计其为记录量的几分之几进行记录

为保证准确性，嘱受试者尽量用成一药业统一提供的卫生巾收集出血量计分。

2）出血量的记录：要求研究对象使用月经卡记录表记录每天出血量（见附件）。

流产后阴道出血时间：自胚胎排出后到阴道流血完全停止所持续的天数，主要通过研究对象所记录的月经卡来计算出血时间。

3）流产后首次月经恢复时间：阴道出血完全停止后到下次月经来潮的时间（天数）。

4）流产率

完全流产：完全流产是指胚胎及附属物已经完全排出，经B超证实，子宫内膜壁光整，见正常线状宫腔波。

不完全流产：不完全流产是指胚胎及附属物部分排出，B超证实宫腔内有致密回声团块，清宫药物流产后经病检证实。

以总流产人数/参与研究人数计算。

5）期外就诊率：研究对象因为药物流产后相关的健康问题而在药物流产后随访日期之外就诊，以期外就诊人数/参与研究人数进行计算。

6）感染发生率：指研究对象在药物流产后1个月内生殖道或全身感染的发生率，通过血常规和白带常规（阴道清洁度）等发现是否有感染。

7）益母草注射液的不良反应发生率：包括腹痛、恶心、呕吐、过敏等的发生率。

3.4 有效性与安全性评价

3.4.1 有效性评价

（1）药物流产：异常出血率（月经失血图法评分大约等于100分为月经过多标准）；出血时间、复经、感染率、期外就诊率。

（2）人工流产：月经失血图法评分；出血时间、复经、感染率、期外就诊率。

（3）无痛人工流产：月经失血图法评分；出血时间、复经、感染率、期外就诊率。

3.4.2 安全性评价

不良反应发生率和实验室异常报告。

3.5 随机方法有效性评价

本研究按照区组化随机方法，按1∶1比例将患者随机分配到试验组和对照组。随机区段长度为2~6。采用分层随机，按中心和分娩史（初次、往次）分层（待预试验

完成后多中心临床试验时补充修改)。

3.6 试验数据的统计分析

3.6.1 样本量

(1) 队列1-药物流产:根据以往研究结果,设定治疗组的异常出血(出血量大于月经量)率为2.3%,对照组的主要疗效指标异常出血量的发生率为17.6%,相对危险度降低为20%,$\alpha=0.05$(双侧),$\beta=0.2$,允许失访率10%,估算样本量为60例。根据各试验点病人招募能力,略微扩大到150对,对照组和试验组分别为75例(预试验先做36例观察)。

(2) 队列2-人工流产:根据以往研究结果,设定治疗组的异常出血(出血量大于月经量)率为12.22%,对照组的主要疗效指标异常出血量的发生率为28.90%,$\alpha=0.05$(双侧),$\beta=0.2$,允许失访率20%,估算样本量为220例。根据各试验点病人招募能力,略微扩大到240例,对照组和试验组分别为120例(待确定文献的参考价值,队列1和队列2的异常出血率与临床报道的参考资料矛盾,人工流产的异常出血率大于药物流产的异常出血率? 因此考虑先做预试验,预试观察36例)。

(3) 队列3-麻醉人工流产:根据以往研究结果,设定治疗组的出血时间小于等于3天发生率为50.0%,对照组的主要疗效指标出血时间小于等于3天的发生率为28.0%,$\alpha=0.05$(双侧),$\beta=0.2$,允许失访率20%,估算样本量为186例,略微扩大到200例,对照组和试验组分别为100例。若设定治疗组的异常出血(出血量大于月经量)率为2.0%,对照组的主要疗效指标异常出血量的发生率为10.0%,$\alpha=0.05$(双侧),$\beta=0.2$,允许失访率20%,估算样本量为330例。对照组和试验组分别为165例(预试验先做36例观察)。

3.6.2 数据管理

本研究的数据管理和协调将由×××完成。预试验由试验单位完成,各试验点需要提供以下数据、材料和病例报告表(CRF)。

3.6.3 数据分析

所有计量资料的描述性分析采用均数、标准差、中位数、四分位数间距、最大值和最小值指标;所有计数资料的描述性分析用率、构成比或RR等指标。进行统计推断时,根据统计方法的适用条件选择正确的假设检验方法,必要时可使用可信区间;以$\alpha=0.05$(即$P\leq0.05$)为组间的差别有统计学意义。所有统计分析采用SAS软件进行分析。该研究的主要分析内容如下:基线情况分析,可比性分析,主要疗效指标分析,次要疗效指标分析,安全性分析,预试验由试验单位完成。

3.7 研究总结

由组长单位在课题结束,统计单位出具统计报告后撰写总结报告及发表文章。

3.8 质量管理

3.8.1 任务与分工:本课题由组长单位负责课题的设计、研究质量的监管,研究记录的整理分析并完成研究报告。由×××机构承担课题的临床观察协作中心。各协作中心拟承担任务见下表（略）。

3.8.2 质量控制

3.9 附件

（1）伦理学批件（病例报告表略）

（2）研究记录

（3）填表说明

（4）知情同意书

（5）月经记录卡

（二）功能失调性子宫出血中医证候量化诊断标准的研究

1. 研究背景

1.1 功能失调性子宫出血的中医药研究进展

1.1.1 功能失调性子宫出血的中医药基础研究

功能失调性子宫出血（简称功血）的病因病机研究：总结中医学古今文献，功血发生的病因病机复杂，涉及脏腑、气血阴阳、冲任、外感六淫、内伤七情等多环节失常，从而导致冲任损伤，冲任不固，胞宫蓄溢失常，不能制约经血，致使患者出现月经期、量、色、质的异常。

本病病因病机大致可归纳为虚、瘀（郁）、热、血寒和痰湿几方面，虚者包括肾虚、脾虚、气血虚（气阴虚），瘀（郁）者包括肝郁、血瘀，热者包括实热、虚热、肝郁化热，但目前医家各持己见。刘敏如对60例有排卵功血的黄体不健患者进行临床研究发现，辨证属肾阴虚43例（72%），认为中医病因病机为精虚血少。[1]李雯对临床65例功血进行辨证分型，均使用补肾化瘀方加减治疗，通过对患者疗效的分析，认为功血的主要病机是肾虚血瘀。[2]叶青等对112例15~49岁崩漏患者进行了血清纤维蛋白原降解产物（FDP）、血液流变学指标、动脉血流功能测定，85例患者治疗前FDP明显升高，与正常健康人组比较，有统计学意义（P<0.001），治疗后接近健康人值；112例患者全血比黏度、全血还原比黏度、血细胞比容等不同程度高于正常人，治疗后各组指标均有下降；65例手指末端动脉血流动态观察发现，患者脉动时间较健康人长，其流入时间和流出时间亦均较长，经治疗后病人的流入时间下降8%，流出时间下降2%。认为血瘀证在崩漏的发病中有一定的病理基础。[3]黎小斌认为崩漏的病因病机临床多见血热、肾虚、脾虚、血瘀、肝郁等。[4]郭兰春[5]认为崩漏病因病机较复杂，历代医家各执其理，如肾虚、肝郁、气虚、血热、血瘀等。而褚玉霞教授则认为"肾气受损，冲任不固"是崩漏发病关键，崩漏发病乃各种致病因素影响了肾气的充盛，致天癸泌之无律，冲任气血失固。周谦认为，崩漏的发病机理主要是冲任损伤，不能制约经血，故经血从胞宫非时妄行，常见病因有虚寒、虚热（虚证）；血热、气郁、血瘀

（实证）。[6]孙立华、马堃认为气阴两虚兼瘀型临床最常见。[15-17]

1.1.2 功血的证候研究进展

中医的"证"是机体在疾病发展过程中的某一阶段的病理概括，是对疾病本质做出的病理诊断。"证候"则是机体在疾病发展过程中的某一阶段出现的各种症状的概括，即证候是相互关联的症状的组合。也就是说，证反映的是疾病的本质，而证候是证借以抽象的外在表现（即临时症状），一个是本质，一个是现象，证候从属于证，两者表义完全不同。

中医证候实质是基于中医理论根据临床病例表现的特征进行的归类，并已历经数千年的不断发展和验证。证候是中医立法处方的依据，对证候进行客观化、标准化是辨证论治规范化的前提和基础。但证候是由许多不同要素组成的，即证候具有高维性。在这具有高维性的复杂系统中，想找出其内在规律，制定一个既涵盖证候实质，又具有简便、实用性的标准、规范，需要从不同角度、运用不同途径来进行探讨。

目前临床对于西医疾病的辨证，仍然依靠经验的决策，而非采用流行病学的方法。现在的一般做法是，把某病中西医相关症状、体征一并取来，按照证的属性分门别类组合，西医疾病辨证规范就完成了。这种做法导致了辨证规范赖以确立的症状、体征的来源并不可靠。[7]

目前有关功血的证候研究，因证型繁杂，系统性、规范性不够，证候实质不明确（如证型特征与内分泌、子宫内膜止血修复机制、卵泡发育及排卵机制、黄体功能的关系等）。此方面研究及报道虽多，但应该加强系统、标准化及规范化的研究。

刘士敬等对117例无排卵型功血患者按中医辨证分为脾气虚和非脾气虚两组，选择崩漏脾气虚诊断因素47个进行多元线性逐步回归，分析各因素对崩漏脾气虚证型的贡献度，建立逐步回归方程。经分析认为崩漏诊断标准应有以下三部分组成：特性诊断因素、共性诊断因素、客观指标的诊断因素，并提出中医妇科崩漏脾气虚证候量化诊断标准：①特性诊断因素，如月经周期紊乱、月经量多、月经来势、月经色泽、月经质地、白带异常、腹部异常；②共性诊断标准，如食欲不振、神疲懒言、心悸气短、肢体倦怠、消瘦、脉象虚类、舌象异常；③客观指标因素，如宫颈黏液、LH/FSH、E_2、阴道脱落细胞雌激素水平（角化细胞减少）。脾气虚型崩漏的诊断确立所需最低分值为特性因素16分+共性因素16分=32分。若两种因素各出现两项重度症状则为重度脾虚，实验室指标作为有一定价值的参考指标，可为诊断和疗效评定提供参考。[8]

李秀昌等对月经过多的12项指标进行指标聚类分析，结果认为12项指标聚为3大类较为合理，第一类为月经量、神疲乏力、病情，典型指标为病情和月经量；第二类为经血色质、小腹疼痛、腰骶酸痛、舌质、脉象、血色素，典型指标为脉象和血色素；第三类为年龄、病程、行经期，典型指标为年龄。[9]

金楠楠[10-11]等对1000例功血患者的四诊信息进行聚类及因子等统计分析，探讨功血患者中医证候特点及规律，调查结果显示功血病因病性证候要素可能主要有气虚、阴虚、血虚、血瘀、气滞、血热（实热、虚热）、湿、阳虚等，病位证候要素有肾、肝、脾、心、冲任等。

马惠荣[12]等为了解肾虚相关证型功血患者中医证型分布状况，采用临床流行病学横断面调查方法，对612例肾虚相关证型功血患者进行调查，结果可知，两种证型组合者最多见，构成比占总数的60.95%，其次是三种证型组合、单一证型，四种证型组合的情况最少见。肾虚相关功血中，肾阴虚和肾气虚多见，肾阳虚少见；且肾气虚证多兼肝郁（68例，11.09%）、血虚（57例，9.30%）、血瘀（57例，9.30%）；肾阴虚证多兼肝郁（113例，18.43%）、血瘀（99例，16.15%）和血虚证（49例，7.99%）；肾阳虚证多兼脾气虚证（75例，12.23%）。排卵型功血多见肾气虚（186例，57.23%），无排卵型功血多见肾气虚（146例，50.69%）、肾阴虚（111例，38.54%）。X^2检验结果显示，其相兼各证型分布的构成比在两型功血中分布并无统计学差异。临床肾虚功血多为复合证型，常易相兼的其他证型有肝郁、脾虚、血虚、血瘀。

马堃[81]等在《益气养阴法治疗无排卵型功血106例临床分析》中，观察了激素和益气养阴中药加减方治疗功血的临床疗效。结果经过3个月经周期治疗，中药治疗组痊愈率为43.42%，显效率为27.63%，有效率为18.42%，无效率为10.53%，总有效率89.47%。西药组痊愈率为23.00%，显效率为47.00%，有效率20.00%，无效率为10.00%，总有效率90%。在总有效率方面统计学比较无显著性差异（$P>0.05$）。中药治疗组在证候（症状体征）方面优于对照组，有显著性差异（$P<0.05$）。各理化检查指标改善方面均与对照组无显著性差异。中药治疗组症状改善明显，疗效巩固且无不良反应。

1.1.3 功血的实验研究

"肾者主蛰，封藏之本，精之处也"。现代医学研究多认为，肾-天癸-冲任-胞宫轴对现代医学的下丘脑-垂体-卵巢-子宫轴有多元性作用。补肾药能增加大鼠垂体、卵巢、子宫的重量，提高垂体对下丘脑促黄体生成素释放激素（LHRH）的反应性，分泌足够的黄体生成素（LH），从而改善神经-内分泌调节功能。[13]

中医药治疗无排卵性功血的作用机理尚不明确，可能是通过非甾体激素调节作用来抑制内膜ER、PR水平的。王慧颖等[14]用酶联免疫分析技术和免疫组化半定量检测技术，研究补肾活血中药对无排卵功血患者子宫内膜雌孕激素受体的影响。结果表明补肾活血中药可降低ER、PR水平，但对血清E_2影响不大。推测它可能是通过非甾体激素途径启动了各方面的因素，使其影响ER、PR的合成而发挥治疗作用。马堃等[15-18]通过临床研究发现，益气养阴、化瘀止血法组成的复方对下丘脑-垂体-卵巢性腺轴的性激素、促性腺激素水平有不同的作用，对E_2、P的影响尤为突出，对FSH、LH的影响次之，认为益气养阴、化瘀止血方可以调节下丘脑-卵巢性腺系统，通过子宫内膜中的雌激素受体（主要为ERα）和孕激素受体（PRA）发生直接作用。

赵莉[19]等研究发现清热止血宁低剂量组、高剂量组对子宫系数、卵巢系数均无明显影响，但低剂量组能明显提高成熟卵泡数，增加血清E_2、P水平；表明该药能加强对未成年大鼠性腺轴的调节功能，对卵巢可能有双向的调节作用。

中医药可改善调节凝血机制而使功血止血。任利等[20]对胶艾汤治疗崩漏下血的作用机制进行研究发现，胶艾汤可使模型动物血浆组织纤溶酶原激活剂（t-PA）含量降低而纤溶酶原激活剂抑制物（PAI）含量增加，从而抑制 t-PA 激活纤溶；并可使模型动物血浆血管性假血友病因子（vWF）含量下降，有保护血管内皮细胞的作用。李兴华[21]等以昆明小鼠和Wister大鼠为研究对象，探讨补肾健脾方对青春期功血止血的作用机理，研究发现补肾健脾方能明显缩短出、凝血时间，PT和APTT。其作用机理可能与激活内源性和外源性凝血系统凝血因子，促进凝血酶原和凝血活酶生成有关。

中药可对子宫内膜局部通过影响螺旋动脉血流淤滞和调节螺旋动脉有节段性的痉挛性收缩，达到止血、调整周期的目的；[15]另外还有前列腺素的作用等，都需作进一步探讨。益气养阴、化瘀止血方药，对免疫系统的影响也获得了支持，推测它可以通过细胞因子（如淋巴细胞）和化学因子，间接对下丘脑-卵巢-子宫内膜起调节作用，达到治疗无排卵型功血的目的。[15-18]

1.1.4 功血的中医药临床研究

根据发病缓急不同，出血新久各异，本着"急则治其标，缓则治其本"的治则，临床灵活运用塞流、澄源、复旧三法，结合患者不同年龄阶段的不同特点，主要以止血、调周等步骤治疗功血。

（1）根据年龄段特点辨证止血

蔡华普[22]等认为青春期功血多责之于肾阴不足，治以滋阴清热止血为主，育龄期功血多伴有气郁血阻，治疗不忘行气化瘀止血，更年期功血脾肾亏虚，血失固摄，以健脾补肾固冲为大法。治标之后，辨证求因，平时遵刘完素《素问病机气宜保命集·妇人胎产论》提出的"妇人童幼天癸未行之间，皆属少阴；天癸既行，皆从厥阴论之；天癸已绝，乃属太阴经也"。行少年补肾，中年调肝，老年健脾之法，使功血得到彻底治疗。毕华[23]等以补阴泻阳法，基本方：炙龟板10~24g，生地黄、地骨皮、制女贞子、墨旱莲、鹿衔草、山药各15g，山茱萸、炒黄芩、炒黄柏各10g。刘宪鸣[24]治疗以补脾益肾，固冲摄血为原则；出血期间方用举元煎加味：党参、黄芪、山茱萸各30g，白术、续断、海螵蛸、仙鹤草、荆芥炭各10g，补骨脂、芍药各15g，升麻、炙甘草各6g。出血控制后即给予补脾益肾，调固冲任，用《中医学新编》补肾固冲汤：党参、白术、砂仁、大枣、当归、熟地黄、枸杞子、阿胶、鹿角霜、杜仲、菟丝子、巴戟天、续断，以常规用量，并根据月经周期阴阳气血消长的特点进行加减。经后期重用党参、枸杞子，加山药、山茱萸，药服5~7天。经间期加肉苁蓉、川芎、五灵脂、香附，药服3~5天。经前期重用续断、菟丝子、巴戟天、鹿角霜，药服7~12天。孙丽群[25]以化瘀固经汤为主方，组成：益母草20g，当归10g，川芎10g，桃仁10g，三七末^(吞)3g，制香附10g，党参15g。张沈英等[26]以四物汤为基本方，桃红四物汤、血府逐瘀汤、少腹逐瘀汤等皆可选用，常用药为当归、川芎、赤芍、红花、牛膝、蒲黄等。后期调理以举元煎、当归补血汤、四君子汤为基础加减。活血化瘀方剂之中常伍藕节炭、血余炭、蒲黄炭、棕榈炭、大黄炭等，目的就是利用其既有活血作用，又有止血作用，其中大黄炭功效更佳。

赵莉[27]等治疗青春期功血，出血期以清功汤为基本方：黄芪20g，党参、茜草、当归、炒蒲黄、炒地榆、马齿苋、小蓟各15g，炮姜10g。服药后3天血止者24例，4~6天血止者34例，7天以上血止者8例。唐平[28]认为肾虚乃青春期功血的主因，故治以归肾丸加减治疗青春期功血32例：熟地黄15g，山药20g，山茱萸10g，当归10g，枸杞子10g，杜仲10g，菟丝子15g，阿胶10g，肉苁蓉10g，黄芪30g，党参30g。3~6天血止者18例，7~12天血止者10例，总有效率87.5%。陈淑健[29]以健脾补肾、止血固冲为原则治疗青春期功血87例，采用方剂安冲汤加减，药物组成：黄芪30g，白术10g，煅龙骨10g，煅牡蛎10g，生地黄炭15g，杭芍15g，海螵蛸30g，茜草10g，补骨脂10g，地锦草15g，黑芥穗10g。每日1剂，1剂煎2次，早晚服1次。3~5天血止者71例，6~9天血止者14例，大于10天血止者2例，总有效率97.7%。姚兰[30]认为青春期功血其病因病机责之于脾肾二脏，冲任二脉，而脾虚更是其发病的根本原因。以健脾益气，益肾助阳为主，自拟"二固"系列方进行辨证施治，脾肾阳虚型：自拟方固冲摄血汤，人参12g，黄芪20g，白术12g，茯苓12g，淫羊藿10g，巴戟天10天，仙茅草10g，女贞子12g，龙眼肉10g，仙鹤草30g，地榆炭15g，木香6g，炙甘草6g。水煎剂，每日1剂，共3~10剂。脾虚型：自拟方补中固经汤，人参12g，黄芪30g，白术12g，茯苓12g，陈皮6g，远志10g，酸枣仁10g，龙眼肉10g，仙鹤草30g，地榆炭15g，墨旱莲10g，蒲黄炭10g。水煎剂，每日1剂，共3~10剂。王翠玉、刘薇[31]治疗青春期功血重在补肾气，固冲任。用补肾方为基础方：熟地黄、山药、白芍、山茱萸、菟丝子、枸杞子、续断、杜仲炭、炒白术12g，阿胶15g，炙升麻10g。临床治疗35例，痊愈26例，好转7例，无效2例；总有效率94%。吴红艳[32]等采用调补天癸法治疗青春期功血54例，出血期用调补天癸止血汤，方药组成为太子参20g，炒山药20g，熟地黄20g，山茱萸12g，续断15g，海螵蛸20g，阿胶15g烊化，墨旱莲20g，棕榈炭12g。每日1剂，水煎分2次服。痊愈37例，显效12例，无效5例，总有效率90.7%。

郑晓静[33]以四生丸加减治疗脾肾阳虚，冲任不固的围绝经期功血，方中：生地黄、生白芍、生荷叶、生侧柏叶各12g，阿胶（另包烊化）、山茱萸、菟丝子各15g，生艾叶3g，水煎服，血止后减止血药。刘玉芝[34]等用固冲汤加减，益气健脾、固冲摄血，治疗围绝经期功血疗效显著。胡蔚洁[35]用益气祛瘀止血法治疗围绝经期功血。基本方：党参、黄芪各30g，白术12g，升麻6g，山茱萸9g，白芍12g，生蒲黄^(另包)15g，大黄炭9g，三七粉^(吞)3g，仙鹤草30g，煅牡蛎^(另包先煎)30g。显效28例，有效22例，无效3例，总有效率94.3%。李仲平[36]等根据出血期、止血后调理期采用分期治疗,用自拟止血方与调理方治疗围绝经期功血疗效可靠。止血方:生地黄炭、墨旱莲各20g,仙鹤草、阿胶(烊化)、太子参、白芍、白术各15g,续断10g,三七末(冲服)、甘草各6g。水煎服,至血止第2、3月经周期。如经期超过6天,服用止血方至血止。痊愈19例,好转20例,无效3例,总有效率92.86%。刘美珍[37]等认为更年期妇女脏腑之渐衰,尤以脾肾气虚突出。治以补气摄血法,以益气固冲止崩汤治疗。基本方:黄芪30~60g,太子参、生龙骨(先煎)各30g,白术、墨旱莲、续断、菟丝子、熟地黄、黄精各20g,鹿角霜(先煎)、麦冬各15g,升麻12g,蒲公英15~30g,益母草6~12g。63例中,54例以单纯用中医治疗,15例3天内止血,32例5天内止血,7例7天内止血。丁雅慧[38]等予固冲汤加减治疗围绝经期崩漏58例,治愈35例,好转19例,未愈4例,总有效率93%。基本方:炒白术30g,党参30g,白芍药12g,生黄芪18g,海螵蛸(捣碎)10g,煅龙骨24g,煅牡蛎24g,山茱萸24g,茜草10g,五倍子(冲服)2g。加减:血热者,去黄芪,加生地黄、黄芩炭;脾肾阳虚者,加巴戟天、淫羊藿、补骨脂、熟附子;肾阴亏虚者,加菟丝子、墨旱莲、女贞子、黄精;血瘀者,去五倍子,加益母草、三七、蒲黄。

(2)血止后调整周期治疗

目前对中药人工周期疗法的应用各有差异,但大都遵循"补肾-活血化瘀-补肾-活血调经"的立法原则,在不同阶段分别选方用药[39]。杨艺提出血止以后,按照妇女月经周期变化用药,继续调整月经周期。①增殖期:养阴调气血,促进子宫内膜正常生长。药用山药、菟丝子、当归、何首乌、熟地黄、肉苁蓉、鸡血藤、白芍、丹参、香附等。②排卵期:活血化瘀,促排卵。药用当归、熟地黄、枸杞子、丹参、红花、香附、泽兰。③分泌期:平补阴阳,气血双调,促进黄体功能的正常发挥。药用龟板、菟丝子、丹参、墨旱莲、枸杞子、肉苁蓉、续断、女贞子。④月经期:行气活血调经,促月经畅泄。药用益母草、茜草、丹参、茯苓、熟地黄、赤芍、泽兰、茺蔚子、当归、香附[40]。陆天明根据月经周期可分为月经期、补阴期、促排卵期、补肾阳期、月经期,不同时期用不同药物治疗[41]。李仲平[36]等根据出血期、止血后调理期采用分期治疗,调理方:药用熟地黄、枸杞子、白芍、白术、丹参各15g,续断、杜仲、茯苓、太子参各10g,甘草6g。血止后开始水煎服用,每个月经周期经血干净后连用7天,连用3个月经周期为1个疗程。赵莉[27]等认为青春期功血是由于肾精不足,封藏失职,冲任不固所致,因此不能见血止血,治标不及本,故治应重在少阴,调补肾元。调整月经周期则以补肾填精为主,血止后用加减固阴煎为主补肾调周,熟地黄20g,当归、香附、山药、菟丝子、巴戟天、续断、女贞子、甘草各15g。调周治疗3个月后,治愈40例,好转22例,未愈4例,总有效率93.94%。吴红艳[32]等采用调补天癸法治疗青春期功血54例,出血停止后,用调补天癸调经汤(方药组成:党参15g,炒山药20g,熟地黄30g,山茱萸12g,枸杞15g,菟丝子15g,肉苁蓉15g,仙茅12g,当归12g,木香6g,栀子3g,紫河车5g(冲服)),每日1剂,水煎分2次服,连服18d为1个疗程,于下次月经第7天开始下一个疗程治疗。连续治疗3个月经周期，然后停药观察，观察期为3个月。

1.1.5 中西医结合治疗

中西医结合治疗功血可取长补短，发挥中西医各自的优势，制定个体化治疗方案，提高疗效，缩短病程。

孙洪军[42]采用中西医结合方法进行治疗，西医止血、调整周期、促进卵巢排卵，配合中医审因辨证、分型论治，补肾气、益冲任，以固其本，取得良好的效果。李文玲[43]等以中西医结合方法治疗青春期功血56例，各取所长。西药安宫黄体酮主要用于出血时的治疗，血止后采用中药调整月经周期。结果治愈36例，有效率87.5%。黎秀琼[44]在性激素止血及撤药性出血后，根据西医的月经周期结合中医的辨证论治，按假设人工周期分别选用不同的方药，卵泡发育期服促卵泡汤（仙茅、淫羊藿、菟丝子、肉苁蓉、巴戟天、当归、熟地黄、山药）5~8剂，1剂/天；排卵前或排卵期服促排卵汤（续断、当归、丹参、桃仁、红花、鸡血藤、茺蔚子、香附、桂枝）4~6剂，1剂/天；黄体形成期服促黄体汤（菟丝子、续断、当归、熟地黄、龟胶、阿胶、制何首乌、山药）6~8剂，1剂/天；黄体萎缩期服用活血调经汤（当归、熟地黄、丹参、赤芍、泽兰、川芎、香附、茺蔚子）4~6剂，1剂/天。治疗青春期功血30例，治愈15例，显效12例，有效2例，无效1例。杨子琦[45]运用中西医结合治疗围绝经期功血126例，中药固冲汤处方：黄芪50g，焦白术30g，煅龙骨30g，煅牡蛎30g，海螵蛸30g，五味子15g，棕榈炭30g，黑地榆30g，茜草10g，白芍18g，生地黄炭20g。用法：先将上药用冷水100mL浸泡半小时，再用武火煎煮，待沸后以文火煎30分钟，早晚分服，每日1剂，连服6~10剂，出血即止。在下次出血的第3天开始服，连服3~10剂，为一个疗程，一般3~6个疗程，形成月经周期。注意经期忌冷饮、辛燥及寒凉之品，保暖及稳定情绪，增加营养。西药妇康片（炔诺酮片）5~7.5mg口服，每6小时一次，一般用药4次后出血量明显减少或停止，改为8小时一次，2~3日止血后隔3日递减1/3量，直至维持量每日2.5~5.0mg，持续用至血止后20日停药，停药后3~7日发生撤药性出血，于撤药性出血的第5日，口服妇康片5mg，每日1次连用20日，如此连用3个周期。痊愈104例，有效18例，无效4例，治愈率82.53%，总有效率96.82%。钱虹[46]运用孕激素配合补益脾肾、止血调经中药治疗围绝经期功血60例，治愈36，有效20例，无效4例，总有效率93.3%。

研究资料表明，补肾方药与雌激素具有促卵泡发育及促进子宫内膜增生止血的协同治疗作用，二者联合应用，一方面可降低雌激素的用量，减轻雌激素的不良反应，必要时临床可以补肾方药替代雌激素。在卵泡晚期补肾的基础上应用疏肝行气活血方药，具有促进排卵的作用。补肾温阳的方药具有提高机体黄体功能，有助于BBT上升的效应。在一定雌激素水平基础上使用孕激素撤药前及撤药时，应用活血行气，化瘀通经方药，具有帮助或加速分泌期内膜剥脱的协同作用。[47]

1.1.6 针灸治疗

针灸治疗功血有效。据文献资料,[48]临床选穴以任脉及肝、脾、肾经相关穴位为主。任脉多取关元、气海、中极,肝、脾、肾经多取三阴交、隐白、血海、太冲。古代文献多取阴谷,而现代文献则多取足三里。治疗方法都以针刺、灸法为主,古代文献更强调灸法,现代临床发展用耳穴贴压等简便的方法,以提高疗效。针灸止血[49]即针刺疗法,取断红穴,位于第2与第3掌骨之间,指端下1寸,先针后灸,留针20分钟。有明显减少血量的作用。其次也可采用耳穴疗法,取子宫穴、内分泌穴、皮质下穴,埋王不留行药籽,可减少血量。有报道激光经络穴位疗法[50]治疗功血近期疗效良好,远期效果稳定。

1.2 功血的西医研究进展

1.2.1 功血的基础研究

无排卵性功血出血机制尚不清楚,经典的内分泌学说已得到公认,而子宫内膜局部微环境的变化学说正引起学者们进一步的关注。现代研究表明功血是在激素的调节下,生长因子、血管活性物质、细胞外基质和性激素受体、子宫内膜腺上皮细胞凋亡等子宫局部微环境发生改变的结果。罗璐等[51]采用免疫组化方法研究无排卵性功血患者子宫内膜血管内皮生长因子(Vascular Endothelial Growth Factor,VEGF)、雌激素受体(ER)和孕激素受体(PR)的表达。结果表明,单纯性增生和复合性增生子宫内膜腺上皮 VEGF 蛋白和子宫内膜微血管密度明显低于正常增殖期,而其子宫内膜腺上皮 PR 显著高于正常增殖期内膜。原因可能是无排卵性功血孕激素水平极低,使 PR 无法与孕激素结合,导致患者子宫内膜 PR 表达增高,PR 间接作用于子宫内膜腺上皮 VEGF,使后者分泌减少,微血管形成障碍,临床表现为子宫不规则出血。Samhita Chakraborty[52]等采用经阴道超声检查与子宫内膜组织活检,以免疫组化法评价 ER、PR,研究功血患者的 ER、PR 在子宫内膜中的表达,结果子宫内膜的厚度及 ER、PR 水平显著增高。功血患者子宫内膜形态的改变和受体水平的增高,说明无对抗的雌激素在功血的发病机制中起重要作用。周小飞等[53]分别采用硝酸盐还原酶法和放射免疫法对 34 例功血患者和 20 例月经正常妇女的子宫内膜组织 NO、ET 含量进行检测,结果功血组子宫内膜螺旋小动脉的截面积、最大直径和最小直径大于正常月经组($P < 0.05$),功血组螺旋小动脉管径增大,管腔扩张明显。内分泌失调、性激素作用紊乱,使子宫内膜 NO 过度表达,ET 分泌相对或绝对不足,导致出血时螺旋小动脉处于一种松弛状态,收缩能力差,断裂的毛细血管不易关闭,血栓不易形成,出血量多。ET 分泌不足致内膜修复、血管再生功能延缓,也可能导致出血时间延长。内皮源性血管舒缩因子 NO、ET 相互作用,对维持血管基础张力具有重要意义,故推测功血的发生可能与 NO、ET 表达失衡有密切关系。

排卵型功血孕激素有突破性出血,即黄体发育差,孕激素与雌激素比值偏低,引起出血,或黄体萎缩不全,内膜剥脱不全引起出血时间延长。局部因素的改变对子宫出血有一定的影响。如子宫内膜血流的改变，纤溶活性增高，局部前列腺素 F2α 生成减少或前列腺素 E_2 增多及其他细胞因子变化等。[54]有些因子的功能和作用机制尚在探索中。最近有报道活性氧对黄体分泌孕酮有抑制作用，且黄体萎缩与体内活性氧增加有关。活性氧可抑制黄体细胞的孕酮合成路径中 StAR 蛋白将胆固醇从线粒体外膜转运到内膜所需蛋白 StAR（steroidogenic acute regulatory protein），及将胆固醇转化为孕酮所需的 P450scc（P450 side chain cleavage）酶，及将胆固醇转化为孕烯醇酮的 3β-HSD（3β-hydroxysteroid dehydrogenase）酶等。因此氧化紧张状态可能是黄体功能不全的原因之一。[55-56]且研究表明，对黄体功能不全的患者给予抗氧化药物（维生素 C）治疗有效。[57]环境因素也是不可忽视的发病诱因。大气污染物 3-甲基-4-硝基酚（PNMC）化合物对生殖内分泌有扰乱作用。李春梅[58]等对小鼠进行 PNMC 影响的实验观察发现，PNMC 有雌激素作用及抗催产素作用，小鼠血中 FSH、LH 浓度上升，证明环境污染对生殖内分泌有影响。

程湘[59]等采用体外培养无排卵型功血子宫内膜上皮细胞，加入不同浓度的角质细胞生长因子（KGF）作用后，微量噻唑蓝分析法检测细胞量，磁酶免法测定 CA125 分泌。结果：不同浓度的 KGF 作用于体外培养的无排卵型功血子宫内膜上皮细胞后，细胞增生明显，但增生程度不如正常子宫内膜上皮细胞（$P<0.05$）；不同浓度 KGF 作用后两组子宫内膜上皮细胞的 CA125 浓度均升高，无排卵型功血子宫内膜上皮细胞的增高程度明显低于正常子宫内膜上皮细胞（$P<0.05$）。结论：KGF 对体外培养的无排卵型功血子宫内膜上皮细胞有促进生长和分泌 CA125 的作用，但促进作用的程度不如正常子宫内膜上皮细胞，提示无排卵型功血子宫内膜上皮细胞存在与正常子宫内膜上皮细胞不同的生长机制和功能，可能参与无排卵型功血的发病。

唐果渝、蔡雅琴[60]研究角质细胞生长因子（KGF）对离体培养的无排卵型功血子宫内膜上皮细胞（EEC）中雌激素受体（ER）和孕激素受体（PR）表达的影响，采用 RT-PCR 检测 ER 和 PR 的 mRNA 表达改变，并与在体无排卵型功血子宫内膜组织及培养的正常子宫内膜上皮细胞进行比较。结果显示，功血组较对照组均显著增高（$P<0.05$）。结论：KGF 对体外培养的 EEC 有增加 ER 和 PR 的作用，但程度不如正常的子宫内膜上皮细胞，提示无排卵功血可能存在与正常的子宫内膜上皮细胞不同的生长机制，但二者的作用均受 KGF 的影响。

孙婕[61]等通过查阅国内外有关功血与基质金属蛋白 1（MMP-1）及其抑制因子 1（TIMP-1）的相关文献，发现子宫内膜中 MMP-1、TIMP-1 的平衡对组织结构的完整至关重要，过度表达的 MMP-1 一方面促进血管基膜的降解，导致血管通透性增加和血管完整性丧失，另一方面促进炎性细胞的浸润、子宫内膜表面溃疡、出血等炎性反应，最终导致功能失调性子宫出血。MMP-1 异常升高，或 TIMP-1 下降，都可使 MMP-1/TIMP-1 比例升高，使雌激素/孕酮比例失调，破坏溶酶体膜的稳定性，致使磷脂酶 A2 从溶酶体析出进入胞质体细胞，引起花生四烯酸活化和 PGs 瀑布性形成，从而影响内膜结构和功能，引发多囊卵巢综合征，最终导致功能失调性子宫出血。综上所述，MMP-1/TIMP-1 比例失调，是功能失调性子宫出血产生的重要原因。

1.2.2 功血的临床研究

治疗功血的方法有药物和手术等疗法。药物治疗包括抗纤维蛋白溶解药、非类固醇抗炎药、联合避孕药、孕激素、达那唑、或拟促性腺激素释放激素。宫内孕激素释放系统虽被应用于避孕，但仍是治疗功血的有效方法。非类固醇抗炎药及第二线药物达那唑、GnRH 类似物由于不良反应大，不宜长期应用。[62]手术治疗包括第一、第二代子宫内膜消融术和子宫切除术等。

1.2.2.1 药物治疗功血的临床研究

（1）止血

以性激素为主的药物治疗青春期功血安全、有效、快速、简便。青春期功血主要是无排卵所致的孕激素缺乏，雌激素相对足够。补充雌激素采用苯甲酸雌二醇；孕激素为 19-去甲基睾丸酮衍生物-炔诺酮，具有高孕激素作用；兼有雌、孕激素用避孕药 I 号。[63]以上三种药对青春期功血急性出血均能很好地止血，但各有不同的不良反应。苯甲酸雌二醇用药不方便，改口服后胃肠道不良反应大；妇康片（炔诺酮）对肝功能影响大，对脂蛋白系统有害，可增加心血管病的发生率；而避孕药 I 号能抑制排卵，影响"下丘脑-垂体-卵巢-子宫轴"的成熟。所以均不能长期使用。

刘晓静[64]认为单一应用雌激素治疗效果不理想，且不良反应大，妈富隆每片含地索高孕酮 0.15mg 和炔雌醇 0.03mg，地索高孕酮是一种高度选择性孕激素，且没有使子宫内膜由增殖期转变为分泌期的作用。为探讨青春期功血的有效、便捷的止血方法，刘氏将 88 例青春期功血随即分为两组，其中妈富隆组 48 例，倍美力组 40 例，结果显示妈富隆组控制出血时间及完全止血时间明显短于倍美力组，妈富隆治疗青春期功血疗效明显优于子宫内膜增长法，而且用药方法简单，值得临床推广。

治疗围绝经期功血以孕酮类为主，小剂量米非司酮效果也很显著。

孕激素应用方面，徐晓冉[65]将孕激素不同用法治疗围绝经期功血进行了比较：①黄体酮定期撤退法用药时间短，控制周期好，但出血量较多，容易导致贫血，不适合体质差或贫血的患者；②后半周期疗法同样是一种定期撤退子宫内膜法，只是更早地将子宫内膜从膜增殖期转为分泌期，避免了子宫内膜过度增生，从而撤退出血量明显减少，同样也能更好得控制周期，但这种模仿正常月经周期的治疗打乱了其自然衰退的规律；③连续孕激素应用会反复出血，难于控制，因为一般在初次出血时卵泡仍发育，雌激素水平不低，用孕激素使内膜萎缩止血需要一定时间，而在这一段服药期间常会出现出血。究竟怎样应用孕激素最合理，还有待于进一步观察及探索。

米非司酮治疗围绝经期无排卵性功血疗效显著。其理论基础是米非司酮是一种抗孕酮的甾体类药物，与孕酮受体有亲和力，但本身无孕酮活性，在受体水平拮抗孕酮作用。可直接/间接作用于"下丘脑-垂体-卵巢-子宫轴"，导致促性腺激素（卵泡刺激素及黄体生成素）分泌减少；直接/间接作用于卵巢，最终抑制卵泡发育及排卵延迟，还可诱导黄体溶解。对"下丘脑-垂体-卵巢轴"的影响，可导致子宫内膜受异常性激素水平作用[66]，抑制内膜生长，使之萎缩，导致闭经，从而达到控制出血，纠正贫血，改善全身状况的目的。段晓兰[67]用小剂量米非司酮治疗顽固性围绝经期功血，1个疗程治愈率高达93.75%，2个疗程治愈率100%。由此可见，口服小剂量米非司酮治疗围绝经期功血疗效明显，成功率高，复发率低，是一种安全有效的治疗方法。郑佩芹等[68]用小剂量米非司酮配伍甲基睾丸素治疗围绝经期功血取得满意疗效，107例围绝经期功血患者治疗期间均有效止血，并出现药物性闭经。提示米非司酮可促使卵巢内残余卵泡闭锁，使子宫内膜组织凋亡，明显减少子宫动脉血流，诱发围绝经期闭经。董振环[69]等运用小剂量米非司酮治疗围绝经期功血24例，B超监测24例患者服药前子宫内膜，服药1个月、2个月及3个月子宫内膜情况，结果显示24例围绝经期功血患者服药前后子宫内膜厚度比较有明显差异。

王虹、潘秀杰[70]研究米非司酮个体化剂量合用更年康诱导更年期功血闭经，其研究观察三种不同剂量的米非司酮，根据孕激素水平分为3组：A组孕激素>5 nmol/L，口服米非司酮25mg，1次/天，B组3 nmol/L<孕激素<5 nmol/L，口服米非司酮12.5mg，1次/天；C组孕激素<3 nmol/L，口服米非司酮5mg，1次/天。各组均连续服6个月。每位患者服用更年康每次2片，2次/天，连续服6个月。每位患者在服药前、服药后3个月、6个月测内分泌。服药6个月取内膜送病理，并采用酶联组化测定子宫内膜雌激素受体（ER）、孕激素受体（PR）。

结果表明米非司酮治疗更年期功血血清性激素情况：服药前后血FSH、LH、P的平均浓度均较用药前下降，经统计学处理有显著性差异。

功血与子宫内膜的情况密切相关，激素的变化集中表现在子宫内膜的情况。谷春霖[71]等用阴式超声测量月经周期各阶段的平均子宫内膜厚度，结果是卵泡期（7.8±2.1）mm，排卵期（10.4±1.9）mm，黄体期（10.4±2.3）mm。故对子宫内膜较厚者（EM>1.0cm）则证明有雌激素作用，相当于月经中后期，利用撤药性出血使子宫内膜彻底脱落达到治疗效果。对于子宫内膜较薄者（EM<1.0 cm），则采用子宫内膜增殖法，使体内有一定雌激素作用，再采用孕激素治疗，能达到较好的止血疗效。B超测量子宫内膜的厚度在激素治疗围绝经期功血上有重要的指导作用。李秀琴等[72]按子宫内膜厚度和出血量的不同间接判断体内激素水平，分组制定激素止血和调经方案，探讨在激素治疗围绝经期功血中子宫内膜厚度的临床应用价值。①子宫内膜修复法：子宫内膜<0.8cm，说明体内雌激素水平偏低，可能不足以使子宫基底细胞增生，修复子宫内膜而出血，所以给一定量的雌激素，迅速提高血中雌激素水平，使基底细胞增生达到止血目的；②药物性刮宫：围绝经期多数为无排卵雌激素突破性出血，对子宫内膜≥0.8cm，已达到内膜撤药出血阈值者，给予三合或二合激素的目的是提高血中雌激素的水平，促使子宫内膜生长，短期内修复创面；孕激素使处于增生过长的内膜转化

为分泌期内膜和减少撤药时的出血量；雄激素拮抗雌激素的作用，能增强子宫平滑肌即子宫血管的张力，减少盆腔充血而减少出血量，一般5天均能控制出血，停药后使子宫内膜彻底脱落而止血。通过子宫内膜厚度间接分析出血机制，个体化的选择激素止血方案，使激素有效率达到95.1%。

连方[73]等对56例功血患者行阴道B超监测子宫内膜厚度，内膜厚度<6mm者给予雌激素治疗；内膜厚度6~10mm者给予孕激素治疗；内膜厚度>10mm者行诊断性刮宫手术，同时妈富隆治疗1周期。所有患者第1次撤退性出血的第5天，给予妈富隆治疗3个周期。成功率87.5%。阴道B超监测子宫内膜厚度在治疗功血中有很重要的作用。

临床上药物治疗功血的方法主要有三种：孕激素内膜脱落法、雌激素内膜生长法及内膜萎缩法，但是这三种方法中的常用药物都具有比较严重的不良反应，疗效欠佳。近年来有学者研究表明，孕激素缺乏在围绝经期功能失调性出血的发病中占主导地位，少量雌激素配合孕激素治疗，可在修复子宫内膜的同时抑制子宫内膜的增生，又使腺体间质蜕膜样变并萎缩，具有停药后子宫内膜流血天数及流血量少的优点。临床收集35例围绝经期功血患者，给予口服妈富隆治疗，观察治疗前及3个月血常规及血清内分泌变化情况。结果表明，血清FSH治疗3个月后降低，与治疗前比较有统计学意义，血红蛋白水平提高，贫血改善。[74]

（2）调整月经周期

谢贝贝等[75]将192例月经不调患者按病因不同分为青春期功血、卵巢早衰性闭经及围绝经期功血3组，采用戊酸雌二醇（补佳乐）、醋酸甲羟孕酮（安宫黄体酮）序贯治疗3~6个周期，结果表明人工周期可使其恢复正常月经周期，调节"下丘脑-垂体-卵巢轴"功能，同时对卵巢早衰和围绝经期的全身并发症亦有显著疗效。

月经后半周期孕激素疗法适用于子宫内膜简单型、复杂型、轻度非典型增生的功血，黄体功能不全，子宫内膜脱落不全等患者，常用药物为甲羟孕酮，自月经周期或撤药性出血的第15天起，每日口服8~16mg，分2次服用，连续应用10~14天。[76]

1.2.2.2 手术治疗功血的临床研究

子宫切除术是在药物治疗效果不佳、其他治疗方案不可行的情况下，经患者知情同意后进行。治愈率高达100%，但需住院治疗，创伤性和痛苦比其他方法重。只有30%左右的患者能接受此法。[77]死亡率为1‰~2‰，多为肺栓塞或全身性感染。[78]

1.2.2.3 微创技术治疗功血的临床研究

欧美国家在最近20年，广泛采用子宫内膜消融术。适用于无生育要求的月经过多患者，通过破坏子宫内膜功能层及基底层，使月经量减少或闭经。初期的内膜消融术主要为子宫镜检查下切除术或激光汽化，[79]近年用于子宫内膜消融术的设备不断得到发展，如采用电切环、滚球电极、冰、热、微波辐射等。第一代子宫内膜消融术在受过培训的医生操作下是安全的，但此技术需要经过一段学习后才能掌握。第二代子宫内膜消融术虽然有效，但术后随访数据无法提供。此法具有无须住院，麻醉恢复时间短，创伤小，痛苦小等优点，但成功率不到50%。[77]如在消融前应用达那唑与戈舍瑞林醋酸盐，能提高成功率。[80]根据患者对治疗后健康状况的满意程度来看，子宫内膜切除术的治疗效果比药物的理想。[79]

2. 项目研究意义

功血发病率约占门诊的10%以上，国外报道发病率约22%，其中无排卵功血占70%~80%，有排卵功血占20%~30%。本病出血的期、量均不规律，出血或多为暴崩或淋漓不净，严重影响患者身心健康，可导致贫血或休克、感染、不孕不育、早期流产等，引起国内外生殖健康界的重视。目前西医对该病止血和控制周期的治疗，存在着易复发、激素撤退后的不良影响、有肿瘤家族史和激素依赖性疾病慎用或禁用等问题，无不良反应的中医药治疗该病显示出独特的优势，但一直缺乏统一的中医量化诊断标准，不规范的诊断及治疗严重地制约了对该病的认识进程。因此，积极开展对功血中医量化诊断标准的研究，对规范该病的诊断和治疗具有重大的现实意义。

3. 研究目的及目标

（1）在既往405例患者研究的基础上，通过古代文献和现代文献的回顾性研究，进一步运用数理统计和数据挖掘原理，利用演绎和归纳法，探讨功血中医的辨证基本要点及降低功血相关证候维度的方法。

（2）在文献研究基础上，运用数理统计学和数据挖掘的方法，对西苑医院、广安门医院和东直门医院既往2000例功血住院患者病历资料进行总结整理和研究，探讨功血的中医证候分布规律及证候要素分布特点，不同证候类型及演变与实验室检查指标之间的相关性，疾病转归与中医证候演变的相关性，为初步拟建立功血中医证候量化诊断标准体系奠定基础。

（3）选取120例气阴两虚型功血患者，进行验证性临床研究，以"益气养阴，化瘀止血"为原则的固定组方的中药，治疗前后通过观测其对FSH、LH、PRL、E_2、P的调节作用，对子宫内膜进行修复的机制，分析其对"下丘脑-垂体-卵巢-子宫性腺轴"的调节机制作用和止血作用。证实中医只要辨证准确，疗效肯定，而且安全可靠，无不良反应和毒副作用的观点。

4. 主要研究内容

4.1 文献研究、病例回顾

首先进行古今文献研究，采用收集功血临床表现（症状、体征、常见并发症）和辨证分型分布规律的本底资料。

4.2 建立中医证候调查表

在分析总结功血临床表现（症状、体征、常见并发症）和辨证分型的基础上，明确中医证候分级量化标准，检验效度、信度、敏感度。通过20~30位同行专家评议（定性、定量、开放式）、鉴定，不断修改完善，以其作为金标准，建立判别模型及数据录入界面，形成可以进行人机对话处理的规范化、数字化的中医证候分级量化调查表。

4.3 功血中医证候特征的研究

在文献研究、病例回顾和建立中医证候调查表的基础上，用功血中医证候量化调查表对该病患者进行临床调研，采用多中心调研 2000 例功血病例，收集该病的症状、体征、实验室检查指标、常见并发症等相关资料，并录入计算机。在上述基础上，不断完善结构型中医信息数据库，结合相关数理统计方法，建立开发研制功血的在线研究分析平台。对所得的功血调查信息进行数据整理、分析，采用主要因素分析和因子分析、聚类、回归、纵向因果推断以及 Bayes 网络方法，对信息进行综合处理分析，探讨功血的中医不同证型的证候分布规律，不同证候类型及演变与实验室检查指标之间的相关性，该病病情转归（包括常见并发症）与中医证候演变的相关性，以期得到功血中医证候量化诊断标准。

4.4 120 例气阴两虚型功血的验证性研究

文章已发表，见《中国中药杂志》，2012 年 37 卷 1 期，第 115–119 页，《益气养阴法治疗无排卵型功血 106 例临床分析》。

5. 拟解决的关键问题

5.1 功血中医证候数字化资料的收集和录入（文献资料的总结、综合和专家意见的总结、综合）

5.2 建立功血结构型中医证候信息数据库和功血的在线研究分析平台

5.3 数理统计学方法在功血中医证候分析中的科学应用

5.4 120 例气阴两虚型功血的验证性研究的结果分析

6. 拟采取的研究方案及可行性分析（包括研究方法、技术路线、实验手段、关键技术等说明）

6.1 研究方法

（1）采用文献研究、病例回顾研究的方法，收集功血临床表现（症状、体征、常见并发症）和辨证分型分布规律的本底资料。

（2）采用功血中医证候量化分级的方法，依据本底资料，参照中医脏腑辨证标准和同行专家临证体会，根据功血中医证候的发生频率，研究和确立量表词条，制定中医证候调查表和评分方法，使每一个单因素的证候分级量化，运用规范化用语，制定证候分级量化标准，通过 20~30 位同行专家评议、修订完善，用数理统计学的方法检验量表的效度、信度、敏感度。

（3）根据上述研究资料，建立功血中医证候数据录入界面，利用计算机将调研得到的症状、体征、实验室检查指标及常见并发症等中医证候资料进行录入，形成功血中医证候信息数据库。

（4）在已建立的该病中医证候信息数据库的基础上，研制在线数据研究分析平台。运用现代统计学方法对该数据库的资料进行分析，采用主要因素分析和因子分析、聚类、回归等方法，对信息进行综合处理分析，观察单因素（症状、体征、实验室检查指标、常见并发症等）对单证型的贡献度及单证型对复合证型的贡献度，确立各因素作为必要因子、补充因子、充分因子的地位，以及诸因素之间的相关性，从而判断出功血的主次证候及相互关系，并采用纵向因果推断和 Bayes 网络方法，研究中医不同证候类型及演变与实验室检查指标之间的相关性、该病病情转归（包括常见并发症）与中医证候演变的相关性。以期得到功血中医证候量化诊断标准。

（5）120 例气阴两虚型功血的验证性研究，选取西医诊断为无排卵型功血、中医辨证属于气阴两虚证的患者。

6.2 技术路线

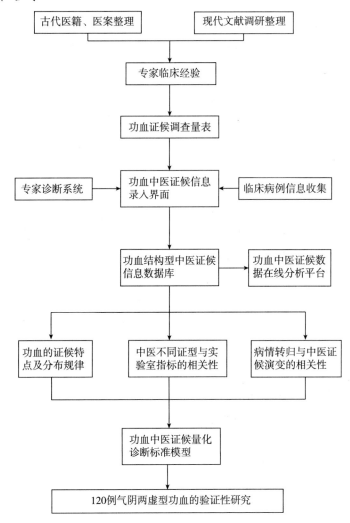

6.3 试验研究

6.3.1 功血的古代文献证候规律研究

【研究对象】

根据北京市图书馆里专业委员会的规定，选取辛亥革命（1911 年）之前的所有中国中医科学院中医药信息研究所图书馆馆藏文献资料，还有馆藏的国家正式出版的涉及妇科病症的古代医籍。

【研究方法】

检索范围：从《黄帝内经》到清代现存的各种妇科专著或专题，包括刻板、印刷版、电子版等不同版本。

检索方法：搜集整理了所有涉及"月经先期""月经过多""经期提前""月经过期不止""崩漏""赤带"的古代记载。

【纳入标准】

（1）符合古籍标准的中医妇科古籍中附带的妇科卷、条目及医案、医话。

（2）根据《中药新药治疗月经不调的临床研究指导原则》要求，所涉及"月经先期""月经过多""经期提前""月经过期不止""崩漏""赤带"的古代记载。

【排除标准】

（1）由于保存原因不能辨认的妇科相关文献记载。

（2）由于小产或堕胎等产后造成的月经异常。

（3）气随血脱、危及性命的崩漏重证。

6.3.2　功血中医证候特征研究

6.3.2.1　调查表的设计

在参考前辈的功血文献研究结果基础上，编制三类调查表，分别为："中医学关于功能失调性子宫出血中医证候特征及演变规律研究的患者调查表""中医学关于功能失调性子宫出血中医证候特征及演变规律研究的临床医生调查表""中医学关于功能失调性子宫出血中医证候特征及演变规律研究的专家调查表"。

各类调查表的内容如下：患者调查表包括患者一般信息、主诉、月经史、西医诊断、中医诊断、功血主要证候、次要证候、舌象、脉象等条目；临床医生调查表在患者调查表内容基础上，加上患者的理化检查及并发症的条目；专家调查表有功血主要证候特点，次要证候特点及功血的中医辨证及治疗经验等。每部分的条目均严格参照前辈功血文献研究出的证候观察表的词条编制而成。

调查表按照中医妇科月经失调的相关证候特点制定了具体条目。主要证候里面包括月经周期、月经经期、月经经量、月经色、月经质、月经气味、痛经等情况。次要证候里面包括寒、热、津液、胸腹证候、腰背证候、四肢证候、头面五官证候、二便证候、带下证候、精神及情志等证候相关题目。最后是舌脉和实验室检查，除实验室检查为数值型定量指标外，其他证候定性指标均采用是或否标记。

6.3.2.2　调查表的修订

经过30例功血临床资料小样本进行预调查，根据结果调整功血中医证候特征研究调查表。

首先把意思相近或属于同一证候不同程度的症状归为一类，比如将四末不温与四肢畏寒合并为四末不温，手足心热与五心烦热合并为五心烦热，腰痛与腰痛如折合并为腰痛，口渴引饮并入口渴喜饮，脘满不舒、胸腹痞满、脘腹痞闷合并为脘腹胀满，腰脊酸痛、腰疼如折、腰骶酸痛、腰骶胀痛拆分纳入为腰痛、腰酸等；将一些调查表未涉及而出现的常见症状及体征补充进来，如周期变化中加入了不规则间断出血，经色变化加入经色黯红，舌色加入黯红舌等；将一些混杂而不便于选择应拆分的症状及体征进行了拆分，如苔白腻分为苔白、苔腻，苔黄腻分为苔黄、苔腻等。

再对结构及格式进行优化、专家修改，尽量使功血中医证候研究调查表在实际调查中具有可操作性和易操作性。

最终制定按照《中医诊断学》（5版）规范症状名称，以功血主要证候、次要证候、舌脉为主，实验室检查为辅架构的功血中医证候特征调查表，其中患者及医师的调查表一共2000例，专家的30例。

6.3.2.3 流程图

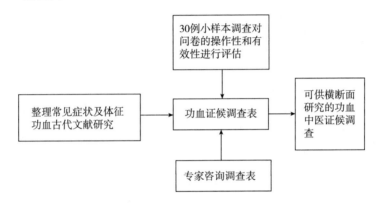

6.3.2.4 研究方法

【资料来源】北京市3家三甲中医院（中国中医科学院西苑医院、中国中医科学院广安门医院、北京中医药大学东直门医院）1000例确诊住院患者的完整、病例资料。

【诊断标准】西医诊断参照《妇产科学》（第六版）、《妇科疾病诊断标准》的功能失调性子宫出血部分，中医诊断参照高等医药院校教材《中医妇科学》（7版）"月经失调"相关章节。

【纳入标准】

（1）符合功血（无排卵型或有排卵）诊断标准者；

（2）年龄在10岁（包含10岁）以上，未绝经的妇女。

【统计方法】

通过门诊现场问卷调查和病房病例调研，收集患者的中医四诊信息、中西医诊断及其他疾病相关信息，并输入功血证候调查表，采用Epidata3.0软件作为数据录入软件，建立功血中医证候数据库。数据录入采用不同人员异地双录形式，并进行逐项核查，修改至两次录入数据完全一致。将功血中医证候epidata数据库的数据导入到spss13.0进行统计分析。

【描述性分析】

首先对所有症状、舌、脉进行频数统计分析，删除中医四诊信息指标中出现频率很小的变量。

【聚类分析】

对患者的四诊信息进行聚类分析。分别对全部症状、主证、次证、舌脉采用分层聚类分析和快速样本聚类分析法进行分析，证候要素的判定参照《中医证候鉴别诊断学》（第二版）及《中医临床诊疗术语证候部分》。

【因子分析】

对全部症状的数据进行因子分析算出因子载荷矩阵，依据特征根大于1来确定公因子数，再进行因子旋转对指标进行降维处理，得到证候贡献度。

6.3.2.5 结果（略）

6.4 120例气阴两虚型功血的临床研究

在既往405例患者研究的基础上，通过古代和现代文献的深层次、回顾性研究，运用数理统计和数据挖掘的方法，进行2000例功血住院病历的临床证候及症状体征资料的分析归类研究，建立了功血证候数据库。再选取120例气阴两虚型功血患者，进行了临床验证性研究，进一步探讨功血的中医证候分布规律、证候类型及演变与实验室检查指标之间的相关性、疾病转归与中医证候演变的相关性，为功血中医证候量化诊断标准提供科学依据。

6.4.1 年度研究计划及预期研究结果

包括拟组织的重要学术交流活动、国际合作与交流计划等。

（1）年度计划

2012.10-2013.10：文献研究，收集本底资料；制定患者中医证候量化调查表，并请专家进行审核、评议、修订。

2013.11-2014.2：建立结构型功血中医证候信息录入界面。

2014.3-2014.6：利用界面进行临床病例研究，数据录入并形成数据库。在此基础上建立并调试功血证候量化在线分析平台和分析软件。

2014.7-2014.12：进行数据分析处理，课题总结，上报并申请结题。

（2）撰写报告

按要求认真撰写并报送《国家自然科学基金资助项目进展报告》和《国家自然科学基金资助项目结题报告》。

（3）预期研究结果

①建立功血中医证候数据在线分析平台。

②研制功血中医证候数据分析软件。

③制定功血中医证候量化诊断标准。

④参加国际或国内重要学术交流活动5次。

⑤在国家核心期刊发表论文 3 篇。

6.4.2 研究基础与工作条件

（1）工作基础（与本项目相关的研究工作积累和已取得的研究工作成绩）

（2）工作条件（包括已具备的实验条件，尚缺少的实验条件和拟解决的途径，包括利用国家重点实验室和部门开放实验室的计划与落实情况）

（3）申请人简历（包括申请者和项目组主要成员的学历和研究工作简历，近期已发表与本项目有关的主要论著目录和获得学术奖励情况，以及在本项目中承担的任务）

6.4.3 一般资料

【病例来源】

全部病例来自 2005 年 9 月至 2009 年 3 月西苑医院和中国中医科学院门诊部，西医诊断为功血，中医辨证属于气阴两虚型的患者。依据本课题研究的中、西医诊断标准及纳入、排除标准，共收集病例 120 例。

【诊断标准】

西医诊断参照《妇产科学》（6 版），《妇科疾病诊断标准》的功能失调性子宫出血部分，《中华妇产科学》。中医诊断参照高等医药院校教材《中医妇科学》（7 版），《中药新药治疗月经不调的临床研究指导原则》及《中药新药治疗功能性子宫出血的临床研究指导原则》，《中医妇科临床研究》等。

［西医诊断标准］

（1）无排卵型功血：

①基础体温（BBT）单相；

②妇科检查：子宫附件在正常范围；

③B 超：子宫大小在正常范围，内膜增厚或回声不均；

④血清激素：E_2、P、FSH、LH、PRL、T 的变化；

⑤病理表现：子宫内膜表现为不同的增生性变化；

以上临床表现必备，辅助检查必备 2 项即可诊断。

（2）有排卵型功血：

①基础体温（BBT）不典型双相，温差小于 0.3℃，高温相时间小于 9 天，高温相上升缓慢，高温相下降缓慢；

②B 超：子宫内膜成熟或脱落不规则，或回声不均；

③血清激素：FSH、LH、PRL、E_2、P、T 的变化；

④病理表现：子宫内膜表现非典型增生或伴晚期分泌变化；

以上临床表现必备，辅助检查必备 2 项即可诊断。

［中医诊断标准］

主症：气阴两虚型，辨证要点为经血淋漓不断，月经量多，经色鲜红，经有血块。

次症：五心烦热，咽燥口干，面色㿠白，神疲乏力，少气懒言。

舌象：舌淡；胖嫩；淡黯，瘀点瘀斑；边有齿痕。白苔；白润；薄白苔；薄黄苔。

脉象：沉脉；沉弱；沉细；细数脉；小滑。

以上主症必备，次症必备4项，参照舌脉即可诊断。

[中医病情分级标准]

轻度：10分≤积分≤16分；

中度：17分≤积分≤24分；

重度：25分≤积分≤32分。

【纳入标准】

（1）符合西医功血诊断标准者；

（2）中医辨证属气阴两虚证；

（3）年龄在10岁（包含10岁）以上，未绝经的妇女；

（4）已签署知情同意书者；

（5）治疗期间不能服用其他药物。

【排除标准】

（1）不符合功血诊断标准者；

（2）中医辨证不属气阴两虚证；

（3）年龄在10岁（包含10岁）以下女童和已绝经的妇女；

（4）除外非生殖道（泌尿、直肠肛门）及生殖道其他部位（阴道、宫颈）的出血；

（5）除外全身或生殖系统器质性疾病引起的出血及医源性子宫出血；

（6）对多种药物过敏者或已知对本药组成成分过敏者；

（7）无法合作者，如精神异常者；

（8）近1个月内采用过中药及相关物理治疗，致使药物疗效难以判断者。

【观察指标】

研究对象、年龄、病程、出血时间、B超检查、子宫内膜病理检查、血清激素检查、血常规、凝血四项等。

6.4.4　研究方案

【分组方法】按就诊顺序编号，运用随机数字表法对入组患者编号进行随机分组，分别纳入治疗组与对照组。

（1）样本估算：根据临床应用疗效，初步估计中药组有效率为75%，西药组的疗效为70%。样本量估计：取 $\alpha=0.05$，$\beta=0.1$，查得 $\lambda=12.65$，$\beta=0.1$，$P_{max}=0.85$，$P_{min}=0.70$，$n=\lambda/2(arcsinP_{max}-arcsinP_{min})*2=12.65/2(arcsin0.85-arcsin0.70)*2=112$。

（2）随机分组：两组病例数均不少于36例，按不超过20%脱落率计算，确定共观察病例120~150例，借助SAS系统分析系统产生108例受试者所接受处理的随机安排，受试者可为住院和门诊病人，按受试者的就诊顺序发给相应编号的药。

【治疗方法】治疗组采用益气养阴中药方，按院内制剂制备。用法：水煎剂 200~300mL，自初诊日开始服用，每日一剂，分早晚两次服，14~21 天为一个疗程，于再次出血的第五天开始给药，连续观察三个月经周期为一个疗程。对照组采用醋酸甲羟孕酮 4mg/次，3 次/日，连用 5 天（总量 60mg），停药后撤退性出血。自撤药性出血的第 14 天起给醋酸甲羟孕酮，每次口服 4mg，每日 2 次服用，连续应用 10~14 天为一个周期，连续观察三个月经周期为一个疗程，同时伴见轻、中度贫血者联合应用抗贫血药进行治疗。

【随访】为验证益气养阴化瘀止血中药的近期疗效与远期疗效以及安全效应，我们将根据本病发病特点及发展规律，在治疗结束后进行半年以上的随访工作，每 1 个月经周期电话随访一次，每 3 个月门诊随访一次，并填写随访表格（见附件）。

【观察指标及方法】

(1) 安全性观察：一般体格检查（呼吸、心率、血压、脉搏）；血常规（8 项+出凝血时间）、尿常规、便常规；心电图、肝功能、肾功能。

(2) 临床证候（症状）评分原则：分别于治疗前初诊日及治疗后第三个月经周期出血第一天观察记录阴道出血情况和证候（症状）变化，按照评分积分表评分。

(3) 血红蛋白（Hb）、血小板（PLT）、凝血酶原时间（PT）、活化部分凝血活酶时间（APTT）测定：分别于治疗前初诊日及治疗后第三个月经周期出血第一天测定。初诊贫血者，根据病情治疗后的 7 天、14 天或每个月经周期复查一次。

(4) 血清性激素测定：采用电化学发光法，分别于治疗前初诊日及治疗后第三个周期出血第一天，于上午 9 点左右抽空腹静脉血测定。

(5) BBT 测定：从初诊日开始，监测 BBT，连续记录三个月经周期。要求部分不排卵患者，随访到停药后三个月经周期。要求妊娠者从诊断早孕到建立孕产妇档案。

(6) B 超及子宫内膜活组织测定：B 超于治疗前初诊日及治疗后第三个周期出血第一天测定；子宫内膜活组织应于月经前 1~2 日或月经来潮 6 小时内取材。

(7) 安全性指标：分别于治疗前和治疗三个疗程后测定血常规、尿常规、便常规、肝肾功、心电图等。

注：观察时间点。于初诊首日，治疗后的 2、4、6、8、10、12 周各记录 1 次症状、体征；于治疗前和治疗后 4、12 周做 3 次疗效性及安全性检查。

【疗效评定标准】

根据《中药新药治疗月经不调的临床研究指导原则》《中药新药治疗功能性子宫出血的临床研究指导原则》及《中国中西医结合研究会妇科专业委员会 1990 年第三届学术会议修订标准》。

(1) 止血疗效判定标准：

痊愈：治疗后阴道出血 7 天内停止，经量恢复正常（行经总量<80mL）。

显效：治疗后阴道出血8~10天内停止，经量比治疗前减少1/3或100mL。

有效：治疗后阴道出血10~15天停止，月经周期、经量均有所改善。

无效：治疗后阴道出血15天未停止，月经周期、经量无明显改善。

（2）中医证候及疗效判定标准：

$$疗效 = \frac{治疗前积分-治疗后积分}{治疗前积分} \times 100\%$$

痊愈：控制出血后，连续三个月经周期、经量、经期恢复正常，其他症状消失，疗效≥95%。

显效：控制出血后，月经周期恢复（28±7）天，月经过多者，经量比治疗前减少1/3或100mL，经期恢复在7天以内，其他症状消失或减轻，70%≤疗效<95%。

有效：治疗后月经周期、经量、经期较治疗前改善，其他症状较治疗前减轻，疗效<70%。

无效：治疗后月经周期、经量、经期无改善，疗效<30%。

【受试者的权益保障及知情同意】

该试验方案要符合伦理道德，参加临床试验的医师必须向受试者提供有关临床试验的详细情况，包括试验目的、试验性质、可能的受益和注意事项，可供选择的其他治疗方法，以及符合赫尔辛基宣言规定的受试者的权利和义务等，使受试者了解后表示同意，并签署知情同意书，方可进行临床试验。

【安全性评价标准】

1级：安全，无任何副作用。

2级：比较安全，如有不良反应，不需做任何处理，可继续治疗。

3级：由安全性问题，有中等程度的不良反应，做处理后可继续治疗。

4级：不具有安全性。

【中止和撤销临床试验的标准】

（1）参加临床试验的医师对试验中止的原因及其与试验的关系等要认真记录，包括中止时的评价。

①不能坚持治疗者。

②出现严重不良反应的患者。

③试验过程中出现严重的其他并发疾病者。

④症状加重、必须采取紧急措施者。

（2）对中途提出退出试验的患者要明确记录原因，并详细记录中止时评价的指标。

① 患者提出退出试验。

②患者未按时来院复诊，应电话、信件等询问理由并调查事情的经过。

③其他。

（3）病例剔除原则

①观察中自然脱离者。

②服用该药有效，但患者为加速疗效服用其他相似药物，无法判定疗效。

③最终诊断不符合本证者。

④服药3周以上无效停用或改用其他相似药物者，应按无效处理，不得剔除。

⑤因故不能坚持治疗而中止试验，或因故不能完成全部检验观察项目的病例。

【不良事件的纪录和报告方法】

对试验期间出现的不良事件，应将其症状、程度、出现时间、持续时间、处理措施、经过等记录于观察表，并且在综合考虑并发症、合并用药基础上，评价其与试验药物的相关性。

（1）不良反应的评定标准（包括症状、体征、试验指标）

①不良事件出现的时间与用药治疗时间相吻合。

②不良事件与该药的已知不良反应有关。

③不良事件不能用其他原因解释。

④不良事件在停药后消失。

⑤不良事件在给药后再现。

（2）不良事件与试验药物关系的判断标准

肯　定：同时符合上述①②③④⑤条标准。

很可能：同时符合上述①②③④条标准。

可　能：同时符合上述①②条标准。

可　疑：同时符合上述①条标准。

（3）不良事件程度分级标准

①轻度：患者能够耐受的症状和体征。

②中度：症状和体征引起不适，可继续接受治疗。

③重度：症状严重者须立即停止治疗或紧急处理。

【质量控制与保证】

（1）试验检测报告单必须项目单齐全，内容包括日期、患者姓名、检测项目及其检测值，有送检医师、检验师签字。

（2）临床试验前培训参加试验的人员。

【临床资料和统计方法】

（1）病例验收要严格按方案、病例观察表格填写，不得少项或漏项。

（2）对于未按规定治疗，无法判定疗效，或资料不全者，予以剔除。剔除病例应详细说明理由。

（3）临床资料的统计学处理

临床资料统计分析采用SAS6.12统计分析软件进行计算，P值$\leqslant 0.05$将被认为所检测的判别有统计学意义，P 值≤0.01 作为所有高度显著性统计学意义。聚类分析统计方法，采用 SPSS 统计软件包，计量资料采用 t 检验，计数资料采用 X^2 检验。

6.4.5 结果

120 例阴阳两虚型功血的临床研究已发表于《中国中药杂志》2020 年 37 卷 11 期。

6.4.6 学术价值、应用前景

选取 120 例气阴两虚型功血患者，进行验证性临床研究，证实益气养阴化瘀止血组方的中药可调节下丘脑-垂体-卵巢-子宫性腺轴，修复子宫内膜，达到治疗功血目的的机制；验证中医证候特征在诊断治疗中的客观可靠性；为今后进行前瞻性多中心大样本临床试验提供了科学依据；证实只要中医辨证准确，不但疗效肯定，而且安全可靠，无不良反应和毒副作用。

"功血"的发病率为 10% 以上，功血给学习和正常生活带来了严重负面影响。无排卵型功血使部分女性倍受不孕的痛苦折磨，同时影响妇女正常的性生活和工作。"功血中医证候量化诊断标准的研究"为临床诊断、治疗和预后提供了可靠的科学依据，为功血患者及家庭带来福音。

6.5 结论和创新点

6.5.1 结论

（1）通过文献和临床资料研究，对功血的症状体征、数据进行频数分析、聚类及因子分析，结果略。

（2）120 例气阴两虚型功血患者采用益气养阴中药方（治疗组）与西药醋酸甲羟孕酮（对照组）临床研究，结果略。

（3）本研究以回顾性文献研究和回顾性临床病例研究为基础，运用数理统计资料研究结果作为依据，对气阴两虚型功血进行临床验证，为功血大样本多中心研究证候量化诊断标准研究打下了坚实的基础。

6.5.2 创新点

（1）重源头、广覆盖、多时点、系统归纳的回顾性古代和近代、现代文献研究与演绎法和归纳法相结合，拟阐明了功血中医辨证的基本要点及证治规律。

（2）大样本、长时程、审设计、解要素的运用回顾性研究，针对功血证候概念的不规范、缺乏统一的中医证候化诊断标准这一现状，应用量表学方法建立了体现中医药疗效优势的诊疗评价指标。

（3）为验证功血中医证候量化诊断标准和疗效评价指标，采用规范的临床随机、单盲、对照试验方法评价了 120 例气阴两虚型功血患者的证候变化。

参考文献：

[1] 刘敏如，史伟，等．中国当代中医药临床与理论研究 [M]．成都：四川科学技术出版社，1995：17-19．

[2] 李雯．中医治疗功能失调性子宫出血初探——附 65 例资料分析 [J]．中医研

究,1992,5(3):25-26.

[3] 叶青,李继凤,刘静君,等.妇血平颗粒剂对崩漏患者血清FDP、血液流变学、动脉血流功能的影响[J].中国中医药信息杂志,1997,4(10):18-20.

[4] 黎小斌.崩漏证治源流探讨[J].国医论坛,2000,15(2):19.

[5] 郭兰春.褚玉霞教授治疗崩漏经验介绍[J].新中医,2008,40(8):4-5.

[6] 王春霞,刘清华.周谦老中医治疗功能失调性子宫出血的经验[J].光明中医,2010,6(6):938-939.

[7] 徐亚静.专家热议中药审评与证候关系[EB/OL].2007-09-07.

[8] 刘士敬,张玲,杨维益.中医妇科崩漏病脾气虚证型量化诊断标准的研究——117例功能性子宫出血脾气虚证诊断因素多元回归分析[J].中国中医药科技,1997,4(2):67-69.

[9] 李秀昌,张红,周苗.月经过多证候学的系统聚类分析[J].长春中医学院学报,1999,15(77):33-34.

[10] 孙海舒,马堃.功能性子宫出血古代文献征候规律探源[J].中国中医基础医学杂志,2006,12(8):610-613.

[11] 金楠楠,马堃.基于聚类及因子分析的功能失调性子宫出血中医证候要素研究[J].中国中药杂志,2008,33(13):1622-1625.

[12] 马惠荣,尤昭玲,赵新广,等.612例肾虚相关证型功能性子宫出血患者分布规律的临床调查[J].中华中医药杂志,2010,25(1):20-23.

[13] 夏敏,翁双燕.中药人工周期疗法治疗青春期功血51例[J].实用中医药杂志,2004,20(3):125.

[14] 王慧颖,欧阳惠卿,李坤寅,等.补肾活血中药对无排卵功血患者子宫内膜雌孕激素受体的影响[J].广州中医药大学学报,2004,21(1):17-20.

[15] 马堃,孙立华,王清华.调经止血冲剂治疗月经失调405例的临床研究[J].中国中药杂志,2003,28(1):78-80.

[16] 马堃,孙立华,王清华.益气养阴、化瘀止血法治疗崩漏患者的临床与实验研究[A].中国中医研究院建院四十周年论文选编[C].北京:中国科技出版社,1995:400-401.

[17] 马堃,孙立华,王清华.崩漏患者舌与阴道脱落细胞的关系及固经冲剂对其的影响[J].中医杂志,1995,36(4):235-236.

[18] 马堃,孙立华,王清华.中西医结合治疗崩漏的现状与展望[J].同济季刊(新加坡),1995,(7):36-39;(8):26-30.

[19] 赵莉,卢燕,马宝璋.清热止血宁对未成年大鼠性腺轴调节功能的影响[J].上海中医药大学学报,2008,22(3):67-68.

[20] 任利,张红瑞,翟亚平,等.胶艾汤止血作用的机制研究[J].山东中医杂志,2002,21(3):170-172.

[21] 李兴华,刘方洲,王希浩,等.补肾健脾方止血作用研究[J].2010,23(2):28-29.

[22] 蔡华普,徐晶.功能性子宫出血辨治规律探微[J].中医研究,2004,17(6):46-47.

[23] 毕华,张丹华.补阴泻阳法治疗青春期功血[J].上海中医药杂志,2004,38(4):34-35.

[24] 刘宪鸣.补脾益肾法治疗重症青春期功血63例临床观察[J].中医药临床杂志,2005,17(1):34.

[25] 孙丽群.化瘀固经汤治疗青春期功血25例[J].中国中医药科技,2004,11(2):99.

[26] 张沈英,于建华.活血化瘀法治疗功血举隅[J].辽宁中医杂志,2003,30(3):202.

[27] 赵莉,马文光.止血调周法治疗青春期功血66例[J].新中医,2005,37(3):69.

[28] 唐平.归肾丸加减治疗青春期功血32例[J].南京中医药大学学报.2007,23(3):200.

[29] 陈淑健.健脾补肾法治疗青春期功血87例临床观察[J].辽宁中医杂志,2007,34(3):310.

[30] 姚兰."二固"组方治疗青春期功能失调性子宫出血的临床观察[J].辽宁中医杂志,2008.35(5):732-733.

[31] 王翠玉,刘薇.补肾方治疗青春期功血35例疗效观察[J].四川中医,2010,28(2):89.

[32] 吴红艳,李明兰.调补天癸法治疗青春期功血54例临床观察[J].中国中医基础医学杂志,2010,16(2):173-174.

[33] 郑晓静.四生丸加减治疗更年期功血52例[J].中原医刊,2003,30(11):41.

[34] 刘玉芝,楚健子,吕连凤.固冲汤加减治疗绝经过渡期功血76例临床观察[J].实用中西医结合杂志,2004,4(17):2568.

[35] 胡蔚洁.益气祛瘀止血法治疗更年期功血疗效观察[J].辽宁中医杂志,2004,31(7):580-581.

[36] 李仲平,田翠时.中药治疗更年期功血42例[J].四川中医杂志,2004,22(3):70.

[37] 刘美珍,凌蓓蒂,姚阳,等.补气摄血法治疗更年期血崩63例[J].新中

医，2008，40（4）：88-89.

［38］丁雅慧，靳跃芳．固冲汤化裁治疗围绝经期崩漏58例疗效观察［J］．河北中医，2010，32（8）：1164.

［39］罗颂平，梁国珍．中西医结合生殖免疫与内分泌学［M］．北京：人民军医出版社，2004：101.

［40］杨艺．中医分型分期治疗功能性子宫出血95例［J］．实用中医内科杂志，2006，20（1）：37-38.

［41］陆天明．青春期不排卵功血的病因证治浅析［J］．中医药学刊，2004，22（4）：683.

［42］孙洪军．中西医结合治疗青春期功血36例临床观察［J］．中医药学刊，2005，23（12）：2308.

［43］李文玲，王进德．中西医结合的方法治疗青春期功血56例临床观察［J］．陕西中医学院学报．2003，26（4）：21-22.

［44］李秀琼．中药人工周期治疗青春期功血30例［J］．现代中西医结合杂志，2002，11（18）：1785-1786.

［45］杨子琦．中西药结合治疗围绝经期功血126例分析［J］．中国医药指南，2008，（6）1：80-81.

［46］钱虹．中西医结合治疗围绝经期功能失调性子宫出血60例［J］．湖南中医杂志，2010，26（1）：56-57.

［47］司徒仪，杨家林．妇科专病中医临床诊治［M］（第2版）．北京：人民卫生出版社，2005：65.

［48］齐丽珍，黄琴峰，刘立公．针灸治疗功能失调性子宫出血［J］．上海针灸杂志，2005，4（3）：43.

［49］王亚玲．功能失调性子宫出血中西医诊断与治疗［J］．中医药学刊，2006，24：1179-1180.

［50］邱德明，李少芬，李少敏．激光经络穴位疗法治疗功能失调性子宫出血症［J］．中国激光医学杂志，2006，15（1）：44-47.

［51］罗璐，朱凤川，曾耀英，等．无排卵型功血患者子宫内膜VEGF和雌、孕激素受体的表达［J］．基础医学与临床，2004，124（2）：196.

［52］Chakraborty S, Khurana N, Sharma JB, et al. Endometrial hormone receptors in women with dysfunctional uterine bleeding［J］. Arch Gynecol Obstet, 2005, 272（1）: 17-22.

［53］周小飞，谭布珍，谢斌辉，等．子宫内膜一氧化氮内皮素水平异常及其螺旋小动脉计量学变化与功血的关系探讨［J］．中国妇幼保健，2003，18：348.

［54］朱楣光．功能失调性子宫出血的病因及其病理生理［J］．中国实用妇科与产科杂，2004，193-194.

[55] Sugino N. Reactive oxygen species in ovarian physiology [J]. Reprod Med Boil, 2005, 4: 31-44.

[56] 杉野法広. 黄体機能不全 [J]. 日本臨床分子内分泌学, 2006, 64 (4): 440-446.

[57] Henmi H, et al. Effects of ascorbic acid supplementation on serum progesterone Levels in patients with a luteal phase defect [J]. Fertil Steril, 2003, 50: 459-461.

[58] 李春梅, 种田晋二, 铃木明, et al. 新しい大気汚染物質ニトロフェノール化合物の生殖内分泌攪乱作用 [J]. 日本内分泌学会雑誌, 2007, 83 (2): 514.

[59] 程湘, 王欣, 成娅, 等. 角质细胞生长因子对无排卵型功血子宫内膜上皮细胞生长与分泌 CA125 的影响 [J]. 2008, 30 (3): 247-250.

[60] 唐果渝, 蔡雅琴. KGF 对无排卵型功血子宫内膜上皮细胞 ER 和 PR 的调节研究 [J]. 现代医药卫生, 2010, 26 (21): 3227-3228.

[61] 孙婕, 徐彭丽. 基质金属蛋白酶1和TIMP-1在功能失调性子宫出血中作用的研究进展 [J]. 中国医药指南, 2010, 8 (32): 196-197.

[62] Bongers MY, Mol BW, Brolmann HA. Current treatment of dysfunctional uterine bleeding [J]. Maturitas, 2004, 47 (3): 159-174.

[63] 朱洁. 性激素为主的药物治疗青春期功血的疗效探讨 [J]. 现代妇产科进展, 2004, 13 (1): 67-68.

[64] 刘晓静. 妈富隆治疗青春期功能失调性子宫出血的探讨 [J]. 中国实用医药, 2010, 3 (8): 166.

[65] 徐晓冉. 孕激素不同用法治疗绝经过渡期功血的比较 [J]. 实用中西医结合杂志, 2004, 10: 1444.

[66] 李亚. 对子宫内膜增生的调节机制研究进展 [J]. 国外医学, 妇产科学分册, 2001, 28 (1): 36.

[67] 段晓兰. 米非司酮治疗顽固性绝经过渡期功血的临床观察 [J]. 中国实用乡村医生杂志, 2004, 11 (11): 21.

[68] 郑佩芹, 卞京鹤. 小剂量米非司酮配伍甲基睾丸素治疗更年期功血临床观察 [J]. 中国计划生育杂志, 2004, 7: 426.

[69] 董振环, 宋朝晖. 小剂量米非司酮治疗围绝经期功能失调性子宫出血效果观察 [J]. 中国当代医药, 2010, 17 (12): 44-45.

[70] 王虹, 潘秀杰. 米非司酮个体化剂量合用更年康诱导更年期功血闭经的研究 [J]. 中国医疗前沿, 2010, 5 (4): 36-37.

[71] 谷春霖, 向方方, 向阳, 等. 阴道超声测量子宫内膜厚度应用于内膜病变的鉴别诊断 [J]. 中华妇产科杂志, 1994, 29 (12): 720.

[72] 李秀琴, 赵岩. 测量子宫内膜厚度在激素治疗围绝经期功血的应用价值 [J].

中国实用妇科与产科杂志，2004，20（2）：89-90.

[73] 连芳，刘馨，等. 阴道 B 超监测子宫内膜厚度在功血治疗中的作用 [J]. 中国妇幼保健，2009，24：2730-2731.

[74] 王晶. 妈富隆治疗功能失调性子宫出血疗效分析 [J]. 中国现代医生，2010，48（16）：35.

[75] 谢贝贝，杨钟莉，崔敏. 戊酸雌二醇对建立人工周期的作用 [J]. 中国妇幼保健，2006，21：1678-1680.

[76] 王世阆. 卵巢疾病 [M]. 北京：人民卫生出版社，2004：97-102.

[77] Bourdrez P, Bongers MY, Mol BW. Treatment of dysfunctional uterine bleeding: patient preferences for endometrial ablation, a levonorgestrel-releasing Intrauterine device, or hysterectomy [J]. Fertil Steril, 2004, 82（1）：160-166.

[78] Saha BC. Recent trend in the treatment of dysfunctional uterine Bleeding [J]. Indian Med Assoc, 2003, 101（5）：307.

[79] 可世木久幸. 機能性子宮出血（過多月経）に対する新しい治療法 [J]. 臨婦産，2004，58（3）：309-315.

[80] Kucukozkan T, Kadioglu BG, Uygur D, et al. Chemical ablation of endometrium with trichloroacetic acid [J]. Int J Gynaecol Obstet, 2004, 84（1）：41-46.

[81] 马堃，范晓迪. 益气养阴法治疗无排卵型功血 106 例临床分析 [J]. 中国中药杂志，2012，37（1）：115-119.

附件1　功能失调性子宫出血证候调查问卷

地区编号＿＿＿＿＿＿

医院编号＿＿＿＿＿＿

问卷序号＿＿＿＿＿＿

调查表（一）中医学关于功能失调性子宫出血证候特征研究的患者调查

＊全部内容由被调查者填写

卷首语

亲爱的朋友：

您好！

在功能失调性子宫出血（简称功血）治疗上，中医药优势突出、前景广阔。为此，重视中医药的科学价值，总结功血的中医证候特征、演变规律和辨证方法等临床经验极为必要，我们的研究以期为中医药有效地防治此病提供理论依据。

国家中医药管理局"功血的中医证候量化诊断标准研究"课题，由中国中医科学院牵头，多家医院参加研究工作。您对本病的切身体会将作为我们统计的客观依据，希望您能参加调查研究，让我们共同揭示此病证候的特征及演变规律，为中医药治疗功血量化标准研究提供帮助。

有关功血调查表的说明

本次调查表的被调查对象主要是功血患者，现就调查的目的、意义和被调查对象的资格筛选及答案选择方法等有关问题说明如下：

一、调查的目的及意义

根据国家中医药管理局"功血中医证候量化诊断标准的研究"课题内容的需要，我们编制了"调查表（一）中医学关于功血证候特征研究的患者调查"。通过患者的亲身感受，运用统计学方法，整理、分析、归纳中医学关于功血的证候特征和演变规律。将中医学认识功血的临证经验升华到理论高度，总结出功血的量化诊断标准，为功血的中医药辨证论治提供科学依据。

二、调查对象的入选资格和排除标准

1. 入选资格

（1）年龄在9~55岁（初潮后，未绝经的有正常月经的女性）。

（2）经定点医院明确诊断为功血的患者。

2. 排除标准

（1）其他非生殖道及生殖道出血或由全身性疾病引起或妊娠有关子宫出血的患者。

（2）使用性激素或避孕药不当引起子宫出血的患者。

三、如何选择答案

以下问卷，希望您能根据自身病情进行回答。选择题均为不定项选择题，请在每个选择答案前划"√"，答案可单选或多选。若有的问题您不能确定如何回答，请在被选答案中选择您认为最接近的那个答案。若您认为被选答案内容不全面，请在"其他＿＿＿＿＿"一栏里回答。我们将会运用数理统计方法，把大家的回答加以分析、整理与归纳，在群体认识的基础上，最终形成对此病证候特征及演变规律的基本共识。

四、保护个人隐私

我们在此庄严承诺：每个被调查者享有不可侵犯的个人隐私权，我们将对您的个人资料及观点进行严格保密，任何情况下都不会泄露您的姓名和个人信息。

谢谢您的合作！

功血的中医证候量化诊断标准研究课题组

年　　月　　日

功血患者一般信息

姓名：_____

出生日期：____年____月____日

最高学历：□中专　　□大专　　□大学　　□研究生　　□其他

工作单位及部门：_____

联系电话：办公室_____手机_____

住宅：_____

Email：_____

通信地址：_____邮编_____

患者签名_____

门诊/病房病历简述

门诊号_____

病案号_____

就诊/入院时间：_____年_____月_____日

主诉：_____
_____

月经史：_____
_____

西医诊断：_____（注：　无排卵型　　有排卵型）

中医诊断：_____（病名）

　　　　　_____（证型）

病理报告：_____

B超：_____

功血中医证候特征研究患者调查问卷

第一部分　功血的主要证候特点

1. 月经周期有何变化？

（1）初诊时

□周期正常　　□非经期忽然大量出血　　□淋漓不断　　□经期延后

□经期提前　　□或前或后、不定期　　　□经断复来　　□经间期出血

（2）复诊时

□周期正常　　□非经期忽然大量出血　　□淋漓不断　　□经期延后

□经期提前　　□或前或后、不定期　　　□经断复来　　□经间期出血

（3）治疗结束时

□周期21~35天　　□周期14~21天　　□周期>35天　　□周期<14天

□其他＿＿＿＿＿＿＿＿＿＿＿＿＿＿＿＿＿＿＿＿

2. 月经经期如何变化？

（1）初诊时

□经期 1~2 天　　　□经期 3~6 天　　　□经期 7~10 天　　　□经期 11~14 天

□经期>14 天

（2）复诊时

□经期 1~2 天　　　□经期 3~6 天　　　□经期 7~10 天　　　□经期 11~14 天

□经期>14 天

（3）治疗结束时

□经期 1~2 天　　　□经期 3~6 天　　　□经期 7~10 天　　　□经期 11~14 天

□经期>14 天

3. 月经量如何变化？

（1）初诊时

□经量中等　　　□月经量多　　　□忽然大量出血不止　　　□月经量少

□点滴出血、长期不止　　　□忽多忽少

□忽然大量出血不止和点滴出血不止交替出现

（2）复诊时

□经量中等　　　□月经量多　　　□忽然大量出血不止　　　□月经量少

□点滴出血、长期不止　　　□忽多忽少

□忽然大量出血不止和点滴出血不止交替出现

（3）治疗结束时

□经量恢复正常　　　□经量有明显改善　　　□经量无明显改善

□经量无改善

4. 月经色如何变化？

（1）初诊时

□经色鲜红　　　□经色深红　　　□经色黯红　　　□经色紫红　　　□经色紫黯

□经色淡红　　　□经色淡如水　　　□经色淡黯

（2）复诊时

□经色鲜红　　　□经色深红　　　□经色黯红　　　□经色紫红　　　□经色紫黯

□经色淡红　　　□经色淡如水　　　□经色淡黯

（3）治疗结束时

□经色鲜红　　　□经色深红　　　□经色黯红　　　□经色紫红　　　□经色紫黯

□经色淡红　　　□经色淡如水　　　□经色淡黯

5. 月经质如何变化？

（1）初诊时

□经质正常　　□经质稀薄　　□经质黏稠　　□经有血块

(2) 复诊时

□经质正常　　□经质稀薄　　□经质黏稠　　□经有血块

(3) 治疗结束时

□经质正常　　□经质稀薄　　□经质黏稠　　□经有血块

6. 月经气味如何变化?

(1) 月经是否有异味?

①初诊时

□无　　　　□偶有　　　　□经常有　　　□一直有

②复诊时

□无　　　　□偶有　　　　□经常有　　　□一直有

③治疗结束时

□无　　　　□偶有　　　　□经常有　　　□一直有

(2) 何种气味?

①初诊时

□无异味　　□味腥臭　　　□味腐臭秽

②复诊时

□无异味　　□味腥臭　　　□味腐臭秽

③治疗结束时

□无异味　　□味腥臭明显改善　　□味腥臭无改善

□味腐臭秽明显改善　　　　□味腐臭秽无改善

7. 痛经如何变化?

(1) 是否有痛经发生?

①初诊时

□无　□偶有轻微　□阵发明显　□持续剧烈　□其他_____

②复诊时

□无　□偶有轻微　□阵发明显　□持续剧烈　□其他_____

③治疗结束时

□无　□偶有轻微　□阵发明显　□持续剧烈　□其他_____

(2) 疼痛的性质如何变化?

①初诊时

□小腹空坠　　□小腹疼痛固定　　□小腹疼痛块下痛减

□小腹刺痛　　□腰腹胀痛　　　　□小腹隐痛

□小腹灼痛　　□小腹疼痛拒按　　□小腹疼痛喜按

□小腹冷痛、得热痛减　　　　　　□得热痛剧

□得冷痛减　　□遇冷痛剧　　□其他_____

② 复诊时

□小腹空坠　　□小腹疼痛固定　　□小腹疼痛块下痛减

□小腹刺痛　　□腰腹胀痛　　□小腹隐痛

□小腹灼痛　　□小腹疼痛拒按　　□小腹疼痛喜按

□小腹冷痛、得热痛减　　　　　□得热痛剧

□得冷痛减　　□遇冷痛剧　　□其他_____

③治疗结束时

□小腹空坠　　□小腹疼痛固定　　□小腹疼痛块下痛减

□小腹刺痛　　□腰腹胀痛　　□小腹隐痛

□小腹灼痛　　□小腹疼痛拒按　　□小腹疼痛喜按

□小腹冷痛、得热痛减　　　　　□得热痛剧

□得冷痛减　　□遇冷痛剧　　□其他_____

第二部分　功血的次要证候特点

1. 功血患者是否伴有怕冷？

（1）初诊时

□无　　□偶有轻微　　□阵发明显　　□持续剧烈

（2）复诊时

□无　　□偶有轻微　　□阵发明显　　□持续剧烈

（3）治疗结束时

□无　　□偶有轻微　　□阵发明显　　□持续剧烈

2. 功血患者的怕冷有何特点？

（1）初诊时

□身怕冷　　□四末不温　　□喜暖

□得温缓解　　□得温不能缓解　　□其他_____

（2）复诊时

□身怕冷　　□四末不温　　□喜暖

□得温缓解　　□得温不能缓解　　□其他_____

（3）治疗结束时

□身怕冷　　□四末不温　　□喜暖

□得温缓解　　□得温不能缓解　　□其他_____

3. 功血患者是否伴有怕热？

（1）初诊时

□无　　□偶有轻微　　□阵发明显　　□持续剧烈

(2) 复诊时

□无　　□偶有轻微　　□阵发明显　　□持续剧烈

(3) 治疗结束时

□无　　□偶有轻微　　□阵发明显　　□持续剧烈

4. 功血患者的怕热有何特点？

(1) 初诊时

□身怕热　　□五心烦热　　□潮热

□喜冷　□得冷缓解　□得冷不能缓解　□其他_____

(2) 复诊时

□身怕热　　□五心烦热　　□潮热

□喜冷　□得冷缓解　□得冷不能缓解　□其他_____

(3) 治疗结束时

□身怕热　　□五心烦热　　□潮热

□喜冷　□得冷缓解　□得冷不能缓解　□其他_____

5. 功血患者是否伴有出汗？

(1) 初诊时

□无　　□偶有轻微　　□阵发明显　　□持续剧烈

(2) 复诊时

□无　　□偶有轻微　　□阵发明显　　□持续剧烈

(3) 治疗结束时

□无　　□偶有轻微　　□阵发明显　　□持续剧烈

6. 功血患者的汗出有何特点？

(1) 初诊

□手足心汗　　□潮热汗出　　□盗汗　　□自汗　　□但头汗出

□其他 _____

(2) 复诊时

□手足心汗　　□潮热汗出　　□盗汗　　□自汗　　□但头汗出

□其他 _____

(3) 治疗结束时

□手足心汗　　□潮热汗出　　□盗汗　　□自汗　　□但头汗出

□其他 _____

7. 功血患者是否伴有口干、口渴？

(1) 初诊时

□无　　□偶有轻微　　□阵发明显　　□持续剧烈

(2) 复诊时

□无　　□偶有轻微　　□阵发明显　　□持续剧烈
（3）治疗结束时
□无　　□偶有轻微　　□阵发明显　　□持续剧烈

8. 功血患者的口干、口渴有何特点？
（1）初诊时
□口干　　□口渴喜饮　　□口渴不欲饮
□口干但欲漱水不欲咽　　□渴喜冷饮　　□渴喜热饮
□其他_____
（2）复诊时
□口干　　□口渴喜饮　　□口渴不欲饮
□口干但欲漱水不欲咽　　□渴喜冷饮　　□渴喜热饮
□其他_____
（3）治疗结束时
□口干　　□口渴喜饮　　□口渴不欲饮
□口干但欲漱水不欲咽　　□渴喜冷饮　　□渴喜热饮
□其他_____

9. 功血患者是否伴有胸腹证候？
（1）初诊时
□无　　□偶有轻微　　□阵发明显　　□持续剧烈
（2）复诊时
□无　　□偶有轻微　　□阵发明显　　□持续剧烈
（3）治疗结束时
□无　　□偶有轻微　　□阵发明显　　□持续剧烈

10. 功血患者的胸腹证候有何特点？
（1）初诊时

□胸闷	□胸胁胀满	□胸胁疼痛	□脘腹胀满
□经前后乳房胀痛	□小腹作胀	□心慌	□心悸
□心烦	□心下痛	□气短	□少气
□易怒	□口苦	□善太息	□纳呆
□胃反酸水	□呕吐	□消谷善饥	□其他_____

（2）复诊时

□胸闷	□胸胁胀满	□胸胁疼痛	□脘腹胀满
□经前后乳房胀痛	□小腹作胀	□心慌	□心悸
□心烦	□心下痛	□气短	□少气
□易怒	□口苦	□善太息	□纳呆

☐胃反酸水 ☐呕吐 ☐消谷善饥 ☐其他_____

（3）治疗结束时

☐胸闷 ☐胸胁胀满 ☐胸胁疼痛 ☐脘腹胀满
☐经前后乳房胀痛 ☐小腹作胀 ☐心慌 ☐心悸
☐心烦 ☐心下痛 ☐气短 ☐少气
☐易怒 ☐口苦 ☐善太息 ☐纳呆
☐胃反酸水 ☐呕吐 ☐消谷善饥 ☐其他_____

11. 功血患者是否伴有腰背证候？

（1）初诊时

☐无 ☐偶有轻微 ☐阵发明显 ☐持续剧烈

（2）复诊时

☐无 ☐偶有轻微 ☐阵发明显 ☐持续剧烈

（3）治疗结束时

☐无 ☐偶有轻微 ☐阵发明显 ☐持续剧烈

12. 功血患者的腰背证候有何特点？

（1）初诊时

☐背冷 ☐背痛 ☐腰酸 ☐腰痛
☐其他_____

（2）复诊时

☐背冷 ☐背痛 ☐腰酸 ☐腰痛
☐其他_____

（3）治疗结束时

☐背冷 ☐背痛 ☐腰酸 ☐腰痛
☐其他_____

13. 功血患者是否伴有四肢证候？

（1）初诊时

☐无 ☐偶有轻微 ☐阵发明显 ☐持续剧烈

（2）复诊时

☐无 ☐偶有轻微 ☐阵发明显 ☐持续剧烈

（3）治疗结束时

☐无 ☐偶有轻微 ☐阵发明显 ☐持续剧烈

14. 功血患者的四肢证候有何特点？

（1）初诊时

☐四肢倦怠 ☐四肢乏力 ☐四肢酸痛 ☐四肢肌肉消瘦
☐爪甲色淡 ☐四肢麻木 ☐足肿 ☐四肢浮肿

☐其他_____

（2）复诊时

☐四肢倦怠　　☐四肢沉重或无力　　☐四肢酸痛　　☐四肢肌肉消瘦

☐爪甲色淡　　☐四肢麻木　　☐足肿　　☐四肢浮肿

☐其他_____

（3）治疗结束时

☐四肢倦怠　　☐四肢沉重或无力　　☐四肢酸痛　　☐四肢肌肉消瘦

☐爪甲色淡　　☐四肢麻木　　☐足肿　　☐四肢浮肿

☐其他_____

15. 功血患者是否伴有头面五官证候？

（1）初诊时

☐无　　☐偶有轻微　　☐阵发明显　　☐持续剧烈

（2）复诊时

☐无　　☐偶有轻微　　☐阵发明显　　☐持续剧烈

（3）治疗结束时

☐无　　☐偶有轻微　　☐阵发明显　　☐持续剧烈

16. 功血患者的头面五官证候有何特点？

（1）初诊时

☐颧部潮红　　☐面色淡无泽　　☐面黯无泽　　☐面色萎黄

☐面色苍白无华　　☐面色㿠白　　☐面生疖肿　　☐脱发

☐眼圈发黑　　☐眼睑或颜面肿　　☐口唇色淡或白　　☐头晕

☐头痛　　☐眼花　　☐目涩　　☐耳鸣

☐咽喉齿痛　　☐口舌生疮　　☐其他_____

（2）复诊时

☐颧部潮红　　☐面色淡无泽　　☐面黯无泽　　☐面色萎黄

☐面色苍白无华　　☐面色㿠白　　☐面生疖肿　　☐脱发

☐眼圈发黑　　☐眼睑或颜面肿　　☐口唇色淡或白　　☐头晕

☐头痛　　☐眼花　　☐目涩　　☐耳鸣

☐咽喉齿痛　　☐口舌生疮　　☐其他_____

（3）治疗结束时

☐颧部潮红　　☐面色淡无泽　　☐面黯无泽　　☐面色萎黄

☐面色苍白无华　　☐面色㿠白　　☐面生疖肿　　☐脱发

☐眼圈发黑　　☐眼睑或颜面肿　　☐口唇色淡或白　　☐头晕

☐头痛　　☐眼花　　☐目涩　　☐耳鸣

☐咽喉齿痛　　☐口舌生疮　　☐其他_____

17. 功血患者是否伴有二便证候？

（1）初诊时

☐无　　　　　☐偶有轻微　　　　☐阵发明显　　　　☐持续剧烈

（2）复诊时

☐无　　　　　☐偶有轻微　　　　☐阵发明显　　　　☐持续剧烈

（3）治疗结束时

☐无　　　　　☐偶有轻微　　　　☐阵发明显　　　　☐持续剧烈

18. 功血患者的二便证候有何特点？

（1）初诊时

☐小便频数　　☐小便短赤　　　　☐小便灼热　　　　☐小便清长

☐夜尿多　　　☐小便淋漓不净　　☐大便稀溏　　　　☐大便干结

☐大便黏　　　☐五更泄泻　　　　☐完谷不化　　　　☐大便臭秽

☐大便腥臭　　☐其他＿＿＿＿

（2）复诊时

☐小便频数　　☐小便短赤　　　　☐小便灼热　　　　☐小便清长

☐夜尿多　　　☐小便淋漓不净　　☐大便稀溏　　　　☐大便干结

☐大便黏　　　☐五更泄泻　　　　☐完谷不化　　　　☐大便臭秽

☐大便腥臭　　☐其他＿＿＿＿

（3）治疗结束时

☐小便频数　　☐小便短赤　　　　☐小便灼热　　　　☐小便清长

☐夜尿多　　　☐小便淋漓不净　　☐大便稀溏　　　　☐大便干结

☐大便黏　　　☐五更泄泻　　　　☐完谷不化　　　　☐大便臭秽

☐大便腥臭　　☐其他＿＿＿＿

19. 功血患者是否有带下证候？

（1）初诊时

☐无　　　　　☐偶有轻微　　　　☐阵发明显　　　　☐持续剧烈

（2）复诊时

☐无　　　　　☐偶有轻微　　　　☐阵发明显　　　　☐持续剧烈

（3）治疗结束时

☐无　　　　　☐偶有轻微　　　　☐阵发明显　　　　☐持续剧烈

20. 功血患者平素白带有何特点？

（1）初诊时

☐带下量多　　☐带下量少　　　　☐带下色白　　　　☐带下色黄

☐赤带　　　　☐带下质清稀　　　☐带下黏稠或腻　　☐带下有臭味

☐其他＿＿＿＿

（2）复诊时

☐带下量多　　　☐带下量少　　　☐带下色白　　　☐带下色黄

☐赤带　　　　　☐带下质清稀　　☐带下黏稠或腻　☐带下有臭味

☐其他＿＿＿＿＿

（3）治疗结束时

☐带下量多　　　☐带下量少　　　☐带下色白　　　☐带下色黄

☐赤带　　　　　☐带下质清稀　　☐带下黏稠或腻　☐带下有臭味

☐其他＿＿＿＿＿

21. 功血患者的神志及精神证候有何特点？

（1）初诊时

☐无　　　　　　☐偶有　　　　　☐经常有　　　　☐一直有

（2）复诊时

☐无　　　　　　☐偶有　　　　　☐经常有　　　　☐一直有

（3）治疗结束时

☐无　　　　　　☐偶有　　　　　☐经常有　　　　☐一直有

22. 功血患者的神志及精神如何变化？

（1）初诊时

☐神疲　　☐精神不振　☐嗜睡　　☐少眠　☐入睡困难

☐睡后易醒　☐夜寐多梦　☐急躁易怒　☐健忘　☐其他＿＿＿＿

（2）复诊时

☐神疲　　☐精神不振　☐嗜睡　　☐少眠　☐入睡困难

☐睡后易醒　☐夜寐多梦　☐急躁易怒　☐健忘　☐其他＿＿＿＿

（3）治疗结束时

☐神疲　　☐精神不振　☐嗜睡　　☐少眠　☐入睡困难

☐睡后易醒　☐夜寐多梦　☐急躁易怒　☐健忘　☐其他＿＿＿

23. 功血患者的舌象如何？

（1）舌色

①初诊时

☐淡红　☐淡白　☐红　☐黯红　☐紫黯　☐黯淡　☐其他＿＿＿＿

②复诊时

☐淡红　☐淡白　☐红　☐黯红　☐紫黯　☐黯淡　☐其他＿＿＿＿

③治疗结束时

☐淡红　☐淡白　☐红　☐黯红　☐紫黯　☐黯淡　☐其他＿＿＿＿

（2）舌质

①初诊时

□少津　□干燥　□干湿适中　□润滑　□其他_____
②复诊时
□少津　□干燥　□干湿适中　□润滑　□其他_____
③治疗结束时
□少津　□干燥　□干湿适中　□润滑　□其他_____

(3) 舌形

①初诊时
□适中　□胖大　□肿胀　□齿痕　□瘦薄　□芒刺　□瘀点或瘀斑
□裂纹　□镜面舌　□其他_____

②复诊时
□适中　□胖大　□肿胀　□齿痕　□瘦薄　□芒刺　□瘀点或瘀斑
□裂纹　□镜面舌　□其他_____

③治疗结束时
□适中　□胖大　□肿胀　□齿痕　□瘦薄　□芒刺　□瘀点或瘀斑
□裂纹　□镜面舌　□其他_____

(4) 舌苔

①初诊时
□白　□黄　□黄白相间　□腻　□膩
□黑　□苔厚　□苔薄　□少苔　□花剥苔
□光苔　□其他_____

②复诊时
□白　□黄　□黄白相间　□腻　□膩
□黑　□苔厚　□苔薄　□少苔　□花剥苔
□光苔　□其他_____

③治疗结束时
□白　□黄　□黄白相间　□腻　□膩
□黑　□苔厚　□苔薄　□少苔　□花剥苔
□光苔　□其他_____

24. 功血患者的脉象如何？

(1) 初诊时
□数　□迟　□弦　□滑　□沉　□尺部尤沉
□细　□虚　□弱　□尺部尤弱　□濡　□涩
□紧　□无力　□芤　□洪　□浮　□其他_____

(2) 复诊时
□数　□迟　□弦　□滑　□沉　□尺部尤沉

□细　　　□虚　　　□弱　　　□尺部尤弱　　□濡　　　□涩
□紧　　　□无力　　□芤　　　□洪　　　　　□浮　　　□其他_____

（3）治疗结束时

□数　　　□迟　　　□弦　　　□滑　　　　　□沉　　　□尺部尤沉
□细　　　□虚　　　□弱　　　□尺部尤弱　　□濡　　　□涩
□紧　　　□无力　　□芤　　　□洪　　　　　□浮　　　□其他_____

非常感谢您能支持、参与我们的工作！

患者签名：_____

年　月　日　时　填

地区编号_____
医院编号_____
问卷序号_____

调查表（二）中医学关于功能失调性子宫出血中医证候特征研究的医生调查

*全部内容由被调查者填写

卷首语

尊敬的各位同仁：

您好！

在功能失调性子宫出血（简称功血）治疗上，中医药优势突出、前景广阔。为此，重视中医药的科学价值，总结功血的中医证候特征、演变规律和辨证方法等临床经验极为必要，我们的研究以期为中医药有效地防治此病提供理论依据。

国家中医药管理局"功血的中医证候量化诊断标准研究"课题，由中国中医科学院牵头，多家医院参加研究工作。您来自临床第一线，对此病有深刻的认识和体会。希望您能参加调查研究，让我们共同揭示此病证候的特征及演变规律，为中医药治疗功血量化标准研究提供帮助。

有关功血调查表的说明

本次调查的被调查对象是一线临床医生，现就调查的目的、意义和被调查对象的资格筛选及答案选择等有关问题说明如下：

一、调查的目的及意义

根据国家中医药管理局"功血中医证候量化诊断标准的研究"课题内容的需要，我们编制了"调查表（二）中医学关于功能失调性子宫出血中医证候特征研究的医生调查"。通过一线临床医生的诊治经验，运用统计学方法，整理、分析、归纳中医学关于功血的证候特征和演变规律。将中医学认识功血的临证经验升华到理论高度，总结出功血的量化诊断标准，为功血的中医药辨证论治提供科学依据。

二、调查对象的入选资格和排除标准

1. 入选资格

（1）年龄在23~65岁。

（2）从事医疗工作的专业人员。

2. 排除标准

（1）主观上不同意对功血采取中医药治疗者。

（2）近3年内没有连续从事临床一线医疗工作的行政或医疗辅助人员等。

三、如何选择答案

以下问卷，希望您能根据患者病情和临床治疗此病的经验进行回答。选择题均为不定项选择题，请在每个选择答案前划"√"，答案可单选或多选。若有的问题您不能确定如何回答，请在被选答案中选择您认为最接近的那个答案。若您认为被选答案内容不全面，请在"其他_____"一栏里回答。填空题请按题目要求将答案写在"_____"一栏。我们将会运用数理统计方法，把大家的回答加以分析、整理与归纳，在群体认识的基础上，最终形成对此病证候特征及演变规律的基本共识。

四、保护个人隐私

我们在此庄严承诺：每个被调查者享有不可侵犯的个人隐私权，我们将对您的个人资料及观点进行严格保密，任何情况下都不会泄露您的姓名和个人信息。

谢谢您的合作！

功血的中医证候量化诊断标准研究课题组
年　　月　　日

功血患者一般信息

姓名：_____

出生日期：___年___月___日

最高学历：□中专　　□大专　　□大学　　□研究生　　□其他

工作单位及部门：_____

联系电话：办公室_____手机_____

住宅_____

通信地址：_____邮编_____

患者签名_____

门诊/病房病历简述

门诊号_____
病案号_____

就诊/入院时间：_____年_____月_____日

主诉：_____

月经史：_____

西医诊断：_____（注：无排卵型　　有排卵型）

中医诊断：_____（病名）

　　　　　_____（证型）

医师签名_____

功血中医证候特征研究临床医生调查问卷

第一部分　功血的主要证候特点

1. 月经周期有何变化？

（1）初诊时

☐周期正常　　☐非经期忽然大量出血　　☐淋漓不断　　☐经期延后

☐经期提前　　☐或前或后、不定期　　☐经断复来　　☐经间期出血

（2）复诊时

☐周期正常　　☐非经期忽然大量出血　　☐淋漓不断　　☐经期延后

☐经期提前　　☐或前或后、不定期　　☐经断复来　　☐经间期出血

（3）治疗结束时

☐周期21~35天　　☐周期14~21天　　☐周期>35天　　☐周期<14天

☐其他＿＿＿＿＿＿＿＿＿＿＿＿

2. 月经经期如何变化？

（1）初诊时

☐经期1~2天　　☐经期3~6天　　☐经期7~10天　　☐经期11~14天

☐经期>14天

（2）复诊时

☐经期1~2天　　☐经期3~6天　　☐经期7~10天　　☐经期11~14天

☐经期>14天

（3）治疗结束时

☐经期1~2天　　☐经期3~6天　　☐经期7~10天　　☐经期11~14天

☐经期>14天

3. 月经量如何变化？

（1）初诊时

☐经量中等　　☐月经量多　　☐忽然大量出血不止　　☐月经量少

☐点滴出血、长期不止　　☐忽多忽少

☐忽然大量出血不止和点滴出血不止交替出现

（2）复诊时

☐经量中等　　☐月经量多　　☐忽然大量出血不止　　☐月经量少

☐点滴出血、长期不止　　☐忽多忽少

☐忽然大量出血不止和点滴出血不止交替出现

（3）治疗结束时

☐经量恢复正常　　☐经量有明显改善　　☐经量无明显改善

☐经量无改善

4. 月经色如何变化？

（1）初诊时？

☐经色鲜红　　☐经色深红　　☐经色黯红　　☐经色紫红　　☐经色紫黯

☐经色淡红　　☐经色淡如水　☐经色淡黯

（2）复诊时

☐经色鲜红　　☐经色深红　　☐经色黯红　　☐经色紫红　　☐经色紫黯

☐经色淡红　　☐经色淡如水　☐经色淡黯

（3）治疗结束时

☐经色鲜红　　☐经色深红　　☐经色黯红　　☐经色紫红　　☐经色紫黯

☐经色淡红　　☐经色淡如水　☐经色淡黯

5. 月经质如何变化？

（1）初诊时

☐经质正常　　☐经质稀薄　　☐经质黏稠　　☐经有血块

（2）复诊时

☐经质正常　　☐经质稀薄　　☐经质黏稠　　☐经有血块

（3）治疗结束时

☐经质正常　　☐经质稀薄　　☐经质黏稠　　☐经有血块

6. 月经气味如何变化？

（1）月经是否有异味？

①初诊时

☐无　　　　　☐偶有　　　　☐经常有　　　☐一直有

②复诊时

☐无　　　　　☐偶有　　　　☐经常有　　　☐一直有

③治疗结束时

☐无　　　　　☐偶有　　　　☐经常有　　　☐一直有

（2）何种气味？

①初诊时

☐无异味　　　☐味腥臭　　　☐味腐臭秽

②复诊时

☐无异味　　　☐味腥臭　　　☐味腐臭秽

③治疗结束时

☐无异味　　　☐味腥臭明显改善　　　☐味腥臭无改善

☐味腐臭秽明显改善　　　　　　　　☐味腐臭秽无改善

7. 痛经如何变化？

（1）是否有痛经发生？

①初诊时

□无 　□偶有轻微 　□阵发明显 　□持续剧烈 　□其他_____

②复诊时

□无 　□偶有轻微 　□阵发明显 　□持续剧烈 　□其他_____

③治疗结束时

□无 　□偶有轻微 　□阵发明显 　□持续剧烈 　□其他_____

（2）疼痛的性质如何变化？

①初诊时

□小腹空坠 　　□小腹疼痛固定 　　□小腹疼痛块下痛减

□小腹刺痛 　　□腰腹胀痛 　　　□小腹隐痛

□小腹灼痛 　　□小腹疼痛拒按 　　□小腹疼痛喜按

□小腹冷痛、得热痛减 　　　　　　□得热痛剧

□得冷痛减 　□遇冷痛剧 　□其他_____

②复诊时

□小腹空坠 　　□小腹疼痛固定 　　□小腹疼痛块下痛减

□小腹刺痛 　　□腰腹胀痛 　　　□小腹隐痛

□小腹灼痛 　　□小腹疼痛拒按 　　□小腹疼痛喜按

□小腹冷痛、得热痛减 　　　　　　□得热痛剧

□得冷痛减 　□遇冷痛剧 　□其他_____

③治疗结束时

□小腹空坠 　　□小腹疼痛固定 　　□小腹疼痛块下痛减

□小腹刺痛 　　□腰腹胀痛 　　　□小腹隐痛

□小腹灼痛 　　□小腹疼痛拒按 　　□小腹疼痛喜按

□小腹冷痛、得热痛减 　　　　　　□得热痛剧

□得冷痛减 　□遇冷痛剧 　□其他_____

第二部分　功血的次要证候特点

1. 功血患者是否伴有怕冷？

（1）初诊时

□无 　□偶有轻微 　□阵发明显 　□持续剧烈

（2）复诊时

□无 　□偶有轻微 　□阵发明显 　□持续剧烈

（3）治疗结束时

□无 　□偶有轻微 　□阵发明显 　□持续剧烈

2. 功血患者的怕冷有何特点？

（1）初诊时

□身怕冷　　　□四末不温　　　□喜暖

□得温缓解　　□得温不能缓解　□其他_____

（2）复诊时

□身怕冷　　　□四末不温　　　□喜暖

□得温缓解　　□得温不能缓解　□其他_____

（3）治疗结束时

□身怕冷　　　□四末不温　　　□喜暖

□得温缓解　　□得温不能缓解　□其他_____

3. 功血患者是否伴有怕热？

（1）初诊时

□无　　□偶有轻微　　□阵发明显　　□持续剧烈

（2）复诊时

□无　　□偶有轻微　　□阵发明显　　□持续剧烈

（3）治疗结束时

□无　　□偶有轻微　　□阵发明显　　□持续剧烈

4. 功血患者的怕热有何特点？

（1）初诊时

□身怕热　　□五心烦热　　□潮热

□喜冷　　□得冷缓解　　□得冷不能缓解　　□其他_____

（2）复诊时

□身怕热　　□五心烦热　　□潮热

□喜冷　　□得冷缓解　　□得冷不能缓解　　□其他_____

（3）治疗结束时

□身怕热　　□五心烦热　　□潮热

□喜冷　　□得冷缓解　　□得冷不能缓解　　□其他_____

5. 功血患者是否伴有出汗？

（1）初诊时

□无　　□偶有轻微　　□阵发明显　　□持续剧烈

（2）复诊时

□无　　□偶有轻微　　□阵发明显　　□持续剧烈

（3）治疗结束时

□无　　□偶有轻微　　□阵发明显　　□持续剧烈

6. 功血患者的汗出有何特点？

（1）初诊

□手足心汗　　□潮热汗出　　□盗汗　　□自汗　　□但头汗出

□其他 _____

（2）复诊时

□手足心汗　　□潮热汗出　　□盗汗　　□自汗　　□但头汗出

□其他 _____

（3）治疗结束时

□手足心汗　　□潮热汗出　　□盗汗　　□自汗　　□但头汗出

□其他 _____

7. 功血患者是否伴有口干、口渴？

（1）初诊时

□无　　□偶有轻微　　□阵发明显　　□持续剧烈

（2）复诊时

□无　　□偶有轻微　　□阵发明显　　□持续剧烈

（3）治疗结束时

□无　　□偶有轻微　　□阵发明显　　□持续剧烈

8. 功血患者的口干、口渴有何特点？

（1）初诊时

□口干　　□口渴喜饮　　□口渴不欲饮

□口干但欲漱水不欲咽　　□渴喜冷饮　　□渴喜热饮

□其他_____

（2）复诊时

□口干　　□口渴喜饮　　□口渴不欲饮

□口干但欲漱水不欲咽　　□渴喜冷饮　　□渴喜热饮

□其他_____

（3）治疗结束时

□口干　　□口渴喜饮　　□口渴不欲饮

□口干但欲漱水不欲咽　　□渴喜冷饮　　□渴喜热饮

□其他_____

9. 功血患者是否伴有胸腹证候？

（1）初诊时

□无　　□偶有轻微　　□阵发明显　　□持续剧烈

（2）复诊时

□无　　□偶有轻微　　□阵发明显　　□持续剧烈

（3）治疗结束时

□无　　□偶有轻微　　□阵发明显　　□持续剧烈

10. 功血患者的胸腹证候有何特点？

（1）初诊时
☐胸闷　　　　　☐胸胁胀满　　　☐胸胁疼痛　　　☐脘腹胀满
☐经前后乳房胀痛　☐小腹作胀　　　☐心慌　　　　　☐心悸
☐心烦　　　　　☐心下痛　　　　☐气短　　　　　☐少气
☐易怒　　　　　☐口苦　　　　　☐善太息　　　　☐纳呆
☐胃反酸水　　　☐呕吐　　　　　☐消谷善饥　　　☐其他_____

（2）复诊时
☐胸闷　　　　　☐胸胁胀满　　　☐胸胁疼痛　　　☐脘腹胀满
☐经前后乳房胀痛　☐小腹作胀　　　☐心慌　　　　　☐心悸
☐心烦　　　　　☐心下痛　　　　☐气短　　　　　☐少气
☐易怒　　　　　☐口苦　　　　　☐善太息　　　　☐纳呆
☐胃反酸水　　　☐呕吐　　　　　☐消谷善饥　　　☐其他_____

（3）治疗结束时
☐胸闷　　　　　☐胸胁胀满　　　☐胸胁疼痛　　　☐脘腹胀满
☐经前后乳房胀痛　☐小腹作胀　　　☐心慌　　　　　☐心悸
☐心烦　　　　　☐心下痛　　　　☐气短　　　　　☐少气
☐易怒　　　　　☐口苦　　　　　☐善太息　　　　☐纳呆
☐胃反酸水　　　☐呕吐　　　　　☐消谷善饥　　　☐其他_____

11. 功血患者是否伴有腰背证候？
（1）初诊时
☐无　　　☐偶有轻微　　　☐阵发明显　　　☐持续剧烈
（2）复诊时
☐无　　　☐偶有轻微　　　☐阵发明显　　　☐持续剧烈
（3）治疗结束时
☐无　　　☐偶有轻微　　　☐阵发明显　　　☐持续剧烈

12. 功血患者的腰背证候有何特点？
（1）初诊时
☐背冷　　☐背痛　　　　☐腰酸　　　　☐腰痛
☐其他_____
（2）复诊时
☐背冷　　☐背痛　　　　☐腰酸　　　　☐腰痛
☐其他_____
（3）治疗结束时
☐背冷　　☐背痛　　　　☐腰酸　　　　☐腰痛
☐其他_____

13. 功血患者是否伴有四肢证候？

(1) 初诊时

☐无　　　☐偶有轻微　　　☐阵发明显　　　☐持续剧烈

(2) 复诊时

☐无　　　☐偶有轻微　　　☐阵发明显　　　☐持续剧烈

(3) 治疗结束时

☐无　　　☐偶有轻微　　　☐阵发明显　　　☐持续剧烈

14. 功血患者的四肢证候有何特点？

(1) 初诊时

☐四肢倦怠　☐四肢乏力　　☐四肢酸痛　　☐四肢肌肉消瘦

☐爪甲色淡　☐四肢麻木　　☐足肿　　　　☐四肢浮肿

☐其他_____

(2) 复诊时

☐四肢倦怠　☐四肢沉重或无力　☐四肢酸痛　☐四肢肌肉消瘦

☐爪甲色淡　☐四肢麻木　　☐足肿　　　　☐四肢浮肿

☐其他_____

(3) 治疗结束时

☐四肢倦怠　☐四肢沉重或无力　☐四肢酸痛　☐四肢肌肉消瘦

☐爪甲色淡　☐四肢麻木　　☐足肿　　　　☐四肢浮肿

☐其他_____

15. 功血患者是否伴有头面五官证候？

(1) 初诊时

☐无　　　☐偶有轻微　　　☐阵发明显　　　☐持续剧烈

(2) 复诊时

☐无　　　☐偶有轻微　　　☐阵发明显　　　☐持续剧烈

(3) 治疗结束时

☐无　　　☐偶有轻微　　　☐阵发明显　　　☐持续剧烈

16. 功血患者的头面五官证候有何特点？

(1) 初诊时

☐颧部潮红　　　☐面色淡无泽　　☐面黯无泽　　　☐面色萎黄

☐面色苍白无华　☐面色㿠白　　　☐面生疖肿　　　☐脱发

☐眼圈发黑　　　☐眼睑或颜面肿　☐口唇色淡或白　☐头晕

☐头痛　　　　　☐眼花　　　　　☐目涩　　　　　☐耳鸣

☐咽喉齿痛　　　☐口舌生疮　　　☐其他_____

(2) 复诊时

□颧部潮红　　　　□面色淡无泽　　　　□面黧无泽　　　　□面色萎黄
□面色苍白无华　　□面色㿠白　　　　　□面生疖肿　　　　□脱发
□眼圈发黑　　　　□眼睑或颜面肿　　　□口唇色淡或白　　□头晕
□头痛　　　　　　□眼花　　　　　　　□目涩　　　　　　□耳鸣
□咽喉齿痛　　　　□口舌生疮　　　　　□其他_____

（3）治疗结束时
□颧部潮红　　　　□面色淡无泽　　　　□面黧无泽　　　　□面色萎黄
□面色苍白无华　　□面色㿠白　　　　　□面生疖肿　　　　□脱发
□眼圈发黑　　　　□眼睑或颜面肿　　　□口唇色淡或白　　□头晕
□头痛　　　　　　□眼花　　　　　　　□目涩　　　　　　□耳鸣
□咽喉齿痛　　　　□口舌生疮　　　　　□其他_____

17. 功血患者是否伴有二便证候？
（1）初诊时
□无　　　　　　　□偶有轻微　　　　　□阵发明显　　　　□持续剧烈
（2）复诊时
□无　　　　　　　□偶有轻微　　　　　□阵发明显　　　　□持续剧烈
（3）治疗结束时
□无　　　　　　　□偶有轻微　　　　　□阵发明显　　　　□持续剧烈

18. 功血患者的二便证候有何特点？
（1）初诊时
□小便频数　　　　□小便短赤　　　　　□小便灼热　　　　□小便清长
□夜尿多　　　　　□小便淋漓不净　　　□大便稀溏　　　　□大便干结
□大便黏　　　　　□五更泄泻　　　　　□完谷不化　　　　□大便臭秽
□大便腥臭　　　　□其他_____

（2）复诊时
□小便频数　　　　□小便短赤　　　　　□小便灼热　　　　□小便清长
□夜尿多　　　　　□小便淋漓不净　　　□大便稀溏　　　　□大便干结
□大便黏　　　　　□五更泄泻　　　　　□完谷不化　　　　□大便臭秽
□大便腥臭　　　　□其他_____

（3）治疗结束时
□小便频数　　　　□小便短赤　　　　　□小便灼热　　　　□小便清长
□夜尿多　　　　　□小便淋漓不净　　　□大便稀溏　　　　□大便干结
□大便黏　　　　　□五更泄泻　　　　　□完谷不化　　　　□大便臭秽
□大便腥臭　　　　□其他_____

19. 功血患者是否有带下证候？

(1) 初诊时

☐无 ☐偶有轻微 ☐阵发明显 ☐持续剧烈

(2) 复诊时

☐无 ☐偶有轻微 ☐阵发明显 ☐持续剧烈

(3) 治疗结束时

☐无 ☐偶有轻微 ☐阵发明显 ☐持续剧烈

20. 功血患者平素白带有何特点？

(1) 初诊时

☐带下量多 ☐带下量少 ☐带下色白 ☐带下色黄
☐赤带 ☐带下质清稀 ☐带下黏稠或腻 ☐带下有臭味
☐其他_____

(2) 复诊时

☐带下量多 ☐带下量少 ☐带下色白 ☐带下色黄
☐赤带 ☐带下质清稀 ☐带下黏稠或腻 ☐带下有臭味
☐其他_____

(3) 治疗结束时

☐带下量多 ☐带下量少 ☐带下色白 ☐带下色黄
☐赤带 ☐带下质清稀 ☐带下黏稠或腻 ☐带下有臭味
☐其他_____

21. 功血患者的神志及精神证候有何特点？

(1) 初诊时

☐无 ☐偶有 ☐经常有 ☐一直有

(2) 复诊时

☐无 ☐偶有 ☐经常有 ☐一直有

(3) 治疗结束时

☐无 ☐偶有 ☐经常有 ☐一直有

22. 功血患者的神志及精神如何变化？

(1) 初诊时

☐神疲 ☐精神不振 ☐嗜睡 ☐少眠 ☐入睡困难
☐睡后易醒 ☐夜寐多梦 ☐急躁易怒 ☐健忘 ☐其他_____

(2) 复诊时

☐神疲 ☐精神不振 ☐嗜睡 ☐少眠 ☐入睡困难
☐睡后易醒 ☐夜寐多梦 ☐急躁易怒 ☐健忘 ☐其他_____

(3) 治疗结束时

☐神疲 ☐精神不振 ☐嗜睡 ☐少眠 ☐入睡困难

□睡后易醒　　□夜寐多梦　　　□急躁易怒　　□健忘　　　□其他＿＿＿

23. 功血患者的舌象如何？

（1）舌色

①初诊时

□淡红　□淡白　□红　□黯红　□紫黯　□黯淡　□其他＿＿＿＿＿＿

②复诊时

□淡红　□淡白　□红　□黯红　□紫黯　□黯淡　□其他＿＿＿＿＿＿

③治疗结束时

□淡红　□淡白　□红　□黯红　□紫黯　□黯淡　□其他＿＿＿＿＿＿

（2）舌质

①初诊时

□少津　□干燥　□干湿适中　□润滑　□其他＿＿＿＿＿＿

②复诊时

□少津　□干燥　□干湿适中　□润滑　□其他＿＿＿＿＿＿

③治疗结束时

□少津　□干燥　□干湿适中　□润滑　□其他＿＿＿＿＿＿

（3）舌形

①初诊时

□适中　□胖大　□肿胀　□齿痕　□瘦薄　□芒刺　□瘀点或瘀斑

□裂纹　□镜面舌　□其他＿＿＿＿＿＿＿＿

②复诊时

□适中　□胖大　□肿胀　□齿痕　□瘦薄　□芒刺　□瘀点或瘀斑

□裂纹　□镜面舌　□其他＿＿＿＿＿＿＿＿

③治疗结束时

□适中　□胖大　□肿胀　□齿痕　□瘦薄　□芒刺　□瘀点或瘀斑

□裂纹　□镜面舌　□其他＿＿＿＿＿＿＿＿

（4）舌苔

①初诊时

□白　　□黄　　□黄白相间　　□腻　　□膩

□黑　　□苔厚　□苔薄　　　　□少苔　□花剥苔

□光苔　□其他＿＿＿＿

②复诊时

□白　　□黄　　□黄白相间　　□腻　　□膩

□黑　　□苔厚　□苔薄　　　　□少苔　□花剥苔

□光苔　□其他＿＿＿＿

③治疗结束时

☐白　　☐黄　　☐黄白相间　　☐腻　　☐腻

☐黑　　☐苔厚　☐苔薄　　　　☐少苔　☐花剥苔

☐光苔　☐其他_____

24. 功血患者的脉象如何？

（1）初诊时

☐数　　☐迟　　☐弦　　☐滑　　☐沉　　☐尺部尤沉

☐细　　☐虚　　☐弱　　☐尺部尤弱　☐濡　　☐涩

☐紧　　☐无力　☐芤　　☐洪　　☐浮　　☐其他_____

（2）复诊时

☐数　　☐迟　　☐弦　　☐滑　　☐沉　　☐尺部尤沉

☐细　　☐虚　　☐弱　　☐尺部尤弱　☐濡　　☐涩

☐紧　　☐无力　☐芤　　☐洪　　☐浮　　☐其他_____

（3）治疗结束时

☐数　　☐迟　　☐弦　　☐滑　　☐沉　　☐尺部尤沉

☐细　　☐虚　　☐弱　　☐尺部尤弱　☐濡　　☐涩

☐紧　　☐无力　☐芤　　☐洪　　☐浮　　☐其他_____

医师签名_____

第三部分　功血的临床体征

1. 实验室检查（请在横线处填入实际测量值）

（1）功血患者血常规及凝血四项各项指标值如何变化？

1）血红蛋白值

①初诊时　　　　　_____

②复诊时　　　　　_____

③治疗结束时　　　_____

2）红细胞值

①初诊时　　　　　_____

②复诊时　　　　　_____

③治疗结束时　　　_____

3）血小板计数

①初诊时　　　　　_____

②复诊时　　　　　_____

③治疗结束时　　　_____

4）凝血酶原时间（PT）

①初诊时　　　　　　＿＿＿＿＿＿＿＿＿＿

②复诊时　　　　　　＿＿＿＿＿＿＿＿＿＿

③治疗结束时　　　　＿＿＿＿＿＿＿＿＿＿

5）活化部分凝血活酶时间（APTT）

①初诊时　　　　　　＿＿＿＿＿＿＿＿＿＿

②复诊时　　　　　　＿＿＿＿＿＿＿＿＿＿

③治疗结束时　　　　＿＿＿＿＿＿＿＿＿＿

6）凝血酶时间（TT）

①初诊时　　　　　　＿＿＿＿＿＿＿＿＿＿

②复诊时　　　　　　＿＿＿＿＿＿＿＿＿＿

③治疗结束时　　　　＿＿＿＿＿＿＿＿＿＿

7）血浆纤维蛋白原（Fbg）

①初诊时　　　　　　＿＿＿＿＿＿＿＿＿＿

②复诊时　　　　　　＿＿＿＿＿＿＿＿＿＿

③治疗结束时　　　　＿＿＿＿＿＿＿＿＿＿

（2）功血患者 B 超子宫内膜厚度？

①初诊时　　　　　　＿＿＿＿＿＿＿＿＿＿

②复诊时　　　　　　＿＿＿＿＿＿＿＿＿＿

③治疗结束时　　　　＿＿＿＿＿＿＿＿＿＿

（3）功血患者子宫内膜病理如何变化？

1）初诊时

（末次月经 ＿＿＿年＿＿＿月＿＿＿日　　测定时间＿＿＿年＿＿＿月＿＿＿日）

①内膜形态

□增生期子宫内膜　　　□分泌期子宫内膜　　　□混合型子宫内膜

②子宫内膜增生程度

□增生期子宫内膜　　　□子宫内膜增生症　　　□萎缩型子宫内膜

③子宫内膜增生症分型

□单纯型　　　　　　　□复杂型　　　　　　　□不典型

2）复诊时

（末次月经 ＿＿＿年＿＿＿月＿＿＿日　　测定时间＿＿＿年＿＿＿月＿＿＿日）

①内膜形态

□增生期子宫内膜　　　□分泌期子宫内膜　　　□混合型子宫内膜

②子宫内膜增生程度

□增生期子宫内膜　　　□子宫内膜增生症　　　□萎缩型子宫内膜

③子宫内膜增生症分型

□单纯型　　　　　□复杂型　　　　　□不典型

3）治疗结束时

（末次月经___年___月___日　　测定时间___年___月___日）

①□增生期子宫内膜　□子宫内膜增生过长　□萎缩型子宫内膜

②子宫内膜增生过长

□单纯型　　　　　□复合型　　　　　□非典型

（4）功血患者血清性激素（FSH、LH、E_2、P、PRL、T）及子宫内膜受体（ER、PR）如何变化？

1）初诊时

（末次月经___年___月___日　　测定时间___年___月___日）

①卵泡刺激素（FSH）　　＿＿＿＿＿＿＿＿＿＿＿＿＿＿＿

②黄体生成激素（LH）　　＿＿＿＿＿＿＿＿＿＿＿＿＿＿＿

③雌二醇（E_2）　　　　＿＿＿＿＿＿＿＿＿＿＿＿＿＿＿

④孕酮（P）　　　　　　＿＿＿＿＿＿＿＿＿＿＿＿＿＿＿

⑤催乳激素（PRL）　　　＿＿＿＿＿＿＿＿＿＿＿＿＿＿＿

⑥睾酮（T）　　　　　　＿＿＿＿＿＿＿＿＿＿＿＿＿＿＿

⑦雌激素受体（ER_α）　＿＿＿＿＿＿＿＿＿＿＿＿＿＿＿

⑧孕激素受体（PRA）　　＿＿＿＿＿＿＿＿＿＿＿＿＿＿＿

2）复诊时

（末次月经___年___月___日　　测定时间___年___月___日）

①卵泡刺激素（FSH）　　＿＿＿＿＿＿＿＿＿＿＿＿＿＿＿

②黄体生成激素（LH）　　＿＿＿＿＿＿＿＿＿＿＿＿＿＿＿

③雌二醇（E_2）　　　　＿＿＿＿＿＿＿＿＿＿＿＿＿＿＿

④孕酮（P）　　　　　　＿＿＿＿＿＿＿＿＿＿＿＿＿＿＿

⑤催乳激素（PRL）　　　＿＿＿＿＿＿＿＿＿＿＿＿＿＿＿

⑥睾酮（T）　　　　　　＿＿＿＿＿＿＿＿＿＿＿＿＿＿＿

⑦雌激素受体（ER_α）　＿＿＿＿＿＿＿＿＿＿＿＿＿＿＿

⑧孕激素受体（PRA）　　＿＿＿＿＿＿＿＿＿＿＿＿＿＿＿

3）治疗结束时

（末次月经___年___月___日　　测定时间___年___月___日）

①卵泡刺激素（FSH）　　＿＿＿＿＿＿＿＿＿＿＿＿＿＿＿

②黄体生成激素（LH）　　＿＿＿＿＿＿＿＿＿＿＿＿＿＿＿

③雌二醇（E_2）　　　　＿＿＿＿＿＿＿＿＿＿＿＿＿＿＿

④孕酮（P）　　　　　　＿＿＿＿＿＿＿＿＿＿＿＿＿＿＿

⑤催乳激素（PRL）　　　＿＿＿＿＿＿＿＿＿＿＿＿＿＿＿

⑥睾酮（T） _____

⑦雌激素受体（ER_α） _____

⑧孕激素受体（PRA） _____

(5) 功血患者血清免疫球蛋白 IgG、IgM、IgA 和白细胞介素 IL-1、IL-6、IL-7、IL-8 如何变化？

1）初诊时

①IgG _____

②IgM _____

③IgA _____

④IL-1 _____

⑤IL-6 _____

⑥IL-7 _____

⑦IL-8 _____

2）复诊时

①IgG _____

②IgM _____

③IgA _____

④IL-1 _____

⑤IL-6 _____

⑥IL-7 _____

⑦IL-8 _____

3）治疗结束时

①IgG _____

②IgM _____

③IgA _____

④IL-1 _____

⑤IL-6 _____

⑥IL-7 _____

⑦IL-8 _____

2. 常见并发症

(1) 功血患者伴有哪些并发症？

□贫血　　□失血性休克　　□不孕　　□癥瘕　　□流产

□闭经　　□盆腔炎　　　　□其他_____

(2) 并发症随着病程如何变化？

1）初诊时

□无　　　　□轻微　　　　□严重　　　　□其他＿＿＿＿＿＿

2）复诊时

　　□痊愈　　　□有明显改善　　□有轻微改善　　□无改变
　　□有轻微加重　□有明显加重　　□其他＿＿＿＿＿＿＿＿＿

3）治疗结束时

　　□痊愈　　　□有明显改善　　□有轻微改善　　□无改变
　　□有轻微加重　□有明显加重　　□其他＿＿＿＿＿＿＿＿＿

非常感谢您能支持、参与我们的工作！

签名：

年　　月　　日　　时　　填

地区编号_____
医院编号_____
问卷序号_____

调查表（三）中医学关于功能失调性子宫出血证候特征研究的专家调查

＊全部内容由被调查者填写

卷首语

尊敬的各位专家：

您好！

在功能失调性子宫出血（简称功血）治疗上，中医药优势突出、前景广阔。为此，重视中医药的科学价值，总结功血的中医证候特征、演变规律和辨证方法等临床经验极为必要，我们的研究以期为中医药有效地防治此病提供理论依据。

国家中医药管理局"功血的中医证候量化诊断标准研究"课题，由中国中医科学院牵头，多家医院参加研究工作。多年来您在治疗本病上积累了宝贵的经验，对此病有深刻的认识和体会。希望您能参加调查研究，让我们共同揭示此病证候的特征及演变规律，为中医药治疗功血量化标准研究提供帮助。

有关功血问卷调查的说明

本次调查问卷的被调查对象主要是专家，现就调查的目的、意义和被调查对象的资格筛选及答案选择等有关问题说明如下：

一、调查的目的及意义

根据国家中医药管理局"功血中医证候量化诊断标准的研究"课题内容的需要，我们编制了"调查表三：中医学关于功血证候特征研究的专家调查"。通过专家的诊治经验，运用统计学方法，整理、分析、归纳中医学关于功血的证候特征和演变规律。将中医学认识功血的临证经验升华到理论高度，总结出功血的量化诊断标准，为功血的中医药辨证论治提供科学依据。

二、调查对象的入选资格和排除标准

1. 入选资格

具有副高职称或从事医疗工作10年以上的专业人员。

2. 排除标准

（1）主观上不同意对功血采取中医药治疗者。

（2）近3年内没有连续从事临床一线医疗工作的行政或医疗辅助人员等。

三、如何选择答案

以下问卷，希望您能根据临床治疗此病的经验及体会，进行回答。选择题均为不定项选择题，请在每个选择答案前划"√"，答案可单选或多选。若有的问题您不能确定如何回答，请在被选答案中选择您认为最接近的那个答案。若您认为被选答案内容不全面，请在"其他_____"一栏里回答，简答题的答案请写在题目下空白处。我们将会运用数理统计方法，把大家的回答加以分析、整理与归纳，在群体认识的基础上，最终形成对此病证候特征及演变规律的基本共识。

四、保护个人隐私

我们在此庄严承诺：每个被调查者享有不可侵犯的个人隐私权，我们将对您的个人资料及观点进行严格保密，任何情况下都不会泄露您的姓名和个人信息。

谢谢您的合作！

功血的中医证候量化诊断标准研究课题组
年　　月　　日

功血中医证候特征专家调查问卷

第一部分　功血的主要证候特点

1. 月经周期有何变化？

（1）初诊时

□周期正常　　□非经期忽然大量出血　　□淋漓不断　　□经期延后
□经期提前　　□或前或后、不定期　　□经断复来　　□经间期出血

（2）复诊时

□周期正常　　□非经期忽然大量出血　　□淋漓不断　　□经期延后
□经期提前　　□或前或后、不定期　　□经断复来　　□经间期出血

（3）治疗结束时

□周期21~35天　　□周期14~21天　　□周期>35天　　□周期<14天
□其他_____

2. 月经经期如何变化？

（1）初诊时

□经期1~2天　　□经期3~6天　　□经期7~10天　　□经期11~14天
□经期>14天

（2）复诊时

□经期1~2天　　□经期3~6天　　□经期7~10天　　□经期11~14天
□经期>14天

（3）治疗结束时

□经期1~2天　　□经期3~6天　　□经期7~10天　　□经期11~14天

□经期>14 天

3. 月经量如何变化?

(1) 初诊时

□经量中等　　□月经量多　　□忽然大量出血不止　　□月经量少

□点滴出血、长期不止　　□忽多忽少

□忽然大量出血不止和点滴出血不止交替出现

(2) 复诊时

□经量中等　　□月经量多　　□忽然大量出血不止　　□月经量少

□点滴出血、长期不止　　□忽多忽少

□忽然大量出血不止和点滴出血不止交替出现

(3) 治疗结束时

□经量恢复正常　　□经量有明显改善　　□经量无明显改善

□经量无改善

4. 月经色如何变化?

(1) 初诊时

□经色鲜红　　□经色深红　　□经色黯红　　□经色紫红　　□经色紫黯

□经色淡红　　□经色淡如水　　□经色淡黯

(2) 复诊时

□经色鲜红　　□经色深红　　□经色黯红　　□经色紫红　　□经色紫黯

□经色淡红　　□经色淡如水　　□经色淡黯

(3) 治疗结束时

□经色鲜红　　□经色深红　　□经色黯红　　□经色紫红　　□经色紫黯

□经色淡红　　□经色淡如水　　□经色淡黯

5. 月经质如何变化?

(1) 初诊时

□经质正常　　□经质稀薄　　□经质黏稠　　□经有血块

(2) 复诊时

□经质正常　　□经质稀薄　　□经质黏稠　　□经有血块

(3) 治疗结束时

□经质正常　　□经质稀薄　　□经质黏稠　　□经有血块

6. 月经气味如何变化?

(1) 月经是否有异味?

①初诊时

□无　　　　□偶有　　　　□经常有　　　　□一直有

②复诊时

□无　　　　□偶有　　　　□经常有　　　　□一直有

③治疗结束时

□无　　　　□偶有　　　　□经常有　　　　□一直有

（2）何种气味？

①初诊时

□无异味　　　□味腥臭　　　　□味腐臭秽

②复诊时

□无异味　　　□味腥臭　　　　□味腐臭秽

③治疗结束时

□无异味　　　□味腥臭明显改善　　　□味腥臭无改善

□味腐臭秽明显改善　　　　　　□味腐臭秽无改善

7. 痛经如何变化？

（1）是否有痛经发生？

①初诊时

□无　　□偶有轻微　　□阵发明显　　□持续剧烈　　□其他_____

②复诊时

□无　　□偶有轻微　　□阵发明显　　□持续剧烈　　□其他_____

③治疗结束时

□无　　□偶有轻微　　□阵发明显　　□持续剧烈　　□其他_____

（2）疼痛的性质如何变化？

①初诊时

□小腹空坠　　　□小腹疼痛固定　　　□小腹疼痛块下痛减

□小腹刺痛　　　□腰腹胀痛　　　　　□小腹隐痛

□小腹灼痛　　　□小腹疼痛拒按　　　□小腹疼痛喜按

□小腹冷痛、得热痛减　　　　　　　　□得热痛剧

□得冷痛减　　　□遇冷痛剧　　　　　□其他_____

② 复诊时

□小腹空坠　　　□小腹疼痛固定　　　□小腹疼痛块下痛减

□小腹刺痛　　　□腰腹胀痛　　　　　□小腹隐痛

□小腹灼痛　　　□小腹疼痛拒按　　　□小腹疼痛喜按

□小腹冷痛、得热痛减　　　　　　　　□得热痛剧

□得冷痛减　　　□遇冷痛剧　　　　　□其他_____

③治疗结束时

□小腹空坠　　　□小腹疼痛固定　　　□小腹疼痛块下痛减

□小腹刺痛　　　□腰腹胀痛　　　　　□小腹隐痛

□小腹灼痛　　□小腹疼痛拒按　　□小腹疼痛喜按
□小腹冷痛、得热痛减　　　　□得热痛剧
□得冷痛减　　□遇冷痛剧　　□其他_____

第二部分 功血的次要证候特点

1. 功血患者是否伴有怕冷？

（1）初诊时

□无　　□偶有轻微　　□阵发明显　　□持续剧烈

（2）复诊时

□无　　□偶有轻微　　□阵发明显　　□持续剧烈

（3）治疗结束时

□无　　□偶有轻微　　□阵发明显　　□持续剧烈

2. 功血患者的怕冷有何特点？

（1）初诊时

□身怕冷　　□四末不温　　□喜暖
□得温缓解　　□得温不能缓解　　□其他_____

（2）复诊时

□身怕冷　　□四末不温　　□喜暖
□得温缓解　　□得温不能缓解　　□其他_____

（3）治疗结束时

□身怕冷　　□四末不温　　□喜暖
□得温缓解　　□得温不能缓解　　□其他_____

3. 功血患者是否伴有怕热？

（1）初诊时

□无　　□偶有轻微　　□阵发明显　　□持续剧烈

（2）复诊时

□无　　□偶有轻微　　□阵发明显　　□持续剧烈

（3）治疗结束时

□无　　□偶有轻微　　□阵发明显　　□持续剧烈

4. 功血患者的怕热有何特点？

（1）初诊时

□身怕热　　□五心烦热　　□潮热
□喜冷　　□得冷缓解　　□得冷不能缓解　　□其他_____

（2）复诊时

□身怕热　□五心烦热　　□潮热

□喜冷　　□得冷缓解　　□得冷不能缓解　　□其他_____

（3）治疗结束时

□身怕热　　□五心烦热　　□潮热

□喜冷　　□得冷缓解　　□得冷不能缓解　　□其他_____

5. 功血患者是否伴有出汗？

（1）初诊时

□无　　□偶有轻微　　□阵发明显　　□持续剧烈

（2）复诊时

□无　　□偶有轻微　　□阵发明显　　□持续剧烈

（3）治疗结束时

□无　　□偶有轻微　　□阵发明显　　□持续剧烈

6. 功血患者的汗出有何特点？

（1）初诊

□手足心汗　　□潮热汗出　　□盗汗　　□自汗　　□但头汗出

□其他 _____

（2）复诊时

□手足心汗　　□潮热汗出　　□盗汗　　□自汗　　□但头汗出

□其他 _____

（3）治疗结束时

□手足心汗　　□潮热汗出　　□盗汗　　□自汗　　□但头汗出

□其他 _____

7. 功血患者是否伴有口干、口渴？

（1）初诊时

□无　　□偶有轻微　　□阵发明显　　□持续剧烈

（2）复诊时

□无　　□偶有轻微　　□阵发明显　　□持续剧烈

（3）治疗结束时

□无　　□偶有轻微　　□阵发明显　　□持续剧烈

8. 功血患者的口干、口渴有何特点？

（1）初诊时

□口干　　□口渴喜饮　　□口渴不欲饮

□口干但欲漱水不欲咽　　□渴喜冷饮　　□渴喜热饮

□其他_____

（2）复诊时

□口干　　□口渴喜饮　　□口渴不欲饮

□口干但欲漱水不欲咽　　　□渴喜冷饮　　　□渴喜热饮
□其他_____
（3）治疗结束时
□口干　　□口渴喜饮　　□口渴不欲饮
□口干但欲漱水不欲咽　　　□渴喜冷饮　　　□渴喜热饮
□其他_____

9. 功血患者是否伴有胸腹证候？
（1）初诊时
□无　　□偶有轻微　　□阵发明显　　□持续剧烈
（2）复诊时
□无　　□偶有轻微　　□阵发明显　　□持续剧烈
（3）治疗结束时
□无　　□偶有轻微　　□阵发明显　　□持续剧烈

10. 功血患者的胸腹证候有何特点？
（1）初诊时

□胸闷	□胸胁胀满	□胸胁疼痛	□脘腹胀满
□经前后乳房胀痛	□小腹作胀	□心慌	□心悸
□心烦	□心下痛	□气短	□少气
□易怒	□口苦	□善太息	□纳呆
□胃反酸水	□呕吐	□消谷善饥	□其他_____

（2）复诊时

□胸闷	□胸胁胀满	□胸胁疼痛	□脘腹胀满
□经前后乳房胀痛	□小腹作胀	□心慌	□心悸
□心烦	□心下痛	□气短	□少气
□易怒	□口苦	□善太息	□纳呆
□胃反酸水	□呕吐	□消谷善饥	□其他_____

（3）治疗结束时

□胸闷	□胸胁胀满	□胸胁疼痛	□脘腹胀满
□经前后乳房胀痛	□小腹作胀	□心慌	□心悸
□心烦	□心下痛	□气短	□少气
□易怒	□口苦	□善太息	□纳呆
□胃反酸水	□呕吐	□消谷善饥	□其他_____

11. 功血患者是否伴有腰背证候？
（1）初诊时
□无　　　□偶有轻微　　　□阵发明显　　　□持续剧烈

（2）复诊时

□无　　　　□偶有轻微　　　□阵发明显　　　□持续剧烈

（3）治疗结束时

□无　　　　□偶有轻微　　　□阵发明显　　　□持续剧烈

12. 功血患者的腰背证候有何特点？

（1）初诊时

□背冷　　　□背痛　　　　　□腰酸　　　　　□腰痛

□其他_____

（2）复诊时

□背冷　　　□背痛　　　　　□腰酸　　　　　□腰痛

□其他_____

（3）治疗结束时

□背冷　　　□背痛　　　　　□腰酸　　　　　□腰痛

□其他_____

13. 功血患者是否伴有四肢证候？

（1）初诊时

□无　　　　□偶有轻微　　　□阵发明显　　　□持续剧烈

（2）复诊时

□无　　　　□偶有轻微　　　□阵发明显　　　□持续剧烈

（3）治疗结束时

□无　　　　□偶有轻微　　　□阵发明显　　　□持续剧烈

14. 功血患者的四肢证候有何特点？

（1）初诊时

□四肢倦怠　□四肢乏力　　　□四肢酸痛　　　□四肢肌肉消瘦
□爪甲色淡　□四肢麻木　　　□足肿　　　　　□四肢浮肿
□其他_____

（2）复诊时

□四肢倦怠　□四肢沉重或无力　□四肢酸痛　　□四肢肌肉消瘦
□爪甲色淡　□四肢麻木　　　□足肿　　　　　□四肢浮肿
□其他_____

（3）治疗结束时

□四肢倦怠　□四肢沉重或无力　□四肢酸痛　　□四肢肌肉消瘦
□爪甲色淡　□四肢麻木　　　□足肿　　　　　□四肢浮肿
□其他_____

15. 功血患者是否伴有头面五官证候？

(1) 初诊时
□无　　　　　□偶有轻微　　　　□阵发明显　　　　□持续剧烈
(2) 复诊时
□无　　　　　□偶有轻微　　　　□阵发明显　　　　□持续剧烈
(3) 治疗结束时
□无　　　　　□偶有轻微　　　　□阵发明显　　　　□持续剧烈

16. 功血患者的头面五官证候有何特点？
(1) 初诊时
□颧部潮红　　　□面色淡无泽　　□面黯无泽　　　□面色萎黄
□面色苍白无华　□面色㿠白　　　□面生疖肿　　　□脱发
□眼圈发黑　　　□眼睑或颜面肿　□口唇色淡或白　□头晕
□头痛　　　　　□眼花　　　　　□目涩　　　　　□耳鸣
□咽喉齿痛　　　□口舌生疮　　　□其他_____
(2) 复诊时
□颧部潮红　　　□面色淡无泽　　□面黯无泽　　　□面色萎黄
□面色苍白无华　□面色㿠白　　　□面生疖肿　　　□脱发
□眼圈发黑　　　□眼睑或颜面肿　□口唇色淡或白　□头晕
□头痛　　　　　□眼花　　　　　□目涩　　　　　□耳鸣
□咽喉齿痛　　　□口舌生疮　　　□其他_____
(3) 治疗结束时
□颧部潮红　　　□面色淡无泽　　□面黯无泽　　　□面色萎黄
□面色苍白无华　□面色㿠白　　　□面生疖肿　　　□脱发
□眼圈发黑　　　□眼睑或颜面肿　□口唇色淡或白　□头晕
□头痛　　　　　□眼花　　　　　□目涩　　　　　□耳鸣
□咽喉齿痛　　　□口舌生疮　　　□其他_____

17. 功血患者是否伴有二便证候？
(1) 初诊时
□无　　　　　□偶有轻微　　　　□阵发明显　　　　□持续剧烈
(2) 复诊时
□无　　　　　□偶有轻微　　　　□阵发明显　　　　□持续剧烈
(3) 治疗结束时
□无　　　　　□偶有轻微　　　　□阵发明显　　　　□持续剧烈

18. 功血患者的二便证候有何特点？
(1) 初诊时
□小便频数　　　□小便短赤　　　□小便灼热　　　□小便清长

□夜尿多　　　　　□小便淋漓不净　　□大便稀溏　　　　□大便干结
□大便黏　　　　　□五更泄泻　　　　□完谷不化　　　　□大便臭秽
□大便腥臭　　　　□其他_____

（2）复诊时
□小便频数　　　　□小便短赤　　　　□小便灼热　　　　□小便清长
□夜尿多　　　　　□小便淋漓不净　　□大便稀溏　　　　□大便干结
□大便黏　　　　　□五更泄泻　　　　□完谷不化　　　　□大便臭秽
□大便腥臭　　　　□其他_____

（3）治疗结束时
□小便频数　　　　□小便短赤　　　　□小便灼热　　　　□小便清长
□夜尿多　　　　　□小便淋漓不净　　□大便稀溏　　　　□大便干结
□大便黏　　　　　□五更泄泻　　　　□完谷不化　　　　□大便臭秽
□大便腥臭　　　　□其他_____

19. 功血患者是否有带下证候？
（1）初诊时
□无　　　　　　　□偶有轻微　　　　□阵发明显　　　　□持续剧烈
（2）复诊时
□无　　　　　　　□偶有轻微　　　　□阵发明显　　　　□持续剧烈
（3）治疗结束时
□无　　　　　　　□偶有轻微　　　　□阵发明显　　　　□持续剧烈

20. 功血患者平素白带有何特点？
（1）初诊时
□带下量多　　　　□带下量少　　　　□带下色白　　　　□带下色黄
□赤带　　　　　　□带下质清稀　　　□带下黏稠或腻　　□带下有臭味
□其他_____

（2）复诊时
□带下量多　　　　□带下量少　　　　□带下色白　　　　□带下色黄
□赤带　　　　　　□带下质清稀　　　□带下黏稠或腻　　□带下有臭味
□其他_____

（3）治疗结束时
□带下量多　　　　□带下量少　　　　□带下色白　　　　□带下色黄
□赤带　　　　　　□带下质清稀　　　□带下黏稠或腻　　□带下有臭味
□其他_____

21. 功血患者的神志及精神证候有何特点？
（1）初诊时

□无 □偶有 □经常有 □一直有

（2）复诊时

□无 □偶有 □经常有 □一直有

（3）治疗结束时

□无 □偶有 □经常有 □一直有

22. 功血患者的神志及精神如何变化？

（1）初诊时

□神疲 □精神不振 □嗜睡 □少眠 □入睡困难

□睡后易醒 □夜寐多梦 □急躁易怒 □健忘 □其他_____

（2）复诊时

□神疲 □精神不振 □嗜睡 □少眠 □入睡困难

□睡后易醒 □夜寐多梦 □急躁易怒 □健忘 □其他_____

（3）治疗结束时

□神疲 □精神不振 □嗜睡 □少眠 □入睡困难

□睡后易醒 □夜寐多梦 □急躁易怒 □健忘 □其他____

23. 功血患者的舌象如何？

（1）舌色

①初诊时

□淡红 □淡白 □红 □黯红 □紫黯 □黯淡 □其他_____

②复诊时

□淡红 □淡白 □红 □黯红 □紫黯 □黯淡 □其他_____

③治疗结束时

□淡红 □淡白 □红 □黯红 □紫黯 □黯淡 □其他_____

（2）舌质

①初诊时

□少津 □干燥 □干湿适中 □润滑 □其他_____

②复诊时

□少津 □干燥 □干湿适中 □润滑 □其他_____

③治疗结束时

□少津 □干燥 □干湿适中 □润滑 □其他_____

（3）舌形

①初诊时

□适中 □胖大 □肿胀 □齿痕 □瘦薄 □芒刺 □瘀点或瘀斑

□裂纹 □镜面舌 □其他_____

②复诊时

☐适中 ☐胖大 ☐肿胀 ☐齿痕 ☐瘦薄 ☐芒刺 ☐瘀点或瘀斑
☐裂纹 ☐镜面舌 ☐其他_____

③治疗结束时

☐适中 ☐胖大 ☐肿胀 ☐齿痕 ☐瘦薄 ☐芒刺 ☐瘀点或瘀斑
☐裂纹 ☐镜面舌 ☐其他_____

（4）舌苔

①初诊时

☐白 ☐黄 ☐黄白相间 ☐腻 ☐腻
☐黑 ☐苔厚 ☐苔薄 ☐少苔 ☐花剥苔
☐光苔 ☐其他_____

②复诊时

☐白 ☐黄 ☐黄白相间 ☐腻 ☐腻
☐黑 ☐苔厚 ☐苔薄 ☐少苔 ☐花剥苔
☐光苔 ☐其他_____

③治疗结束时

☐白 ☐黄 ☐黄白相间 ☐腻 ☐腻
☐黑 ☐苔厚 ☐苔薄 ☐少苔 ☐花剥苔
☐光苔 ☐其他_____

24. 功血患者的脉象如何？

（1）初诊时

☐数 ☐迟 ☐弦 ☐滑 ☐沉 ☐尺部尤沉
☐细 ☐虚 ☐弱 ☐尺部尤弱 ☐濡 ☐涩
☐紧 ☐无力 ☐芤 ☐洪 ☐浮 ☐其他_____

（2）复诊时

☐数 ☐迟 ☐弦 ☐滑 ☐沉 ☐尺部尤沉
☐细 ☐虚 ☐弱 ☐尺部尤弱 ☐濡 ☐涩
☐紧 ☐无力 ☐芤 ☐洪 ☐浮 ☐其他_____

（3）治疗结束时

☐数 ☐迟 ☐弦 ☐滑 ☐沉 ☐尺部尤沉
☐细 ☐虚 ☐弱 ☐尺部尤弱 ☐濡 ☐涩
☐紧 ☐无力 ☐芤 ☐洪 ☐浮 ☐其他_____

医师签名_____

第三部分　功血的中医辨证及治疗

1. 您认为功血应如何分证？

A. 出血期

(1) □以虚为主

1) □气虚　　　2) □血虚　　3) □气血两虚　　4) □气虚血热

5) □血虚有热　6) □阴虚挟热　7) □血海虚寒　　8) □阴虚

9) □兼瘀　　　10) □其他_____

(2) □以热为主

1) □血实热　　2) □血虚热　　3) □气虚血热　　4) □阴虚挟热

5) □湿热下注　6) □郁热而气滞　7) □兼瘀　　　8) □其他____

(3) □以瘀为主

1) □血瘀　　　2) □寒凝气滞　　3) □气虚血瘀　　4) □阴虚血瘀

5) □热结血瘀　6) □寒凝血瘀　　7) □气郁血滞

8) □其他_____

(4) □以肝为主

1) □肝郁　　　2) □肝经郁热　　3) □肝经火动　　4) □气乱

5) □其他_____

(5) □以脾为主

1) □脾胃虚弱　　2) □脾气虚　　3) □心脾两虚　　4) □脾经郁火

5) □中气下陷　　6) □其他_____

(6) □以肾为主

1) □肾气虚　　2) □肾阴虚　　3) □肾阳虚　　4) □肾精亏虚

5) □其他_____

(7) □经络损伤

1) □痰湿阻络　　　2) □外邪客胞　　3) □冲任虚弱，脏腑虚冷

4) □冲任损伤　　　5) □其他_____

(8) □其他_____

B. 血止后

(1) □以虚为主

1) □气虚　　　2) □血虚　　3) □气虚两虚　　4) □气虚血热

5) □血虚有热　6) □阴虚挟热　7) □血海虚寒　　8) □阴虚

9) □兼瘀　　　10) □其他_____

(2) □以热为主

1) □血实热　　2) □血虚热　　3) □气虚血热　　4) □阴虚挟热

5) □湿热下注　6) □郁热而气滞　7) □兼瘀　　　8) □其他____

(3) □以瘀为主

1) □血瘀　　　2) □寒凝气滞　　3) □气虚血瘀　　4) □阴虚血瘀

5) □热结血瘀　6) □寒凝血瘀　　7) □气郁血滞

8) □其他_____

(4) □以肝为主

1) □肝郁　　2) □肝经郁热　3) □肝经火动　　4) □气乱

5) □其他_____

(5) □以脾为主

1) □脾胃虚弱　2) □脾气虚　　3) □心脾两虚　4) □脾经郁火

5) □中气下陷　6) □其他_____

(6) □以肾为主

1) □肾气虚　2) □肾阴虚　　3) □肾阳虚　　4) □肾精亏虚

5) □其他_____

(7) □经络损伤

1) □痰湿阻络　　2) □外邪客胞　　3) □冲任虚弱，脏腑虚冷

4) □冲任损伤　　5) 其他_____

(8) □其他_____

2. 您认为最适合功血的临床辨证方法是哪种？

□脏腑辨证　　□气血津液辨证　　□奇经八脉辨证　　□六经辨证

□其他_____

3. 您认为治疗功血最有效的临床治则是什么？

A. 出血期止血

(1) □调补脏腑

1) □补益肾气　2) □温补肾阳　3) □滋肾益阴　　4) □疏肝解郁

5) □疏肝清热　6) □养血柔肝　7) □疏肝清热利湿　8) □健脾养血

9) □其他_____

(2) □调理气血

1) □理气行滞　2) □调气降逆　3) □补气升提　　4) □补血养血

5) □清热凉血　6) □清热解毒　7) □活血化瘀　　8) □其他_____

(3) □温经散寒

(4) □利湿祛痰

(5) □调治冲任督带

1) □调补冲任　2) □温化冲任　3) □清泄冲任　　4) □疏通冲任

5) □扶阳温督　6) □其他_____

(6) □调控肾-天癸-冲任-胞宫轴

1) □中药人工周期疗法　　2) □针刺调治促进排卵　　3) □其他____

(7) □其他_____

B. 血止后调经

(1) □调补脏腑

1）□补益肾气　2）□温补肾阳　3）□滋肾益阴　4）□疏肝解郁

5）□疏肝清热　6）□养血柔肝　7）□疏肝清热利湿　8）□健脾养血

9）□其他_____

(2) □调理气血

1）□理气行滞　2）□调气降逆　3）□补气升提　4）□补血养血

5）□清热凉血　6）□清热解毒　7）□活血化瘀　8）□其他_____

(3) □温经散寒

(4) □利湿祛痰

(5) □调治冲任督带

1）□调补冲任　2）□温化冲任　3）□清泄冲任　4）□疏通冲任

5）□扶阳温督　6）□其他_____

(6) □调控肾-天癸-冲任-胞宫轴

1）□中药人工周期疗法　2）□针刺调治促进排卵　3）□其他____

(7) □其他_____

4. 您认为用哪类中药治疗功血最有效？

A. 止血期

(1) □止血药

1）□凉血止血药　2）□化瘀止血药　3）□收敛止血药　4）□温经止血药

(2) □活血祛瘀药

1）□活血止痛药　2）□活血调经药　3）□破血消癥药

4）□活血行气药　5）□活血凉血药　6）□活血温经药

(3) □清热药

1）□清热泻火药　2）□清热凉血药　3）□清热燥湿药

4）□清热解毒药　5）□清虚热药

(4) □化湿药

1）□芳香化湿药　2）□芳香辟秽药　3）□芳香醒脾药

(5) □利水渗湿药

1）□利水消肿药　2）□利尿通淋药

(6) □温理药

(7) □理气药

(8) □化痰药

1）□温化寒痰药　2）□清热化痰药

(9) □补虚药

1）□补气药　2）□补阳药　3）□补阴药　4）□补血药

(10) □收涩药

1）□固表止汗药　2）□敛肺涩肠药　3）□固精缩尿止带药

(11) □其他 _____

B. 血止后调经期

(1) □止血药

1）□凉血止血药　2）□化瘀止血药 3）□收敛止血药 4）□温经止血药

(2) □活血祛瘀药

1）□活血止痛药　2）□活血调经药　3）□破血消癥药

4）□活血行气药　5）□活血凉血药　6）□活血温经药

(3) □清热药

1）□清热泻火药　2）□清热凉血药　3）□清热燥湿药

4）□清热解毒药　5）□清虚热药

(4) □化湿药

1）□芳香化湿药　　2）□芳香辟秽药　　3）□芳香醒脾药

(5) □利水渗湿药

1）□利水消肿药　2）□利尿通淋药

(6) □温理药

(7) □理气药

(8) □化痰药

1）□温化寒痰药　　2）□清热化痰药

(9) □补虚药

1）□补气药　　2）□补阳药　　3）□补阴药　　4）□补血药

(10) □收涩药

1）□固表止汗药　2）□敛肺涩肠药　3）□固精缩尿止带药

(11) □其他 _____

5. 您治疗功血有何特长及经验？请简要说明具体方法。

非常感谢您能支持、参与我们的工作

签名：

年　　月　　日　　时

附件 2 病例报告表

试验中心号	受试者姓名拼音缩写	**封面**

功能失调性子宫出血中医证候量化诊断标准临床研究

病例报告表
(Case Report Form)

受试者姓名：_____
家 庭 地 址：_____
联 系 电 话：_____
医 院 名 称：_____
研 究 者 姓 名：_____

病历报告填写说明

1. 筛选合格者填写正式病历报告表。

2. 填写务必准确、清晰，不得随意涂改，错误之处纠正时需要横线居中画出，旁注改正的内容，签署修改者姓名缩写及修改时间。举例：$\frac{21.6}{32.6}$ZHMI 9-09-05。

3. 门诊病历应将原始化验报告单粘贴在病历报告表粘贴业中，住院病例应将化验检查报告单的复印件粘贴在病历报告表粘贴页中。

4. 患者姓名拼音缩写四格需填满，两字姓名填写两字拼音前两个字母，三字拼音填写三字首字母及第三字第二字母，四字姓名填写每一个字的首字母。举例：赵林 ZHLI，钱红明 QHMI，欧阳光明 OYGM。

5. 所有选择项目的 □ 内用 √ 标注。如：☑

6. 所有检验项目因故未查或漏查，请填写 ND；具体用药剂量和时间不明，请填写 NK。

7. 临床研究期间应如实填写不良事件记录表。记录不良事件的发生时间、严重程度、持续时间、采取的措施和转归。如有严重不良事件发生，请及时报告本中心临床研究负责人。

功能失调性子宫出血的中医证候量化诊断标准研究
受试者知情同意书

　　本研究在古代文献证候规律研究的基础上，通过对 2000 例功血临床资料进行整理及运用数理统计分析，初探功血中医证候要素及分布规律，同时对功血患者进行了临床观察研究，以期为功血中医证候量化诊断标准研究提供依据。通过收集整理和研究前辈工作，拟定了功血的中医证候调查表，采用调查表收集了 2000 例功血病例，建立了功血证候数据库，运用 spss13.0 统计软件对 2000 例功血患者的四诊信息进行频数、聚类及因子分析，判定功血症状群，对其进行证候要素分析，探索功血中医证候特征及分布规律，同时对功血的并发症、实验室指标等与功血中医证候特征之间的关系进行了初步探讨，对气阴两虚型功血患者进行单盲随机对照临床观察。采用益气养阴、养血化瘀等中药方治疗组与雌孕激素对照组进行临床观察，比较两组功血患者止血的疗效，验证数理统计方法得出的气阴两虚型功血证候特征。该方案已得到医学伦理委员会的批准。作为受试者，您将被邀请参加该项临床研究，其目的是进一步观察益气养阴、养血化瘀等中药临床疗效及可能出现的不良反应等，并与西药进行对照观察。

　　本试验为随机单盲、阳性对照的临床研究，如果您同意参加，您将被随机分配到治疗组或对照组中的任何一组。无论列入哪组，均可得到一次有效的治疗。服药方法为口服中药汤剂，1日2次，连服 14～21 天。在治疗过程中，将定期为您进行检查，并记录证候变化。既往研究期间未见不良反应，如果发生不良反应，您将会得到及时的指导和治疗。

　　您参加本研究完全是自愿的，您有权决定在任何时间退出本研究，将不会在任何方面影响医生对您的治疗，您的权益将得到充分的保障，医生和研究单位将尽力避免由于本研究可能给您带来的不便。本研究的所有资料将是保密的，有关您的私人资料不会出现在总结报告或发表文献中。医学伦理委员会已经公证此项研究是安全和合乎道德的，并在严格遵守赫尔辛基宣言下进行。

　　志愿受试者声明：作为受试者，我已了解研究的要求和可能出现的不良反应。我自愿参加该药的临床研究，按照研究方案的要求，按时服药，及时报告出现的不良反应。同时我也知道医生对我所出现的不良反应会采取积极有效的处理措施。我有权随时退出该研究。但无特殊情况下，我尽可能完整地接受本次药物的临床研究。

受试者签字：　　　　年　月　日　　联系电话：
研究者签字：　　　　年　月　日　　联系电话：
见证者签字：　　　　年　月　日　　联系电话：

试验中心号	受试者姓名拼音缩写	就诊日期	研究前期
― ― ―	― ―	― ― ―	病历入组

一般资料：

年龄： 岁	月经史：初潮： 岁
出生日期： 年 月 日	月经经期： 天
婚育情况：	月经周期： 天
初诊日期： 年 月 日	末次月经： 年 月 日

主诉：

治疗史：□有　　□无　　□治疗药物：
病程：□□年　　　□过敏史：□有　　□无

妇科检查（未婚肛查）：

外阴：
阴道：
宫颈：
子宫：
附件：

诊断：

中医诊断：月经不调（崩漏□　月经过多□　月经先期□　经期延长□）
西医诊断：无排卵型功血□　　排卵型功血□
中医辨证：气阴两虚证□

观察医师签名：_____ 日期：_____

试验中心号	受试者姓名拼音缩写	就诊日期 ___年___月___日	研究前期
__ __ __	__ __ __		病历入组

功血中医证候评分

<table>
<tr><th colspan="2"></th><th>0分
正常</th><th>2分
轻</th><th>4分
中</th><th>6分
重</th><th>分值</th></tr>
<tr><td rowspan="2">主症</td><td>经行先期，月经量多，或经期延长</td><td>无</td><td>月经量多，色质异常</td><td>经行先期，月经量多</td><td>经行先期、量多或经期延长</td><td></td></tr>
<tr><td>色淡质稀或色深质稠</td><td>无</td><td>有时色淡质稀或有时色深质稠</td><td>经常色淡质稀或经常色深质稠</td><td>经色淡质稀薄或色深质稠
有大血块</td><td></td></tr>
<tr><td rowspan="6">次症</td><td>面色㿠白</td><td>无</td><td>淡白</td><td>淡白无华</td><td>苍白</td><td></td></tr>
<tr><td>神疲乏力</td><td>无</td><td>精神不振或坚持日常工作</td><td>精神疲乏，勉强坚持日常工作</td><td>精神疲乏，不能坚持日常工作</td><td></td></tr>
<tr><td>少气懒言</td><td>无</td><td>不喜多言，不问不答</td><td>懒于言语，问少答</td><td>不欲言语</td><td></td></tr>
<tr><td>五心烦热</td><td>无</td><td>晚间五心微热</td><td>心烦五心灼热</td><td>烦热不欲衣被</td><td></td></tr>
<tr><td>潮热</td><td>无</td><td>傍晚自感低热</td><td>午后低热</td><td>午后低热颧红</td><td></td></tr>
<tr><td>咽燥口干</td><td>无</td><td>活动后感咽燥口干</td><td>咽燥口干，欲饮水</td><td>咽燥口干，欲饮冷水</td><td></td></tr>
<tr><td rowspan="2">舌脉</td><td>舌质</td><td colspan="2">正常</td><td>淡胖嫩</td><td>红</td><td></td></tr>
<tr><td>脉象</td><td colspan="2">正常</td><td>濡弱</td><td>细数</td><td></td></tr>
<tr><td colspan="2">主次症积分</td><td colspan="2">主症积分</td><td colspan="2">次症积分</td><td></td></tr>
<tr><td colspan="2">病情分级</td><td colspan="2">轻</td><td>中</td><td>重</td><td></td></tr>
<tr><td colspan="2">病情分级标准</td><td colspan="5">轻度：10~16分　　中度：17~24　　重度：≥25分</td></tr>
</table>

观察医师签名：_____　日期：_____

试验中心号	受试者姓名拼音缩写	就诊日期	研究前期
__ __ __	__ __ __	___年___月___日	病历入组

实验室检查（一）

指标	测定值	单位	临床意义判定*			
			1	2	3	4
尿常规 检查日期： 年 月 日						
LEU						
PRO						
GLU						
肝功、肾功 检查日期： 年 月 日						
ALT		IU/L				
BUN		mmol/L				
Cr		umol/L				
心电图 检查日期： 年 月 日						
□正常						
□异常，请描述						

*临床意义：(1) 正常 (2) 异常但无临床意义 (3) 异常且有临床意义 (4) 未查

观察医师签名：_____ 日期：_____

试验中心号	受试者姓名拼音缩写	就诊日期	研究前期
__ __ __ __	__ __ __ __	___年___月___日	病历入组

实验室检查（二）

指标	测定值	单位	临床意义判定*			
			1	2	3	4
血常规、凝血四项	检查日期：　　年　月　日					
血红蛋白		G/L				
红细胞计数		$\times 10^{12}/L$				
红细胞平均体积		fl				
白细胞计数		$\times 10^9/L$				
中性粒细胞百分率		%				
淋巴细胞百分率		%				
血小板计数		$\times 10^9/L$				
APTT		S				
PT		S				
TT		S				
FBG		G/L				
妇科 B 超　　检查日期：　　年　月　日						
子宫						
子宫内膜厚度						
双附件						
妇科内分泌六项　检查日期：　　年　月　日						
FSH						
LH						
PRL						
E						
P						
T						
基础体温（BBT）单相	□单相　　□不典型双相　　□双相					
阴道脱落细胞涂片检查周期性变化	□有　　　　　　　□无					
宫颈黏液检查	□羊齿状结晶　　　□椭圆体					
子宫内膜增生性变化	□腺囊样　　□腺瘤样　　□不典型　　□分泌期					

＊临床意义：（1）正常（2）异常但无临床意义（3）异常且有临床意义（4）未查

观察医师签名：_____　日期：_____

		试验中心号	受试者姓名拼音缩写	就诊日期	研究期
		___ ___ ___	___ ___ ___	___年___月___日	第1周期

功血中医证候评分

		0分 正常	2分 轻	4分 中	6分 重	分值
主症	经行先期,月经量多,或经期延长	无	月经量多,色质异常	经行先期,月经量多	经行先期、量多或经期延长	
	色淡质稀或色深质稠	无	有时色淡质稀或有时色深质稠	经常色淡质稀或经常色深质稠	经色淡质稀薄或色深质稠 有大血块	
次症	面色㿠白	无	淡白	淡白无华	苍白	
	神疲乏力	无	精神不振 或坚持日常工作	精神疲乏,勉强坚持日常工作	精神疲乏,不能坚持日常工作	
	少气懒言	无	不喜多言,不问不答	懒于言语,问少答	不欲言语	
	五心烦热	无	晚间五心微热	心烦五心灼热	烦热不欲衣被	
	潮热	无	傍晚自感低热	午后低热	午后低热颧红	
	咽燥口干	无	活动后感咽燥口干	咽燥口干,欲饮水	咽燥口干,欲饮冷水	
舌脉	舌质	正常	淡胖嫩		红	
	脉象	正常	濡弱		细数	
主次症积分		主症积分		次症积分		
病情分级		轻	中		重	
病情分级标准		轻度:10~16分	中度:17~24分	重度:≥25分		
第1周期月经情况		月经来潮:　年　月　日				
		经　期:　　天		周　期:　　天		

观察医师签名:_____日期:_____

试验中心号	受试者姓名拼音缩写	就诊日期	研究期
___ ___ ___	___ ___ ___	___年___月___日	第2周期

功血中医证候评分

<table>
<tr><th colspan="2"></th><th>0分
正常</th><th>2分
轻</th><th>4分
中</th><th>6分
重</th><th>分值</th></tr>
<tr><td rowspan="2">主症</td><td>经行先期,
月经量多,
或经期延长</td><td>无</td><td>月经量多,
色质异常</td><td>经行先期,
月经量多</td><td>经行先期、量多或
经期延长</td><td></td></tr>
<tr><td>色淡质稀或
色深质稠</td><td>无</td><td>有时色淡质稀
或有时色深质稠</td><td>经常色淡质稀或经
常色深质稠</td><td>经色淡质稀薄
或色深质稠
有大血块</td><td></td></tr>
<tr><td rowspan="5">次症</td><td>面色㿠白</td><td>无</td><td>淡白</td><td>淡白无华</td><td>苍白</td><td></td></tr>
<tr><td>神疲乏力</td><td>无</td><td>精神不振
或坚持日常工作</td><td>精神疲乏,勉强坚
持日常工作</td><td>精神疲乏,
不能坚持日常工作</td><td></td></tr>
<tr><td>少气懒言</td><td>无</td><td>不喜多言,不问不答</td><td>懒于言语,问少答</td><td>不欲言语</td><td></td></tr>
<tr><td>五心烦热</td><td>无</td><td>晚间五心微热</td><td>心烦五心灼热</td><td>烦热不欲衣被</td><td></td></tr>
<tr><td>潮热</td><td>无</td><td>傍晚自感低热</td><td>午后低热</td><td>午后低热颧红</td><td></td></tr>
<tr><td></td><td>咽燥口干</td><td>无</td><td>活动后感咽燥口干</td><td>咽燥口干,欲饮水</td><td>咽燥口干,欲饮冷水</td><td></td></tr>
<tr><td rowspan="2">舌脉</td><td>舌质</td><td>正常</td><td colspan="2">淡胖嫩</td><td colspan="2">红</td></tr>
<tr><td>脉象</td><td>正常</td><td colspan="2">濡弱</td><td colspan="2">细数</td></tr>
<tr><td colspan="2">主次症积分</td><td colspan="3">主症积分</td><td colspan="3">次症积分</td></tr>
<tr><td colspan="2">病情分级</td><td colspan="2">轻</td><td colspan="2">中</td><td colspan="2">重</td></tr>
<tr><td colspan="2">病情分级标准</td><td colspan="6">轻度:10~16分　中度:17~24　重度:≥25分</td></tr>
<tr><td colspan="2">第2周期月经情况</td><td colspan="6">月经来潮:　　年　　月　　日
经　期:　　天　　　　周　期:　　天</td></tr>
</table>

观察医师签名:_____　日期:_____

试验中心号	受试者姓名拼音缩写	就诊日期	研究期
___ ___ ___	___ ___ ___	___年___月___日	第3周期

功血中医证候评分

<table>
<tr><th colspan="2"></th><th>0分
正常</th><th>2分
轻</th><th>4分
中</th><th>6分
重</th><th>分值</th></tr>
<tr><td rowspan="2">主症</td><td>经行先期，月经量多，或经期延长</td><td>无</td><td>月经量多，色质异常</td><td>经行先期，月经量多</td><td>经行先期、量多或经期延长</td><td></td></tr>
<tr><td>色淡质稀或色深质稠</td><td>无</td><td>有时色淡质稀或有时色深质稠</td><td>经常色淡质稀或经常色深质稠</td><td>经色淡质稀薄或色深质稠有大血块</td><td></td></tr>
<tr><td rowspan="6">次症</td><td>面色㿠白</td><td>无</td><td>淡白</td><td>淡白无华</td><td>苍白</td><td></td></tr>
<tr><td>神疲乏力</td><td>无</td><td>精神不振或坚持日常工作</td><td>精神疲乏，勉强坚持日常工作</td><td>精神疲乏，不能坚持日常工作</td><td></td></tr>
<tr><td>少气懒言</td><td>无</td><td>不喜多言，不问不答</td><td>懒于言语，问少答</td><td>不欲言语</td><td></td></tr>
<tr><td>五心烦热</td><td>无</td><td>晚间五心微热</td><td>心烦五心灼热</td><td>烦热不欲衣被</td><td></td></tr>
<tr><td>潮热</td><td>无</td><td>傍晚自感低热</td><td>午后低热</td><td>午后低热颧红</td><td></td></tr>
<tr><td>咽燥口干</td><td>无</td><td>活动后感咽燥口干</td><td>咽燥口干，欲饮水</td><td>咽燥口干，欲饮冷水</td><td></td></tr>
<tr><td rowspan="2">舌脉</td><td>舌质</td><td>正常</td><td colspan="2">淡胖嫩</td><td>红</td><td></td></tr>
<tr><td>脉象</td><td>正常</td><td colspan="2">濡弱</td><td>细数</td><td></td></tr>
<tr><td colspan="2">主次症积分</td><td colspan="3">主症积分</td><td colspan="2">次症积分</td></tr>
<tr><td colspan="2">病情分级</td><td colspan="2">轻</td><td>中</td><td colspan="2">重</td></tr>
<tr><td colspan="2">病情分级标准</td><td colspan="2">轻度：10~16分</td><td>中度：17~24分</td><td colspan="2">重度：≥25分</td></tr>
<tr><td colspan="2" rowspan="2">第3周期月经情况</td><td colspan="5">月经来潮：___年___月___日</td></tr>
<tr><td colspan="2">经期：___天</td><td colspan="3">周期：___天</td></tr>
</table>

观察医师签名：_____ 日期：_____

试验中心号	受试者姓名拼音缩写	就诊日期	研究结束
__ __ __	__ __	___年___月___日	

功血中医证候评分

		0分 正常	2分 轻	4分 中	6分 重	分值
主症	经行先期，月经量多，或经期延长	无	月经量多，色质异常	经行先期，月经量多	经行先期、量多或经期延长	
	色淡质稀或色深质稠	无	有时色淡质稀或有时色深质稠	经常色淡质稀或经常色深质稠	经色淡质稀薄或色深质稠 有大血块	
次症	面色㿠白	无	淡白	淡白无华	苍白	
	神疲乏力	无	精神不振或坚持日常工作	精神疲乏，勉强坚持日常工作	精神疲乏，不能坚持日常工作	
	少气懒言	无	不喜多言，不问不答	懒于言语，问少答	不欲言语	
	五心烦热	无	晚间五心微热	心烦五心灼热	烦热不欲衣被	
	潮热	无	傍晚自感低热	午后低热	午后低热颧红	
	咽燥口干	无	活动后感咽燥口干	咽燥口干，欲饮水	咽燥口干，欲饮冷水	
舌脉	舌质	正常	淡胖嫩		红	
	脉象	正常	濡弱		细数	
主次症积分		主症积分		次症积分		
病情分级		轻		中	重	
病情分级标准		轻度：10~16分	中度：17~24	重度：≥25分		

观察医师签名：_____ 日期：

试验中心号	受试者姓名拼音缩写	就诊日期	研究结束
___ ___ ___	___ ___ ___	___年___月___日	

实验室检查（一）

指标	测定值	单位	临床意义判定*			
			1	2	3	4
尿常规 检查日期：　年　月　日						
LEU						
PRO						
GLU						
肝功、肾功 检查日期：　年　月　日						
ALT		IU/L				
BUN		mmol/L				
Cr		umol/L				
心电图 检查日期：　年　月　日						
□正常						
□异常，请描述						

*临床意义：（1）正常 （2）异常但无临床意义 （3）异常且有临床意义 （4）未查

观察医师签名：_____ 日期：_____

试验中心号	受试者姓名拼音缩写	就诊日期	研究结束
□□□	□□□	___年___月___日	

实验室检查（二）

指标	测定值	单位	临床意义判定*			
			1	2	3	4
血常规、凝血四项	检查日期： 年 月 日					
血红蛋白		G/L				
红细胞计数		$\times 10^{12}/L$				
红细胞平均体积		fl				
白细胞计数		$\times 10^9/L$				
中性粒细胞百分率		%				
淋巴细胞百分率		%				
血小板计数		$\times 10^9/L$				
APTT		S				
PT		S				
TT		S				
FBG		G/L				
妇科 B 超	检查日期： 年 月 日					
子宫						
子宫内膜厚度						
双附件						
妇科内分泌六项	检查日期： 年 月 日					
FSH						
LH						
PRL						
E						
P						
T						
基础体温（BBT）单相	□单相　　□不典型双相　　□双相					
阴道脱落细胞涂片检查周期性变化	□有　　　　□无					
宫颈黏液检查	□羊齿状结晶　　□椭圆体					
子宫内膜增生性变化	□腺囊样　□腺瘤样　□不典型　□分泌期					

*临床意义：（1）正常（2）异常但无临床意义（3）异常且有临床意义（4）未查

观察医师签名：_____　日期：_____

试验中心号 ___ ___ ___	受试者姓名拼音缩写 ___ ___ ___	就诊日期 ___年___月___日	合并用药

合并用药

商品名或通用名	每日总剂量	使用原因	开始日期 （年/月/日）	结束日期（年/月/日） 或末次就诊时仍在使用
			/ /	/ /
			/ /	/ /
			/ /	/ /
			/ /	/ /
			/ /	/ /
			/ /	/ /
			/ /	/ /
			/ /	/ /
			/ /	/ /
			/ /	/ /
			/ /	/ /
			/ /	/ /
			/ /	/ /
			/ /	/ /
			/ /	/ /
			/ /	/ /
			/ /	/ /
			/ /	/ /
			/ /	/ /
			/ /	/ /

观察医师签名：_____ 日期：_____

试验中心号	受试者姓名拼音缩写	就诊日期 ___年___月___日	不良反应
___ ___ ___	___ ___ ___		

不良反应

在试验期间有无不良事件发生？ □有 □无			
不良事件名称			
开始发生日期	年 月 日 ： （24小时制）	年 月 日 ： （24小时制）	年 月 日 ： （24小时制）
持续时间	（天）	（天）	（天）
不良事件严重程度	□轻 □中 □重	□轻 □中 □重	□轻 □中 □重
是否采取措施（如是，请填写合并用药记录表）	□是 □否	□是 □否	□是 □否
对研究药物的影响	□剂量不变 □增加剂量 □减小剂量 □暂停用药 □永久停药 □研究结束	□剂量不变 □增加剂量 □减小剂量 □暂停用药 □永久停药 □研究结束	□剂量不变 □增加剂量 □减小剂量 □暂停用药 □永久停药 □研究结束
与研究药物的关系	□肯定有关 □可能有 □可能无关 □无关 □无法判定	□肯定有关 □可能有 □可能无关 □无关 □无法判定	□肯定有关 □可能有 □可能无关 □无关 □无法判定
根据研究者判断是否属严重不良事件 导致死亡 威胁生命 导致住院或延长住院时间	□是 □否 报告日期： ___年___月___日	□是 □否 报告日期： ___年___月___日	是 否 报告日期： ___年___月___日
不良事件终止时填写以下部分			
所发生不良事件的结局	□仍存在 □已缓解 □不知道 缓解日期：___年___月___日	□仍存在 □已缓解 □不知道 缓解日期：___年___月___日	□仍存在 □已缓解 □不知道 缓解日期：___年___月___日
患者是否因不良事件退出试验	□是 □否	□是 □否	□是 □否

观察医师签名：_____ 日期：_____

试验中心号	受试者姓名拼音缩写	就诊日期	不良反应
＿＿ ＿＿ ＿＿	＿＿ ＿＿ ＿＿	＿＿年＿＿月＿＿日	

不良反应记录表

出现时间	年 月 日出现，为用药的第 天
持续时间	天
出现症状	
具体程度	□轻 □中 □重
与药物治疗的关系	□肯定 □很可能 □可能性 □可疑
对症处理措施	
转归或消失情况	
加服药物情况（时间、剂量、用法）	
是否退出观察	□是 □否
退出时间	年 月 日退出，为用药后的第 天
退出原因	
最后结果	病人情况	□痊愈 □未痊愈
	上报情况	上报本院负责人□ 上报负责单位□ 上报国家药品监督管理局□ 上报研究单位□

注：不良反应评价标准（包括症状、体征、试验指标）

（1）不良反应出现的时间与西药时间吻合；

（2）不良反应与该药的已知不良反应吻合；

（3）不良反应不能用其他原因解释；

（4）不良反应在停药后消失；

（5）不良反应在给药后再现。

不良反应程度分级：

轻度：有症状出现，但能很好耐受，不需对症处理及停药；

中度：症状影响正常生活，需对症处理，但不需停药；

重度：症状严重，需对症处理及停药。

不良反应判断标准：

肯定：同时符合上述第1、2、3、4、5条标准；

很可能：同时符合上述第1、2、3、4条标准；

可能：同时符合上述第1、2条标准；

可疑：同时符合上述第1条标准。

观察医师签名：＿＿＿＿＿＿＿＿＿＿ 日期：＿＿＿＿＿＿＿＿＿＿

试验中心号	受试者姓名拼音缩写	就诊日期	依存性及药物回收
___ ___ ___	___ ___ ___	___年___月___日	

患者用药依从性评价：
　　□全部使用　□偶尔使用　□1/2使用　□基本未用
患者是否完成了临床试验？　□是　□否　（如否，请填写以下项目）

中止试验原因（请选择以下被剔除的原因）时间（入组第几天）_____
　　□出现严重不良事件（已填写不良事件表）
　　□疗效太差
　　□方案重大失误
　　□违反研究方案
　　□其他（原因）_____

退出（脱落）试验原因（请选择以下被剔除的原因）时间（入组第几天）_____
　　□试验过程中出现严重的合并疾病
　　□患者提出退出试验
　　□失访或患者未按时来院复诊
　　□其他（原因）_____

剔除原因（请选择以下被剔除的原因）时间（入组第几天）_____
　　□入选后发现不符合纳入标准
　　□最终诊断不符合本病
　　□未按试验方案规定用药
　　□其他（原因）_____

试验药物回收记录及服药依从性

应用药量	
实用药量	
应回收药量	
实回收药量	
依从性＝实服药量/应服药量×100%	％

观察医师签名：_____　日期：_____

试验中心号	受试者姓名拼音缩写	就诊日期	疗效评定
—— —— ——	—— —— —— ——	___年___月___日	

疗效评定

中医证候疗效：□临床痊愈　　□显效　　□有效　　□无效

安全性评价：
　　　　□1级：安全，无任何不良反应。
　　　　□2级：比较安全，如有不良反应，不需做任何处理，可继续给药。
　　　　□3级：有安全性问题，有中等程度的不良反应，做处理后继续给药。
　　　　□4级：因不良反应中止试验。

　　　　　　　　　　　　研究者签名：　　　　　　年　月　日
　　　　　　　　　　　　研究负责人签名：　　　　年　月　日
　　　　　　　　　　　　临床研究监查员签名：　　年　月　日

　　观察医师签名：_____　日期：_____

试验中心号	受试者姓名拼音缩写	就诊日期	审核声明
__ __ __	__ __ __	___年___月___日	

CRF 审核声明

经审核,此病例报告表中所有的项目的记录都是真实、完整和准确的,特此声明。

主要研究者　　　　　　签名
　　　　　　　　　　　日期

监查员　　　　　　　　签名
　　　　　　　　　　　日期

观察日期:　　自　　　年 月 日 至　　　年 月 日

试验中心号 __ __ __	受试者姓名拼音缩写 __ __ __	就诊日期 ___年___月___日	化验单粘贴

化验粘贴单

从此线开始粘贴检查化验单，必须帖整。

治疗前

试验中心号	受试者姓名拼音缩写	就诊日期 ___年___月___日	化验单粘贴
__ __ __	__ __ __		

化验粘贴单

<u>从此线开始粘贴检查化验单，必须帖整。</u>

治疗后

随访表

	时间	情况	随访者记录
月经	治疗后 3 个月		时间
			签名
	治疗后 6 个月		时间
			签名
	治疗后 12 个月		时间
			签名
症状	治疗后 3 个月		时间
			签名
	治疗后 6 个月		时间
			签名
	治疗后 12 个月		时间
			签名
实验室指标	治疗后 3 个月		时间
			签名
	治疗后 6 个月		时间
			签名
	治疗后 12 个月		时间
			签名

观察医师签名：_____ 日期：_____

功能失调性子宫出血中医证候量化诊断标准临床研究流程图

阶段	入选	研究期间		
		第1周期	第2周期	第3周期
采集基本病史				
签署知情同意书	√			
根据入选标准与排除标准核实	√			
填写一般资料	√			
填写病史、治疗史、药物过敏史	√			
体格检查	√			√
合并用药	√	√	√	√
有效性观察				
主要症状、体征分级计分及起效、消失时间评定	√		√	√
安全性检查				
不良事件或不良反应观察与记录		√	√	√
血尿常规	√			√
肝功能	√			√
肾功能	√			√
心电图	√			√
妇科检查	√			√
妇科B超	√			√
激素水平检查	√			
其他工作				
设盲	√			
分发药物	√			
药物清点与记录				√
CRF审核				√
数据管理与统计分析				√
效应评价				√

附件3　临床研究发表案例

补肾活血中药治疗多囊卵巢综合征导致排卵障碍性不孕的临床研究

金炫廷　马堃　单婧

（中国中医科学院，北京，100700）

【基金项目】首都医学发展科研基金（SF-2009-I-02）

【通信作者】马堃，博士，主任医师

【摘要】目的：探讨补肾活血促卵方治疗多囊卵巢综合征导致排卵障碍性不孕的临床疗效。方法：采用随机、对照的方法，分为治疗组、对照组。治疗组服用补肾活血促卵方（菟丝子15g、桑寄生15g、续断15g、枸杞子15g、女贞子10g、鸡血藤15g、泽兰15g、蒲黄10g、当归10g、川牛膝15g、益母草15g、赤芍15g、丹参15g等），对照组服用克罗米芬。结果：治疗组补肾活血促卵方妊娠率为56.67%，排卵率61.00%；对照组克罗米芬妊娠率为30.00%，排卵率72.84%。组间比较均有显著性差异（$P<0.05$），妊娠率治疗组优于对照组。补肾活血促卵方对FSH、LH及其比值有调节性作用，并且升高E_2水平，有效降低T、PRL、INS等激素水平，有助于成熟卵泡的发育及子宫内膜生长，提高排卵率及妊娠率。对照组对FSH、E_2有增高的趋势，对LH、T、PRL及INS作用均不明显。

【关键词】补肾活血中药；多囊卵巢综合征；不孕症；补肾活血；临床研究

多囊卵巢综合征（PCOS）是由女性生殖内分泌和代谢功能异常导致的排卵障碍性疾病，是导致排卵障碍性不孕的常见病因之一，在生育年龄妇女中发病率为5%~10%，在无排卵的不孕症患者中约占70%。目前西医通常采用克罗米芬等促排卵、达英-35降低雄激素及采用二甲双胍改善胰岛素抵抗等药物，从而提高妊娠率。但是以上药物治疗有一定的不良反应，而PCOS导致的不孕症通常需要一个较为长期的服药治疗过程，因此寻求安全有效的疗法显得较为迫切，这从一定程度上为中医药促排卵治疗PCOS所致不孕提供了发挥的空间。

1. 临床资料

1.1 病例来源

全部病例来自2011年1月至2012年2月中国中医科学院西苑医院及中国中医科学院中医门诊部。

1.2 诊断标准

参照《中药新药治疗月经不调、不孕症的临床研究指导原则》《中医妇科学》《妇产科学》《中华妇产科学》《临床生殖内分泌学——女性与男性》《临床生殖内分泌与不育症》等。

1.2.1 不孕症诊断标准

凡婚后未避孕、有正常性生活、同居1年而未受孕者，称为不孕症。其中从未妊娠者称原发不孕，有过妊娠而后不孕者称继发不孕。按照2003年国际不孕协会建议35岁以下1年、35岁以上6个月未避孕者也纳入诊断。[1]

1.2.2 多囊卵巢综合征西医诊断标准

采用2003年欧洲人类生殖和胚胎与美国生殖医学学会的（ESHRE/ASRM）鹿特丹专家会议推荐的标准。[2]①稀发排卵或无排卵：闭经、月经稀发、初潮2~3年不能建立规律月经以及基础体温呈现单相。有时月经规律者并非有排卵性月经。②高雄激素的临床表现和（或）高雄激素血症：痤疮、多毛。高雄激素血症者血清总睾酮、游离睾酮高于监测单位实验室参考正常值。③卵巢多囊性改变：B超检查可见一侧或双侧卵巢直径2~9mm的卵泡≥12个，和（或）卵巢体积≥10cm^3。符合上述3项中任何2项者，即可诊断PCOS。

1.2.3 中医"肾虚血瘀证"的辨证标准

参照《中华人民共和国国家标准·中医临床诊疗术语证候部分》[3]及《中医妇科学》中月经后期、闭经、不孕中的诊断标准，拟定诊断标准。主症：婚后不孕，或闭经，或月经后期，月经量少，色淡黯或紫黑，有血块；腰膝酸痛，或腰部刺痛、拒按。次症：经行小腹胀痛拒按，血块排出后胀痛减轻；性欲减退；头晕耳鸣，神疲乏力；小便频数而清，或夜尿频多。典型舌脉：舌淡紫或有瘀点瘀斑、脉细涩。主症必备，次症具备2项或2项以上，参照舌脉即可诊断为肾虚血瘀证。

1.3 月经及中医证候评分标准

参照《中医症状记分法》[4]进行评分以主动说出的症状记分4分（+++），问出的症状按照显著或持续出现，症状时轻时重或持续出现，症状轻或偶尔出现分别记3分（++）、2分（+）、1分（±），无症状为0分，根据月经周期、全身症状、舌、脉自行设计量化评分表。

1.4 纳入标准

①原发、继发不孕症，35岁以下1年、35岁以上6个月未避孕者；②符合排卵功能障碍诊断标准者；③中医辨证属肾虚血瘀证；④治疗期间，夫妇应同居，且性生活正常；⑤男性生殖功能正常；⑥自愿签署知情同意书者。

1.5 排除标准

①先天性生理缺陷或畸形所致不孕者；②遗传因素所致不孕者；③经检查证实输卵管性因素、免疫性因素、子宫内膜异位症、子宫肌腺病、子宫肌瘤、子宫发育不良所致不孕者；④男性生殖功能异常；⑤合并有心血管、肝、肾和造血系统等严重原发性疾病，精神病患者；⑥对研究药物过敏者。

1.6 一般资料

病例采集时间为2011年1月至2012年2月，共计60例。其中治疗组30例，对照组 30 例。患者全部为女性，治疗组年龄最小 26 岁，最大 40 岁，平均年龄为（30.97±2.90）岁；其中 25~29 有 12 例，30~34 有 13 例，35~39 有 4 例，40 以上 1 例。不孕病程最短 1 年，最长 6 年，平均不孕病程为（2.30±1.95）年，2 年以下有 14 例，2 年以上（包括 2 年）有 17 例，4 年（包括 4 年）有 4 例。月经不调病程最短 1 年，最长 10 年。对照组年龄最小 26 岁，最大 39 岁，平均年龄（30.12±5.46）岁；其中 25~29 有 8 例，30~34 有 16 例，35~39 有 6 例，40 以上 0 例。不孕病程最短 10 个月，最长 5.5 年，平均不孕病程为（2.12±1.67）年，2 年以下有 12 例，2 年以上（包括 2 年）有 15 例，4 年以上（包括 4 年）有 3 例。月经不调病程最短 11 个月，最长 9 年。两组患者年龄、病程及中医证候经统计学比较，差异均无显著性（P>0.05），说明治疗组与对照组具有可比性。

1.7 分组方法

采用随机分组方法，分为治疗组与对照组。

1.8 治疗方法

治疗组 30 例予补肾活血促卵方（菟丝子 15g，桑寄生 15g，续断 15g，枸杞子 15g，女贞子 10g，鸡血藤 15g，泽兰 15g，蒲黄 10g，当归 10g，川牛膝 15g，益母草 15g，赤芍 15g，丹参 15g 等），从阴道出血第 5 天开始服用，连续服汤药 14 天。3 个月经周期为一个疗程，治疗 1~2 个疗程，疗程结束后进行随访 1~2 年。对照组 30 例予克罗米芬，月经正常者从周期第 5 天开始口服，闭经、周期紊乱者或用中药或用黄体酮治疗后，从阴道出血第 5 天开始服用。每次 50~100mg，每日 1 次，连用 5 天。3 个月经周期为一个疗程，治疗 1~2 个疗程，疗程结束后随访 1~2 年。

1.9 统计学处理

用 EpiData3.0 进行数据双录入、校对、管理；所有结果采用 SPSS17.0 统计软件进行数据分析，计量资料应用 t 检验，用（$\bar{X}\pm S$）表示，计数资料应用 χ^2 检验，治疗前后的比较采用 t 检验。

2. 结果

2.1 两组妊娠率比较

治疗组治疗后妊娠 17 例，未妊娠 13 例，妊娠率 56.67%；对照组治疗后妊娠 9 例，未妊娠 21 例，妊娠率 30%。治疗组与对照组治疗后组间比较，统计分析发现治疗组较对照组疗后妊娠率有显著性差 P=0.037（P<0.05）（表 1）。

表 1 治疗组与对照组妊娠率比较

分组	例数	妊娠（例）	未妊娠（例）	妊娠率（%）	χ^2	P
治疗组	30	17	13	56.67	4.341	0.037
对照组	30	9	21	30.00		

2.2 两组排卵率比较

治疗组恢复排卵 25 例，对照组恢复排卵 22 例。治疗组共治疗 159 个周期，排卵周期有 97 个，未恢复排卵周期有 62 个，排卵率 61.00%；对照组共治疗 151 个周期，排卵周期有 110 个，未恢复排卵周期有 41 个，排卵率 72.84%。治疗组与对照组治疗后组间比较，统计分析发现治疗组治疗后较对照组治疗后有显著差异 $P=0.027$（$P<0.05$），对照组排卵率高于治疗组（表2）。

表2 治疗组与对照组排卵率比较

分组	治疗周期	恢复排卵周期	未恢复排卵周期	排卵率（%）	χ^2	P
治疗组	159	97	62	61.00	4.895	0.027
对照组	151	110	41	72.48		

2.3 两组治疗前后血清性激素比较

治疗组 30 例患者于卵泡期进行血清性激素及空腹胰岛素检测，经统计分析发现 FSH、LH、T、E_2、PRL 治疗前后均有显著性差异（$P<0.05$）。治疗后 LH 水平明显降低，FSH 较治疗前水平升高，T 水平明显降低，E_2 有升高趋势，PRL 有下降趋势；空腹胰岛素水平明显降低。对照组 30 例患者 FSH、E_2 治疗后较治疗前激素水平升高，治疗前后均有显著性差异（$P<0.05$）；LH、T、PRL 治疗前后较治疗前水平略有降低，但统计学比较无显著性差异（$P>0.05$）；空腹胰岛素水平治疗前后无明显差异（$P>0.05$）。统计结果表明，治疗组对 FSH、LH 及其比值有调节性作用，对 E_2 有升高趋势，能有效降低 T、PRL 及 INS 水平；对照组对 FSH、E_2 有增高的趋势，对 LH、T、PRL 及 INS 作用均不明显（见表3）。

表3 两组患者治疗前后血清性激素比较 $\bar{x}\pm s$

激素水平	治疗组（30例）		对照组（30例）	
	治疗前	治疗后	治疗前	治疗后
LH（mIU/mL）	16.88±4.25	9.72±3.01*	17.16±4.73	16.14±4.84
FSH（mIU/mL）	5.62±1.82	8.88±4.23*	5.19±2.14	10.25±4.96*
LH/FSH	3.09±0.87	1.56±1.04*	3.30±0.96	2.97±1.28
T（pmol/mL）	2.67±3.94	1.02±1.21*	2.97±3.65	2.62±3.21
E_2（pg/mL）	148.28±97.95	198.15±83.47*	132.78±89.13	169.28±84.39*
PRL（nmol/L）	1.21±4.07	0..97±2.14*	1.27±3.48	1.23±3.54
INS（pmol/L）	159.7±98.43	97.64±76.89*	164.74±101.23	157.13±99.87

注：与治疗前比较 * $P<0.05$.

3. 安全性分析

所有患者于每一疗程治疗结束后均查血、尿、便常规、心电图及肝肾功能，结果提示均无明显异常，且全部患者服药期间未出现任何严重不良反应。

4. 讨论

PCOS 主要表现为月经稀发、闭经、不孕、肥胖、多毛等症状，中医学属月经失调，可以导致不孕症，其中部分属肾虚血瘀证。肾中精气可以概括为肾阴和肾阳两个方面，肾中阴阳是产生月经、孕育胎儿的物质基础和动力。肾阴维持正常的生长发育与生殖机能等作用；肾阳是一身阳气之根本，有温煦形体，蒸化水液，促进生殖发育等功能。肾阴肾阳互根互用，是维持人体一身阴阳平衡之根本。肾阴不足，则会脑髓空虚，骨骼失养，出现眩晕健忘、耳鸣、腰膝酸软等症；精血亏少，则会出现经少、经闭；若虚火内扰，导致血热妄行，还会出现崩漏。若肾阳亏虚，不能温煦形体，振奋精神，则会出现畏寒肢冷、面色白、精神疲倦、腰膝酸冷。若肾精不充，肾阳亏虚，不能化生精血，则冲任不固，生殖功能减退，出现月经失调，甚至不孕。若肾脏功能失调，不能化气行水，水液停滞，痰湿内生，血滞为瘀，痰瘀壅塞冲任胞宫，致经水不行，排卵不畅，故而不孕[5]。

临床研究证实，PCOS 所致不孕的治疗以补肾活血为主、佐以化痰利湿为法，且补肾是其最关键的一步。因激发肾的功能可调节生殖功能，促使经血调畅，冲任血海蓄溢有度。肾的功能正常，水液代谢调畅，湿祛痰化，气血和调，使肾-天癸-冲任-胞宫轴间的阴阳平衡而疾病自愈。

本研究就补肾活血促卵方及克罗米芬治疗 PCOS 所致不孕患者的疗效进行了临床观察。研究发现，克罗米芬的促排卵作用虽优于补肾活血促卵方，但从远期疗效观察，补肾活血促卵方的总有效率及妊娠率均优于克罗米芬。补肾活血促卵方对 FSH、LH 及其比值有调节性作用，能有效降低 LH，提高 FSH 水平，调节其比值变化，对 E_2 有升高趋势，能有效降低 T、PRL、INS 等激素水平，从而改善卵巢多囊性改变，有助于成熟卵泡的发育及子宫内膜生长，提高排卵率及妊娠率。而克罗米芬对 FSH、E_2 有增高的趋势，而对 LH、T、PRL、INS 等激素作用不明显，对 FSH 及 LH 的比值调节作用不明显。同时补肾活血促卵方以补肾活血、调经助卵为大法，使机体达到阴阳平衡，气血流畅，脏腑功能协调，能明显改善患者的临床症状及中医证候，提高患者的生活质量。补肾活血促卵方整体疗效优于克罗米芬。

参考文献：

[1] 曹泽毅. 中华妇产科学 [M]. 北京：人民卫生出版社，2000：590.

[2] 丰有吉，沈铿. 妇产科学 [M]. 2 版. 北京：人民卫生出版社，2012：258.

[3] 中医临床诊疗术语证候部分 [M]. 北京：中国标准出版社.

[4] 国家技术监督局. 中医临床诊疗术语证候部分 [S]. 北京：中国标准出版社，1997.

[5] 范晓迪，马堃，单婧，等. 补肾活血促卵方治疗排卵障碍性不孕症的疗效观察 [J]. 中国中药杂志. 2013，38（19）：3382.

关于多中心临床研究中几点应用体会——
以排卵障碍性不孕症临床研究为例

排卵障碍，与女性体内内分泌失调相关，发病机制复杂，对女性的生殖功能、身心健康均影响极大，是女性不孕症的主要原因之一，约占20%~40%。我们课题组从1994年开始至今一直在进行系统的基础与临床研究，目前关于排卵障碍性不孕症既往临床研究中多以独立疾病与单个单位研究为多，缺乏多中心的综合性、系统性研究。故开展多中心研究为科学阐明中医中药治疗排卵障碍性不孕症的作用提供依据。中医临床研究中，无论研究规模大小、研究方法及研究目的如何，但必须保证所得出的研究结果的真实性与可靠性。多中心临床试验具有协作单位多、参加人员多的特点，质量控制及监查尤为重要。在完成多中心双盲对照研究后，结合实际工作，简述多中心临床试验质量控制及监查中出现的问题，并谈一谈体会，以供参考。

补肾活血促卵颗粒治疗排卵障碍性不孕症的临床研究，是首都医学科技发展基金项目资助的联合攻关项目。由于在研究过程中，不可避免地受到各种因素影响，使研究结果与真实情况有一定的差异，这种差异将直接影响结论的可靠性。因此，为了保证研究结果真实可信，中医临床研究就要采取严格的质量控制措施，将各种影响因素控制在尽可能小的程度。质量控制（qualitycontrol，QC）是指在质量保证系统范围内，为达到临床试验某一质量要求所采取的具体操作技术和实施的行为，以保证与研究有关的活动符合质量要求。[1]

1. 完善、统一顶层设计

由于本课题在方案设计时考虑欠周全，经相关统计学、中医妇科专家等进行方案优化不够，导致实施过程中出现不少问题。如研究药物制备耗时较长、研究观察周期较长，导致课题整体进展缓慢；主要研究人员不能按计划参加研究工作，要退出或调整；个别分中心进度缓慢影响课题的按时完成；病例来源不足，纳入病例数达不到计划例数，需增加分中心；检测项目多，资金不足；患者每月需监测卵泡，费用高、耗时间，导致患者依从性差；内分泌检查每家医院的试剂不一样，导致无统一的标准进行换算，影响后续的统计分析。

解决措施是在研究方案确定后，应请相关统计学、方法学和中医专家对方案进行优化论证，完善顶层设计，确保方案的科学性和可操作性。在选择研究者和分中心时，应充分考虑研究者是否能保证充足的时间，全程参与临床试验；在方案正式实施前，先进行预实验，应充分考虑各种影响因素对病例纳入的影响，提前预防可能出现的不利因素；针对已经出现的问题，各个合作单位要及时沟通，一起努力解决问题，要确保研究质量。若在执行过程中对研究方案进行改动，应及时上报上级主管部门审批。

2. 规范研究药物管理

临床研究中，研究人员对于药物存放、发放、回收等环节重视不够，出现了一些问题。如个别中心条件有限，存放药物条件不符合规定；药物发放、回收记录中缺少研究者和患者签名；对药物回收重视不足，未设计药物回收记录；个别患者服药过程中擅自停药。体会是在选择分中心时，要考察是否具备承课题的软硬件条件，是否能得到科室内研究者和所在医院科管部门的大力支持，是否能保证研究质量。

临床试验开始前就要制订药物管理标准操作规程（SOP），建立详细的药物发放、回收记录表，如实记录药物发放（回收）时间及数量、领药人姓名、发药人姓名等内容。向患者发放药物时，研究者一定要消除患者的疑虑，提高患者的依从性，积极配合完成课题。

3. 理化检查要齐全

排卵障碍性不孕症患者需要每月经周期第 7、9、11、13、15 天进行卵泡监测，卵泡期或者黄体期进行内分泌水平检测，但患者因为客观的原因不能按时检查，检查单、化验单缺失，造成数据缺失；患者进行检查的医院水平参差不齐，对临床数据的真实性、准确性造成了干扰。

理化检查作为原始数据，是临床研究数据管理的基础，故临床应重视。在指标监测、临床观察、数据记录中要有统一的标准。[2] 处理方法是研究者要告知患者，积极劝解其在规定的时间窗内完成相应的理化检查项目，并统一到指定的医院进行检查，将干扰因素尽量减低，保证数据的准确性。

4. 重视不良事件报告

研究者对不良事件概念不清，将其与不良反应混淆。如曾遇到一例患者，服药后身上起红疹，而询问患者时，患者也说不清是否对药物以外其他的东西过敏。此时请示相关专家确定为不良事件。由于排卵障碍性不孕症受试者中，有些知道自己参加的是药物试验，会心存疑虑，也较为敏感，一旦出现任何即使是非药物作用引起的症状，就会拒绝继续服用试验药物，这样就会造成人力、物力极大的浪费。因此要认真对待患者服药后出现的异常症状，仔细分析是否因药物引起，耐心向患者解答，避免造成浪费。

研究者要对不良事件和不良反应进行区分，如不能确定，则需通过研究者组内讨论或专家分析的方式，探讨其产生是否与治疗之间存在因果关系。若与治疗之间存在因果关系，或至少有某种可能性，不能排除因果关系，则被视为不良反应；若不一定与治疗有因果关系，则是不良事件。[3] 研究者应如实记录试验过程中出现的所有不良事件，并及时报告严重不良事件，准确详细地填写在不良事件报告表内。

5. 重视监查，及时沟通、了解各协作单位研究进度

任何一项临床试验在进行过程中，都会遇到各种困难。每个协作单位都会存在这样或那样的困难，会对临床试验产生不利影响。临床研究者直接面对患者，对研究中出现的问题最有发言权。故在临床试验实施过程中定期去各个协作单位进行监查。了解研究方案的执行情况，收集各协作单位的意见和建议，完善研究的各个环节。对出现的困难和原因，应仔细询问细节，共同商讨解决。而对于研究者执行过程中出现问

题时，应及时予以纠正，并详细地进行解释，对于一些研究者，如有必要，需进行重新培训，避免错误重复发生。

6. 以患者为本，沟通疏导尤为重要

临床试验研究的主体是患者，故患者的依从性直接影响课题研究的质量。不孕症作为一种心身疾病，不孕妇女因求子心切，经历了更多的负性情绪，如焦虑、抑郁和无助等，形成恶性循环。同时不孕症需要的治疗周期长，患者用药初起如果疗效不显，容易出现退出的心理。故应适当的沟通，进行心理疏导，减轻患者的心理压力和不良情绪，增强其积极治疗的信心，提高其依从性。

7. 结语

多中心临床试验涉及面广，环节多，重视课题实施过程中的质量控制及监查，保证整个试验的完整性和科学性的重要环节。笔者通过参与排卵障碍性不孕症临床研究实施过程中，对此有了深刻的认识。尽管现阶段仍然存在一定问题，但我们仍会一直遵循临床试验方案，保持严谨的科研态度，努力使排卵障碍性不孕症临床研究获得高水平、令人信服的研究结果，并得到同行所认可。

参考文献：

[1] 田少雷. GCP 对药物临床试验的质量保证 [J]. 中国新药杂志，2002，11 (11)：825-829.

[2] 田元祥，翁维良. 中医临床研究数据规范管理的优化 [J]. 中华中医药志，2010，25 (11)：1820-1823.

[3] 刘新社，祁秋菊，董玲莉. 正确认识药品不良事件与药品不良反应的关系，提高监管工作的针对性 [J]. 中国药事，2008，22 (7)：547-549.

第五部分 做总结

第三批全国优秀中医临床人才研修项目结业论文

补肾活血法治疗排卵障碍性不孕的临床思考及应用

【论文摘要】

研究目的

拓展补肾活血法治疗排卵障碍性不孕的临床思路与应用，总结临床经验，提高临床疗效；验证补肾促卵冲剂治疗排卵障碍性不孕临床疗效，为进一步探讨补肾活血中药治疗排卵障碍性不孕的作用靶点奠定基础，从而更好地继承与发扬中医临床经验。

研究方法

从中医经典理论对"不孕"等的论述入手，运用中医经典理论指导临床实践，总结排卵障碍性不孕的病因病机及临床治疗思路、方法和临床经验，知常达变，以期提高辨证论治准确性和灵活性，增强临床疗效；选取2012年1月—2014年12月期间在中国中医科学院西苑医院、北京中医药大学东直门医院、首都医科大学附属北京妇产医院就诊的排卵障碍性不孕患者为研究对象，采用随机双盲双模拟研究方法，比较中药补肾促卵冲剂与西药克罗米芬的排卵率、妊娠率、B超监测下卵泡大小、子宫内膜厚度及血清性激素水平。定量资料的描述采用（$\overline{X}\pm SD$），并采用t检验进行组间差异性比较。等级资料采用Wilcoxon秩和检验进行组间差异性比较。

研究结果

临证经验认为排卵障碍性不孕以肾虚为本，血瘀是贯穿始终的重要因素，肾虚与血瘀二者互为因果，肾虚血瘀与肝郁和痰湿也存在着密切联系。临床治疗采用辨病与辨证相结合的治疗方法，根据各自疾病的特点，知常达变，审因论治，灵活合理使用补肾活血中药治疗导致排卵障碍性不孕的6种疾病（无排卵型功血、多囊卵巢综合征、高泌乳素血症、卵泡黄素化未破裂综合征、黄体功能不足、卵巢早衰/卵巢储备功能下降），体现中医"异病同治"的治疗原则。临床研究发现补肾促卵冲剂治疗排卵障碍性不孕较西药克罗米芬确有明显的疗效与优势，能明显改善患者的临床表现及中医证候，调节 PRL 和 E_2，促进卵泡的发育及子宫内膜的生长，提高妊娠率。未发现试验药物不良反应，安全性指标无异常。

研究结论

肾虚血瘀是排卵障碍性不孕的主要病因病机，补肾活血法是其主要治疗方法。补肾促卵冲剂治疗排卵障碍性不孕的6种疾病，可显著改善中医症状，促进子宫内膜生长，卵泡发育、成熟及排出，对子宫内膜容受性具有良好调节作用，可显著调节 PRL 和 E_2，提高妊娠率。

关键词

排卵障碍性不孕；中医药治疗；补肾活血法；补肾促卵冲剂

【论文正文】

世界卫生组织对不孕症的医学定义为：育龄夫妇，性生活正常，并连续在12个月内没有采取任何避孕措施，而仍未能成孕。[1]世界卫生组织对发达国家的不孕不育发病情况进行统计，结果显示高达15%的育龄夫妇受到不孕症的困扰。[2]在导致不孕症的原因中，女方因素约占40%，男方因素占30%~40%，男女双方因素占10%~20%，其中持续性不排卵占15%~25%，稀发排卵为8%~10%，不恰当排卵占15%~20%，卵泡黄素化未破裂综合征占3.5%~29%[3]，可见排卵障碍所致不孕为女性不孕的重要原因，占女性不孕的25%~35%。[4]目前西医对排卵障碍性不孕的药物治疗多以针对"下丘脑-垂体-卵巢轴"（HPOA）各个环节单独或结合用药，临床常用促排卵药有克罗米芬（CC）、芳香化酶抑制剂、促性腺激素（Gn）、促性腺激素释放激素（GnRH）等，西药促排虽有较快临床疗效，但存在流产率高、卵巢过度刺激综合征、卵泡黄素化未破裂综合征、多胎妊娠等不良反应。中医治疗排卵障碍性不孕则具有显著疗效，在提高妊娠率、减少流产率、改善患者临床症状、减少不良反应等方面有明显优势。

一、排卵障碍性不孕病因病理与肾虚血瘀机制的关系

1. 本病以肾虚为本

古代医籍关于肾及其功能与女性生殖功能的相关经典论述众多，如《素问·六节藏象论》云"肾者主蛰，封藏之本，精之处也"。《素问·上古天真论》中提出："二七而天癸至，任脉通，太冲脉盛，月事以时下，故有子……七七，任脉虚，太冲脉衰少，天癸绝，地道不通，故形坏而无子也。"《景岳全书·妇人规》云："经候不调病皆在肾。"《傅青主女科》曰："妇人受孕，本肾气之旺也，肾旺是以摄精。"《医学衷中参西录》亦云："男女生育，皆赖肾脏作强。"

中医理论认为，肾藏精，主生殖，为先天之本，肾气肾精充盛，肾中真阴即天癸，由先天之精微逐渐化生、充实，任通充盛，月经来潮，生殖功能得以建立，随着年龄的增加，肾气衰少，天癸衰竭，月经终止，生殖功能丧失。肾气充盛，才能促成胞宫有经、孕、产、育的生理功能，同时肾精为化血之源，直接为胞宫的行经、胎孕提供

物质基础，因而肾气充盛是生殖的先决条件。肾内寓肾阴、肾阳，卵子为有形物质，依赖与肾阴的合成，而肾阳是推动卵子生成的动力。肾虚则天癸不至，冲任不盛，生殖功能必然低下，不能摄精成孕。故而"肾-天癸-冲任-胞宫轴"的失调是女性生殖系统功能失调的主要发病机理，补肾是治疗排卵障碍性不孕的根本大法。

1.1 肾阴亏损

素体肾阴不足，或房劳伤肾，或久病失血伤阴，精血两亏，或素体性燥多火，过食辛辣之品，致肾阴亏损，冲任失滋，胞宫干涩不能摄精成孕。《女科经纶》引朱丹溪曰："妇人久无子者，冲任脉中伏热也……其原必起于真阴不足……"

临床表现多见久婚未孕，无排卵，月经先期，经色鲜红，经量少甚至停经，或见经期延长、崩漏、头晕、耳鸣，视物模糊，消瘦，失眠多梦，腰膝酸软，五心烦热，肌肤干燥甚则甲错，阴中干涩，性交困难。舌红，苔薄而干，脉细数。治疗宜滋补肾阴，养血调冲。

临床治疗在青蒿鳖甲汤基础上加入女贞子、墨旱莲等滋阴凉血之品。女贞子、墨旱莲合用乃是《证治准绳》中的二至丸，共补肝肾，凉血清热。

1.2 肾阳虚弱

先天禀赋不足，肾气不充，天癸不能按时而至，或至而不盛；或后天房劳多产，久病及肾，或阴损及阳，以致肾阳虚弱；或经期摄生不慎，感受寒邪等，导致肾阳虚弱，命门火衰，冲任不足，胞宫失于温煦，宫寒不能摄精成孕。宋代赵佶《圣济总录·卷第一百五十三》云："妇人所以无子者，冲任不足，肾气虚寒也。"

证见久婚未孕，或子宫发育不良，无排卵，月经稀发甚至停闭，经血稀薄色淡，小腹时有冷感，带下量多清晰，头晕，耳鸣，腰膝疲软，性欲低下，夜尿频多，小便清长，眼周黯淡或环唇黯，面部黯斑，舌质淡黯，苔薄白，脉沉细，尺弱。治宜温补肾阳，调补冲任。

肾阳虚者，多存在卵泡发育不良、排卵障碍，或子宫稍小、子宫内膜薄等问题。通过补肾助阳法调理"肾-天癸-冲任-胞宫轴"的平衡，可促进子宫内膜生长，卵泡逐渐发育并排出。常用药物：紫河车，附子，肉桂，仙茅，淫羊藿，紫石英，巴戟天，杜仲，白术，芡实，党参等。紫石英能补督脉、温肾阳，巴戟天温肾壮阳、强固冲任，现代医学研究证明巴戟天可诱发排卵，且有类皮质激素样作用，二药合用共奏补肾助阳、暖宫调经之效。仙茅、淫羊藿出自二仙汤，《日华子本草》记载："一切冷风劳气，筋骨挛急，四肢不仁，补腰膝。"二味配伍可峻补命门之火，速振督阳之衰。一般各用10g左右，且仙茅为大热之品，有毒，只宜暂用。

1.3 肾阴阳两虚

肾中阴阳相互滋生、相互转化，二者互相依存，如排卵期，肾阴不断充盛，使得卵泡得以正常募集、生长、发育，当阴精达到"重阴"的状态时，在肾阳的作用下，重阴转阳，故而发生排卵、受孕。如若肾阴不足，则卵泡失去滋养而致卵泡发育不良，即所谓"无卵可排";若肾阳不足,则肾中阴精无法正常转化,则卵泡提前闭锁,即所谓"排卵障碍"。临床治疗可采用阴阳双补原则。如鹿角胶、龟板胶二者配伍,出自《医便》龟鹿二仙膏,鹿角纯阳之品,善通督脉,峻补元阳;龟甲纯阴之品,善通任脉,滋阴益肾,且《历代名医良方注释》谓"鹿角得龟甲,则不虑其浮越之过升;龟甲得鹿角则不患其沉沦之不返"。二者合用,可助阳生阴,滋阴化阳。

2. 血瘀为本病贯穿始终的重要致病因素

瘀血既是病理产物,又是致病因素。寒、热、虚、实、外伤、久病等均可导致血行不畅,瘀滞冲任,胞宫、胞脉受阻故而不孕。《针灸甲乙经·妇人杂病》言:"女子绝子,衃血在内不下,关元主之。"首次提出瘀血是导致不孕的病因。《张氏医通》对瘀血所致不孕亦有记载:"因瘀积胞门,子宫不净,或经闭不通……而不孕者。"又云:"妇人立身以来全不产……胞门不净,中有淤积结滞也。"《诸病源候论》:"月水未绝……内生积聚,令绝子",指出经期产后余血未净,不节房事可致瘀而不孕,冲脉通,太冲脉盛,天癸按期而至方能受孕有子,故冲任气血通畅是卵泡排出、摄精成孕的先决条件。

瘀血的概念有狭义、广义之分。狭义的瘀血指血液运行不畅而停滞。广义的瘀血认为凡因多种病因导致血液流行不畅,或积于脉内,或溢于脉外,或形成血栓,以及导致血液相关系统异常,使血液功能、性质、成分发生改变者,都可以为瘀血,因瘀血而出现的一系列临床症候群称为血瘀证。

从现代血液学理解则认为,瘀血是有物质性的,由于形成"血瘀"的途径和病因不同,其类型可分为有形之瘀和无形之瘀。凡瘀血表现出一定的症状体征,通过中医四诊可确定者,称为有形之瘀,如血栓、红肿结块、皮肤瘀斑、结缔组织异常增生、动脉粥样硬化斑块等,临床表现为剧烈的针扎样刺痛,疼痛部位固定,拒按,有时可见大的肿块、血块或者皮下紫红色的瘀斑瘀块,脉象多为沉弦、实涩;凡瘀血无症状体征表现,需借助现代检测手段或应用活血化瘀治疗有效来证实者,称为无形之瘀,如血液流变学改变、病灶组织液增多所致的炎症等,临床表现也有疼痛感,但痛不剧烈,若有若无,肉眼见不到明显的瘀血征象,脉象见濡细、涩缓、弦细、滑数等。

有形之瘀与无形之瘀在病因病机方面基本相同,寒、热、虚、实皆可致瘀。正常血液的运行,能对脏腑经络、四肢百骸、筋肉皮毛等组织发挥营养、滋润作用,血流经脉,濡灌充填,以通为贵,以运为常。倘若脏气虚惫,运血无力;或情绪不畅,气失宣达;或寒邪凝结经脉;或邪热深入,血热搏结;或久病入络,血滞不行;皆可酿致血瘀。从某种程度上说,轻则表现于内而成无形之瘀,重则见之于外而致有形之瘀,瘀血之无形乃有形之微之渐,瘀血之有形乃无形之重之至。近年来运用现代科技手段对血瘀证的本质进行研究,不但从微观方面阐明了有形之瘀的机理,更同时发现了无形之瘀的存在基础,即血循环障碍、血液黏稠度升高或血液具有"黏、聚、滞"的倾向、脂质代谢障碍、组织异常增生、炎症及免疫反应等。

排卵障碍性不孕患者多有瘀血表现，有形之瘀表现为皮肤瘀点瘀斑，小腹刺痛拒按，子宫内膜异位症，子宫腺肌症，舌紫暗有瘀点瘀斑，脉弦涩等；无形之瘀表现为凝血功能异常，子宫内膜血流不畅等。

3. 肾虚、血瘀在排卵障碍性不孕中的关系

女子以肾为本，以血为用，若肾气不足，则肾精不能化生为血，冲任不充，血脉不盈而致血虚；肾气虚弱无力推动血行，血行迟滞而致瘀。即如王清任所说"元气既虚，必不能达于血管，血管无气，必停留而瘀"；或肾阳不足，温煦推动血行之力减弱，则脉络留瘀；或肾阴亏损，虚热内生，伤津灼血，血稠、血流减慢而滞成瘀。而瘀阻脉络，又有碍肾气的生化、肾阳的鼓动、肾阴的滋养，加重肾虚。

可见肾虚与血瘀关系密切，卵子是肾所藏之"阴精"，肾阴是其物质基础，肾阳是其生长的动力，无论是肾阴虚还是肾阳虚，均可导致排卵功能障碍，久病因虚致瘀，因瘀重虚，互为因果而形成恶性循环。[5]

临床证见久婚未孕，无排卵，月经如期而至或月经稀发，经量或量多如注或点滴而止，痛经多见，或进行性加重，经血色黯夹血块；或经行不畅，淋漓不净，或经间期出血，时有小腹或肛门坠胀不适，性交痛，舌质黯，舌底脉络瘀曲，边有瘀点，苔薄白，脉细涩。治宜活血化瘀，调经助孕。

治疗以补肾促卵方（菟丝子，桑寄生，续断，枸杞子，女贞子，丹参，鸡血藤，蒲黄，当归，川牛膝，益母草，泽兰，赤芍）为主加减。丹参、鸡血藤常作为对药应用，一般用量各30g，鸡血藤具有补血活血调经之效，与丹参配伍使用相辅相成，相得益彰。益母草、泽兰配伍使用可活血调经，促进子宫收缩及卵泡发育排出，一般15g左右。治疗应谨遵"衰其大半而止"的原则，活血化瘀药不可长时间服用，因血能载气，气随血脱，恐活血化瘀之力动血耗气，临证中酌情加入黄芪、党参等补气药以顾护正气。

4. 肝郁和痰湿为致病不可忽视的因素

叶天士在《临证指南医案》中提出"女子以肝为先天"一说，认为肝藏血，主疏泄，冲脉起于胞中而通于肝，肝血充盛则冲脉盛，冲脉下注胞宫使月事以时下，方能有子"。《济阴纲目》有云："人有隐情曲意，难以舒其衷者，则气郁而不畅……所以不月也。"《傅青主女科》有"嫉妒不孕"之说，"妇人有怀抱素恶，不能生子者……谁知是肝气郁结乎！"肝郁则排卵不利，经行不畅，肝中血行不畅导致冲任不能相资，月经改变，继而进一步加重情绪低落、郁郁寡欢，二者互为因果，是得肝郁益甚，冲任难以相资。又有"乙癸同源"，肝血虚弱，不能滋养先天之肾，可直接影响肾主生殖的功能；肝木乘土，肝气郁结可致后天之本脾土受损而不能为孕卵提供物质基础。

朱丹溪首创"肥人多痰"的理论，在《丹溪心法·子嗣》中提出："若是肥盛妇

人……不能成胎，为之躯脂满溢，闭塞子宫。"将"痰湿"之病因引入不孕疾病中，认为痰湿阻滞，是导致气机不畅，胞脉闭阻，不能摄精成孕的主要病因。《傅青主女科》提出："肥胖之妇，内容必满，遮隔子宫，不能受精，此必然之势也。"论述了痰湿壅盛导致不孕的机理，痰湿为病，无处不到，上则影响天癸，下则阻遏冲任，月事不能得时而下，难以成孕。

临床肝郁证见久婚不孕，无排卵，月经先后不定期，量时多时少，痛经多见，月经前后烦躁，乳房胀痛，郁郁寡欢，喜太息。舌质红，苔薄白，脉弦。治疗宜疏肝理气，活血化瘀。常用药物为柴胡，白芍，百合，生地黄，白术，当归，牡丹皮，茯苓，香附，川楝子，川芎，牛膝等。柴胡、白芍一般10g，二者合用，一补血以理气，一疏肝一柔肝，一散一收，一阴一阳，互制其短而展其长，起疏肝解郁、滋阴养血的作用。百合、生地黄常作为对药使用，一般用量10g~20g，此二药组合乃是《金匮要略》百合地黄汤，共奏滋阴养阴清热之功效。

痰湿证见久婚未孕，无排卵，月经稀发或闭经，形体肥胖多见，面部浮肿，带下色白黏稠，纳呆，胸闷欲呕，口臭。舌淡胖，苔白腻，脉滑。治宜燥湿化痰，理气调冲。常用药物为半夏，苍术，茯苓，白术，胆南星，香附，石菖蒲，党参，陈皮等。白术、茯苓二者合用可补气健脾，燥湿化痰，白术为"补气健脾第一要药"，炒用可增强补气健脾止泻之效，茯苓健脾渗湿，两者合用一燥一渗，白术促进脾胃运化水湿之邪，茯苓使水湿之邪从小便而利，健脾气而利水湿，相得益彰。

综上所述，排卵障碍性不孕的发生发展是多脏腑相互作用而导致的结果，本病以肾虚为本，血瘀为贯穿本病始终的重要因素，肾虚与血瘀二者互为因果，肝郁与痰湿为致病不可忽视的因素。肾精肾气主司人体的生长发育，主生殖，若肾精亏虚，卵子失于滋养而难以发育成熟；肾阳亏虚，易使排卵缺乏内在的动力，此为排卵功能障碍的根本原因；瘀血内阻冲任，胞脉不畅，是排卵障碍性不孕的重要因素；肝郁痰阻，阻碍卵子的顺利排出，是排卵功能障碍不容忽视的因素。

二、辨病与辨证相结合治疗排卵障碍性不孕诠释了中医"异病同治"的治疗原则

西医认为排卵障碍性不孕与下丘脑-垂体-卵巢轴的功能异常有关。若其中任何一个环节功能失调或器质性病变，都可能造成暂时的或长期的无排卵。排卵障碍性不孕常见的疾病有无排卵型功血、多囊卵巢综合征、高泌乳素血症、卵泡黄素化未破裂综合征、黄体功能不全、卵巢早衰/卵巢储备功能下降等。

通过补肾活血法治疗多种排卵障碍性疾病，体现中医"异病同治"的治疗原则。"异病同治"是中医学独具的原创思维，指"不同的疾病，若促使发病的病机相同，可用同一种方法治疗"。异病可以同治，主要因为不同疾病在其自身发展过程中出现了病位相同、病因同源、病机吻合。在中医整体观念指导下，将中医辨证与西医辨病相结合治疗排卵障碍性不孕，既可以吸收辨证论治的精华，又可以结合现代医学辨病诊疗的特长，扬长避短，提高临床疗效，有效治疗排卵障碍性不孕。

辨病与辨证相结合是异病同治的前提和基础，只有"异病同证"才能同治。异病同治的前提是辨病，只有辨病才能了解疾病发生发展的基本规律，掌握其基本矛盾，确定该病的基本疗法，而不因症状的变化改变基本治法；核心是辨证，只有辨证才能抓住疾病在某阶段的主要矛盾，治疗方案的整体性更强，疗效就更好。

1. 补肾活血法与无排卵型功血

无排卵型功血[6]是指由于调节生殖的神经内分泌系统功能紊乱所导致的不规则子宫出血，中医称为"崩漏"。治疗时首先塞流止血，防止长期不规则子宫出血引发炎症的危险。其次，采用补肾活血法促进卵泡的发育、成熟及排出。由于长期崩漏患者多伴有气阴两虚的症状，气虚无力推动血脉运行则血滞为瘀，同时瘀血日久，血不生气，亦可导致气虚，二者互为因果。因此在补肾活血同时，加入党参、太子参、炙甘草等益气健脾之品，使气足则血行。但单纯使用补气活血，又易导致气壅，应在补气活血同时稍加理气之品，使其补而不滞，如黄芪、陈皮等。此外，为防止长期不规则出血导致阴道炎、盆腔炎的发生，常加入马齿苋、马鞭草等清热解毒之品。但因其多味苦性寒，长期使用易损伤阳气及苦寒碍胃，因此不宜多用久用。

2. 补肾活血法与多囊卵巢综合征

多囊卵巢综合征[6]是一种发病多因性、表现多态性的内分泌代谢综合征，表现为月经稀发或闭经、无排卵、多毛、痤疮等。临床在补肾活血促排卵的同时，辨证治疗。如患者伴有肥胖、多毛、痰多、水样白带等症状，多为痰湿内阻之证。由于脾胃虚弱，健运失司，水湿内蕴，阻滞脉络，以致血脉不通，涩而为瘀；瘀血不畅，运行不利亦可为湿为水，聚而成痰。痰瘀均为病理产物，二者在病理状态下互相联系，互为因果，形成恶性循环。正如《血证论》所言"痰亦可化为瘀""血积日久，亦能化为痰水"。可见痰阻则血难行，血凝则痰易生；痰停体内，久必致瘀，瘀血内阻，久必生痰。临证治疗时一要治病求本，通过调整脏腑功能，扶正补虚，以消生痰之源，使气血畅行；二要疏利气机，所谓"善治痰者，不治痰而治气，气顺则一身津液亦随之而顺矣"（《丹溪心法·痰》）及"凡治血者必先调气"（《血证论》）；三要分清痰浊之寒热虚实，分别施以温化和清化之法。化痰除湿药常用薏苡仁、泽泻、茯苓、藿香、佩兰等。活血化瘀药常用川芎、赤芍、丹参、益母草、泽兰、生蒲黄、鬼箭羽等。

3. 补肾活血法与高泌乳素血症

高泌乳素血症[6]是由于内外环境因素引起的，表现为泌乳素升高、闭经、溢乳、无排卵和不孕等的综合征。临床中高泌乳素血症患者多有精神情绪紧张，烦躁不安等表现，治疗时在补肾活血的基础上，加用疏肝理气之品。气为血帅，血随气行，气郁则血脉凝滞；血为气母，气附于血，血脉瘀滞亦可影响气机的调畅。理气药常用柴胡、枳壳、香附、木香、乌药、厚朴等。香附为气中之血药，用之调气又有活血之用；木香为三焦气分之药，最为常用。若患者伴有子宫肌瘤、卵巢囊肿等气滞血瘀表现，可配伍三棱、莪术、路路通等活血行气化瘀。对于伴有溢乳的高泌乳素血症患者，荷叶、炒麦芽常作为对药使用，二者合用可行气解郁、回乳消胀。

4. 补肾活血法与卵泡黄素化未破裂综合征

卵泡黄素化未破裂综合征[6]是指发育的卵泡中卵泡膜、颗粒细胞、卵泡间质细胞黄素化导致卵细胞未能排出，B超表现为持续增大的囊肿，不破裂，黄素体孕激素水平升高，BBT成双相改变，但其黄体功能较正常排卵周期为低，是黄体功能缺陷的特殊类型，属于排卵障碍性不孕的一种。临证治疗在补肾活血的基础上，加入虫类药物。中医认为虫类药能行气散结活血、疏通经络壅滞，且能入络搜风止痉，如水蛭、蜈蚣、地龙、土鳖虫、穿山甲等。穿山甲、皂角刺合用可行气活血破瘀，疏通经络，促进卵泡的排出。一般皂角刺10g，穿山甲打粉3g冲服。

5. 补肾活血法与黄体功能不足

黄体功能不足[6]是指排卵后卵泡所形成的黄体发育和功能不全，致孕激素分泌不足或黄体过早衰退导致子宫内膜反应不良和黄体期缩短。中医认为本病以肾虚为重，或因先天肾气肾阳不足、阳虚，子宫失煦；或肾阴精血不足，胞脉失养；或阴虚火旺，血海蕴热；或瘀血阻于胞脉，或情志不畅，肝气郁结，血行不畅；或体质肥胖，嗜食膏粱厚味，脾虚不孕，痰湿内生，胞脉受阻等。临证治疗以补肾活血为主，常用药物如菟丝子、当归、熟地黄、淫羊藿、枸杞子、山药等，辨证加入理气、利水渗湿之品。

6. 补肾活血法与卵巢早衰/卵巢储备功能下降

卵巢早衰/卵巢储备功能下降[6]是指有规律月经的女性，曾有过自然周期，在40岁以前，由于卵巢功能衰退、下降，从而出现卵巢萎缩性持续性闭经或性器官萎缩，无排卵功能。此类患者由于体内雌激素水平低，出现潮热、盗汗、烦躁，甚至失眠、健忘等症状，多以肾阴虚为主，因此治疗以滋肾养血活血为主。如黄连、阿胶合用，取自《伤寒论》黄连阿胶汤，滋阴降火，交通心肾。龟板、鳖甲滋养肝肾，平肝潜阳，养血补心，退热除蒸，软坚散结。

三、补肾活血法治疗排卵障碍性不孕的多中心随机双盲临床研究

1. 对象与方法

1.1 研究设计

本研究采用多中心随机双盲双模拟阳性对照的临床研究设计方法。试验前按照统一实施方案，对临床研究者进行培训。严格按照纳入排除标准筛选在2012年1月至2014年12月于中国中医科学院西苑医院、北京中医药大学东直门医院及首都医科大学附属北京妇产医院等3家医院就诊的不孕不育患者进入研究。本研究采用中心分层区组随机，按1：1比例将受试者随机分配到试验组和对照组，随机方案由sas 9.3软件产生，采用随机信封法进行随机化操作。对医生、患者和统计分析人员实施盲法。

1.2 研究对象

1.2.1 纳入标准

①年龄20~40岁；②原发或继发性不孕1年及以上；③符合无排卵型功血、多囊卵巢综合征（PCOS）、高泌乳素血症（HPRL）、卵泡黄素化未破裂综合征（LUFS）、黄体功能不足（LPD）、卵巢早衰/卵巢储备功能下降（POF/DOR）诊断标准者；④依据中医诊断标准符合肾虚血瘀证者；⑤自愿签署知情同意书者。

1.2.2 排除标准

①因先天生理性缺陷或畸形导致不孕者；②因遗传因素导致不孕者；③经检查证实输卵管性因素、免疫性因素、子宫内膜异位症、子宫肌腺症、子宫肌瘤、子宫发育不良所致不孕者；④男性生殖功能异常；⑤合并有心血管、肝、肾和造血系统等严重原发性疾病，精神病患者；⑥对研究药物过敏者。

1.2.3 剔除和脱落标准

①入组后发现受试者不符合纳入标准的病例；②使用了方案规定的禁用药品的病例；③受试者依从性差，未完成研究的病例。

1.2.4 西医诊断标准

6种导致排卵障碍性不孕不育的疾病分别为无排卵型功血、PCOS、HPRL、LUFS、LPD、POF/DOR。参照《中药新药治疗月经不调、不孕症的临床研究指导原则》《中医妇科学》《妇产科学》《中华妇产科学》《临床生殖内分泌学——女性与男性》《临床生殖内分泌与不育症》[3,7,8]等制定标准（见课题任务书）。

1.2.5 中医诊断标准

参照《中华人民共和国国家标准——中医临床诊疗术语证候部分》[9]及《中医妇科学》[10]。主症：①婚后不孕；②经色淡或紫黑或有血块；③腰膝酸痛或腰脊刺痛、拒按。次症：①经行小腹胀痛拒按；②血块排出后胀痛减轻；③性欲减退；④头晕耳鸣。舌脉：舌淡紫或有瘀点瘀斑，脉细涩。主症必备，次症具备1~2项，参照舌脉即可诊断为肾虚血瘀证。

1.3 伦理学要求

本研究方案和受试者知情同意书均通过中国中医科学院西苑医院伦理委员会批准，所有受试者均签署知情同意书（伦理批号：2011XL033-2）。

1.4 治疗方法

所有纳入的受试者均有同等机会接受试验药和对照药治疗。试验药与对照药外形、包装、标签、气味及重量均一致，两组用药包装袋上均印有药物名称、药物编号、规格、用法及供药单位等，由中国中医科学院西苑医院制药厂制备。

试验组：从月经第5天开始，补肾促卵冲剂（组成：菟丝子，桑寄生，续断，枸杞子，女贞子，鸡血藤，泽兰，蒲黄，当归，川牛膝，益母草，赤芍，丹参）每日3次，每次1袋，连服14天+克罗米芬模拟药每日1次，每次1片，连服5天。

对照组：从月经第5天开始，克罗米芬每日1次，每次1片，连服5天+补肾促卵冲剂模拟药每日3次，每次1袋，连服14天。

治疗期间不得合并使用治疗本病的其他药物。3个月经周期为1个疗程，治疗1~2个疗程。所有患者均于疗程结束后进行随访1~2年。

1.5 观测指标

1.5.1 安全性指标

血、尿、便常规，肝肾功能（ALT、AST、BUN、Cr），凝血功能（APTT、PT）和心电图。

1.5.2 疗效指标

排卵率，妊娠率，总有效率，B超监测下子宫内膜、优势卵泡及血清性激素水平。

1.6 判定标准

1.6.1 中医证候评分标准

参照《中医症状记分法》[11]进行评分：病人主诉的症状记4分；问出的阳性症状中：程度显著或持续出现记3分（++），程度时轻时重或持续出现记2分（+），程度轻微或偶尔出现记1分（±），无症状记0分。根据月经周期、全身症状、舌、脉自行设计量化评分表。

1.6.2 疾病疗效判定标准

参照《中药新药临床研究指导原则》、《中医病证诊断疗效标准》[12]拟定导致排卵障碍性不孕的6种疾病疗效判定标准如下：①痊愈：恢复排卵或妊娠，疗效指数≥95%；②显效：恢复排卵或妊娠，70%≤疗效指数<95%；③有效：未恢复排卵或未妊娠，30%≤疗效指数<70%；④无效：未恢复排卵和妊娠，疗效指数<30%。

1.7 统计学分析

建立Access数据库，录入受试者临床资料，采用SPSS 20.0统计软件进行统计分析。所有统计数据均采用双侧检验，$P<0.05$被认为所检验的差异性具有统计学意义。定量资料的描述采用（$\bar{X}\pm SD$），并采用t检验进行组间差异性比较。等级资料采用百分位数进行计算，并采用Wilcoxon秩和检验进行组间差异性比较。

2. 结果

符合诊断标准的排卵障碍性不孕不育患者349例，试验组177例，对照组172例。试验过程中，试验组中23例因工作忙碌或住址较远，21例因其他原因，未完成3个月的治疗疗程，因而完成1个疗程以上者为133例；对照组中20例因工作忙碌或住址较远，22例因其他原因，未完成3个月的治疗疗程，因而完成1个疗程以上者为130例。

2.1 两组人口学特征和临床基线比较

两组治疗前年龄、身高、体重、不孕年限等比较差异均无统计学意义（P均>0.05），说明两组资料均衡，具有可比性，见表1。各医院纳入受试者及疾病分布情况，见表2。

表 1　两组人口学特征和临床基本情况比较

组别	例数	年龄（岁）	身高（cm）	体重（kg）	不孕年限（rh）	原发（例）/继发（例）
试验组	177	30.03±3.439	162.03±4.805	60.71±10.588	1.63±1.079	96/81
对照组	172	30.68±3.905	161.49±4.471	60.38±9.898	1.81±1.350	88/84
P		1.101	0.285	0.765	1.167	0.565

表 2　各医院纳入受试者及疾病分布情况（例）

分中心	无排卵型功血	PCOS	HPRL	LUFS	LPD	POF/DOR	合计
西苑医院	4	62	21	27	27	62	203
东直门医院	5	52	0	5	9	1	72
妇产医院	0	34	1	6	16	17	74
合计	9	148	22	38	52	80	349

2.2　两组疗效比较

2.2.1　两组排卵率比较

排卵率试验组为69.34%，对照组71.01%。进行组间比较，统计分析发现试验组与对照组排卵率无显著性差异（$P>0.05$）。

表 3　试验组与对照组排卵率比较

组别	治疗周期	恢复排卵周期	未恢复排卵周期	排卵率（%）	P
试验组	437	303	134	69.34	
对照组	445	316	129	71.01	0.587

2.2.2　两组妊娠率比较

妊娠率试验组为41.35%，对照组为29.23%，统计分析发现试验组与对照组妊娠率有显著性差异（$P<0.05$）。

表 4　试验组与对照组妊娠率比较（例）

组别	例数	妊娠	未妊娠	妊娠率（%）	X^2	P
试验组	133	55	78	41.35%		
对照组	130	38	92	29.23%	4.227	0.04

2.2.3　疾病疗效评价

根据疗效判定标准，6种排卵障碍性疾病（无排卵功血、多囊卵巢综合征、高泌乳素血症、未破裂卵泡黄素化综合征、黄体功能不足、早发性卵巢功能不全、卵巢低反应）的临床总有效率分别是：试验组：85.7%，82.6%，84.6%，80.0%，79.4%，81.8%，对照组：50.0%，84.8%，55.6%，50.0%，55.6%，66.0%。LPD 和 POF/DOR 有显著性差异（$P<0.05$），功能失调性子宫出血、PCOS、HPRL、LUFS 无显著性差异

（P>0.05）。但通过 PP 集分析，试验组在 HPRL 中的疗效比对照组好（P<0.05）。

表5 6种排卵障碍性疾病的疗效比较（例）

疾病	组别	例数	痊愈	显效	有效	无效	Z	P
无排卵型功血	TG	7	1	3	2	1	1.37	0.171
	CG	2	0	0	1	1		
PCOS	TG	69	16	21	20	12	1.278	0.201
	CG	79	29	18	20	12		
HPRL	TG	13	6	3	2	2	2.075	2.163
	CG	9	1	1	3	4		
LUFS	TG	20	6	4	6	4	1.793	0.073
	CG	18	3	2	4	9		
LPD	TG	34	11	8	8	7	2.008	0.045
	CG	18	2	4	4	8		
POF/DOR	TG	33	10	9	8	6	1.982	0.047
	CG	47	9	7	15	16		

2.3 两组优势卵泡及子宫内膜情况比较

统计分析发现试验组与对照组治疗后子宫内膜厚度有显著性差异（P<0.05）。结果表明试验组与对照组均可以促进卵泡发育，试验组对子宫内膜的生长优于对照组，且对卵泡的排出及受精卵的着床起到重要作用。

表6 两组治疗后优势卵泡及子宫内膜情况比较（$\bar{X}\pm S$, mm）

组别	例数	优势卵泡直径	子宫内膜厚度
试验组	133	17.06±3.67	9.53±1.77*
对照组	130	18.27±3.51	8.95±1.64

注：与对照组相比 *P<0.05

2.4 血清性激素比较

统计分析发现试验组 PRL、E_2 治疗前后有显著性差异（P<0.05）。试验组 FSH、P 略有升高，LH、T 略有降低，PRL 明显降低，E_2 明显升高。对照组 FSH、PRL、E_2、P 治疗后略有升高，LH、T 略有降低。表明试验组对 PRL、E_2 有明显调节作用。

表7 两组治疗前后血清性激素比较（$\bar{X}\pm S$）

激素	试验组		对照组	
	治疗前	治疗后	治疗前	治疗后
FSH（mIU/mL）	7.01±2.49	7.03±2.35	8.12±7.07	8.32±6.48
LH（mIU/mL）	7.32±4.51	6.47±2.91	7.94±7.17	6.71±5.43
PRL（ng/mL）	14.74±8.91	12.52±6.70*	14.33±6.59	14.38±5.58

续表

激素	试验组		对照组	
	治疗前	治疗后	治疗前	治疗后
E_2（pg/mL）	49.44±23.59	60.29±25.53*	58.25±36.61	61.18±37.33
P（ng/mL）	0.41±0.24	0.43±0.16	0.60±0.72	0.61±0.42
T（ng/mL）	0.35±0.17	0.33±0.14	0.40±0.18	0.36±0.16

注：与治疗前比较 * $P<0.05$

2.5 安全性评价

两组受试者于每一疗程结束后均检查血、尿、便常规，肝肾功能，凝血功能及心电图，结果提示均无明显异常。且全部受试者服药期间均未出现任何严重不良反应。

3. 讨论

排卵障碍是影响女性的生殖功能、性特征、心理变化及育龄妇女不孕不育的主要原因之一。[13-14]"下丘脑-垂体-卵巢轴"、卵巢内调节功能、甲状腺及肾上腺等任何一个环节的病变均可导致排卵障碍而引发不孕，[15]其发病机制极为复杂。克罗米芬是治疗排卵障碍的一种主要治疗方法，可以抑制雌激素受体，解除雌激素对下丘脑-垂体-卵巢轴的负反馈。但是不良反应是较明显的，如高排卵率低妊娠率，卵巢过度刺激综合征，高流产率和过敏反应等。中医治疗排卵障碍性不孕不育有其独特的优势，可以有效地改善临床症状。中医认为，肾虚血瘀是排卵障碍出现和形成的主要病因病机。[5]因此，补肾活血法是治疗排卵障碍性不孕不育的重要治疗方法。

补肾促卵方是多年临床实践总结出的治疗排卵障碍性不孕的有效方剂，方中药理学研究表明[16]，急毒研究、生殖毒性研究、致畸及围产期毒性研究安全可靠。此方以补肾为主，兼以活血为基本原则，方中枸杞子、女贞子等滋肾育阴；菟丝子、续断等补肾助阳；二者合用使得肾中阴阳相互依存、相互转化，兴奋下丘脑-垂体-性腺系统，促使卵泡向成熟发展。鸡血藤、泽兰、蒲黄、当归、川牛膝等活血化瘀，协助肾阴阳转化，改善卵巢周围血液循环，促使成熟的卵泡排出。全方共奏使肾精充盛，精化阳气，阴充阳长，阳气内动，以达到补肾促排卵的作用。[17,18]

实验研究证明，补肾活血中药可以改善生殖内分泌激素环境，促进卵细胞发育，提高卵细胞质量；提高子宫内膜容受性。本方剂的作用环节可能为：①补肾活血中药具有多系统、多环节的整体调节作用，它本身不是激素，但具有明显的调动能力，特别是提高卵巢对促性腺激素的反应性和卵巢中性激素受体的含量，从而增强人体内"下丘脑-垂体-性腺轴"的功能，使机体达到阴平阳秘、气血旺盛、脏腑调和的状态；[19]②女性卵巢的血供与卵泡发育、激素水平有密切相关性，活血药可能与加快卵巢局部血液循环，促进其局部前列腺素和水解酶的释放有关，[20]从而改善卵巢与子宫微循环，促进卵泡发育和排卵；③补肾活血中药对作用于子宫和卵巢局部的调控因子只有明确的正向促进作用，可明显增强子宫内膜血管的生成活性和作用；[21]④动物实验证实，补肾中药不仅可提高子宫内膜雌、孕激素受体含量，还可增加靶组织雌激素受体的亲和力，使子宫内膜增殖、分泌功能好转，从而提高子宫内膜容受性。

本研究观察349例患者，补肾促卵冲剂组177例，克罗米芬组172例。两组排卵率相当，妊娠率补肾促卵冲剂组显著优于克罗米芬组。6种疾病（无排卵型功血、多囊卵巢综合征、高泌乳素血症、卵泡黄素化未破裂综合征、黄体功能不足、卵巢早衰/卵巢储备功能下降）疗效比较，LPD及POF/DOR中，补肾促卵冲剂在促进排卵、改善中医症状方面疗效显著。PCOS中，克罗米芬促排卵疗效较好，补肾促卵冲剂在改善患者症状、提高妊娠率方面优于克罗米芬。LUFS中，补肾促卵冲剂总有效率明显优于克罗米芬。根据观察指标分析得出：补肾促卵冲剂与克罗米芬均可以促进卵泡发育，补肾促卵冲剂促进子宫内膜的生长、提高胚胎容受性方面优于克罗米芬。补肾促卵冲剂对PRL、E_2有明显调节作用，可降低高PRL，升高低E_2，并可以缓解患者排卵前后紧张焦虑的情绪，促进卵泡成熟、排出及子宫内膜的生长，提高排卵率及妊娠率。

本研究采用科学、严格的多中心随机双盲双模拟阳性对照设计，验证了补肾活血方案治疗排卵障碍性不孕6种疾病（无排卵型功血、多囊卵巢综合征、高泌乳素血症、卵泡黄素化未破裂综合征、黄体功能不足、卵巢早衰/卵巢储备功能下降）的临床疗效及安全性，诠释了中医"异病同治"的治疗原则，也为科学阐明补肾活血中药治疗排卵障碍性不孕的临床作用提供了科学依据。

4. 结语

排卵障碍性不孕是导致不孕不育的主要原因之一，中医药尤其是补肾活血中药治疗排卵障碍性不孕具有独特优势，疗效显著。中医认为本病以肾虚为本，血瘀为贯穿其始终的重要因素，肾虚与血瘀二者互为因果，肾虚血瘀也与肝郁和痰湿存在着密切关系。临床治疗以补肾活血法调经促卵，使机体达到阴阳平衡，气血流畅，脏腑功能协调，从而调动性腺轴生理功能，促进卵泡发育及排出。临床研究验证了补肾促卵冲剂治疗导致排卵障碍性不孕6种疾病（无排卵型功血、多囊卵巢综合征、高泌乳素血症、卵泡黄素化未破裂综合征、黄体功能不足、卵巢早衰/卵巢储备功能下降）的疗效及安全性。同时诠释了中医"异病同治"的治疗原则，也为科学阐明补肾活血中药治疗排卵障碍性不孕的临床作用提供了科学依据。

参考文献：

[1] 廖爱华，田永红，黄东晖. 女性不育症 [M]. 北京：人民卫生出版社，2012.

[2] Woldringh GH, Kremer JA, Braat DD, et al. Intracytoplasimc sperm injection: a review of risks and complications [J]. BJU Int, 2005, 96 (6): 749-753.

[3] 曹泽毅. 中华妇产科学 [M]. 北京：人民卫生出版社，2000：2599.

[4] 谢幸，苟文丽. 妇产科学 [M]. 8版. 北京：人民卫生出版社，2013：269，361-362.

[5] 范晓迪,马堃,单婧,等.补肾活血促卵方治疗排卵障碍性不孕症的疗效观察[J].中国中药杂志.2013,38(1):119-122.

[6] 乐杰,妇产科学[M].北京:人民卫生出版社,2008.

[7] 丰有吉,沈铿.妇产科学[M].2版.北京:人民卫生出版社,2012:258.

[8] 张丽珠.临床生殖内分泌与不育症[M].2版.科学出版社,2006:295,477.

[9] 国家技术监督局.中医临床诊疗术语证候部分[S].北京:中国标准出版社,1997.

[10] 张玉珍.中医妇科学[M].北京:中国中医药出版社,2007.

[11] 卫生部药政局.中医症状记分法[S].北京:1988.

[12] 中医病证诊断疗效标准[S].北京:中国医药科技出版社,2012:215.

[13] Palomba S1, Falbo A, Orio F Jr, et al. Efficacy predictors for metform in and clomifhene citrate treatment in anovulatory in fertile patient with polycystic ovary syndrome[J]. Fertil Steril, 2009, 91(6).

[14] Li Yl, Kuang H, Shen W, et al. Letrozole, berberine, or their combination for anovulatory infertility in women with polycystic ovary syndrome: study design of a double-blind randomised contorlled trial[J]. BMJ open, 2013, 3(11).

[15] 马堃.排卵障碍性不孕43种因素的Logistic回归和树形分析[J].中医杂志.1998,39(12):735-737.

[16] 马堃,傅方珍,孙立华,等.调经助卵丹治疗排卵障碍性不孕的实验研究[J].福建中医药杂志.1997,28(6):3-5.

[17] 马堃,傅方珍.肾虚与排卵障碍性不孕的中医药治疗及研究进展[J].中国中医药信息杂志.1997,4(9):10.

[18] 马堃,孙立华.排卵障碍性不孕的综合治疗[J].山东中医学院学报.1995,20(增刊):52.

[19] 邵瑞云,郎丰君,蔡金凤,等.补肾活血中药加克罗米芬治疗PCOS所致不孕的临床观察[J].中国中西医结合杂志,2004,24(1):41-43.

[20] 王桂敏,郑淑荣.女性生殖器官血管研究现状[J].生殖与避孕,1996,(1):3.

[21] 张树成,刘效群,张志洲,等.补肾调经方药对人着床期子宫内膜生殖血管生成因子及其受体的影响[J].中国中医基础医学杂志,2002,8(5):64-66.

第三批全国优秀中医临床人才研修项目结业策论

"天癸论"——天癸之水与生殖观

"天癸"一词，首见于《素问》。《素问·上古天真论》曰："女子七岁，肾气盛，齿更发长；二七而天癸至……"指出了人体生长、发育、生殖及衰老的过程根本在于"天癸"的变化。作为中医学的重要名词术语，《素问》提出了其概念，但意犹未尽，历代医家多有阐述、诠释，可谓仁者见仁，智者见智，而莫衷一是的见解更为其增添了几分神秘色彩。本文从文字考证、历史背景、生理功能、病理变化和相关疾病等方面进行了一系列考证，提出正确理解和思考天癸之水与生殖之间的关系，探讨天癸在优生优育中的重要作用，对进一步提高中医药治疗不孕不育的临床疗效，提高人口素质、促进民族的发展乃至对人类的生殖健康、生息繁衍都具有十分重大的意义。

一、关于"天癸"的文字考证

仓颉造字，天雨鬼哭。汉字，蕴含着祖先对于世界的原始认知，对于自然的无限敬仰。因此，从汉字入手来认识"天癸"的内涵和意义就显得尤为重要。

1. 关于"天"字的考证

自古以来，对"天"的解释包括三种。第一，指地位。《说文解字》记载："天，颠也。至高无上，从一大。"段玉裁《说文解字注》："天，颠也。天颠不可倒言之。颠者，人之顶也。[1]以为凡高之称。始者，女之初也。以为凡起之称。然则天亦可为凡颠之称。臣于君，子于父，妻于夫，民于食皆曰天是也。至高无上。从一大。至高无上。是其大无有二也。故从一大。于六书为会意。凡会意合二字以成语。如一大，人言，止戈皆是。"突出了"天"的地位至高无上。第二，指自然现象。《礼·礼运》："天秉阳，垂日星。"荀子曰："天无实形，地之上至虚者皆天也。"邵子曰："自然之外别无天。"[2]《程子遗书》："天之苍苍，岂是天之形。视下亦复如是。"《张子正蒙》："天左旋，处其中者顺之，少迟则反右矣。"《古汉语词典》对于天的记载和描述有天空，如《兰亭集序》："是日也，天朗气清，惠风和畅。"有"天气，气候"之义。如《卖炭翁》"可怜身上衣正单，心忧炭贱愿天寒"。而"天道"多指自然规律、天气。第三，有"身体"的"身"之义。《吕氏春秋·本生》"故圣人之制万物也，以全其天也"。高诱注："天，身也。"李今庸曾专篇考证天癸，认为天即为身体的"身"。此外与"天癸"尤为密切说法是天为"天真之气""天然之意"，即非人所能为，既来自先天，天一生水。古代文献对"天癸"之"天"的认知，多为来自先天，随着肾气的充盛而不断地发挥作用。

2. 关于"癸"字的考证

对"癸"字的含义可以概括为以下三点：第一，陈昌治《癸说文解字》："癸，冬时，水土平，可揆度也。"《史记·律书》："癸之为言，揆也，言万物可揆度也。"第二，象水从四方流入地中之形。癸承壬，象人足。第三，《正韵》："癸者，归也。于时为冬，方在北，五行属水，五运属火。"第四，我国古代"干支纪年法"的序数词之一，在天干的五行归属中癸属水，因此，"癸"又可作为"水"的代名词。

根据文献的记载，对"天癸"的"癸"，古代医家多认同上述第四种解释。如《素问》王冰注："癸为壬癸，北方水，干名也。"张介宾《类经》注："夫癸者，天之水，干名也。""癸"作为十天干之一，在殷商时代的甲骨文中就有记载，十天干原本是古代描述物候的符号，指随着四时阴阳的时空更替，自然界的万物生长化收藏的演变规律。[3]

中医也将十天干用于对生命的认知，概括了万物的生长过程，"甲为阳木，为嫩芽出生，在腑为胆；乙为阴木，万物渐生……壬为阳水，妊养新的生命，胎养之意，在腑为膀胱；癸为揆度下一代生命，生息已具，宿根待发，在腑为肾"[4]。此言揭示出壬癸蕴含着"阳气蛰伏，生机潜藏"之意，五脏六腑之精气集结于"肾"，为新生命的再造做准备，这与"天癸"主生殖的内涵一致，也预示着天癸本身隐藏着强大的生机和力量。

二、历代"天癸"说

"天癸"作为中医学的概念，其内涵十分丰富。历代医家对于"天癸"的认识，纷纭错杂，不同层次、多个角度的论述与发挥，或鞭辟入里，引人深思，或片面不全，留存争议，或另辟蹊径，成一家之言。然众说虽殊，但求同存异，使后辈对于"天癸"有了更全面的认识和理解。笔者现将纷杂的见解作以如下的归纳整理，力求梳理出历代医家高度认同和推崇的观点，以期更进一步探求"天癸"的本原及其奥意。

1. 精血、阴精说

精血即是指"男精女血"，源自唐代王冰，后世对于此说颇为认同。如明代万密斋《保命·歌括》中说："在男子为精，在女子则为血，皆曰天癸。"《黄帝内经素问直解》中记载："天癸者，男精女血，天一所生之癸水也。"张介宾则认为，天癸与精血有先至后至之别，不可混为一谈。"阴精说"以明代的马莳为代表，其认为"天癸者，阴精也……由先天之气蓄极而生，故谓阴精为天癸也"，后世医家亦有持此说者。

2. 与"气"相关说

隋代杨上善在《黄帝内经太素卷第二·摄生之二·寿限》中说"天癸，精气也"，指出天癸即是"精气"。《景岳全书·阴阳》篇中记载："先天无形之阴阳，则阳曰元阳，阴曰元阴，元阴者即无形之水，以长以立，强弱系之，天癸是也。"张介宾在其《质疑录》中亦说："天癸者，天一所生之真水，在人身是谓元阴。"在《类经》中则提出："天癸者，言天一阴气耳……亦曰元气，人之未生，则此气蕴于父母，是为先天之元气。"张氏此说从天癸物质性来讲可以理解为"元阴"，对于天癸功能上的作用可以理解为"元气"，明确了天癸是物质和功能的统一体。南宋陈自明在其《妇人大全良方》中指出"所谓天真之气，癸谓壬癸之水，壬为阳水，癸为阴水，女子阴类，冲为血海，任主胞胎，二脉流通，经血渐盈，应时而下，天真气降，故曰天癸。"

3. 与"水"相关说

明代宋林皋在其《宋氏妇科秘书·精血》篇中明确提出了"所谓天癸者，月水也"，李时珍在《本草纲目》中将"妇人月水"解释为"天癸"，此类说法虽见于各类医案，但多有不妥之处。认同度较高的为"天一生水"说，如清代王旭高在《王旭高临证医案·妇人门》中记载"妇科首重调经。夫经乃心血与肾液相合而成，为天一之真水，故名天癸"。又有《黄帝内经素问直解·上古天真论》曰："天癸者，男精女血，天一所生之癸水也。"

由此可知，天癸包含着精、气、水多元内涵。水是生命之源，万物之生，皆由水始。"孕育"的巨大作用与力量，使人类对于水充满了敬仰、崇拜、畏惧之情，通过我国古代神话故事便可略知一二，由此也可理解古人对于"天癸"本质和内涵的认知。天癸，除自身有水的含义外，因其藏于肾内，而肾又为水脏，此亦揭示了天癸与水关系密切。

三、天癸与人体生理生殖功能的关系

天癸，男女皆有，禀受于父母，根藏于肾，是肾中精气充盛、人体发展到一定阶段的产物。从物质层面讲，天癸源于先天，作为一种促进生殖机能成熟的物质，通过其特有的、微妙的生理功能表现出来，可以说，天癸有质亦有气。它的物质属性通过外在的特征和明显的生理现象表现出来，如《素问·上古天真论》中记述的"女子七岁……二七而天癸至，任脉通，太冲脉盛，月事以时下，故有子；三七肾气平均，故真牙生而长极……""丈夫八岁……二八肾气盛，天癸至，精气溢泻……四八，筋骨隆盛，肌肉壮满……"李时珍在其《本草纲目·妇人月水》中说："女子，阴类也，以血为主，其血上应太阴，下应海潮。月有盈亏，潮有朝夕，月事一月一行，与之相符，故谓之月水、月信、月经。"由此可见，天癸与女子的月经有着密切关系。天癸亦是决定精、血是否正常发生并应时而至的重要因素，是促进并决定人体生殖遗传的生殖信息类物质，对于这种生殖信息的发生和终结，古人虽然不能从微观结构上精确的窥见，但却从"月事以时下，女子怀春，月事断绝，女子不孕"等宏观现象上深刻把握这种特殊物质的存在与其重要作用。天癸亦可使人形体壮实，功能旺盛。从功能层面讲，天癸具有维持机体各项生理及生殖功能正常的重大作用。

需要指出的是，天癸可使冲任二脉渐次充盛，而冲任二脉同出于胞中（内生殖器），过宗筋（外生殖器），内属于肾，外则循行于躯体之间，与乳房、喉结、唇口等第二性征区相连属。青春期时，男性喉结和声音的变化、女性乳房的发育等都与天癸有关。可见，天癸对于男女第二性征的保持，也是不可或缺的。如《灵枢·五音五味》中记载："宦者去其宗筋，伤其冲脉……故须不生。"这说明古人很早就认识到了这一点。正是有了天癸的盛衰，才产生了人体的生长壮老已。这里需要强调的是，《素问·上古天真论》中所言的"天癸竭"，不可单纯理解为尽，理解为在一般正常情况下，天癸对于生殖系统的作用不能明显显现，似乎更为恰当。[3]

《素问·上古天真论》云："阴阳和，故能有子。"中医学认为，受孕的机理在于肾气充盛，天癸成熟，冲任二脉功能正常，男女之精相合，构成胎孕。《灵枢·决气》云："两神相搏，合而成形，常先身生，是谓精。"而孕育亦需要一定的时机，《证治准绳》中说："凡妇人经行一度，必有一日氤氲之候，于一时辰间……此的候也……顺而施之，则成胎矣。"这里所说的氤氲之时"的候"相当于现代医学所说的排卵期，这也正是受孕的最佳时期。也正是由于天癸调节月经正常来潮，促成发育成熟的卵泡，建立有规律的周期性排卵，为受孕提供条件。

在1982年全国首届中医妇科学术研讨会上，妇科名家罗元恺教授首次提出了"肾-天癸-冲任-胞宫"构成了女性的生殖轴，为女性生殖功能与调节的核心，这是中医学术界首见的关于女性生殖轴的雏形。[5]

可以说就两性而言，此理论与现代医学中"下丘脑-垂体-性腺轴"的内涵是非常类似的，张介宾在《景岳全书·阴阳》篇中明确指出："元阴者，即无形之水，以长以立，天癸是也，强弱系之，故亦曰元精。"天癸，虽用肉眼无法看见，但与人体强弱关系很大，与现代医学所说的生殖系统内分泌激素相近，因此说天癸与生殖能力亦有着密切的关系。天癸与生殖内分泌中的促性腺激素与性激素等的功能确实存在着很多相似之处，可谓是对生殖轴所涉及的多种物质的高度概括。功能上，它涵盖了人体内部对生殖功能的复杂的动力性调节。这就告诉我们，对于"天癸"一词，不能理解为某种单一的具体物质或生理功能，而是与生殖相关的多种物质和功能的统一体。[6]

正确理解"天癸"内涵，把握"天癸之水"与生殖之间的关系，才能深刻全面地揭示其内在，才能为中医妇科临床研究提供真正符合中医认识原理的思路，才能为人类生殖健康找到更为有效的途径与方法。

四、"天癸"理论在中医妇科临床中的应用

女子一生可能罹患的妇科疾病不外乎经、带、胎、产、杂，由于天癸在人的生理生殖上起着非常重要的作用，因此，天癸的盛衰及异常与这些疾病的发生、转归有着千丝万缕的联系。如天癸萌发过早，则可能发生性早熟，月经初潮过早等；萌动过迟，又会引起发育不良，初潮过晚的问题；天癸之水每月涨退有时，不失其常，则月经有规律可循，反之，则会引起月经失调诸症；激经、并月、暗经又是天癸异常的表现；天癸的衰少会诱发闭经、不孕、滑胎等；其衰竭过早会致使绝经期提前，并引发围绝经期诸症；而衰竭过迟则易使绝经期延长，发生崩漏及乳房疾患等。

历代医家也多有论述，《沈氏女科辑要笺正·经水》中云"二七经行，七七经止，言其常也，然禀赋不足，行止皆无一定之候"，是对经水行止的记载。又如李东垣在《兰室秘藏·妇人门·经闭不行有三论》所言："妇人脾胃久虚，或形羸既绝，为热所烁，肌肉消瘦，时见渴燥，血海枯竭，病名曰血枯经绝。"这是对早发闭经一类病症的描述。《医宗金鉴·经闭门·妇人经断复来》中"妇人七七天癸竭，不断无疾血有余"，则是对晚发绝经的记述。万全在《广嗣纪要·择配篇》中提出的"螺、纹、角、鼓、脉"五不女，则是对女性生殖系统异常而无法孕育或难以生育之症的生动描述。

月经，即月水，作为"天癸之水"的狭义之解，虽然有其不妥之处，但也从某种程度上反映了月经与天癸之间的关系。发育正常且成熟的生殖系统，每月规律且正常的月经，又几乎可以说是生殖孕育的前提和保障，二者与天癸息息相关。

恩师傅方珍教授在中医妇科疾病的诊治中，注重补肾调经，尤其是对不孕症的诊治，颇有造诣。傅老在其著作《医宗金鉴·妇科心法要诀释》中提出："月经不调而致不孕，临床最多见，故古人常将调经、种子并提。因经、带、崩、漏而致不孕者，往往病愈自能受孕。"傅老认为人的生殖机能与肾气、天癸、命门关系密切，命门之火为肾中之阳，天癸之水为肾中之阴，一火一水，水火既济，产生动力；肾气、命门、天癸，皆是先天之本，必靠后天脾胃来滋养。肾气的充实，天癸的成熟，冲任二脉的通盛，各个环节相互协调，紧密联系，才能保证月经正常来潮，天癸才能够完成其生殖繁衍的使命。傅老正是牢牢把握了不孕症的发病机理及其与"天癸"的密切关系，结合临床实践，以补肾调经为主对患者加以治疗。在临证中，对于肝肾不足、冲任虚寒的不孕症患者，主要以月经量少、月经后期等为主要症状，傅老善用金匮肾气丸，并在其基础上加仙茅、巴戟天等调补冲任督之药，以温肾补阳，恰似"天癸之水"受温阳之功得以暖煦，缓缓以助孕，激发与维持生育能力；同时还会加入一些血肉有情之品，如紫河车、鹿角霜等，使脾健精足而有子。[7]而对于肝肾阴虚、冲任伏热的不孕症患者，则以月经过多、月经先期等为主症，傅老则多用左归丸，在补其真阴的基础上，加女贞子、菟丝子、桑椹子以平补肝肾。在补肾中力求阴阳平衡，勿失偏颇。

恩师肖承悰教授临床诊治不孕症经验及特点为诊断为先，病证结合个体辨治，衷中参西，注重真机。《证治准绳·女科·胎前门》曰："天地生物，必有氤氲之时，万物化生必有乐育之时……此天然之节后，生化之真机也……凡妇人一月经行一度，必有一日氤氲之候于一时辰间，气蒸而热，昏而闷，有欲交接不可忍之状，此的候也，于此时逆而取之成丹，顺而施之则成胎矣。"肖老认为文中所述"氤氲之候"即"的候"，为四期中之经间期，也称为真机期，即现代医学所讲的排卵期。经后末期阴长至盛，呈重阴状，即将发生重阴转阳，阳气萌发，氤氲之状生，适时和合，便能受孕。现代医学认为此期卵巢排出成熟卵子，输卵管伞部拾卵，可受孕。此期虽短，然为阴阳转化的关键时期，为女性月经周期中不可或缺的一环。

中医妇科界的巨擘罗元恺教授，在其一生的行医去病，也归纳总结了一些在临床当中用于调整"肾-天癸-冲任-胞宫"这一女性特有生殖轴的方药，如龟鹿二仙膏（鹿角、龟板、人参、枸杞子）、左归丸（熟地黄、菟丝子、牛膝、龟板胶、鹿角胶、山药、山茱萸、枸杞）、右归丸（熟地黄、附子、肉桂、山药、山茱萸、菟丝子、鹿角胶、枸杞子、当归、杜仲）、艾附暖宫丸（艾叶、香附、吴茱萸、肉桂、当归、川芎、白芍、地黄、黄芪、续断）、寿胎丸等，以生殖轴理论指导调控月经周期、助孕安胎、产后调理等的治法、遣方、用药。可见，由"天癸"参与完成的轴线功能及从而形成的特色理论，在此种模式下切实发挥着指导临床的作用。[8]

现代药理研究证实，补肾药对于改善人体性腺轴的功能有非常显著的作用。紫石英对无排卵性月经或排卵不规律的患者疗效颇好，对子宫发育不良者亦有较好效果；川芎、续断含有大量维生素E，当归有抗维生素E缺乏的作用，对子宫内膜营养不良的患者有良效；补肾药龟板、菟丝子、杜仲、淫羊藿、紫河车、续断等具有调节肾上腺皮质，促进性腺和人体发育等功能。[9]

因此，对于"天癸"缺乏或不足所导致的妇科疾病，特别是不孕症，通过补肾调冲任的方法能够达到很好的治疗作用。

二七、二八"天癸至"，七七、八八"天癸竭"，从某种程度上说明了它的时限性。"天癸至"，表示生殖轴成熟，月经来潮、排卵、第二性征发育、具有生殖能力是其外在的表现形式；而"天癸竭"则表示此轴的功能减弱，在外表现为生殖机能的衰退甚至丧失。在临床中，掌握天癸这一特点后，可以根据天癸的"萌发-成熟-旺盛-衰竭"的规律，有针对性地采用调节天癸盛衰的方法治疗不同的患者，特别是性早熟和卵巢早衰所引起的妇科病，可以更好地做到有的放矢。

天癸为病，通常非单独致病，多与肾气的强弱、冲任二脉的盛衰、气血的盈亏、脏腑的虚实、经络的通滞及六淫七情等因素互为因果，作用于机体而表现为错综复杂、形形色色的妇科疾病。而五脏功能正常是维持肾精充足、天癸成熟的保证。因此，在治疗妇科疾病时，不能单单着眼于天癸，要在整体观念的指导下，结合脏腑辨证，采用调补肝肾、调和气血、调理冲任的治则与治法。

天癸与中医妇科临床有着极其密切的关系，对天癸进行更深一步的研究与探讨，不仅对中医妇科学有着十分重大的意义，对于男性生殖学、优生学、遗传学乃至老年医学都将产生深远的影响。

五、从"天癸"看优生

生下健康的孩子，是每一个家庭夫妇双方的愿望。无论是哪一种缺陷或残疾，于社会及家庭而言，其代价往往都是沉重与悲痛的。

1883年英国博物学家高尔顿在达尔文《物种起源》的影响下，对人类学和遗传学进行了系统的研究，创造了一个名词"Eugenics"译作"优生学"，其本意是指在社会的控制下，全面地研究和改善后代的遗传素质。从此，优生学作为一门新的学科就诞生了。而后的1960年，美国人类学家Stem在此基础上，又提出了预防性优生学，其任务就是减少后代中患有各种遗传性疾病的个体。[10]

天癸，源于先天，根植于肾，是来自于父母的一种决定人体生长发育的基本物质。《医宗金鉴》中有言："天癸乃父母所赋，先天生身之真气也。"从中医学的角度讲，天癸是人类遗传的重要物质。新生命获得父母双方的遗传物质时，也同时具备了相同的遗传能力。正如张介宾所说："人之未生，则此气蕴于父母，是为先天之元气；人之既生，则此气化于吾身，是为后天之元气。"但是禀受于父母的天癸，其作用又有着明显的时限性，无论是因七七、八八的"天癸竭"导致的"地道不通"还是"精少"，都会严重影响生育。天癸作用的消失殆尽，不仅表现在生殖方面，同时也表现在会使整个生命体走向衰亡。鉴于天癸对于生殖的重要作用，选择在其发育旺盛，机体发育成熟，即"肾气平均，筋骨劲强，真牙生而长极"时，孕育生命，并恰当把握"真机""的候"，可"顺而施之，则成胎矣"。怀孕以后，天癸的功能主要是推动冲任二脉直接作用于胞宫，以养育胎儿，能否构成胎孕以及胎儿的发育是否正常，都与天癸有着密切的关系。熟知此点，方能够达到优生优育的目的。

然天癸虽来源于先天，却需受到后天水谷精微的滋养，才能维持其正常功能。《医宗金鉴·调经门》认为："先天天癸始父母，后天精血水谷生。"因此，注意饮食调摄，顾护脾胃，调养肾气，对于天癸作用的发挥非常重要。又有刘河间提出"天癸既行，皆从厥阴论治"的理论，可知天癸的正常生理功能虽然主要责之于肾，但同样离不开肝的疏泄作用，对于女子而言，七情致病因素，尤不能忽略。气血条达，阴平阳秘，方有利于优生优育。亦如《竹林寺女科》中有言："受胎之后，喜怒哀乐，莫敢不慎。"可见情绪对于孕育的影响。

关于天癸与优生的关系，我们不难得出以下的结论：天癸对于优良基因的影响毋庸置疑，先天禀赋是最主要的因素；每一个可能对天癸造成影响的因素都会间接影响优生；深入研究天癸理论对于优生优育的意义至关重大。

倡导优生优育，提高人口质量，现如今已成为世界范围内普遍关心的问题。尖端医学的试管婴儿（IVF-ET）、胚胎植入前的基因筛查与诊断技术（PGS/PGD）等，无疑为解决此类问题提供了可以选择的路径，但高昂的费用以及诸多不确定因素也令很多家庭望而却步。与此同时，富有优势与特色的中医妇科学，在人类生育活动中作用举足轻重。

六、结语

"女子七岁，肾气盛，齿更发长；二七而天癸至，任脉通，太冲脉盛，月事以时下……"笔至于此，《素问·上古天真论》当中有关"天癸"的论说又浮现于脑海，其朗朗上口的韵律，总令人忍诵不禁。老子有言"上善若水，水善利万物而不争"，天癸之水，从生命孕育之初开始，便悄无声息地发挥着它的影响力，直至完成终其一生的使命。"问渠那得清如许，为有源头活水来"，天癸，神秘面纱下的重臣，如涓涓细流，在人类的生息繁衍中，建功立业。生命从产生到终结的整个过程，都与天癸息息相关。天癸虽然与生殖关系密切，却也不仅仅局限于生殖，它与生命中遗传、生理、病理、免疫的状态也息息相关。那么怎样加以调护，怎样能够最大限度地发挥"天癸之水"的作用，是中医工作者，特别是中医妇科医生应该加以思考与探索的问题。路漫漫其修远兮，学习永无止境，作为肩负使命的中医人，穷毕生之力，努力发掘祖国医药学这一伟大宝库，其所获益，于人于己将受用无穷。

参考文献：

[1] 段玉裁．说文解字注［M］．上海：上海古籍出版社，1988．

[2] 张玉书．（清）康熙字典［Z］．世纪出版集团，2006.6：1517．

[3] 杨欣．天癸的实质初探［J］．中医药研究，1994（6）：3-4．

[4] 互子．易道中互易经体系［M］．北京：朝华出版社，2009．

[5] 张超，侯丽辉，吴效科．天癸与女性生殖关系浅谈［J］．时珍国医国药，2007，18（6）：1516-1517．

[6] 赵永明．"天癸"的古今文献资料整理和研究［D］．哈尔滨：黑龙江中医药大学，2008．

[7] 佟丽娟．傅方珍学术思想及临证经验［J］．中医函授通讯，1993，03：20-21．

[8] 刘敏如．成都中医药大学．罗元恺的女性生殖轴学说［N］．中国中医药报，2014-10-15（004）．

[9] 张永占，刘占彦．补肾中药对女性生殖系统功能的影响［J］．河南中医学院学报，2006，21（1）：85-88．

[10] 连丽君．遗传病与优生［J］．山西教育学院学报，2001，01：124-125．

附 录

附录1 关于公布第三批全国优秀中医临床人才研修项目培养对象名单的通知

2012-07-27

国中医药人教函〔2012〕148号

各省、自治区、直辖市卫生厅局、中医药管理局,新疆生产建设兵团卫生局,各有关单位:

为贯彻落实《医药卫生中长期人才发展规划(2011—2020年)》,根据《关于开展第三批全国优秀中医临床人才研修项目培养对象选拔工作的通知》(国中医药办人教发〔2012〕18号)、《关于印发全国优秀中医临床人才研修项目考试大纲及第三批实施方案和培训大纲的通知》(国中医药办人教发〔2012〕19号)精神,在各省、自治区、直辖市和有关单位组织选拔考试、择优录取的基础上,经我局审核,确定翟兴红等511人为第三批全国优秀中医临床人才研修项目培养对象。现予公布。

二○一二年七月二十三日

第三批全国优秀中医临床人才研修项目培养对象名单

北京市 30 人

翟兴红	赵含森	王俊宏	王东红	李 东	李守国	柳红芳
李方玲	逯 俭	王玲玲	刘仍海	张耀圣	李 怡	孙凤霞
王 凌	谢新才	崔红生	刘初生	李宏艳	杨 燕	姜 敏
杨承芝	黄小波	徐寅平	张龙生	周 炜	娄卫海	于晓刚
姚卫海	徐俊林

天津市 18 人

| 张春红 | 周正华 | 谭 涛 | 史哲新 | 李兰青 | 刘长玉 | 王作顺 |
| 王金贵 | 方文岩 | 李慧臻 | 张朝晖 | 韩立新 | 王遵来 | 王 红 |

任　勤　李　军　付　滨　赵英强

河北省 25 人

杜艳茹　于晓东　石瑞舫　唐　静　康日新　李　波　张建强
蔡春江　李领娥　张玉峰　谷占卿　宋清江　邢殿文　樊建平
杨洪娟　张国江　郭　刚　杨晓黎　刘春龙　李彦竹　靳秀明
程玉珍　魏勇军　洪月光　刘　建

山西省 10 人

王世荣　秦艳虹　赵玉珍　邰志宏　申宝林　张永康　张文红
杜秀娟　王文革　张　捷

内蒙古自治区 10 人

肖映昱　殷玉杰　董　坚　高国俊　吴美翠　戚　艳　李向振
杨雨民　包凤芹　杨永光

辽宁省 25 人

殷晓莉　石月萍　杨　杰　代晓红　刘英军　姜寅光　庞　敏
郑曙琴　王恩龙　王　昕　陈　民　李红梅　江　红　王　鹏
李　丽　陈苏宁　肇颖斌　潘淑云　苏显红　仇绍晨　乔文军
丁海燕　王世轩　关丽君　姚啸生

吉林省 12 人

赵德喜　张守琳　凌　霞　姜丽红　王秀阁　刘淑荣　武卫东
杨世红　赵伟红　崔立金　蔡　宇　孙世文

黑龙江省 20 人

刘桂兰　王今朝　刘长发　张晓忠　吕焱红　郑佳新　王宽宇
陈英华　姜家康　韩凤娟　陈　波　郭伟光　袁晖成　郭　力
太　鑫　王晓婷　李　忱　王　军　张晓菊　李晓红

上海市 22 人

陆　灏　周雄根　钟　薏　史　晓　张正利　顾军花　吴娅妮
李　红　倪　伟　高月求　沈卫东　张振贤　张　炜　李　勇
张春燕　刘　胜　周　敏　董　莉　柳国斌　宗　蕾　曹烨民
李　璟

江苏省 30 人

吴　坚　邓　舜　周恩超　王长松　殷　勤　朱　杰　杨金荣
李志彬　石　磊　李淑萍　蒋中秋　李伟兵　蒋建胜　陈顺中
沈安明　张晓春　季建敏　李健美　卞美广　马济佩　王长德
陈四清　方志军　丁　炜　许陵冬　史锁芳　谢　林　叶　进

邵　华　吉　亚

浙江省 28 人

张卫星　叶　人　陈　华　林咸明　侯春光　王宏献　郑宏飞
李文伟　俞东容　汤　军　杨丹红　裘黎明　刘喜德　黄　平
方宏图　胡　炜　刘小菊　王肖原　戈言平　茹清静　楼建国
张志娣　王　津　杨光成　袁建芬　朱可奇　傅瑞阳　金晓滢

安徽省 10 人

张　梅　朱慧志　顾健霞　牛云飞　罗玉环　尹小青　刘怀珍
查安生　张荣珍　储浩然

福建省 19 人

陈　霖　裘红玲　温立新　李劲松　黄源鹏　熊尚全　杨　光
邹　强　邱　健　吴天敏　严玉莲　陈琦辉　陈进春　张闽光
洪敏俐　李　芹　石　荣　林　源　陈朝霞

江西省 20 人

付志红　赖强华　洪恩四　邓棋卫　喻闽凤　李启平　郑　甦
罗来培　王茂泓　郭晓蒙　金　兰　简弄根　李锐争　金朝辉
康　勇　张季林　冯　骏　严东标　程书桃　陈　岗

山东省 30 人

刘冬梅　于　波　马　胜　孙　娟　陈士洲　阚士宇　卢思俭
王禹增　张　洁　马福文　朱维平　刘　玲　王祥生　李玉忠
杨　毅　王中琳　贾红玲　刘阳川　王科先　周明爱　盖德美
赵桂琴　冯树军　毕德明　李　晓　宋艾云　李运伦　杨佃会
赛自金　杨述特

河南省 28 人

马淑霞　冯志海　康志媛　周　正　朱翠玲　王育勤　张国海
崔书克　李　玲　薛爱荣　庆　慧　胡　沛　罗宏伟　孙素明
刘　辉　刘革命　彭金军　忽中乾　杜耀战　翟　磊　唐云华
师卿杰　刘勤建　邹文庆　梁　健　张先茂　张旭剑　田中伟

湖北省 20 人

王友明　王汉明　焦　杨　陈新胜　程　伟　柳朝阳　何本鸿
金劲松　张明敏　潘红玲　邓可斌　范　恒　陈明达　林爱珍
杨贤海　孙勤国　许国振　姜锦林　苏国阳　郑传华

湖南省 20 人

杨征宇　陈兰玲　刘建和　刘绪银　喻京生　毛以林　姚欣艳

沈智理　冯国湘　刘　鑫　蒋志诚　陈其华　刘春华　李　点
谭迎春　章　薇　朱明芳　丁建国　王大海　吴清明

广东省 30 人
刘　敏　魏丹蕾　邬晓东　吴智兵　刘　强　丘梅清　祝维峰
冯崇廉　周迎春　郭建文　张志敏　杨洪涌　陈瑞芳　顾颖敏
孙玉冰　王立新　许　华　文小敏　郑泽荣　李　艳　廖蔚茜
戈　焰　吴海科　徐国良　杨志敏　梁东辉　熊昌盛　罗　健
李一明　邹　旭

广西壮族自治区 10 人
李伟伟　黄国东　农泽宁　郑茂斌　庞学丰　陈斯宁　黄　彬
胡跃强　罗　芳　牛豫洁

海南省 4 人
冯志成　邱晓堂　王家辉　张晓阳

重庆市 4 人
曾凌文　张小平　刘华宝　黄　伟

四川省 20 人
黄青松　岳仁宋　谢　萍　曾　倩　杨东东　扈晓宇　张勤修
梁　超　童明欧　张世俊　毛　红　王俊峰　白　雪　肖国辉
汪　静　陈云凤　何爱国　苏修辉　吕　均　艾双春

贵州省 5 人
谢　甦　许　滔　孙　波　谭旭宏　李　兰

云南省 10 人
姜丽娟　张　宏　李　青　魏丹霞　李　晓　杨　伟　彭　华
郭　英　张玉和　沙剑轲

陕西省 16 人
王亚丽　田　耘　孙万森　张效科　刘素香　张　强　宋虎杰
靳光荣　王捷虹　任晓芳　杨晨光　贾惠军　郭亚雄　王凤琴
孙成军　付春爱

甘肃省 7 人
欧秀梅　王志刚　杨维建　权晓理　胡敏棣　杨家蕊　胡胜根

青海省 4 人
沈永勤　敬小华　曹得胜　杨翠兰

宁夏回族自治区 4 人
李培润　吴少东　赵　凯　王淑斌

新疆维吾尔自治区 7 人
邓皖利　李　鹏　张震中　李　军　李巨琪　李　涛　王　健
新疆生产建设兵团 2 人
杨百京　姚　丽
中国中医科学院 11 人
徐　浩　熊　露　吴　煜　张华东　冯　利　杨志旭　贾小强
高　蕊　衷敬柏　寇秋爱　马　堃

附录2 第三批全国优秀中医临床人才研修项目结业考核实施办法

为切实做好第三批全国优秀中医临床人才研修项目结业考核工作（以下简称第三批优才结业考核工作），进一步明确结业考核内容、考核程序和考核指标，确保结业考核工作质量，根据《国家中医药管理局办公室关于印发全国优秀中医临床人才研修项目考试大纲及第三批实施方案和培训大纲的通知》（国中医药办人教发〔2012〕19号）的有关要求，制定本实施办法。

一、考核对象

第三批全国优秀中医临床人才研修项目研修学员，并具备下列条件：

（一）完成个人研修计划和《第三批全国优秀中医临床人才研修项目培训大纲》中要求的研修内容；

（二）年度考核合格，并经所在单位、省级中医药管理部门审核同意。

二、考核内容与程序

结业考核内容包括研修学员平时考核、结业论文、中医经典理论考试、中医临床医案、策论、中医临床科研设计方案6项内容。

考核程序如下：

（一）研修学员按照《关于做好第三批全国优秀中医临床人才研修项目策论等结业考核材料撰写工作的通知》（国中医药人教教育便函〔2015〕62号）要求，认真完成策论、结业论文、中医临床科研设计方案的结业考核材料撰写工作；

（二）研修学员填写《第三批全国优秀中医临床人才研修项目结业考核审核表》（附件1），一式3份，经所在单位、省级中医药管理部门审核同意后，报国家中医药管理局中医药继续教育委员会审核备案；

（三）省级中医药管理部门组织专家考核组按照《第三批全国优秀中医临床人才研修项目平时考核表》（附件2），对研修学员进行平时考核；

（四）省级中医药管理部门组织专家考核组对研修学员的结业论文进行考评；

（五）省级中医药管理部门负责收集本省（区、市）研修学员的中医临床医案、策论、中医临床科研设计方案，报国家中医药管理局中医药继续教育委员会；

（六）国家中医药管理局中医药继续教育委员会负责组织中医经典理论闭卷考试等相关工作，并对研修学员的中医临床医案、策论、中医临床科研设计方案进行集中考评。

三、考核方法

结业考核采用定量与定性相结合的方法，实行积分制，总分300分，其中平时考核（100分）、结业论文考评（30分）、中医经典理论考试（50分）、中医临床医案考评（50分）、策论考评（50分）、中医临床科研设计方案考评（20分）。各单项考评成绩总和，为结业考核综合得分。

省级中医药管理部门组织的专家考核组成员要求不少于 3 人，并设组长 1 名，具有正高级中医药专业技术职务，熟悉全国优秀中医临床人才研修项目工作及要求。

（一）平时考核。

1. 考核内容：主要考核研修学员三年研修期间的理论学习、临床实践、跟师学习情况及其科研能力和医疗水平的提高。

2. 考核方法：由省级中医药管理部门组织专家考核组实施。通过查阅研修学员的研修学习笔记、年度考核表等资料，听取指导老师、同行或科室（单位）负责人评议等形式，对研修学员的理论学习、临床实践、跟师学习、科研能力及医疗水平进行量化打分，并填写《第三批全国优秀中医临床人才研修项目平时考核表》（附件 2）。

本项考核总分为 100 分。

（二）结业论文考评。

1. 考评内容：研修学员提交 1 篇不少于 1 万字的论文和 500 字至 1000 字的论文摘要（少数民族文字的论文应附 1000 汉字的论文摘要）。

2. 考评方法：由省级中医药管理部门组织专家考核组，根据《第三批全国优秀中医临床人才研修项目结业论文考评表》（附件 3）对研修学员的结业论文进行考评打分。

本项考核总分为 30 分。

（三）中医经典理论考试。

国家中医药管理局中医药继续教育委员会组织专家考评组命题，主要考核内容以《中医经典必读》为主，体现研修学员学习《内经》《伤寒论》《金匮要略》、温病学专著的水平。中医经典理论考试为闭卷考试形式，已于 2015 年 1 月完成。

本项考核总分为 50 分，含常用中药饮片辨识考试 5 分。常用中药饮片辨识考试于 2013 年底完成，试卷总分为 100 分，按 5% 的权重计入结业考核总分；中医经典理论考试试卷总分为 100 分，按 45% 的权重计入结业考核总分。

（四）中医临床医案考评。

1. 考评内容：研修学员从三年研修期间提交的 60 篇医案中精选 3 篇医案。所选医案应能反映所从事专业疾病的诊疗过程，能够体现学员对中医经典理论原则的领悟及中医临床思辨过程，也可对漏诊、误诊、失治、误治案例进行深刻分析和总结。

2. 考评方法：国家中医药管理局中医药继续教育委员会组织专家考评组集中考评，对研修学员的中医临床医案考评并打分。

本项考核总分为 50 分。

（五）策论考评。

1. 考评内容：策论由国家中医药管理局中医药继续教育委员会组织专家考评组命题，研修学员选择题目，开卷完成 1 篇字数为 3000~5000 字的策论。要求结合中医经典理论、指导老师学术思想、个人临证实际经验等综合解答，体现本人的原创思维，做到言之有理，理必有据。

2. 考评方法：国家中医药管理局中医药继续教育委员会组织专家考评组进行集中考评，对研修学员的策论进行考评并打分。

本项考核总分为 50 分。

（六）中医临床科研设计方案考评。

1. 考评内容：按照本人确定的研修内容及方向，针对临床上确有心得的病证、疗法等，完成 1 项能够突出中医临床科研思维的研究方案。研究方案既要体现中医理论特点，又要思路清晰，设计合理。

2. 考评方法：国家中医药管理局中医药继续教育委员会组织专家考评组进行集中考评，对研修学员的中医临床科研设计方案进行考评并打分。

本项考核总分为 20 分。

四、考核要求

（一）结业考核应坚持公正公平、实事求是和严格规范的原则，按照本办法中规定的程序、方法和指标执行。

（二）研修学员所在单位以及研修学员本人所提供的各项资料应做到真实可信。弄虚作假者，将取消研修学员结业资格，并追究相关人员的责任。

（三）考核项目中结业论文、中医经典理论考试、中医临床医案、策论、中医临床科研设计方案均为重点考核项目，凡单项成绩未过总分 60% 者，为考核不合格，不予结业。

（四）结业考核总分为 300 分，及格线为 200 分，达不到及格线的研修学员不予结业。

五、考核工作实施

（一）研修学员所在单位。

1. 收集本单位研修学员的结业论文（5 份）、3 篇中医临床医案（各 5 份）、策论答卷（5 份）和中医临床科研设计方案（5 份），并同时提供电子版；

2. 对研修学员填写的《第三批全国优秀中医临床人才研修项目结业考核审核表》（附件 1）相关内容进行审核，一式 3 份，提出审核意见并加盖公章。

2015 年 8 月 10 日前，将上述材料一并报所在省级中医药管理部门。

（二）省级中医药管理部门。

1. 审核《第三批全国优秀中医临床人才研修项目结业考核审核表》（附件 1）中的相关内容，提出审核意见。

2. 组织专家考核组对符合结业考核条件的本省（区、市）研修学员的平时考核、结业论文进行考核打分。

3. 收集本省（区、市）研修学员的 3 篇中医临床医案（各 5 份）、策论答卷（5

份)、中医临床科研设计方案(5 份)及结业论文(1 份),于 2015 年 8 月 20 日前报国家中医药管理局中医药继续教育委员会。电子版同时发送至国家中医药管理局人事教育司师承继教处邮箱(scjjc@satcm.gov.cn)。

4. 将本省(区、市)研修学员的《第三批全国优秀中医临床人才研修项目结业考核审核表》(附件 1)、《第三批全国优秀中医临床人才研修项目平时考核表》(附件 2)、《第三批全国优秀中医临床人才研修项目结业论文考评表》(附件 3)各 1 份、《第三批全国优秀中医临床人才研修项目研修学员结业考核综合评分表》(附件 4)3 份,于 2015 年 8 月 20 日前报国家中医药管理局中医药继续教育委员会。同时对本省(区、市)研修学员研修情况、项目管理情况、经费配套及使用情况、结业考核情况进行总结,提出对该项目的意见与建议。

(三)国家中医药管理局中医药继续教育委员会。

1. 负责组织对中医经典理论考试进行统一命题,对研修学员进行中医经典理论考试,完成相关考务、阅卷、分数统计等工作。

2. 组织专家考评组对研修学员的中医临床医案、策论答卷、中医临床科研设计方案进行考评、评分,提出考评意见。

3. 会同省级中医药管理部门汇总研修学员结业考核的各项成绩,填写《第三批全国优秀中医临床人才研修项目研修学员结业考核综合评分表》(附件 4),提出结业考核意见,于 2015 年 9 月 30 日前完成研修学员结业考核工作。

4. 对结业考核成绩及格者,授予"第三批全国优秀中医临床人才"称号。

附录3　国家中医药管理局关于公布第三批全国优秀中医临床人才名单的通知

国家中医药管理局

国中医药人教函〔2012〕148号

国家中医药管理局关于公布第三批全国优秀中医临床人才研修项目培养对象名单的通知

各省、自治区、直辖市卫生厅局、中医药管理局，新疆生产建设兵团卫生局，各有关单位：

为贯彻落实《医药卫生中长期人才发展规划（2011—2020年）》根据《关于开展第三批全国优秀中医临床人才研修项目培养对象选拔工作的通知》（国中医药办人教发〔2012〕18号）、《关于印发全国优秀中医临床人才研修项目考试大纲及第三批实施方案和培训大纲的通知》（国中医药办人教发〔2012〕19号）精神，在各省、自治区、直辖市和有关单位组织选拔考试、择优录取的基础上，经我局审核，确定翟兴红等511人为第三批全国优秀中医临床人才研修项目培养对象。现予公布。

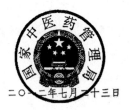

第三批全国优秀中医临床人才研修项目培养对象名单

北京市 30 人

翟兴红　赵含森　王俊宏　王东红　李　东　李守国　柳红芳
李方玲　逯　俭　王玲玲　刘仍海　张耀圣　李　怡　孙凤霞
王　凌　谢新才　崔红生　刘初生　李宏艳　杨　燕　姜　敏
杨承芝　黄小波　徐寅平　张龙生　周　炜　娄卫海　于晓刚
姚卫海　徐俊林

天津市 18 人

张春红　周正华　谭　涛　史哲新　李兰青　刘长玉　王作顺
王金贵　方文岩　李慧臻　张朝晖　韩立新　王遵来　王　红
任　勤　李　军　付　滨　赵英强

河北省 25 人

杜艳茹　于晓东　石瑞舫　唐　静　康日新　李　波　张建强
蔡春江　李领娥　张玉峰　谷占卿　宋清江　邢殿文　樊建平
杨洪娟　张国江　郭　刚　杨晓黎　刘春龙　李彦竹　靳秀明
程玉珍　魏勇军　洪月光　刘　建

山西省 10 人

王世荣　秦艳虹　赵玉珍　郜志宏　申宝林　张永康　张文红
杜秀娟　王文革　张　捷

内蒙古自治区 10 人

肖映昱　殷玉杰　董　坚　高国俊　吴美翠　戚　艳　李向振
杨雨民　包凤芹　杨永光

辽宁省 25 人

殷晓莉　石月萍　杨　杰　代晓红　刘英军　姜寅光　庞　敏
郑曙琴　王恩龙　王　昕　陈　民　李红梅　江　红　王　鹏
李　丽　陈苏宁　肇颖斌　潘淑云　苏显红　仇绍晨　乔文军
丁海燕　王世轩　关丽君　姚啸生

吉林省 12 人

赵德喜　张守琳　凌　霞　姜丽红　王秀阁　刘淑荣　武卫东
杨世红　赵伟红　崔立金　蔡　宇　孙世文

黑龙江省 20 人

刘桂兰　王今朝　刘长发　张晓忠　吕焱红　郑佳新　王宽宇
陈英华　姜家康　韩凤娟　陈　波　郭伟光　袁晖戍　郭　力
太　鑫　王晓婷　李　忱　王　军　张晓菊　李晓红

上海市 22 人

陆 灏　周雄根　钟 薏　史 晓　张正利　顾军花　吴娅妮
李 红　倪 伟　高月求　沈卫东　张振贤　张 炜　李 勇
张春燕　刘 胜　周 敏　董 莉　柳国斌　宗 蕾　曹烨民
李 璟

江苏省 30 人

吴 坚　邓 舜　周恩超　王长松　殷 勤　朱 杰　杨金荣
李淑萍　李志彬　石 磊　蒋中秋　李伟兵　蒋建胜　陈顺中
沈安明　张晓春　季建敏　李健美　卞美广　马济佩　王长德
陈四清　方志军　丁 炜　许陵冬　史锁芳　谢 林　叶 进
邵 华　吉 亚

浙江省 28 人

张卫星　叶 人　陈 华　林咸明　侯春光　王宏献　郑宏飞
李文伟　俞东容　汤 军　杨丹红　裘黎明　刘喜德　黄 平
方宏图　胡 炜　刘小菊　王肖原　戈言平　茹清静　楼建国
张志娣　王 津　杨光成　袁建芬　朱可奇　傅瑞阳　金晓滢

安徽省 10 人

张 梅　朱慧志　顾健霞　牛云飞　罗玉环　尹小青　刘怀珍
查安生　张荣珍　储浩然

福建省 19 人

陈 霖　裘红玲　温立新　李劲松　黄源鹏　熊尚全　杨 光
邹 强　邱 健　吴天敏　严玉莲　陈琦辉　陈进春　张闽光
洪敏俐　李 芹　石 荣　林 源　陈朝霞

江西省 20 人

付志红　赖强华　洪恩四　邓棋卫　喻闽凤　李启平　郑 甦
罗来培　王茂泓　郭晓蒙　金 兰　筒弄根　李锐争　金朝辉
康 勇　张季林　冯 骏　严东标　程书桃　陈 岗

山东省 30 人

刘冬梅　于 波　马 胜　孙 娟　陈士洲　阚士宇　卢思俭
王禹增　张 洁　马福文　朱维平　刘 玲　王祥生　李玉忠
杨 毅　王中琳　贾红玲　刘阳川　王科先　周明爱　盖德美
赵桂琴　冯树军　毕德明　李 晓　宋艾云　李运伦　杨佃会
赛自金　杨述特

河南省 28 人

马淑霞　冯志海　康志媛　周 正　朱翠玲　王育勤　张国海

崔书克　李　玲　薛爱荣　庆　慧　胡　沛　罗宏伟　孙素明
刘　辉　刘革命　彭金军　忽中乾　杜耀战　翟　磊　唐云华
师卿杰　刘勤建　邹文庆　梁　健　张先茂　张旭剑　田中伟

湖北省 20 人

王友明　王汉明　焦　杨　陈新胜　程　伟　柳朝阳　何本鸿
金劲松　张明敏　潘红玲　邓可斌　范　恒　陈明达　林爱珍
杨贤海　孙勤国　许国振　姜锦林　苏国阳　郑传华

湖南省 20 人

杨征宇　陈兰玲　刘建和　刘绪银　喻京生　毛以林　姚欣艳
沈智理　冯国湘　刘　鑫　蒋志诚　陈其华　刘春华　李　点
谭迎春　章　薇　朱明芳　丁建国　王大海　吴清明

广东省 30 人

刘　敏　魏丹蕾　邬晓东　吴智兵　刘　强　丘梅清　祝维峰
冯崇廉　周迎春　郭建文　张志敏　杨洪涌　陈瑞芳　顾颖敏
孙玉冰　王立新　许　华　文小敏　郑泽荣　李　艳　廖蔚茜
戈　焰　吴海科　徐国良　杨志敏　梁东辉　熊昌盛　罗　健
李一明　邹　旭

广西壮族自治区 10 人

李伟伟　黄国东　农泽宁　郑茂斌　庞学丰　陈斯宁　黄　彬
胡跃强　罗　芳　牛豫洁

海南省 4 人

冯志成　邱晓堂　王家辉　张晓阳

重庆市 4 人

曾凌文　张小平　刘华宝　黄　伟

四川省 20 人

黄青松　岳仁宋　谢　萍　曾　倩　杨东东　扈晓宇　张勤修
梁　超　童明欧　张世俊　毛　红　王俊峰　白　雪　肖国辉
汪　静　陈云凤　何爱国　苏修辉　吕　均　艾双春

贵州省 5 人

谢　甦　许　滔　孙　波　谭旭宏　李　兰

云南省 10 人

姜丽娟　张　宏　李　青　魏丹霞　李　晓　杨　伟　彭　华
郭　英　张玉和　沙剑轲

陕西省 16 人

王亚丽　田　耘　孙万森　张效科　刘素香　张　强　宋虎杰

靳光荣　王捷虹　任晓芳　杨晨光　贾惠军　郭亚雄　王凤琴　孙成军　付春爱

甘肃省 7 人

欧秀梅　王志刚　杨维建　权晓理　胡敏棣　杨家蕊　胡胜根

青海省 4 人

沈永勤　敬小华　曹得胜　杨翠兰

宁夏回族自治区 4 人

李培润　吴少东　赵　凯　王淑斌

新疆维吾尔自治区 7 人

邓皖利　李　鹏　张震中　李　军　李巨琪　李　涛　王　健

新疆生产建设兵团 2 人

杨百京　姚　丽

中国中医科学院 11 人

徐　浩　熊　露　吴　煜　张华东　冯　利　杨志旭　贾小强　高　蕊　衷敬柏　寇秋爱　马　堃

附录4 第三批全国优秀中医临床人才研修项目讲座安排

讲座期数	讲座主题		学时	学分	人数	时间
	主讲人	讲座内容				
第一期	《内经》解读及其临床应用		39	12	507 查看考勤	2012/09/16 至 2012/09/22
第二期	《伤寒论》解读及其临床应用		42	12	506 查看考勤	2012/12/10 至 2012/12/27
	首届国医大师 张琪 教授	漫谈《伤寒论》柴胡类方证治及变通应用经验介绍				
	首届国医大师 郭子光 教授	《伤寒论》是辨治疑难病的宝典				
	北京中医药大学 郝万山 教授	《伤寒论》串讲				
	南京中医药大学 黄煌 教授	经方应用经验20条				
	越秀区中医医院 黄仕沛 教授	炙甘草汤小议及其在临床上的应用				
	甘肃中医学院 李金田 教授	从经方配伍看临床用药				
	广州中医药大学 李赛美 教授	糖尿病经方运用心悟				
	北京中医药大学 孙光荣 教授	医案研究与撰写的思路与方法				
	广西中医药大学 唐龙 教授	论中医六经辨证中三阴病发病机制共性				
	北京中医药大学 王庆国 教授	麻黄的临床应用				
	江西中医药大学 姚梅龄 教授	从应用中医经典理论指导复杂急危症的辨治举隅				
第三期	《金匮要略》解读及其临床应用		42	12	505 查看考勤	2012/04/20 至 2012/05/26
	首届国医大师 李振华 教授	《金匮要略》解析				
	首届国医大师 徐景藩 教授	《金匮要略》杂病辩治临床思维方法与应用				
	河南中医学院 李发枝 教授	《金匮要略》经方的临床应用				
	北京中医药大学 尉中民 教授	虚劳病辨证论治				
	江西中医学院 伍炳彩 教授	金匮某些理论在临床上的应用				
	上海中医药大学 张再良 教授	《金匮要略》中的病证与治法方药				
	云南中医学院 王寅 教授	医法方,方寓理——探赜《金匮要略方论》				
	北京中医药大学附属东方医院 庞鹤 教授	金匮方临床应用方法探讨研究				

续表

讲座期数	讲座主题		学时	学分	人数	时间
	主讲人	讲座内容				
第三期	《金匮要略》解读及其临床应用		42	12	505 查看考勤	2012/04/20 至 2012/05/26
	湖南中医药大学 周衡 教授	杂病临床三要素				
	黑龙江中医药大学 姜德友 教授	《金匮要略》杂病辨证临床思维方法与应用				
	山东中医药大学 陶汉华 教授	"金匮肾气丸"临床应用				
	中医科学院西苑医院 翁维良 教授	中医临床研究设计方案				
	湖南中医药大学第二附属医院 袁长津 教授	《金匮要略方论》与临床——中医学诊疗疾病的理念、原则与方法				
第四期	《温病学》解读及其临床应用		36	12	510 查看考勤	2013/10/28—2013/11/26
	"毒"在温热病中的意义	国医大师 张学文 教授				
	无	国医大师 颜德馨 教授				
	温病求索	河北中医学院 李士懋 教授				
	温病名方达原饮的临床应用	长春中医药大学第一附属医院 南征 教授				
	无	北京中医医院 刘清泉 教授				
	策论题的应对思路与方法	北京中医药大学 刘景源 教授				
	温病学串讲	北京中医药大学 刘景源 教授				
	中医药治疗感染性疾病	北京地坛医院 王融冰 教授				
	从五运六气谈温病的伏气和卫气营血	安徽中医学院 顾植山 教授				
	从临床实例看《温病学》原著的指导意义	首都医科大学中医药学院 周耀庭 教授				
第五期	《神农本草经》、名方名药的解读及其临证应用		42	12	507 查看考勤	2014/4/22 至 2014/4/28
	安全运用毒性中药的体会	国医大师 郭子光 教授				
	炮制对中药药性的影响	辽宁中医药大学 贾天柱 教授				
	《本经》新读举隅	成都中医药大学 张廷模 教授				
	若干经方在各科临床上的应用	湖南中医药大学 彭坚 教授				

续表

讲座期数	讲座主题		学时	学分	人数	时间
	主讲人	讲座内容				
第五期	《神农本草经》、名方名药的解读及其临证应用		42	12	507 查看考勤	2014/4/22 至 2014/4/28
	《神农本草经》与本草知识的临床运用	中国中医科学院 郑金生 教授				
	中药的文化属性与治病智慧	上海中医大学附属岳阳医院 杨柏灿 教授				
	《辅行诀》方药的临床价值	北京中医药大学 钱超尘 教授				
	基于"十八反"的中药配伍禁忌理论基础研究	南京中医药大学 范欣生 教授				
	征候的再认识与征候的临床评价	中国中医科学院 刘保延 教授				
	1 研读伤寒论正确解读药物 2 中药品种理论与中医临床用药	四川眉山中医医院 祝之友 教授				
	《神农本草经》及名方效药解读	河南中医学院 侯士良 教授				
	《本经》药物效用解难与临床应用	浙江中医药大学 宋捷民 教授				
	辛润是流津行液的治燥大法	广州中医药大学 蓝森林 教授				
	感冒证治浅见	国医大师张灿岬教授				
第六期	中医名著研读及临证应用		42	12	505 查看考勤	2015 年 1 月 20-26 日
	经方之道与启悟	国医大师 王琦 教授				
	试析《中藏经》其书与其学术经验	国医大师 孙光荣 教授				
	文化与中医文化	山东中医药大学 刘更生 教授				
	通过古代医案锻炼临证思维	山东中医药大学 刘更生 教授				
	关于医德、医术的回顾与思考	国医大师 晁恩祥 教授				
	络病研究与转化医学	中国工程院院士 吴以岭 教授				
	中医思维与临证	中医科学院西苑医院 麻柔 教授				
	中医药的时代需求与优势评价	中国工程院院士 张伯礼 教授				
	再论地道药材	国医大师 金世元 教授				

续表

讲座期数	讲座主题		学时	学分	人数	时间
	主讲人	讲座内容				
第六期	中医名著研读及临证应用		42	12	505 查看考勤	2015年1月20-26日
	中医辨证治疗思路的思考	上海中医药大学　严世芸教授				
	咳喘的精辨妙治	首都医科大学附属北京中医医院　张炳厚　教授				
	中药用量是不传之秘	首都医科大学附属北京中医医院　张炳厚　教授				
	兰室秘藏探微	首都医科大学附属北京中医医院　危北海　教授				
	有关脾胃学说的理论探讨及临床诊治经验	首都医科大学附属北京中医医院　危北海　教授				
	中医药与肿瘤	中国中医科学院广安门医院　林洪生　教授				